Sumário

1	Fundamentos	2
2	Temperatura, Energia	24
3	Sangue	32
4	Respiração, Equilíbrio Ácido-base	70
5	Rins, Equilíbrio Hidroeletrolítico	100
6	Estômago, Intestinos, Fígado	146
7	Coração e Circulação	190
8	Metabolismo	260
9	Hormônios	278
10	Sistemas Neuromuscular e Sensorial	320
	Leitura Complementar	384
	Índice	387

Nota

A Medicina é uma ciência em constante evolução. Na medida em que novas pesquisas e experiências clínicas ampliam nosso conhecimento, mudanças no tratamento e na terapia medicamentosa podem ser necessárias. Os autores e editores desta obra empenharam seus esforços para unir informação completa e de acordo com os padrões aceitos à época da publicação. Entretanto, sempre verifique a bula que acompanha cada medicamento para se certificar de que o conteúdo desta publicação está correto e de que não houve mudanças na dose recomendada ou nas contraindicações, assim como, se necessário, consulte um médico ou especialista.

Essa recomendação é de particular importância quando consideramos medicamentos novos no mercado ou de uso não frequente. As doses e a forma de aplicação dos medicamentos são de inteira responsabilidade do usuário.

Alguns dos nomes dos produtos, patentes e *designs* registrados neste livro são de fato marcas registradas, ainda que nem sempre haja referência a isso no texto. No entanto, a ocorrência de um nome sem designação de propriedade não deve ser entendida como indicação da editora de que pertence ao domínio público.

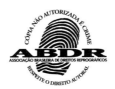

```
S582f    Silbernagl, Stefan.
            Fisiopatologia : texto e atlas / Stefan Silbernagl, Florian
         Lang ; ilustrações: Rüdiger Gay, Astried Rothenburger ;
         tradução e revisão técnica: Gustavo Hauber Gameiro. – 2. ed.
         – Porto Alegre : Artmed, 2016.
            433 p. : il. color. ; 13 x 19 cm.

            ISBN 978-85-363-2598-9

            1. Fisiologia humana – Patologia. I. Lang, Florian.
         II. Título
                                                          CDU 616-092
```

Catalogação na publicação: Ana Paula M. Magnus – CRB 10/2052

Fisiopatologia:
Texto e Atlas

2ª edição

Stefan Silbernagl

Professor
Institute of Physiology
University of Würzburg
Germany

Florian Lang

Professor
Institute of Physiology
1st Department of Physiology
University of Tübingen
Germany

Ilustrações de
Rüdiger Gay e
Astried Rothenburger

Tradução e revisão técnica
desta edição:

Gustavo Hauber Gameiro
Cirurgião-dentista.
Professor adjunto, Departamento
de Fisiologia, ICBS, UFRGS.
Mestre e Doutor, Programa de
Pós-graduação em Odontologia:
Fisiologia Oral, UNICAMP.

2016

Obra originalmente publicada sob o título
Color Atlas of Pathophysiology, 2nd Edition, autoria de Stefan Silbernagl e Florian Lang
ISBN 978-3-13-116552-7

Copyright©2010,Georg Thieme Verlag KG, Stuttgart, Germany.

Gerente editorial: *Letícia Bispo de Lima*

Colaboraram nesta edição:

Editora: *Dieimi Lopes Deitos*

Capa: *Mario Röhnelt* e *VS Digital*

Leitura final: *Ana Claudia Regert Nunes*

Editoração eletrônica: *Techbooks*

Reservados todos os direitos de publicação, em língua portuguesa, à
ARTMED EDITORA LTDA., uma empresa do GRUPO A EDUCAÇÃO S.A.
Av. Jerônimo de Ornelas, 670 – Santana
90040-340 – Porto Alegre – RS
Fone: (51) 3027-7000   Fax: (51) 3027-7070

É proibida a duplicação ou reprodução deste volume, no todo ou em parte, sob quaisquer
formas ou por quaisquer meios (eletrônico, mecânico, gravação, fotocópia, distribuição na Web
e outros), sem permissão expressa da Editora.

Unidade São Paulo
Av. Embaixador Macedo Soares, 10.735 – Pavilhão 5 – Cond. Espace Center
Vila Anastácio – 05095-035 – São Paulo – SP
Fone: (11) 3665-1100   Fax: (11) 3667-1333

SAC 0800 703-3444 – www.grupoa.com.br

IMPRESSO NO BRASIL
PRINTED IN BRAZIL

Prefácio à 2ª edição

A fisiopatologia descreve os mecanismos que levam, a partir da causa primária, via disfunções individuais, a um quadro clínico e suas possíveis complicações. O conhecimento desses mecanismos é apropriado para os pacientes quando a tarefa é desenvolver uma terapia adequada, aliviar sintomas e evitar danos iminentes causados pela doença.

Nosso objetivo ao escrever esta obra foi direcioná-la a estudantes de medicina, tanto antes como durante seus treinamentos clínicos, profissionais de medicina, e demais áreas da saúde, fornecendo-lhes uma visão geral e clara, por meio de palavras e figuras, do conhecimento essencial da moderna fisiopatologia e de aspectos de patobioquímica.

O livro inicia com os fundamentos dos mecanismos celulares e suas anormalidades, abordando também divisão celular, morte celular, crescimento tumoral e envelhecimento. A obra apresenta um amplo espectro de tópicos, desde anormalidades no balanço do calor e da energia, até mecanismos patológicos de doenças do sangue, pulmões, rins, trato gastrintestinal, coração e circulação, bem como do metabolismo, incluindo anormalidades endócrinas, doenças do músculo esquelético, dos sentidos e do sistema nervoso periférico e central. Após uma breve revisão dos fundamentos de fisiologia, as causas, os cursos, os sintomas e as complicações que surgem do processo de doença são descritos juntamente, se necessário, com as possibilidades de intervenção terapêutica.

O livro despertou o interesse de inúmeros leitores, e assim a 2ª edição tornou-se necessária, dando-nos a oportunidade de revisar criticamente a edição anterior e incluir novas informações. Continuamos apreciando a troca de ideias e os comentários críticos dos leitores.

Esta 2ª edição seria novamente inconcebível sem o comprometimento, a criatividade e a excepcional capacidade dos *designers* gráficos, Sra. Astried Rothenburger e Sr. Rüdiger Gay. Dessa forma, gostaríamos de estender nossa calorosa gratidão a eles. Agradecemos também nossos editores – em particular, Sra. Rachel Swift e Sra. Elisabeth –, Sra. Katharina Völker pelo ótimo trabalho durante a atualização do índice por assunto e a Sra. Tanja Loch pela revisão das provas.

Esperamos que os leitores encontrem, nesta obra, conteúdos que os auxiliem durante sua vida acadêmica e profissional.

Stefan Silbernagl
(stefan.silbernagl@mail.uni-wuerzburg.de)

Florian Lang
(florian.lang@uni-tuebingen.de)

Sumário detalhado

1 Fundamentos S. Silbernagl e F. Lang — 2

Crescimento e adaptação celulares **2**
Anormalidades da transmissão de sinal intracelular **6**
Transdução de sinal **10**
Morte celular necrótica **12**
Morte celular apoptótica **14**
Desenvolvimento de células tumorais **16**
Efeitos dos tumores **18**
Envelhecimento e expectativa de vida **20**

2 Temperatura, Energia S. Silbernagl — 24

Febre **24**
Hipertermia, lesões por calor **26**
Hipotermia, lesão por frio **28**
Obesidade, distúrbios alimentares **30**

3 Sangue S. Silbernagl — 32

Visão geral **32**
Eritrócitos **34**
Eritropoiese, anemia **34**
Renovação de eritrócitos (*Turnover*): anormalidades, compensação e diagnóstico **36**
Anemia megaloblástica devido a anormalidades na síntese de DNA **38**
Anemias devido a distúrbios da síntese de hemoglobina **40**
Anemia por deficiência de ferro **42**
Anemias hemolíticas **44**
Defesa imune **46**
Inflamação **52**
Reações de hipersensibilidade (alergias) **56**
Doenças autoimunes **60**
Defeitos imunes **62**
Hemostasia e seus distúrbios **64**

4 Respiração, Equilíbrio Ácido-base F. Lang — 70

Visão geral **70**
Ventilação, perfusão **72**
Anormalidades da difusão **74**
Anormalidades da distribuição **76**
Doença pulmonar restritiva **78**
Doença pulmonar obstrutiva **80**
Enfisema pumonar **82**
Edema pulmonar **84**

Fisiopatologia da regulação respiratória **86**
Síndrome da angústia respiratória aguda **88**
Hipoxia **90**
Hiperoxia, estresse oxidativo **92**
Desenvolvimento de alcalose **94**
Desenvolvimento de acidose **96**
Efeitos da acidose e da alcalose **98**

5 Rins, Equilíbrio Hidroeletrolítico F. Lang

Visão geral **100**
Anormalidades da excreção renal **102**
Fisiopatologia dos processos de transporte renal **104**
Anormalidades na concentração urinária **108**
Doença renal policística **110**
Anormalidades da função glomerular **112**
Distúrbios da permeabilidade seletividade glomerular, síndrome nefrótica **114**
Nefrite intersticial **116**
Insuficiência renal aguda **118**
Insuficiência renal crônica **120**
Hipertensão renal **124**
Doença renal na gestação **126**
Síndrome hepatorrenal **128**
Urolitíase **130**
Distúrbios do equilíbrio hidroeletrolítico **132**
Anormalidades do equilíbrio do potássio **134**
Anormalidades do equilíbrio do magnésio **136**
Anormalidades do equilíbrio do cálcio **138**
Anormalidades do equilíbrio do fosfato **140**
Fisiopatologia do osso **142**

6 Estômago, Intestinos, Fígado S. Silbernagl

Função do trato gastrintestinal **146**
Esôfago **148**
Náusea e vômito **152**
Gastrite (gastropatia) **154**
Úlcera **156**
Distúrbios após cirurgia do estômago **160**
Diarreia **162**
Má digestão e má absorção **164**
Constipação e (pseudo-)obstrução **168**
Doença intestinal inflamatória crônica **170**
Pancreatite aguda **172**
Pancreatite crônica **174**
Fibrose cística **176**
Cálculos biliares (colelitíase) **178**

Icterícia **182**
Colestase **182**
Hipertensão portal **184**
Fibrose e cirrose hepáticas **186**
Insuficiência hepática **188**

7 Coração e Circulação S. Silberangl — 190

Visão geral **190**
Fases da ação cardíaca (ciclo cardíaco) **192**
Origem e propagação da excitação no coração **194**
Eletrocardiograma (ECG) **198**
Anormalidades do ritmo cardíaco **200**
Estenose mitral **208**
Regurgitação mitral **210**
Estenose aórtica **212**
Regurgitação aórtica **214**
Defeitos das valvas tricúspide e pulmonar **216**
Shunts circulatórios **216**
Pressão sanguínea arterial e sua medição **220**
Hipertensão **222**
Hipertensão pulmonar **228**
Circulação coronariana **230**
Doença cardíaca coronariana **232**
Infarto miocárdico **234**
Insuficiência cardíaca **238**
Doenças pericárdicas **244**
Choque circulatório **246**
Edemas **250**
Aterosclerose **252**
Síndrome metabólica **256**
Doenças vasculares não ateroscleróticas **258**
Doença venosa **258**

8 Metabolismo S. Silbernagl — 260

Visão geral **260**
Aminoácidos **260**
Distúrbios do metabolismo dos carboidratos **262**
Lipidoses **262**
Anormalidades do metabolismo de lipoproteínas **264**
Gota **268**
Metabolismo do ferro, hemocromatose **270**
Metabolismo do cobre, doença de Wilson **272**
Deficiência de α_1-antitripsina **272**
Disproteinemias **274**
Síntese do heme, porfirias **276**

9 Hormônios F. Lang 278

Fisiopatologia geral dos hormônios **278**
Anormalidades do circuito regulatório endócrino **280**
O hormônio antidiurético **282**
Prolactina **282**
Somatotropina **284**
Hormônios adrenocorticais: defeitos enzimáticos na formação **286**
Hormônios adrenocorticoides: causas de liberação anormal **288**
Excesso de hormônios adrenocorticoides: doença de Cushing **290**
Deficiência de hormônios adrenocorticoides: doença de Addison **292**
Causas e efeitos do excesso e da deficiência de androgênios **294**
Liberação dos hormônios sexuais femininos **296**
Efeitos dos hormônios sexuais femininos **298**
Intersexualidade **300**
Causas de hipotireoidismo, hipertireoidismo e bócio **302**
Efeitos e sintomas de hipertireoidismo **304**
Efeitos e sintomas de hipotireoidismo **306**
Causas de diabetes melito **308**
Efeitos agudos da deficiência de insulina (diabetes melito) **310**
Complicações tardias da hiperglicemia prolongada (diabetes melito) **312**
Hiperinsulinismo, hipoglicemia **314**
Histamina, bradicinina e serotonina **316**
Eicosanoides **318**

10 Sistemas Neuromuscular e Sensorial F. Lang 320

Visão geral **320**
Fisiopatologia das células nervosas **322**
Desmielinização **324**
Distúrbios da transmissão neuromuscular **326**
Doenças da unidade motora e dos músculos **328**
Lesões dos tratos motores descendentes **332**
Doença dos núcleos da base **334**
Lesões do cerebelo **338**
Anormalidades do sistema sensorial **340**
Dor **342**
Doenças do aparelho óptico **344**
Doenças da retina **346**
Via visual e processamento da informação visual **348**
Diminuição da audição **350**
Sistema vestibular, nistagmo **352**
Distúrbios do sistema nervoso autonômico **354**
Lesões do hipotálamo **356**

O eletrencefalograma (EEG) **358**
Epilepsia **360**
Distúrbios do sono **362**
Consciência **364**
Afasias **366**
Distúrbios da memória **368**
Doença de Alzheimer **370**
Depressão **372**
Esquizofrenia **374**
Dependência, vício **376**
Líquido cerebrospinhal, barreira hematoencefálica **378**
Pressão do líquido cerebrospinal, edema cerebral **380**
Distúrbios do fluxo sanguíneo cerebral, acidente vascular cerebral **382**

Leitura Complementar	**384**

Índice	**387**

Para Jakob

Stefan Silbernagl

---

*Para Viktoria e
Undine, Karl, Philipp, Lisa*

Florian Lang

1 Fundamentos

S. Silbernagl e F. Lang

Crescimento e adaptação celulares

Na metade do século XIX, Rudolf Virchow concebeu pela primeira vez a ideia de *patologia celular*, isto é, que a doença é um distúrbio da vida fisiológica da **célula**. A célula é a menor unidade do organismo vivo (Wilhelm Roux), ou seja, a célula (e não qualquer entidade menor) realiza as funções básicas do organismo, a saber, *metabolismo, movimento, reprodução* e *hereditariedade*. Os três últimos processos são possíveis apenas por meio da **divisão celular**, embora células que não realizem divisão possam ser metabolicamente ativas e móveis, em parte.

Com exceção das células germinativas, cujo conjunto de cromossomos é dividido pela metade durante a divisão meiótica (*meiose*), a maioria das células divide-se somente após a replicação do conjunto de cromossomos, isto é, após a mitose (assim chamada de divisão indireta do núcleo) seguida da divisão da célula (*citocinese*). Nesse processo, cada célula capaz de mitose passa por um **ciclo celular** ou de **geração** (→ **A**) no qual uma mitose (durando cerca de 0,5-2 h) é sempre separada da próxima por uma **interfase** (durando 6-36 h, dependendo da frequência da divisão). Mais importante, o ciclo celular é controlado por proteínas específicas de cada fase do ciclo, as **ciclinas**. Elas formam um complexo com uma proteína cinase, chamada de cdc2 ou p34^{cdc2}, a qual se expressa durante todas as fases. Quando a citocinese está concluída (= fim da telófase; → **A**), as células que se dividem de modo contínuo (também chamadas células lábeis; ver a seguir) entram na *fase G_1* [**g**ap phase1]*, durante a qual elas crescem até seu tamanho total, diferenciam-se novamente e realizam suas funções específicas do tecido (**s**íntese elevada de ácido ribonucleico [RNA] e, assim, síntese elevada de proteínas). Esta é seguida pela *fase S*, a qual dura cerca de 8 horas. Durante essa fase, o número de cromossomos é duplicado (**s**íntese elevada de DNA). Após a subsequente *fase G_2*, que dura cerca de 1 a 2 horas (síntese elevada de proteína e de RNA; armazenamento de energia para mitose subsequente; divisão do centríolo com formação do fuso), inicia a próxima **mitose**. A *prófase* (desdiferenciação da célula, isto é, perda das microvilosidades e do aparelho de Golgi; espiralamento dos cromossomos) é seguida pela *metáfase* (o envelope nuclear desaparece, cromossomas se dispõem no plano equatorial). Então, ocorre a *anáfase* (divisão de cromossomos e migração para os pólos), seguida pela *telófase* (formação do envelope nuclear). A citocinese inicia no estágio final da anáfase com a formação do sulco de clivagem na membrana celular. Após isso, uma nova fase G_1 inicia.

Células com um curto tempo de vida, assim chamadas de **células lábeis**, passam continuamente por esse ciclo, substituindo as células destruídas e mantendo constante o número total de células. Os tecidos com células lábeis incluem epitélios superficiais, tais como aqueles da pele, da mucosa oral, da vagina e da cérvice, bem como o epitélio das glândulas salivares, do trato gastrintestinal, do trato biliar, do trato urinário inferior e do útero, assim como as células da medula óssea. Na maioria desses tecidos, as novas células originam-se da divisão de células-tronco pouco diferenciadas (→ p. 32 e seg.). Uma célula filha (célula-tronco) geralmente permanece indiferenciada enquanto as outras se diferenciam em uma célula que não é mais capaz de se dividir, por exemplo, um eritrócito ou um granulócito (→ **A**). A espermatogênese, por exemplo, é também caracterizada por tal *divisão celular diferenciada*.

As células de alguns órgãos e tecidos normalmente não proliferam (ver a seguir). Tais **células estáveis** ou em **repouso** entram em uma fase de inatividade, a *fase G_0*, após a mitose. São exemplos as células parenquimatosas do fígado, dos rins e do pâncreas, bem como as células do tecido conjuntivo e mesênquima (fibroblastos, células endoteliais, condrócitos e osteócitos, e células do músculo liso). Estímulos especiais, desencadeados pela demanda funcional, pela perda de tecido (p. ex., nefrectomia unilateral ou necrose tubular; remoção ou morte de porções do fígado) ou por trauma tecidual (p. ex., lesão da pele), devem ocorrer antes dessas células entrarem de novo na fase G_1 (→ **A, B**). Normalmente, menos de 1% das células do fígado se dividem; o número aumenta para mais de 10 % após hepatectomia parcial.

A conversão da fase G_0 para a fase G_1 e, em geral, o gatilho para a **proliferação celular** requer a ligação de fatores de crescimento (GFs) e **hormônios** promotores de crescimento (p. ex., insulina) a receptores específicos, que costumam estar localizados na superfície da célula. Contudo, no caso de receptores esteroides, estes estão

---

* N. de T.: Fase G refere-se à palavra *gap*, que significa intervalo ou lacuna, daí fase intermediária. Fase S refere-se à síntese, e M, à mitose.

A. Ciclo celular

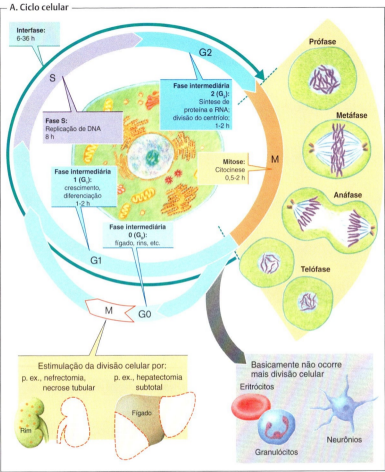

B. Hiperplasia compensatória

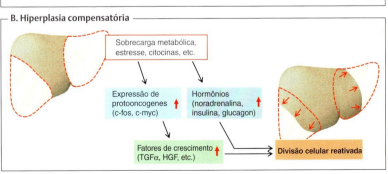

Figura 1.1 Crescimento e adaptação celulares I

no citoplasma ou no núcleo celular (→ **C**). Os receptores de GFs são ativados (normalmente possuem atividade de tirosina cinase → p.7f, A10), o que resulta em *fosforilação* de diversas proteínas. Por fim, a cascata de sinalização atinge o núcleo, a síntese de DNA é estimulada, e a célula se divide (→ p. 16).

Além dos fatores de crescimento específicos do tecido (p. ex., fator de crescimento hepático [HGF] no fígado), existem aqueles com um espectro de ação mais amplo, como fatores de crescimento epidérmico (EGF), de crescimento transformante (TGF-α), de crescimento derivado das plaquetas (PDGF), de crescimento fibroblástico (FGF) e certas citocinas como interleucina 1 e fator de necrose tumoral (TNF). A **inibição do crescimento** (→ p. 16) ocorre, por exemplo, em um epitélio no qual uma falha tenha sido preenchida pela divisão celular, quando as células vizinhas entram em contato umas com as outras (*inibição por contato*). Até o crescimento compensatório no fígado cessa (→ B) quando a massa original do órgão é recuperada. TGF-β e interferon-β estão entre os sinais responsáveis por essa regulação do crescimento.

A regeneração de células lábeis e estáveis não necessariamente significa que a estrutura original do tecido é reconstituída. Para que isso aconteça, a **matriz extracelular** deve estar intacta, visto que ela serve como sistema-guia para forma, crescimento, migração e diferenciação da célula (→ **C**). A matriz extracelular consiste em proteínas estruturais fibrosas (colágeno I, II e V; elastina) e uma matriz intercelular de glicoproteínas (p. ex., fibronectina e laminina) que estão inseridas em um gel de proteoglicanos e glicosaminoglicanos. A matriz extracelular limita as células epiteliais, endoteliais e de músculo liso na forma de *lâmina basal* (→ **E**). As *integrinas* são proteínas da membrana celular que conectam a matriz extracelular com o citoesqueleto intracelular, transmitindo sinais ao interior celular para o crescimento, migração e diferenciação da célula (→ **C**). Se, como ocorre em lesão tecidual grave, a matriz é extensamente destruída (p. ex., em uma úlcera gástrica profunda [→ p. 156 e seg.] ou ferida grande na pele), o tecido original é substituído por *tecido cicatricial*. Nesse caso, outras células em repouso do tecido conjuntivo e mesênquima também se proliferam (ver acima).

Quando as chamadas **células permanentes** morrem, elas dificilmente podem ser substituídas, pois são incapazes de se dividir. Tais células incluem, entre outras, as células nervosas em adultos. A capacidade de regeneração de células dos músculos cardíaco e esquelético do adulto também é muito limitada (→ p. ex., infarto miocárdico; p. 234).

A **adaptação** às demandas fisiológicas ou não fisiológicas alteradas pode ser alcançada mediante aumento ou redução no **número de células** (*hiperplasia* ou *aplasia*; → **D, E**). Isso pode ser desencadeado por hormônios (p. ex., desenvolvimento de características sexuais secundárias e crescimento do epitélio mamário durante a gestação) ou pode ocorrer no processo de *compensação*, como na cura de um ferimento ou após a redução do parênquima hepático (→ **B**). O **tamanho celular** pode aumentar (*hipertrofia*) ou diminuir (*atrofia*) (→ **E**). Tal adaptação também pode ser desencadeada hormonalmente ou por aumento ou diminuição da demanda. Enquanto o útero cresce durante a gestação por hiperplasia e hipertrofia, os músculos esquelético e cardíaco podem aumentar sua força apenas por hipertrofia. Assim, o músculo esquelético hipertrofia mediante treinamento (musculação) ou atrofia por falta de uso (p. ex., músculo da perna em uma tala de gesso após fratura ou devido à perda de inervação). A hipertrofia cardíaca costuma desenvolver-se em atletas que necessitam de débito cardíaco alto (ciclismo, esqui *cross-country*) ou, anormalmente, por exemplo, em hipertensos (→ p. 222 e seg.). As células atrofiadas não estão mortas; elas podem ser reativadas mais tarde — com exceção das células permanentes (p. ex., nos casos de atrofia cerebral). Contudo, vias sinalizadoras semelhantes levam à atrofia e à "morte celular programada", ou apoptose (→ p. 14), de tal forma que um número aumentado de células pode morrer em um tecido atrófico (→ **D**).

A **metaplasia** é uma transformação reversível de um tipo de célula madura em outro (→ **E**), sendo também um curso adaptativo de eventos. O epitélio transicional da bexiga urinária, por exemplo, sofre metaplasia para epitélio escamoso ao ser traumatizado por cálculos renais, e assim ocorre com o epitélio do esôfago na esofagite de refluxo (→ p. 148 e seg.) ou com o epitélio ciliado do trato respiratório em fumantes pesados. A substituição do epitélio pode resistir melhor às demandas não fisiológicas, mas os estímulos que sustentam a metaplasia duradoura podem também promover o desenvolvimento de células tumorais (→ p. 16).

C. Regulação da proliferação celular, motilidade e diferenciação

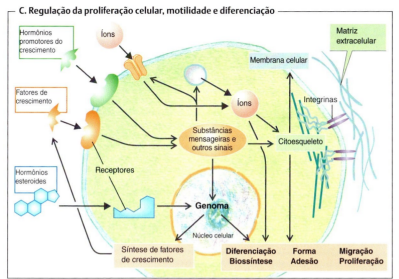

D. Alterações na população celular

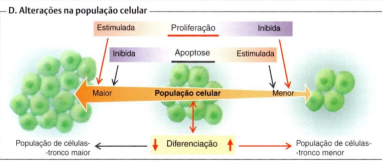

E. Adaptação celular

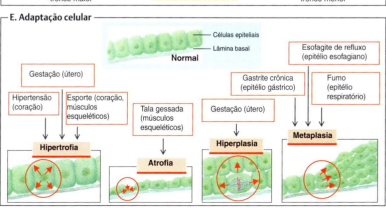

Figura 1.2 **Crescimento e adaptação celulares II**

Anormalidades da transmissão de sinal intracelular

A maioria dos hormônios liga-se a **receptores da membrana celular** (→ **A1-3**). Em geral, por meio da mediação de proteínas ligadoras do nucleotídeo guanina (**proteínas G**), a interação hormônio-receptor causa a liberação de um **segundo-mensageiro** intracelular, o qual transmite o sinal hormonal dentro da célula. Um determinado hormônio estimula a formação de diferentes segundo-mensageiros intracelulares. As **anormalidades** podem ocorrer se, por exemplo, o *número de receptores* estiver reduzido (p. ex., *down-regulation* em concentrações de hormônio persistentemente altas), se a *afinidade* do receptor pelo hormônio apresentar-se reduzida ou se o acoplamento com a cascata intracelular de sinalização estiver alterado (→ **A**; *defeitos do receptor*).

As **proteínas G** heterotriméricas consistem em três subunidades, a saber, α, β e γ. Quando o hormônio liga-se ao receptor, guanosina-5′-trifosfato (GTP) liga-se à subunidade α em troca por guanosina-5′-difosfato (GDP), e a subunidade α é então liberada da β. A subunidade α, que foi ativada dessa maneira, é então inativada pela desfosforilação de GTP a GDP (GTPase intrínseca) e pode, dessa forma, ser associada novamente com as subunidades β e γ.

Numerosos **hormônios peptídicos** ativam, via uma *proteína G estimulante* (G_s), uma *adenililciclase* (AC), a qual forma o monofosfato de adenosina cíclico (**AMPc**) (→ **A1**). O AMPc ativa a *proteína cinase A* (PKA), a qual fosforila e assim influencia, entre outras, enzimas e moléculas transportadoras. O AMPc também pode estar envolvido na expressão gênica via PKA e fosforilação de uma proteína de ligação ao elemento responsivo ao AMPc (CREB). O AMPc é convertido em AMP não cíclico por *fosfodiesterases* intracelulares, e o sinal é então desligado. Os seguintes hormônios agem por meio de um **aumento na concentração de AMPc intracelular**: corticotropina (ACTH), luteotropina (hormônio luteinizante, [LH]), tireotropina (TSH), prolactina, somatotropina (GH), algumas liberinas (hormônios liberadores [RH]) e estatinas (hormônios inibidores da liberação [RIH]), glucagon, hormônio da paratireoide (PTH), calcitonina, hormônio antidiurético ([ADH] receptores V_2), gastrina, secretina, peptídeo intestinal vasoativo (VIP), ocitocina, adenosina (receptor A_2), serotonina (receptor S_2), dopamina (receptor D_1), histamina (receptor H_2) e prostaglandinas.

Alguns hormônios peptídicos e neurotransmissores, tais como somatostatina, adenosina (receptor A_1), dopamina (receptor D_2), serotonina ($S_{1\alpha}$), angiotensina II e acetilcolina (receptor M_2), agem inibindo a AC e, assim, **reduzem a concentração intracelular de AMPc** via uma *proteína G inibitória* (G_i) (→ **A2**). Alguns hormônios podem, pela ligação a diferentes receptores, aumentar a concentração de AMPc (adrenalina: receptor β; dopamina: receptor D1), ou reduzi-la (adrenalina: receptor α_2; dopamina: receptor D_2).

A cascata de sinalização do AMPc pode ser influenciada por **toxinas** e **fármacos**, como a *toxina da cólera* do Vibrio cholerae, organismo causador da cólera, e outras toxinas que previnem a desativação da subunidade α_s. O resultado é uma ativação descontrolada da AC e, subsequentemente, dos canais de Cl$^-$ dependentes de AMPc, de tal maneira que a secreção não controlada de cloreto de sódio no lúmen intestinal causa diarreia (→ p. 162). A *toxina pertussis* do Hemophilus pertussis, o bacilo que causa tosse comprida (coqueluche), bloqueia a proteína G_i e, assim, aumenta a concentração de AMPc (desinibição da AC). A *forscolina* estimula diretamente a AC, enquanto *derivados de xantinas*, tais como a teofilina ou cafeína, inibem a fosfodiesterase e, dessa forma, a degradação de AMPc (→ **A4**). Os derivados de xantinas são, portanto, efetivos sobretudo pela inibição de receptores purinérgicos.

Além do AMPc, o monofosfato de guanosina cíclico (**GMPc**) atua como um mensageiro intracelular (→ **A5**). O GMPc é formado pela *guanililciclase*. Ele exerce seu efeito, primariamente, por meio da ativação de uma proteína cinase G (*PKG*). O fator natriurético atrial (ANF) e o óxido nítrico (NO), entre outros, também agem via GMPc.

Outros transmissores intracelulares incluem o 1,4,5–inositol trifosfato (IP$_3$), 1,3,4,5-inositol tetracisfosfato (IP$_4$) e diacilglicerol (DAG). Uma fosfolipase C (PLC) ligada à membrana cliva fosfatidilinositoldifosfato (PIP$_2$) em IP$_3$ e DAG, após ser ativada por uma proteína G$_0$. Essa reação é desencadeada por, entre outros fatores, adrenalina (α_1), acetilcolina (receptor M$_1$), histamina (receptor H$_1$), ADH (receptor V$_1$), colecistocinina (CCK), angiotensina II, hormônio liberador da tireotropina (TRH), substância P e serotonina (receptor S$_1$). O **IP$_3$** libera **Ca^{2+}** dos estoques intracelulares. O esvaziamento dos estoques abre os canais de Ca^{2+} da membrana celular (→ **A6**). Ca^{2+} pode também entrar na célula por meio de canais de Ca^{2+} regulados por ligantes.

Ca^{2+}, em parte ligado à calmodulina e por meio da subsequente ativação de uma cinase dependente de calmodulina (CaM cinase), influencia numerosas funções celulares, tais como transporte epitelial, liberação de hormônios e proliferação celular. **DAG** e Ca^{2+} estimulam a proteína cinase C (PKC), a qual, por sua vez, regula outras cinases, fatores de transcrição (ver a seguir) e o citoesqueleto. A PKC também ativa o trocador Na^+/H^+, levando à alcalinização citosólica e a um aumento do volume celular. Numerosas funções celulares são influenciadas dessa maneira, entre elas o metabolismo, a atividade dos canais de K^+ e a divisão celular. A PKC é ativada por **ésteres de forbol** (→ **A8**).

Ca^{2+} ativa uma óxido-nítrico (NO) sintase endotelial, a qual libera NO a partir da arginina. O NO estimula, por exemplo, nas células musculares lisas, a proteína cinase G, a qual promove a extrusão de Ca^{2+}, a diminuição da concentração citosólica de Ca^{2+} e, assim, a vasodilatação. O NO também é efetivo por meio da nitrosilação de proteínas.

A insulina e os fatores de crescimento ativam **tirosina-cinases** (→ **A8**), as quais podem ser parte do receptor ou associarem-se ao receptor na estimulação. Cinases são frequentemente efetivas por meio da fosforilação de outras cinases e, assim, disparam uma *cascata de cinases*. As tirosinas-cinases, por exemplo, ativam, com o envolvimento da pequena proteína G Ras, a proteína Raf, a qual ativa, via a MAP cinase-cinase, a MAP (ativada por mitógenos) cinase. Esse "efeito de bola de neve" resulta em aumento do sinal celular semelhante a uma avalanche. Ap38-cinase e a Jun-cinase, que regulam a expressão gênica por meio de fatores de transcrição, também são ativadas por tais cascatas. Por meio da fosforilação do fator de transcrição Stat, a tirosina-cinase Jak1 medeia os efeitos dos interferons, hormônios de crescimento, e da prolactina. A activina, o hormônio antimülleriano e o fator de crescimento transformante TGF-β, similarmente regulam os fatores de transcrição Smad via uma cinase serina/treonina.

As proteínas fosforiladas são desfosforiladas por **fosfatases**, as quais terminam a ação das cinases. A fosfatase ativada por Ca^{2+} calcineurina ativa, entre outros, o fator de transcrição NFAT, o qual promove, entre outras ações, a hipertrofia de células do músculo liso vascular e ativação de linfócitos-T.

Os **fatores de transcrição** (→ **A9**) regulam a síntese de novas proteínas. Eles se dirigem ao núcleo e ligam-se a sequências específicas do DNA, controlando a expressão gênica. Os fatores de transcrição podem ser regulados por fosforilação (ver anteriormente).

De modo similar, a degradação de proteínas encontra-se sob estrita regulação. As **ubiquitina-ligases** ligam o peptídeo sinal ubiquitina nas respectivas proteínas. As proteínas ubiquitiniladas são degradadas através da via do proteassoma. A regulação das ubiquitina-ligases inclui a fosforilação.

O **ácido araquidônico**, um ácido graxo poli-insaturado, pode ser separado dos lipídeos de membrana, incluindo o DAG, pela *fosfolipase A* (→ **A10**). O próprio ácido araquidônico tem alguns efeitos celulares (p. ex., sobre os canais iônicos), mas, pela ação da **cicloxigenase**, também pode ser convertido a *prostaglandinas* e *tromboxana*, as quais exercem seus efeitos parcialmente pela ativação da adenililciclase e guanililciclase. O ácido araquidônico pode também ser convertido em *leucotrienos* pela **lipoxigenase**. As prostaglandinas e os leucotrienos são muito importantes durante a inflamação (→ p. 52 e seg.) e atuam não apenas como mensageiros intracelulares, mas como mediadores extracelulares (→ p. 318). Os **inibidores da lipoxigenase** e os **inibidores da cicloxigenase**, em geral utilizados terapeuticamente (p. ex., como inibidores da inflamação e da agregação plaquetária), inibem a formação de leucotrienos e prostaglandinas.

Alguns mediadores (p. ex., o fator de necrose tumoral [TNF] e o ligante CD95 [Fas/Apo 1]) ativam a **esfingomielinase** ácida, a qual forma *ceramida* a partir de esfingomielina (→ **A11**). A ceramida desencadeia uma série de efeitos celulares, tais como a ativação de pequenas proteínas G (p. ex., Ras), de cinases, fosfatases e caspases, isto é, proteases que clivam proteínas em sítios de cisteína-aspartato. Os efeitos da ceramida são especialmente importantes na transdução de sinal da morte celular apoptótica (→ p. 14).

Os **hormônios esteroides** (glicocorticoides, aldosterona, hormônios sexuais), hormônios tireóideos (TR), calcitriol (VDR), retinoides (RAR), e lipídeos (PPAR) ligam-se às *proteínas receptoras intracelulares* (*citosólicas ou nucleares*) (→ **A12**). O complexo hormônio-receptor liga-se ao DNA do núcleo celular e, dessa maneira, regula a síntese proteica.

A. Transmissão intracelular de sinal e possíveis distúrbios

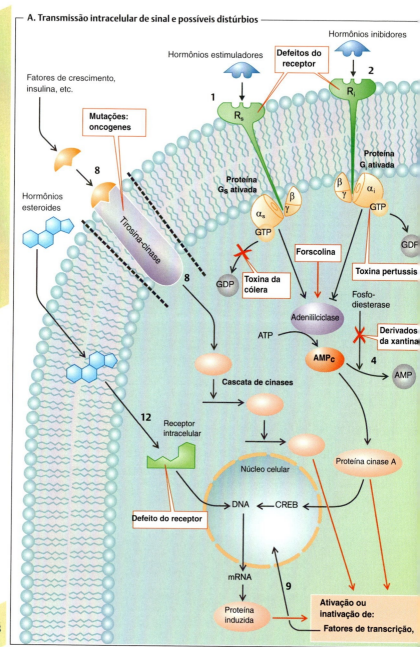

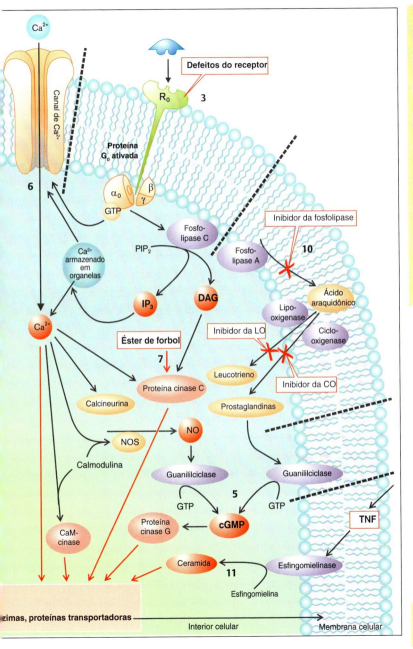

Figuras 1.3 + 1.4 Transmissão de sinal I + II

Transdução de sinal

A **fosfatidilinositol 3-cinase** (PI3-cinase) é ligada aos resíduos de tirosina fosforilados, e substrato-1 do receptor de insulina associado IRS1, dos receptores de insulina e fatores de crescimento ativados (→ **A1**). A PI3-cinase gera $PI_{3,4,5}P_3$ (fosfatidilinositol-3,4,5-trifosfato), o qual está ancorado na membrana celular. O $PI_{3,4,5}P_3$ liga-se à PDK1 (cinase-1 dependente de fosfoinositídeo) e à proteína cinase B (PKB/Akt). Em seguida, a PDK1 fosforila e, por conseguinte, ativa a PKB/Akt (→ **A2**).

A PKB/Akt estimula vários processos de transporte, tais como o *transportador de glicose GLUT4* (→ **A3**). Ela fosforila e, dessa forma, inativa o antiproliferativo e proapoptótico *fator de transcrição forkhead FKHRL1* (FoxO1), o que promove a proliferação celular e contrabalança a apoptose (→ **A4**). A PKB/Akt ainda fosforila e, desse modo, ativa a MDM2, a qual inibe o fator de transcrição proapoptótico p53 (→ **A5**).

A PDK1 e a PKB/Akt regulam a expressão gênica ainda via o *fator de transcrição NFκB* (→ **A6**). O NFκB está ligado à proteína inibitória IκB e é, desse modo, retido no citosol. A IκB é fosforilada pela IκB cinase (IKK), o que leva a sua ubiquitinilação e degradação. Na ausência de IκB, o NFκB dirige-se para dentro do núcleo e estimula a expressão gênica. O NFκB estimula, entre outros, a síntese de proteínas da matriz extracelular e, assim, favorece o desenvolvimento de fibrose. A PKB/Akt fosforila e, desse modo, ativa a IKK, levando a ativação do NKκB. A IKK é ainda ativada pelo TNF-α e interleucina-1.

A PKB/Akt fosforila a *Bad* (→ **A7**), uma proteína que estimula a liberação de citocromo *C* da mitocôndria e desencadeia a apoptose (→ p.14). A Bad fosforilada liga-se à proteína 14-3-3 e, assim, fica impedida de interagir com a mitocôndria. A PKB/Akt fosforila e, desse modo, inativa a caspase 9, uma proteína também envolvida na cascata de sinalização que induz à apoptose (→ p.14). Dessa forma, a PKB/Akt inibe a apoptose.

A PKB/Akt fosforila e, consequentemente, ativa a síntese de NO. O NO pode, de modo similar, inibir a apoptose. A PKB/Akt ativa a p47[Phox] e estimula a formação de espécies reativas de oxigênio (ROS) (→ **A8**).

A PKB/Akt fosforila e, deste modo, inativa a *tuberina*, a qual forma um complexo com a hamartina (complexo de esclerose da tuberina TSC). O TSC inativa a pequena proteína-G Rheb (→ **A9**). A Rheb ativada estimula a cinase mTOR (alvo da rapamicina de mamíferos), uma proteína que estimula a captação celular de substrato, a síntese proteica e a proliferação celular. A inibição da tuberina pela PKB/Akt estimula a mTOR. O TSC é ainda estimulado e, assim, a mTOR inibida pela cinase ativada por AMP (AMPK). A depleção de energia aumenta a concentração celular de AMP, ativa a AMPK e inibe a mTOR.

A PKB/Akt fosforila e, dessa forma, inativa a *glicogênio sintase cinase-3* (GSK3α e GSK3) (→ **A10**). A GSK3 é ainda inibida pelo fator de crescimento Wnt, um efeito envolvendo o receptor frizzled e a proteína disheveled. A GSK3 liga-se a um complexo proteico constituído por axina, proteína de Von Hippel-Lindau (vHL) e proteína APC (adenomatous polyposis coli). O complexo liga-se à proteína multifuncional β-catenina. A GSK3 fosforila a β-catenina, desencadeando, assim, sua degradação. A β-catenina pode ligar-se à E-caderina, a qual estabelece um contato com as células vizinhas. A β-catenina livre dirige-se para dentro do núcleo, interage com o complexo de transcrição TCF/Lef e, assim, estimula a expressão de vários genes importantes para a proliferação celular. O Wnt e a PKB/Akt ativada promovem a proliferação celular, em parte, por meio da inibição da GSK3 e subsequente estimulação da expressão gênica dependente de β-catenina.

A PDK1 fosforila e ativa a **cinase induzida por soro e glicocorticoide** (SGK1). A expressão de SGK1 é estimulada por glicocorticoides, aldosterona, TGF-β, isquemia e hiperosmolaridade. A SGK1 estimula uma variedade de transportadores, canais, e a Na^+/K^+ ATPase. A cinase compartilha muitas proteínas-alvo com a PKB/Akt. Após a estimulação de sua expressão, ela pode desempenhar papel principal na sinalização dependente de PI3-cinase.

A **fosfatase PTEN** desfosforila o $PI_{3,4,5}P_3$, e, desse modo, termina a transdução do sinal dependente de $PI_{3,4,5}P_3$ (→ **A11**). Dessa forma, a PTEN inibe a proliferação celular. O estresse oxidativo (→ p.92) inativa a PTEN, e, assim, aumenta a atividade da Akt/PKB e da SGK.

A. Transdução de sinal dependente de P13-cinase

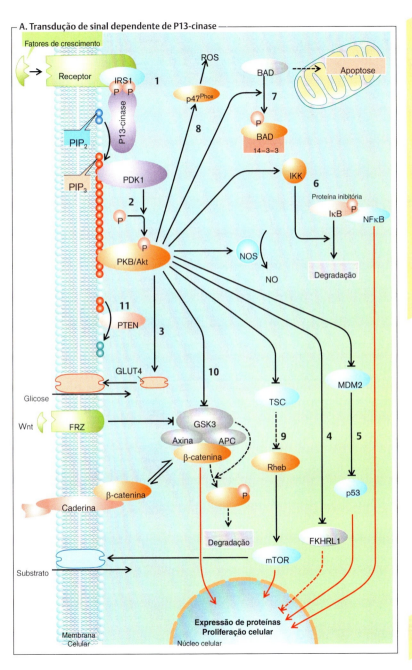

Figura 1.5 Transdução de sinal dependente de P13-cinase

Morte celular necrótica

A sobrevivência da célula é dependente da manutenção do volume celular e do meio intracelular (→ **A**). Como a membrana celular é muito permeável à água, e esta segue o gradiente osmótico (→ **A1**), a célula depende do equilíbrio osmótico para manter seu **volume**. Para contrabalançar a alta concentração intracelular de proteínas, aminoácidos e outros substratos orgânicos, a célula diminui a concentração iônica citosólica. Isso é realizado pela Na^+/K^+-ATPase, a qual bombeia Na^+ para fora da célula em troca por K^+ (→ **A2**). Em geral, a membrana celular é apenas levemente permeável ao Na^+ (→ **A3**), mas muito permeável ao K+, de tal modo que o K+ difunde-se para fora novamente (→ **A4**). Essa saída de K+ cria um potencial negativo do lado de dentro (→ **A5**), o qual impele Cl^- para fora da célula (→ **A6**). Nessa troca iônica, que utiliza adenosina-5′-trifosfato (ATP), a redução da concentração citosólica de Na^+ e Cl^- (somando até cerca de 230 mOsm/L) é bem maior que o aumento na concentração citosólica de K^+ (cerca de 140 mOsm/L).

A redução na concentração intracelular de Na^+ pela Na^+/K^+-ATPase é necessária não apenas para evitar a tumefação celular, mas também porque o expressivo gradiente eletroquímico do Na^+ é utilizado por uma série de processos de transporte. O *trocador de Na^+/H^+* (→ **A9**) elimina um H+ em troca por um Na+, enquanto o *trocador de 3 Na/Ca^{2+}* (→ **A8**) elimina um Ca^{2+} por 3 Na^+. Os **processos de transporte** associados ao Na^+ também permitem a captação ativa (secundária) de aminoácidos, glicose, fosfato, etc., para dentro da célula (→ **A7**). Por fim, a despolarização alcançada pela abertura dos canais de Na^+ (→ **A10**) serve para regular as funções das células excitáveis, por exemplo, o processamento e a transmissão de sinais no sistema nervoso e o disparo de contrações musculares.

À medida que a atividade de transporte dos carreadores de Na^+ e canais continuamente levam Na^+ para dentro da célula, a sobrevivência da célula requer a atividade contínua da Na^+/K^+-ATPase. Essa homeostase intracelular de Na^+ pode ser **interrompida** se a atividade da Na^+/K^+-ATPase for diminuída por **deficiência de ATP** (isquemia, hipoxia, hipoglicemia). Como resultado, o K^+ intracelular diminui, o K^+ extracelular aumenta, e a membrana celular é despolarizada. Como consequência, Cl^- entra na célula, e esta incha (→ **B**). Tais eventos também ocorrem quando o suprimento de energia está comprometido ou quando a entrada de Na^+ excede a capacidade máxima de transporte da Na^+/K^+-ATPase. Numerosas substâncias endógenas (p. ex., o neurotransmissor glutamato) e venenos exógenos (p. ex.,oxidantes) aumentam a **entrada de Na^+** e/ou Ca^{2+} pela ativação dos respectivos canais (→ **B**).

O aumento da concentração intracelular de Na^+ leva não apenas ao inchaço da célula, mas também, devido à diminuição da atividade do trocador $3Na^+/Ca^{2+}$, a um aumento da **concentração de Ca^{2+}** citosólico. O Ca^{2+} produz uma série de efeitos celulares (→ p. 6 e seg.); entre outros, ele penetra na mitocôndria e, via inibição da respiração mitocondrial, leva a uma deficiência de ATP (→ **B**).

Se há falta de O_2, o metabolismo energético é desviado para glicólise anaeróbica. A formação de ácido lático, o qual dissocia-se em lactato e H^+, causa **acidose** citosólica, que interfere com as funções das enzimas intracelulares, resultando, assim, em inibição da glicólise, de modo que esta última fonte de ATP se esgota (→ **B**). A geração de lactato ainda induz à acidose extracelular, a qual influencia a função celular por meio de canais e receptores sensíveis ao H^+.

Se surge uma deficiência de energia, a célula tem mais chance de ser exposta a **dano oxidativo**, pois os mecanismos celulares de proteção contra os oxidantes (radicais de O_2) são dependentes de ATP (→ **B**). Há, então, um risco de a membrana celular ser destruída (peroxidação lipídica) e de as **macromoléculas intracelulares** serem **liberadas** do espaço intracelular. Como o sistema imunitário não está normalmente exposto a macromoléculas intracelulares, não há tolerância imune a elas. O sistema imune é ativado, e ocorre inflamação, resultando em dano celular adicional.

O período de tempo transcorrido antes que a morte celular necrótica ocorra, devido à interrupção do suprimento de energia, depende da extensão da entrada de Na^+ e Ca^{2+}, deste modo, por exemplo, da **atividade** das células excitáveis ou da taxa de transporte das células epiteliais. Quando os canais de Na^+ voltagem-dependentes das células excitáveis são ativados pela despolarização da membrana celular, a despolarização pode acelerar a morte celular. A hipotermia diminui a atividade desses canais, retardando a maquinaria que induz à morte celular.

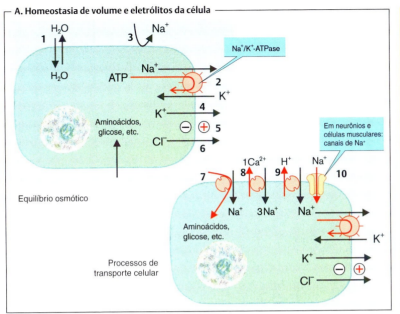

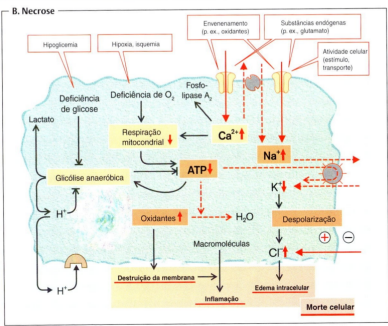

Figura 1.6 Necrose

Morte celular apoptótica

A cada dia, centenas de bilhões de células em nosso corpo são eliminadas e substituídas mediante a divisão das células existentes (→ p. 2 e seg.). A **apoptose**, em oposição à necrose (→ p. 12), é uma **morte celular programada** e, como a divisão celular (→ p. 2 e seg., 16), é um mecanismo fisiológico regulado com precisão. A apoptose serve para *adaptar* o tecido a alterações da demanda, eliminar células supérfluas durante o *desenvolvimento embrionário* e *remover células prejudiciais*, tais como células tumorais, células infectadas por vírus ou células imunocompetentes que reagem contra antígenos do próprio corpo.

A apoptose é mediada por uma **cascata sinalizadora** (→ **A**): a estimulação de receptores distintos (ver a seguir), ativação excessiva de canais de Ca^{2+}, estresse oxidativo ou injúria celular por outros mecanismos induzem a ativação de caspases que clivam proteínas e de uma esfingomielinase que libera ceramida da esfingomielina. A incorporação das proteínas Bak ou Bax na membrana mitocondrial induz a despolarização da mitocôndria e liberação do citocromo c, efeitos inibidos pelas proteínas similares Bcl-2 e Bcl-xL. O efeito da Bcl-xL é então anulado pela proteína relacionada Bad. Após ligar-se à proteína APAF-1, o citocromo c liberado da mitocôndria ativa a caspase 9. A cascata eventualmente resulta na ativação da caspase 3, a qual estimula uma *endonuclease*, levando à **fragmentação do DNA**. A protease calpaína é ativada, a qual degrada o citoesqueleto. A célula perde eletrólitos e osmólitos orgânicos, as proteínas são **clivadas** e, por fim, a célula encolhe e se desintegra em pequenas partículas. A translocação da membrana celular induz à exposição da fosfatidilserina à superfície da célula, a qual promove a ligação e subsequente ingestão das partículas celulares por macrófagos. Dessa maneira, a célula desaparece sem que macromoléculas intracelulares sejam liberadas e, portanto, sem causar inflamação. A PKB/Akt inibe a apoptose pela fosforilação e, consequentemente pela inativação de Bad, caspase 9, e fatores de transcrição forkhead proapoptóticos (→ p.10).

A **apoptose é desencadeada** (→ **A**), por exemplo, pelo *TNF-α*, por *glicocorticoides*, drogas citotóxicas, ativação do *receptor de CD95(Fas/Apo1)* ou pela *retirada de fatores de crescimento (GFs)*. O *dano ao DNA* estimula a apoptose por meio de uma *proteína p53*. Na isquemia, por exemplo, as células afetadas, algumas vezes, expressam o receptor de CD95 e, assim, tornam-se expostas à apoptose. Desse modo, elas antecipam a morte celular necrótica e, assim, previnem a liberação de macromoléculas intracelulares que causariam inflamação (→ p. 12).

A **apoptose aumentada patologicamente** (→ **B**) pode ser desencadeada por *isquemia, toxinas, encolhimento celular* osmótico signifcativo, *radiação* ou *inflamação* (infecções, doença autoimune). A apoptose pode resultar na morte inadequada de células funcionalmente essenciais, levando à insuficiência do órgão (→ **B**). Sendo assim, a apoptose causará, por exemplo, *rejeição de transplantes, degeneração neuronal* (p. ex., doença de Parkinson ou de Alzheimer, esclerose lateral amiotrófica, quadriplegia, esclerose múltipla), assim como morte tóxica, isquêmica e/ou inflamatória de células hepáticas (*insuficiência hepática*), células B das ilhotas pancreáticas (*diabetes melito tipo I*), células eritropoiéticas (*anemia aplástica*) ou linfócitos (imunodeficiência, p. ex., em *infecção por HIV*).

A **apoptose reduzida patologicamente** leva a um excesso de células afetadas (→ **C**). Entre as causas, estão *distúrbios da regulação endócrina* ou *parácrina, defeitos genéticos* ou *infecções virais* (p. ex., com o vírus Epstein-Barr). A ausência de apoptose de células infectadas por vírus pode resultar em *infecções persistentes*. As células que escapam da apoptose podem se tornar *células tumorais*. A apoptose insuficiente de células imunocompetentes, dirigidas contra as próprias células do corpo, é uma causa de *doença autoimune* (→ p.60). Além disso, um excesso de células pode causar *anormalidades funcionais*, por exemplo, formação persistente de progesterona na ausência de apoptose das células do corpo lúteo. A falta de apoptose pode também resultar em um *desenvolvimento embrionário anormal* (p. ex., sindactilia).

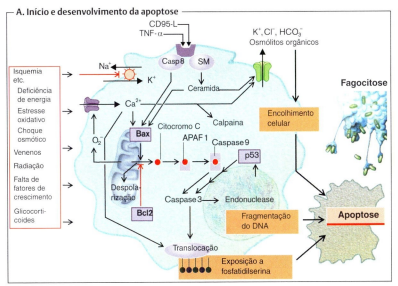

A. Início e desenvolvimento da apoptose

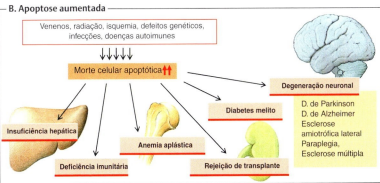

B. Apoptose aumentada

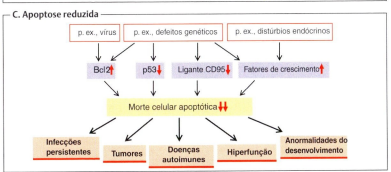

C. Apoptose reduzida

Figura 1.7 Apoptose

Desenvolvimento de células tumorais

A divisão celular normalmente é adaptada de forma precisa, via fatores de crescimento (GFs), para corresponder às necessidades específicas das células (→ p. 4). Os **GFs** estimulam tirosina-cinases (→ **A1**). Os resíduos de fosfotirosina ligam-se às proteínas adaptadoras (GRB2) e ao fator SOS trocador de GDP/GTP, o qual, então, ativa a pequena proteína G Ras. Esta última, via cinase serina/treonina Raf (→ **A2**), estimula a cascata de cinase ativada por mitógeno (cascata da MAPK) e, assim, ativa fatores de transcrição, os quais induzem a expressão de genes essenciais para a divisão celular, por exemplo, Fos, Jun, Myc, Myb, Rel, E2F e DP1. A expressão de Myc é ainda estimulada pela β-catenina (→ p.10). Os hormônios da tireoide ligam-se a receptores nucleares (ErbA; → **A3**) e, então, o complexo hormônio-receptor promove, de modo semelhante, a expressão de genes e a divisão celular. A captação de substratos e proliferação celular são ainda estimuladas pela cinase mTOR (→ p.10),

Fatores de inibição do crescimento normalmente detêm a divisão celular excessiva. Eles se tornam efetivos, por exemplo, quando a célula contém DNA danificado e a divisão celular levaria à formação de células-filhas defeituosas. A proteína do retinoblastoma (Rb), por exemplo, liga-se aos fatores de transcrição E2F e DP1, inativando-os (→ **A4**). A Rb, por sua vez, é mantida inativada pelo complexo que consiste em ciclina E e cinase CDK$_2$ (= E-CDK$_2$), assim como pelo complexo ciclina D e cinase CDK$_4$ (= D-CDK$_4$). Dessa maneira, E-CDK$_2$ e D-CDK$_4$ promovem a divisão celular. Seu efeito é cancelado pela proteína p21, que é expressa sob a influência do fator de transcrição p53. Este último, portanto, inibe a divisão celular (→ **A4**). A expressão de vários fatores de crescimento é inibida pelo regulador de fator de transcrição WT1, o qual é parcialmente efetivo através do p53. A degradação de β-catenina é desencadeada pela ligação ao complexo de proteínas, consistindo em proteína de Von Hippel-Lindau (vHL), proteína APC (adenomatous polyposis coli) e glicogênio sintase cinase-3β (GSK3β, → p.10). A proliferação celular é ainda inibida pelo receptor de Ca^{2+}.

Os **oncogenes** podem surgir pela *mutação de genes relevantes para a proliferação*. As **oncoproteínas**, produtos dos oncogenes, são ativas mesmo sem estimuladores fisiológicos e podem desencadear a proliferação celular independente de fatores de crescimento fisiológicos. Exemplos de oncoproteínas (→ **A**; caixas violetas) incluem:
– *fatores de crescimento* que são formados por células tumorais e que, de modo autócrino, estimulam sua própria divisão celular (p. ex., Sis)
– *receptores* para hormônios tireóideos (ErbA)
– *receptores para fatores de crescimento* (p. ex., ErbB, Fms)
– *tirosina-cinases* (p. ex., Abl, Src, Fes)
– *pequenas proteínas G* (Ras)
– *serina/treonina cinases* (p. ex., Raf, Mos)
– *fatores de transcrição* (Fos, Jun, Myc, Myb, Rel)

Como exemplo, a inativação de **Ras** é acelerada por uma proteína ativadora da GTPase (GAP) (→ **B**). Mutações de Ras podem cancelar sua sensibilidade à GAP e, assim, o Ras permanece ativo.

Tumores podem resultar de **proteínas inibidoras da proliferação defeituosa**. Dessa forma, uma perda de Rb (retinoblastoma) ou p53 (síndrome de Li-Fraumeni) promove divisão celular descontrolada (→ **A5**). Além disso, defeitos genéticos de WT1 (tumor de Wilms), vHL (doença de von Hippel-Lindau), APC (polipose adenomatosa familiar), tuberina (esclerose tuberosa) e PTEN (→ p.10, por exemplo, tumores de mama) intensificam a incidência de tumor.

As **mutações** (→ **A**, esquerda) podem ser **desencadeadas por** *cancerígenos* químicos ou *radiação*, enquanto *distúrbios do reparo do DNA* favorecem a ocorrência de mutações. As células são especialmente sensíveis a mutações durante a mitose, isto é, tecidos proliferativos (p.ex., *inflamações* e *lesões teciduais*) estão sujeitos com maior frequência a mutações do que tecidos completamente diferenciados. As mutações que favorecem a formação de tumores podem também ser *herdadas*. Por fim, os *vírus* podem levar oncogenes para dentro de células hospedeiras (→ **A6, B1**) ou podem estimular a degeneração maligna pela inativação (Rb, p53) ou ativação (p. ex., Bcl2) de proteínas específicas do hospedeiro.

Uma única mutação não é suficiente para o desenvolvimento de um tumor; *várias mutações* devem ocorrer (→ **C2**) antes que a célula se transforme em uma célula tumoral. Os **promotores de tumor** (p. ex., ésteres de forbol; → p. 6) promovem a replicação de células mutadas e, desse modo, o desenvolvimento de tumores, sem que elas próprias causem mutações (→ **C3**).

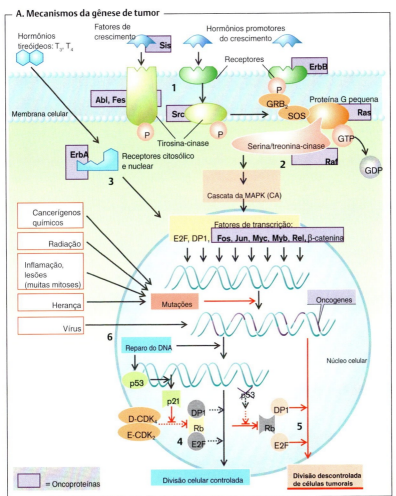
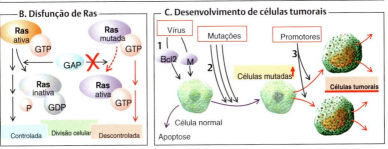

Figura 1.8 Desenvolvimento de células tumorais

Efeitos dos tumores

Se ocorre divisão celular descontrolada (→ p. 16), as células sofrem **desdiferenciação** progressiva. Quando isso acontece, as células alteradas são frequentemente identificadas e eliminadas pelo **sistema imune**. As células tumorais podem escapar disso, por exemplo, expressando o ligante para o receptor de CD95 (→ **A1**) na sua superfície e, assim, levando os linfócitos à apoptose (→ p. 14). Uma *resposta imune comprometida* (p. ex., infecção por HIV; → p. 62) também auxilia as células tumorais a sobreviverem.

Se a célula tumoral prolifera, desenvolve-se um tumor que pode causar consequências graves mediante apenas sua **extensão local**. Desse modo, um tumor cerebral pode deslocar neurônios vizinhos e causar, por exemplo, epilepsia (→ **A2** e p. 360). Como a natureza óssea do crânio impede qualquer aumento significativo no volume cerebral, um tumor cerebral leva ao aumento da pressão intracraniana com risco de morte (→ p. 380). Um carcinoma brônquico pode interromper o suprimento de ar para os alvéolos correspondentes, provocando seu colapso (atelectasias;→ p. 76).

Os tumores marcadamente desdiferenciados adquirem a capacidade de migrar para outros tecidos (**metástase**; → **A3**). Para que isso ocorra, as células tumorais devem se liberar de suas ligações com as células vizinhas, entrar nos vasos sanguíneos, deixar a corrente sanguínea para alcançar outro órgão e formar novas colônias nesse local. Para deixar o sítio original, a célula necessita habilidade para *migrar* e romper os limites teciduais. Isso é possível devido à liberação de enzimas proteolíticas ou supressão da expressão ou da ação de inibidores de proteinases. Uma vez que as células tumorais tenham entrado em um vaso sanguíneo, elas param no próximo capilar. Para deixar a corrente sanguínea, elas devem se fixar em moléculas de adesão específicas do endotélio e atravessar a parede vascular.

O aumento do tamanho do tumor ou de suas metástases requer a capilarização apropriada, de modo que o tumor seja suprido com O_2 e substratos. A **angiogênese** é estimulada pela liberação de mediadores, podendo ser inativada por inibidores da angiogênese (p. ex., angiostatina, endostatina). Se o tumor é muito grande, o fluxo adicional de sangue necessário através do tumor aumenta a carga circulatória (débito cardíaco; → **B**).

A **energia requerida** pelas células tumorais é frequentemente obtida pela *glicólise anaeróbica*, mesmo se o suprimento de O_2 for adequado, embora a produção de energia por mol de glicose seja de apenas 5% da quebra oxidativa da glicose. O resultado é *hipoglicemia* e acidose (→ **B**). A hipoglicemia estimula a liberação de glucagon, adrenalina e glicocorticoides que promovem a quebra de gorduras e proteínas. Por fim, os pacientes perderão peso (**caquexia tumoral**; → **B**). Algumas vezes, as células tumorais podem ativar a hemostasia e/ou a fibrinólise, de modo que poderá ocorrer coagulação sanguínea ou *perda sanguínea*. A hemorragia, a grande necessidade de ferro das células tumorais e a caquexia tumoral levam geralmente à **anemia** (→ p. 42 e seg.).

Os tumores costumam causar anormalidades como consequência de um marcado *aumento de atividades específicas do tecido* ou por assumirem novas tarefas que não são específicas do tecido. Assim, tumores de células plasmáticas frequentemente formam grandes quantidades de **anticorpos** anormais que lesam órgãos, por exemplo, os rins (→ p. 112). Através de sua desdiferenciação, as células tumorais também expressam proteínas, contra as quais podem ser formados anticorpos. Os anticorpos que tenham sido formados pelas ou contra as células tumorais podem, entre outros efeitos, bloquear canais iônicos e receptores, causando, por exemplo, miastenia (→ p. 326).

Mesmo tumores pequenos de tecidos endócrinos e tumores desdiferenciados de tecidos não endócrinos (em particular carcinoma brônquico de pequenas células) causam, com frequência, **anormalidades hormonais** significativas (→ **B**). A liberação aumentada de hormônios pode causar inúmeras anormalidades (→ Cap. 9), por exemplo, pressão sanguínea elevada, hiper-hidratação hipotônica, catabolismo, acromegalia, hipoglicemia, fratura óssea, hipercalcemia e cálculos renais, policitemia, hipertireoidismo, virilização, galactorreia, diarreia e úlceras pépticas. Ainda assim, os hormônios são utilizados como **marcadores tumorais** para diagnóstico, tais como calcitonina (carcinoma medular de tireoide), gonadotrofina coriônica (carcinoma testicular, entre outros) e ACTH (tumores pulmonares).

A morte de células tumorais, mediante a liberação de K^+ celular, resulta em **hipercalcemia**, e a quebra de ácidos nucleicos leva à **hiperuricemia** (→ **B** e p. 268).

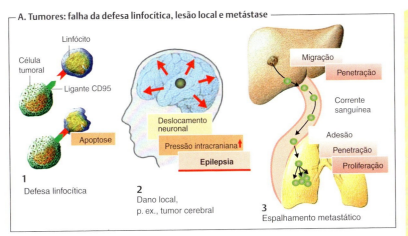

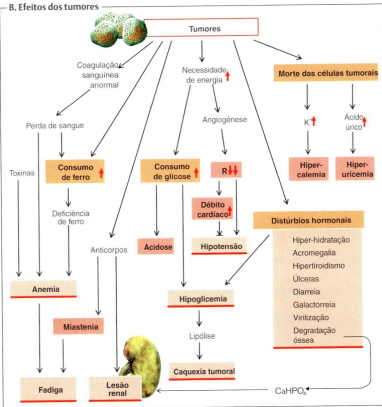

Figura 1.9 Efeitos dos tumores

Envelhecimento e expectativa de vida

O envelhecimento é um processo normal e inevitável, que termina com a *morte*. Embora, há 50.000 anos, a **expectativa de vida** de um recém-nascido fosse estimada em cerca de 10 anos, e cerca de 25 anos na Roma antiga (→ **A1**), em 2006, encontra-se entre 34 (Suazilândia) e 83 anos (Andorra). A expectativa de vida depende do gênero; na Alemanha, é de 76,9 para os homens e 82,3 anos para as mulheres. A expectativa de vida média aumenta com a idade, visto que indivíduos que atingem tal idade não podem ter morrido antes. Na Alemanha, a expectativa de vida média em 2008 para um homem de 70 anos era de 82 anos, e para uma mulher de 70 anos, era de 85 anos. É sobretudo devido à redução da mortalidade infantil e ao tratamento efetivo de infecções (especialmente em crianças) que a expectativa de vida em nações industrializadas aumentou de modo considerável nos últimos 100 anos (p. ex., nos EUA, de 42 para 74 anos, em homens, e para 80 em mulheres). Como resultado, as doenças dos idosos são as **causas de morte** mais comuns: cerca de 50% são doenças do sistema cardiovascular e 25% são tumores.

Essas são as doenças que basicamente impedem de ser alcançada uma **vida média máxima**, que é de cerca de 100 anos (→ **A1**). Assim, daqueles com idade de 98 anos, apenas 10% estarão vivos após três anos, e apenas 0,005% após 10 anos (→ **A2**). O recorde mundial estabelecido pela francesa Jeanne Calment (122 anos) é uma exceção raríssima.

Muitas **doenças hereditárias** e **fatores de risco herdados** (com frequência poligeneticamente) têm um *efeito secundário* sobre a vida média, por exemplo, favorecendo o desenvolvimento de certos tumores. Os estudos com gêmeos monozigóticos (uniovular) têm, contudo, mostrado que pelo menos dois terços da variabilidade da vida média *não são geneticamente determinados*.

À medida que alguém envelhece, ocorre uma **redução das funções corporais** (→ **C**) como, por exemplo, redução da capacidade respiratória máxima, débito cardíaco (DC), captação máxima de O_2 e taxa de filtração glomerular (TFG). As massas muscular e óssea diminuem, enquanto a quantidade de gordura aumenta, principalmente devido a *fatores endócrinos* (→ **D**). Por tais razões, o fator limitante para a maioria das pessoas muito velhas (saudáveis sob outros aspectos) é a sua *fragilidade*. Essa fraqueza da idade avançada é caracterizada por força muscular diminuída, reflexos lentificados, mobilidade e equilíbrio diminuídos e resistência reduzida. O resultado disso são quedas, fraturas, atividade física diária reduzida e perda da independência. A fraqueza muscular não é causada apenas por processos fisiológicos do envelhecimento (→ **D**) e desgaste devido ao uso (p. ex, lesão das articulações), mas também por falta de movimentação, levando a um ciclo vicioso.

O envelhecimento do **sistema imune** (**imunosenescência**) contribui para o processo de envelhecimento. Tanto a resposta imune inata (células *natural killer* [NK], neutrófilos, monócitos/macrófagos, células dendríticas), como a resposta imune adquirida (linfócitos T e B) são afetadas pelo envelhecimento. Nos idosos, a ativação da resposta imune é mais lenta, a proteção por vacinação está comprometida e a suscetibilidade a doenças infecciosas, crescimento de tumor e doenças autoimunes está aumentada. Dessa forma, a morbidade e mortalidade estão aumentadas.

Um estudo sueco sobre o **perfil de risco imunológico** (IRP) revelou, em indivíduos de 80 e 90 anos de idade, um aumento no número de células-T $CD8^+$ (CMV-específicas), diminuição no número de células-T $CD4^+$ e células B $CD19^+$, assim como falta de CD28, o coestimulador da ativação de células-T. Um IRP aumentado foi associado a infecções persistentes por citomegalovírus. Concluiu-se que a imunosenescência resulta de *exposição crônica a antígenos* (p. ex., CMV).

Os *problemas de memória* relacionados com a idade (especialmente problemas de orientação em um ambiente desconhecido) parecem ser causados por uma alteração da potenciação de longa duração no córtex e no hipocampo (densidade reduzida de receptores de glutamato, tipo NMDA, no giro dentado). Atualmente, está em questionamento se a perda significativa de neurônios, tal como ocorre na doença de Alzheimer ou na redução do fluxo sanguíneo cerebral induzida pela aterosclerose, é parte do processo normal de envelhecimento.

As **causas** do envelhecimento ainda não estão bem definidas. Células em cultura "envelhecem", param de proliferar após um determinado número de replicações (p. ex., fibroblastos pulmonares fetais após cerca de 70 replicações, →**B**). Apenas poucas células são "imortais" (proliferação celular ilimitada; p. ex., células gonadais e células-tronco hematopoiéticas, e células tumorais, patologicamente).

A **senescência** replicativa (→**E**) é um distúrbio da divisão celular relacionado à idade. De forma similar à apoptose, a senescência replicativa impede o crescimento tumoral *in vivo*. Mutações somáticas que afetam células em reservatórios celulares proliferativos podem levar ao desenvolvimento de tumores. Uma barreira contra tumores é o *telômero*, um complexo nucleoproteico especializado que envolve as extremidades dos

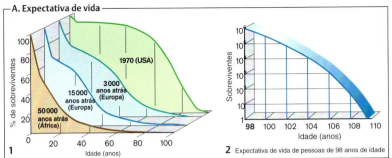
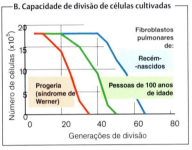
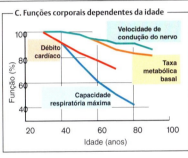
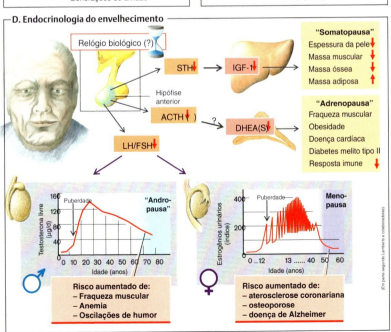

Figura 1.10 Envelhecimento e expectativa de vida I

cromossomos. Nas células somáticas, o telômero encurta-se a cada divisão celular. A replicação por várias gerações (p. ex., fibroblastos humanos por cerca de 70X) leva ao encurtamento gradual do telômero, resultando em instabilidade do genoma e risco de desenvolvimento tumoral. O risco é reduzido pela ativação "automática" da *via do p53* na função desconcertada do telômero. A via do p53 impede ainda a replicação celular (senescência replicativa) e/ou estimula a apoptose das células afetadas (→p.14). A *telomerase*, uma enzima que reverte o encurtamento do telômero, contrabalança a senescência. Em humanos, a telomerase está ativa nas células gonadais, mas está desligada nas células somáticas com baixa atividade proliferativa. Entretanto, a atividade da telomerase faz com que as células-tronco tumorais tornem-se imortais, possibilitando replicações celulares indefinitivas. Os inibidores da *telomerase*, ou a imunização contra a mesma, são, portanto, novas abordagens terapêuticas contra o crescimento tumoral.

A expectativa de vida e o envelhecimento são, em parte, determinados pela genética. Muitas **doenças hereditárias** e **fatores de risco herdados** (com frequência poligeneticamente) têm um *efeito secundário* sobre o tempo de vida médio, por exemplo, favorecendo o desenvolvimento de certos tumores. Os estudos com gêmeos monozigóticos (uniovular) têm, contudo, mostrado que pelo menos dois terços da variabilidade da vida média *não são geneticamente determinados*.

Certas doenças genéticas levam a uma redução drástica do tempo de vida. Por exemplo, a mutação (muito rara) do gene *LMNA* no cromossomo 1 provoca defeitos na proteína laminina A (progerina), a qual é expressa no envelope nuclear. O prejuízo resultante da divisão celular causa a *progeria tipo I* (Síndrome Progeria-Hutchinson-Gilford, HGPS), caracterizada por envelhecimento prematuro da pele, osso e sistema vascular a partir do primeiro ano de vida. As crianças dificilmente atingem a idade adulta. Mutações do gene *RECQL1* no cromossomo 8, o qual codifica a DNA helicase, provoca reparo defeituoso do DNA. A doença induz ao envelhecimento prematuro de indivíduos adultos (*Progeria de adultos ou Síndrome de Werner=Progeria tipo II*).

Muitas mutações ou deleções genéticas são conhecidas (p. ex., age-1, sgk), as quais podem levar a um aumento muito acentuado do tempo de vida do nemátodo *Caenorhabditis elegans*. A mutação do *age-1* leva ao aumento de resistência contra o **estresse oxidativo**. Em humanos, o dano oxidativo contribui de forma similar para o envelhecimento, visto que níveis de radicais O_2- danificam lipídeos da membrana, o DNA, bem como proteínas são intensificadas e a atividade de enzimas com função de defesa antioxidante é reduzida nos idosos.

A **regulação do envelhecimento em nível molecular** é pouco compreendida. O envelhecimento e a expectativa de vida estão sob profunda influência da *KLOTHO*, uma proteína transmembrana de passagem única. A expressão excessiva da KLOTHO leva a um aumento substancial da expectativa de vida, enquanto a deleção da KLOTHO provoca uma profunda redução nesse parâmetro. A KLOTHO liga-se ao receptor para o fator de crescimento de fibroblasto (FGF23). KLOTHO/FGF23 suprime a formação de $1,25(OH)_2D_3$ (calcitriol) e participa da regulação da homeostase do cálcio/fosfato. A falta de KLOTHO ou do FGF23 resulta em hiperfosfatemia e hipercalcemia, o que acelera o envelhecimento. A deficiência de vitamina D aumenta a vida média de camundongos KLOTHO-deficientes. Assim, pelo menos parte do envelhecimento acelerado de camundongos KLOTHO-deficientes é devido à formação excessiva de calcitriol. Em humanos, polimorfismos do gene *KLOTHO* têm sido identificados, os quais estão associados com longevidade. Portanto, a KLOTHO pode ser importante, de forma similar, para o envelhecimento nos humanos.

Uma **dieta de baixa caloria** aumenta a vida média de humanos e animais. O efeito pode ser devido a uma diminuição das concentrações de glicose plasmática em jejum, diminuição dos níveis de colesterol no plasma, maior sensibilidade à insulina, diminuição de tecido adiposo visceral e diminuição na liberação de adipocinas a partir desse tecido (→ p. 256). Todos esses parâmetros são considerados fatores de risco para doença cardíaca coronariana. Como é difícil manter uma dieta de baixa caloria, os mecanismos hormonais e metabólicos responsáveis pela influência de tal dieta no envelhecimento estão sendo investigados, de forma a mimetizar sua influência positiva sobre a expectativa de vida, sem que os indivíduos tenham que se privar de seus hábitos alimentares preferidos. Os efeitos positivos de uma dieta de baixa caloria podem ser provocados pelo polifenol *resveratrol*, o qual é encontrado no vinho tinto e provavelmente seja o responsável pelo "paradoxo francês", isto é, o efeito positivo do vinho tinto sobre a vida média. O resveratrol ativa os genes que codificam as sirtuínas (Sirt 1-7), deacetilases NAD-dependentes. Em muitas espécies, a Sirt1 aumenta a resistência contra o estresse oxidativo e, assim, a vida média. O efeito sobre a vida média é, em parte, devido a um efeito cardioprotetor da enzima. Entretanto, ainda é incerta a influência da expressão da Sirt1 no envelhecimento dos humanos.

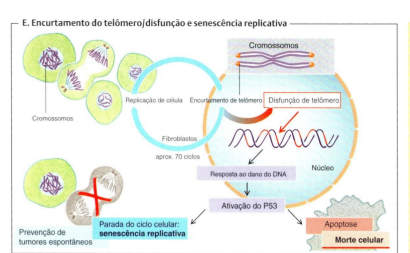
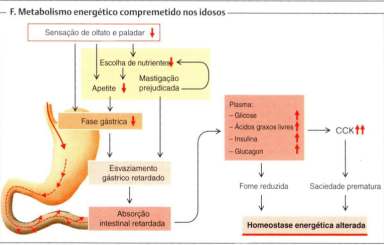
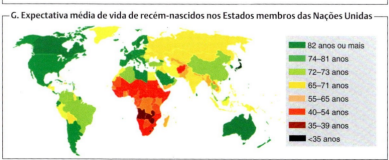

Figura 1.11 Envelhecimento e expectativa de vida II

2 Temperatura, Energia
S. Silbernagl

Febre

O objetivo da termorregulação é manter a temperatura central *real* do corpo em um *nível preestabelecido* (*set level*) de cerca de 37°C (com variações diurnas). Diferente da hipertermia passiva (→ p. 26), o nível preestabelecido é elevado na febre, e os mecanismos termorregulatórios são, desse modo, responsáveis por manter a temperatura elevada (→ **A5**, linha verde). Isso se observa quando a *febre aumenta*, pois o nível real desvia do nível preestabelecido subitamente elevado, e a perda de calor é reduzida por uma diminuição do *fluxo sanguíneo cutâneo*, resultando em resfriamento da pele (*sensação de frio*). Além disso, a produção de calor é aumentada pelo calafrio (tremor). Isso dura até que o nível real (→ **A5**, linha vermelha) tenha se aproximado do novo nível preestabelecido (*platô*). Quando a *febre cai*, o nível preestabelecido cai mais uma vez, de tal forma que o nível real fica muito alto e o fluxo sanguíneo cutâneo aumenta, resultando na *sensação de calor* da pessoa que sua demais (→ **A5**).

A febre é particularmente comum em infecções, no curso da *fase aguda da reação* (→ p. 54 e seg.), na qual substâncias indutoras de febre (pirogênios) causam uma alteração no ponto preestabelecido (*set point*). Os **pirogênios exógenos** são constituintes de patógenos, entre os quais os complexos lipopolissacarídeos (endotoxinas) de bactérias gram-negativas são particularmente efetivos. Tais patógenos, ou pirogênios, são opsonizados por complemento (→ p. 48 e seg.) e fagocitados por macrófagos, por exemplo, as *células de Kupffer* no fígado (→ **A1**). Essas células liberam numerosas *citocinas*, entre elas os **pirogênios endógenos**: interleucinas 1α, 1β, 6, 8 e 11, interferon α_2 e γ, fatores de necrose tumoral TNFα (caquexina) e TNFβ (linfotoxina), a proteína inflamatória dos macrófagos MIP 1 e muitas outras. Acredita-se que tais citocinas (M_r = cerca de 15-30 kDa) alcançam os *órgãos circunventriculares* do encéfalo, os quais não possuem uma barreira hematoencefálica. Dessa forma, as citocinas podem causar a reação febril nesses órgãos ou em áreas vizinhas, na *área pré-óptica* e no *órgão vascular da lâmina terminal* (OVLT) por meio da prostaglandina PGE_2 (→ **A2**). Os fármacos redutores da febre (*antipiréticos*) são efetivos aqui. Assim, o ácido acetilsalicílico, por exemplo, inibe as enzimas que formam PGE_2 a partir do ácido araquidônico (cicloxigenases 1 e 2).

Como, após a injeção IV de lipopolissacarídeos, as citocinas mencionadas anteriormente são liberadas apenas 30 minutos após o início da febre, e seu aparecimento pode ser inibido por vagotomia subdiafragmática, parece que os pirogênios exógenos ativam a área pré-óptica e o OVLT também via *fibras aferentes* do abdome. É possível que substâncias sinalizadoras liberadas pelas células de Kupffer hepáticas ativem aferentes vagais próximos, que transmitem o sinal pirogênico via núcleo do trato solitário para o grupo de células noradrenérgicas A1 e A2. Estas, por sua vez, projetam-se do trato noradrenérgico ventral para os neurônios reguladores da febre na área pré-óptica e no OVLT (→ **A3**). A noradrenalina que foi liberada ali causa a formação de PGE_2 e, assim, a febre. Isso também causa a liberação de hormônio antidiurético (ADH; efeito sobre receptor V_1), hormônio estimulante de α-melanócitos (α-MSH) e do hormônio liberador de corticotrofina (CRH), os quais neutralizam a febre por meio de uma alça de *feedback* negativo na forma de **antipiréticos endógenos** (→ **A4**).

Como uma **consequência da febre**, a frequência cardíada é aumentada (8-12 min-1/°C), e o *metabolismo energético* é aumentado, resultando em fadiga, dores articulares e cefaleias (ver também p. 52 e seg.), aumento no *sono de onda lenta* (que tem uma função restauradora para o encéfalo), assim como, em certas circunstâncias, distúrbios da consciência e dos sentidos (*delírio febril*) e convulsões (ver a seguir).

O **valor da febre** provavelmente está na sua ação contrária à infecção. A temperatura elevada inibe a replicação de alguns patógenos e mata outros. Além disso, é diminuída a concentração plasmática de metais essenciais para a reprodução bacteriana, tais como ferro, zinco e cobre. Além disso, as células danificadas pelos vírus são destruídas, de modo que a replicação viral é inibida. Por tais razões, em geral, os antipiréticos devem ser utilizados apenas se a febre leva a **convulsões febris**, comuns em bebês e crianças pequenas, ou em aumentos muito altos (> 39°C) com os quais se teme o início de convulsões.

A. Febre

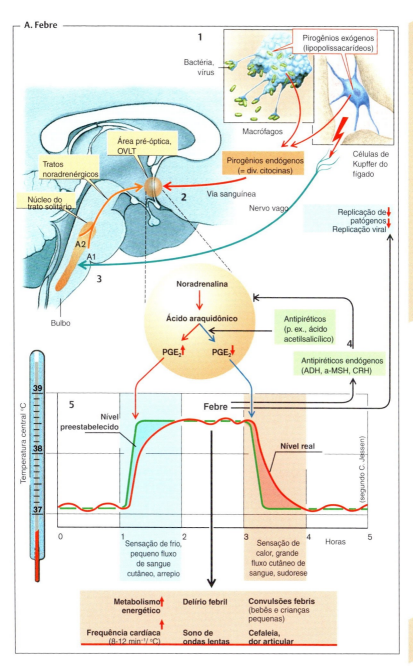

Figura 2.1 Febre

Hipertermia, lesões por calor

Em esforços físicos intensos (aumento da produção de calor) e/ou em um ambiente quente (perda de calor resultante diminuída), os mecanismos regulatórios do organismo estão sobrecarregados, especialmente quando há falta de água e em ambiente com umidade elevada. Ao contrário da situação da febre (→ p. 24), a temperatura central do corpo não pode mais ser mantida (inalterada) no **nível preestabelecido** de aproximadamente 37°C, e ocorre **hipertermia** (→ **A**, parte superior). Permanecendo parado na posição ereta, a vasodilatação induzida pelo calor causa acúmulo de algum sangue nas pernas, e o volume extracelular é reduzido pela sudorese. Como resultado, o débito cardíaco (DC) e a pressão sanguínea diminuem, particularmente porque a vasodilatação da pele reduz a resistência vascular periférica. Mesmo a uma temperatura central abaixo de 39°C, podem ocorrer fraqueza, tontura, náusea e perda de consciência como consequência da *pressão sanguínea reduzida* (**colapso por calor**, → **A1**). A pressão sanguínea irá elevar-se de novo ao deitar e após a ingestão de líquidos.

Um perigo muito maior surge quando a temperatura central atinge 40,5°C, pois o encéfalo não pode tolerar tal temperatura. Para **proteger--se** contra o **choque térmico**, o encéfalo pode ser mantido temporariamente mais frio do que o resto do corpo, porque uma temperatura central em elevação causa sudorese profusa da cabeça (mesmo com desidratação), em especial da face (→ **A2**). O sangue que foi resfriado dessa maneira atinge o sistema venoso endocraniano e o seio cavernoso, onde ele diminui a temperatura das artérias vizinhas. Isso parece ser a única explicação para o fato de um maratonista, no qual tenha sido medido um aumento transitório da temperatura central para 41,9°C, não sofrer choque térmico.

Quando há uma elevação prolongada da temperatura central para entre 40,5 e 43°C, o *centro termorregulatório no mesencéfalo falha* (→ p. 24), e a sudorese cessa. Ocorre desorientação, apatia e perda de consciência (**choque térmico**). O *edema cerebral*, com lesão concomitante do sistema nervoso central, levará, caso não ocorra atendimento rápido, à morte; crianças estão especialmente em risco, visto que a razão da área de superfície em relação à sua massa corporal é maior do que em adultos, e elas produzem menos suor. O *tratamento* para o choque térmico consiste em levar a pessoa para um ambiente mais frio e/ou colocá-la imersa em água fria. Contudo, não se deve deixar a superfície do corpo ficar muito fria, pois a vasoconstrição resultante pode retardar a redução da temperatura central. Mesmo o tratamento bem-sucedido do choque térmico pode deixar alguns danos de longa duração nos centros termorregulatórios. Isso restringe a tolerância futura a temperaturas ambientes extremas.

A **hipertermia maligna** (→ **B**) é o resultado potencialmente letal de defeitos genéticos heterogêneos do transporte de Ca^{2+} sarcoplasmático, nos quais o canal liberador de Ca^{2+} (*receptor de rianodina*) está afetado. Alguns anestésicos inalatórios (halotano, enflurano, isoflurano) e relaxantes musculares despolarizantes (cloreto de suxametônio) causam a súbita e *excessiva liberação de Ca^{2+}* do retículo sarcoplasmático, de tal modo que ocorrem contrações musculares generalizadas e descoordenadas, com alto consumo de oxigênio e enorme produção de calor. O resultado é acidose, hipercalemia, taquicardia, arritmia e hipertermia rapidamente em elevação. Se identificada a tempo, a hipertermia maligna pode ser tratada com sucesso pela interrupção dos anestésicos e/ou relaxantes musculares, administração de *dantrolene*, o qual bloqueia a liberação de Ca^{2+} nas células musculares esqueléticas, assim como pelo resfriamento do corpo.

As **cãibras por calor** ocorrem com trabalho físico extenuante em temperatura ambiente elevada (p. ex., em uma fornalha) se apenas a perda de água, mas não a de sal, for reposta.

A **insolação** deve ser diferenciada da hipertermia. Ela é causada por radiação solar direta na cabeça e no pescoço e produz náuseas, tontura, cefaleia intensa, hiperemia cerebral e meningite serosa, podendo levar à morte.

O calor radiante ou de contato pode causar **queimaduras da pele** de primeiro, segundo e terceiro graus (vermelhidão, vesículas ou necroses, respectivamente). A exposição frequente e intensa ao sol também aumenta o risco de **melanoma**.

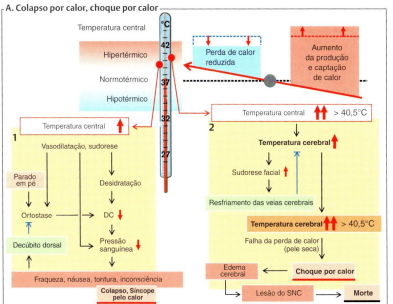
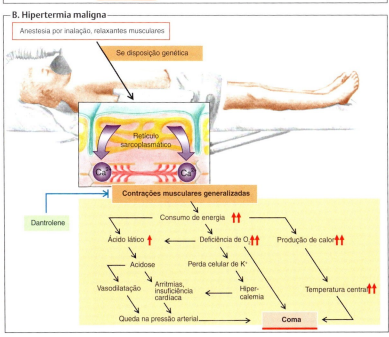

Figura 2.2 Hipertermia, lesões por calor

Hipotermia, lesão por frio

Se há perigo da temperatura central diminuir, ocorre produção de calor (contra)regulatória (*tremor muscular* e *movimento*) (→ **A**). Seus limites tênues não costumam ser ultrapassados, pois o risco de resfriamento desencadeia *alterações comportamentais*, dependendo da(s) causa(s) subjacente(s) (proteção contra o vento, vestir mais roupas, sair da piscina, etc.). Se essa reação não ocorrer – por não ser possível escapar da situação por razões físicas, ou o perigo não for percebido, ou há anormalidades metabólicas, hormonais ou neurológicas –, desenvolve-se a **hipotermia**, isto é, a temperatura central fica **abaixo de 35ºC** (→ **A**). Imersão em água a 5–10ºC pode levar à hipotermia dentro de apenas 10 minutos (dependendo da quantidade de "agasalhos"). Vestir roupas molhadas em um vento forte e com uma temperatura ambiente de 0ºC pode causar hipotermia em menos de uma hora. Tanto os *idosos* (faixa de termorregulação restrita) como as *crianças* (em especial *recém-nascidos*), que têm uma razão relativamente alta da área de superfície em relação à massa corporal, baixa produção de calor em repouso e uma camada fina de gordura subcutânea, estão particularmente em risco. Enquanto adultos jovens despidos podem manter uma temperatura central constante, mesmo quando a temperatura ambiente cai para cerca de 27ºC devido à sua produção de calor em repouso, a hipotermia pode desenvolver-se em um recém-nascido em temperaturas ambientes de < 34ºC.

As **sequelas agudas** e os **sintomas** de hipotermia podem ser divididos em **três estágios** (→ **A, I – III**):

◆ **Estágio de excitação** (hipotermia leve, 32–35ºC): tremor muscular máximo, resultando em aumento da taxa metabólica de repouso; todas as fontes de glicose são utilizadas (hiperglicemia), e o consumo de O_2 é aumentado em até seis vezes. A taquicardia e a vasoconstrição causam um aumento na pressão sanguínea, e a vasoconstrição de extremidades causa dor. A princípio, a pessoa está totalmente desperta, mais tarde confusa e mesmo apática, e, por fim, sua capacidade de julgamento torna-se comprometida.

◆ **Estágio de exaustão** (hipotermia moderada, 32–28ºC): as fontes de glicose se esgotam (hipoglicemia); ocorre bradicardia, arritmia e respiração fraca; a pessoa começa a ter alucinações e a se comportar de forma desorientada, logo perde a consciência e não sente mais dor.

◆ **Estágio de paralisia** (hipotermia severa, cerca de < 28ºC): coma e ausência de reflexos pupilares (mas sem sinal de morte cerebral); por fim, fibrilação ventricular, assistolia e apneia. Quanto mais baixa a temperatura até que o fluxo sanguíneo cerebral cesse, mais tempo o cérebro tolera a parada circulatória (30ºC: 10-15 min: 18ºC: 60-90 min). Essa é a razão para o fato de algumas pessoas terem sobrevivido à hipotermia extrema (< 20ºC). O longo tempo de parada circulatória tolerado também é empregado na *hipotermia terapêutica induzida* (durante cirurgia cardíaca aberta e preservação de órgãos para transplante).

O **reaquecimento** de pacientes hipotérmicos ainda deve ser tentado, mesmo que a temperatura central esteja abaixo de 20ºC. Contudo, o reaquecimento pode estar associado a complicações letais, sobretudo se for realizado externamente e com muita rapidez, isto é, mais do que uns poucos ºC por hora (→ **B**). No estágio I (> 32ºC), o aquecimento é realizado *passiva e externamente* (quarto aquecido, cobertores, manta aluminizada). No estágio II, deve ser realizado aquecimento *ativo* (cobertor elétrico, infusões aquecidas, possivelmente hemodiálise com trocador de calor) sob monitoração cuidadosa. No estágio III, hipotermia com parada circulatória, o aquecimento ativo mediante circulação extracorpórea (máquina coração-pulmão) é o método de reaquecimento mais efetivo.

As **sequelas a longo prazo** da hipotermia tratada com sucesso incluem insuficiência cardíaca, hepática e renal, eritropoiese anormal, infarto miocárdico, pancreatite e distúrbios neurológicos.

Congelamento (*frostbite*). Mesmo com hipotermia leve e/ou baixa temperatura ambiente, a perfusão da pele e dos membros está muito reduzida, com aumentos breves e intermitentes (reação de Lewis: aproximadamente a cada 20 min. a uma temperatura da pele < 10ºC). Ainda assim, o congelamento pode ocorrer em: 1º grau (primeiro palidez e perda da sensibilidade; edema e dor após reaquecimento); 2º grau (formação de vesículas após 12-14h seguida por cura) e 3º grau (após dias e semanas: necrose tecidual extensa com cura por cicatrização).

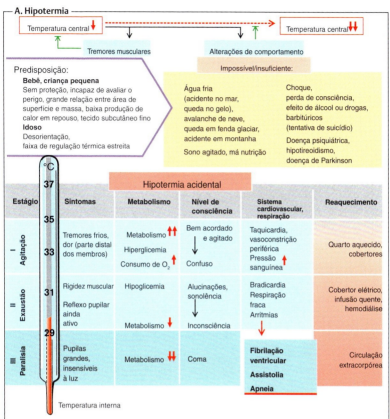
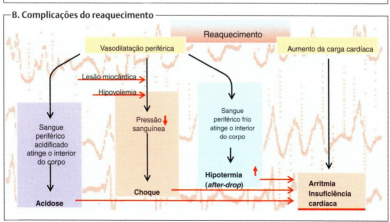

Figura 2.3 Hipotermia, lesão por frio

Obesidade, distúrbios alimentares

Diversos circuitos regulatórios são considerados responsáveis pela **regulação do peso corporal**, todos controlados pelo *hipotálamo*, por exemplo, pelo seu núcleo ventromedial, como o *"centro da saciedade"*, e pelo hipotálamo lateral, como o *"centro da fome"*. O ciclo regulatório, que é provavelmente decisivo a longo prazo, é o *mecanismo lipostático*: a massa corporal de gordura é reconhecida com base em uma substância que é secretada pelas células adiposas (*leptina*, ver a seguir), e uma alça de *feedback* mantém essa massa de gordura constante durante modificações do apetite e da atividade física (→ **A**). Assim, a gordura, mesmo se removida cirurgicamente, é logo restituída.

A **obesidade** (*adiposidade*) é um *fator de risco* para hipertensão, diabetes melito tipo 2, hiperlipidemia e aterosclerose (→p.256), bem como para cálculos renais e biliares. Mais de 40% de excesso de peso está associado a um risco duas vezes maior de morte prematura. A obesidade é parcialmente de origem (poli)genética (suscetilidade metabólica) e em parte de origem ambiental. Dois genes defeituosos foram descobertos, um em duas cepas de camundongos machos com obesidade extrema e um na diabetes tipo 2. Se o gene-*ob*[esidade] está com defeito, a proteína **leptina** de 16 kDa, codificada pelo gene-ob, está ausente no plasma. A injeção de leptina em camundongos com mutação *ob* homozigótica neutraliza os sintomas do defeito do gene. Sua administração a camundongos normais leva à perda de peso. Porém, se o gene *db*** sofreu mutação, o *receptor de leptina* no hipotálamo (no núcleo arqueado, entre outros locais) é defeituoso. Apesar de altas concentrações de leptina circularem no plasma, o hipotálamo não responde a elas. Algumas pessoas obesas também têm um *gene da leptina defeituoso*, mas, na maioria das outras, a concentração de leptina no plasma é alta. Nesse caso, a cadeia de *feedback* após a leptina deve estar interrompida em algum local (→ **A**, X vermelho). Vários defeitos possíveis têm sido postulados:

♦ A leptina não pode mais atravessar a barreira hematoencefálica (transcitose defeituosa?).
♦ O efeito inibitório da leptina sobre a secreção do *neuropeptídeo Y* (NPY) no hipotálamo, o qual estimula a ingestão de alimentos e reduz o consumo de energia, está anormal.
♦ A leptina não causa a liberação no hipotálamo de α-melonocortina (*hormônio estimulante dos melanócitos* [α-*MSH*]), o qual age via receptor MCR-4 e tem efeito oposto ao NPY.

Um *defeito* homozigótico do *receptor de leptina* foi encontrado em três irmãs muito obesas. Como elas nunca tinham passado pela puberdade, e as secreções do hormônio somatotropina (GH) e do hormônio liberador da tireotropina (TRH) estavam reduzidas, parece que a leptina também tem um papel em outros ciclos regulatórios endócrinos.

Em 90% dos casos de **distúrbios alimentares**, mulheres jovens são afetadas, sendo mais comum a **bulimia nervosa** (surtos de hiperalimentação seguidos por vômitos autoinduzidos e/ou abuso de laxativos) do que a **anorexia nervosa** (perda de peso autoinduzida mediante dieta muito restritiva). Esses distúrbios alimentares são caracterizados por uma autoimagem corporal distorcida (as pacientes sentem-se "muito gordas" ainda que tenham um peso normal ou abaixo do normal) e uma atitude anormal em relação à alimentação (associação entre a percepção do seu próprio valor e o peso corporal). Há uma *predisposição genética* (concordância de 50% em gêmeos monozigóticos), sem que o defeito genético primário seja conhecido. Os *fatores psicológicos*, tais como distúrbios da interação familiar (superproteção, esquiva de conflitos, rigidez) e conflitos sexo-puberais, bem como *influências socioculturais* (ideais de beleza, expectativas sociais), são provavelmente significativos.

O distúrbio na *anorexia nervosa* (→ **B**) varia desde a alimentação com uma dieta muito restritiva a uma recusa completa de alimentos e, com frequência, inclui abuso de laxativos. Isso resulta em uma marcada perda de peso, até caquexia, a qual pode necessitar alimentação parenteral. A anorexia nervosa leva a *distúrbios autonômicos-hormonais* graves, por exemplo, cortisol aumentado e liberação de gonadotrofinas diminuídas (amenorreia; perda de libido e impotência nos homens) e mesmo hipotermia, bradicardia, perda de cabelo, etc. Se a condição tiver um curso prolongado, a taxa de mortalidade pode ser de até 20%.

A *bulimia* é caracterizada pela ingestão excessiva de alimentos seguida por vômitos autoinduzidos; um peso corporal razoavelmente normal pode ser mantido.

---
* N. de T.: "Gene do diabetes".

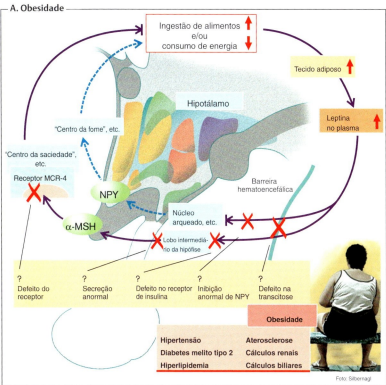
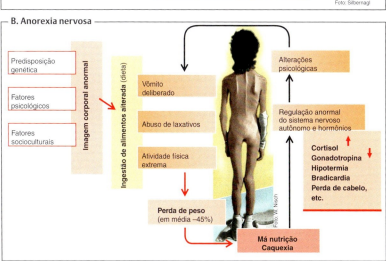

Figura 2.4 Obesidade, distúrbios alimentares

3 Sangue

S. Silbernagl

Visão geral

O volume de sangue total se correlaciona com a massa corporal (sem gordura) (→ tabela a seguir) e é em média 3,6 L em mulheres e 4,5 L em homens. As **funções** do sangue incluem *transporte* de várias substâncias (O_2, CO_2, nutrientes, produtos metabólicos, vitaminas, eletrólitos, etc.), transporte de calor (aquecimento, resfriamento), *transmissão de sinais* (hormônios) e *tamponamento*, assim como *defesa* contra materiais estranhos e microrganismos. As **células sanguíneas** (→ A e tabela a seguir) estão envolvidas nisso, sendo os *eritrócitos* responsáveis pelo transporte de O_2 e uma parte do CO_2 e tamponamento do pH. Entre os *leucócitos*, os granulócitos neutrofílicos (*neutrófilos*) são responsáveis por reações de defesa imunológica não específicas e os *monócitos* e *linfócitos* pelas reações imunológicas específicas. Os *trombócitos* (plaquetas) são importantes para a hemostasia. A razão entre o volume de células sanguíneas e o volume total de sangue é chamado de *hematócrito* (**Hct**) (→ p. 35A). Mais de 99% do Hct é formado por eritrócitos.

Na fase líquida do sangue, chamada de **plasma**, eletrólitos, nutrientes, produtos metabólicos, vitaminas, gases e proteínas são mantidos em solução (→ ver tabela). Entre as **tarefas das proteínas plasmáticas** estão a defesa imunológica humoral, a manutenção da pressão osmótica (oncótica) coloidal, a qual é responsável pela manutenção do volume de sangue constante, bem como pelo transporte de materiais insolúveis em água, e a proteção de várias substâncias contra sua degradação no sangue, e sua excreção pelos rins (p. ex., heme). Tal ligação de pequenas moléculas a proteínas diminui sua força osmótica, enquanto elas podem adquirir um efeito antigênico (→ p. 56 e seg.) como haptenos. A união de hormônios, fármacos e toxinas a proteínas plasmáticas reduz sua ação sinalizadora, terapêutica ou tóxica, enquanto, ao mesmo tempo, previne sua rápida excreção. Por fim, inúmeras proteínas plasmáticas participam da coagulação sanguínea e da fibrinólise. Quando o sangue coagula, o fibrinogênio no plasma é consumido, e forma-se o *soro*.

Formação de células sanguíneas (→ A). O tecido hematopoiético, isto é, a *medula óssea vermelha*, em adultos, e o *baço e o fígado*, no feto, contêm *células-tronco pluripotentes* que, sob o efeito de fatores de crescimento hematopoiéticos (ver a seguir), diferenciam-se em células precursoras mieloide, eritroide e linfoide. Essas células-tronco reproduzem-se de tal maneira que seu estoque é mantido ao longo da vida (→ p. 2 e segs.). Enquanto os linfócitos, que se originam das células precursoras linfoides, requerem *maturação* posterior (parte no timo, parte na medula óssea) e são posteriormente formados no baço e nos linfonodos (*linfopoiese*), todas as outras células precursoras proliferam e maturam para o seu estágio final na medula óssea (*mielopoiese*) até que passem de lá para o sangue (→ **A**). Entre outros fatores, dois *hormônios* estão envolvidos nisso, são eles *eritropoietina* (secretada pelo rim) para a maturação e proliferação de eritrócitos (→ A e p. 36) e *trombopoietina* (secretada pelo fígado) para megacariócitos e trombócitos, respectivamente (→ A). Existem fatores parácrinos adicionais que regulam a formação de células sanguíneas na medula óssea. Devido à sua ação em cultura de células, eles, algumas vezes, são chamados de *fatores estimulantes de colônias* (*colony-stimulating factors*, CSFs). Há também o *fator de células-tronco* (*stem cell factor*, SCF = *ligante c-kit*) e o *ligante fit3* (FL). Eles disparam a liberação de fatores sinergicamente ativos, tais como CSF e interleucinas (IL3, IL-6, IL-11, IL-12) e são inibidos, dentre outros, pelo fator de crescimento transformante-β (TNF-β) e pelo fator de necrose tumoral α (TNF-α).

Sangue total	Volume de sangue (L)	♂ 0,041 · kgKG + 1,53; ♀ 0,047 · kgKG + 0,86
	Hematócrito ($L_{células}/L_{sangue}$)	♂ 0,40-0,54 ♀ 0,37-0,47
Eritrócitos	Número ($10^{12}/L_{sangue} = 10^6/\mu L_{sangue}$)	♂ 4,6-6,2 ♀ 4,2-5,4
	Hemoglobina (g/L_{sangue})	♂ 140-180; ♀ 120-160
Leucócitos	Número ($10^9/L_{sangue} = 10^3/\mu L_{sangue}$)	3-11 (dos quais 63% granuloc., 31% linfoc., 6% monoc.)
Trombócitos	Número ($10^9/L_{sangue} = 10^3/\mu L_{sangue}$)	♂ 170-360 ♀ 180-400
Proteínas plasmáticas	(g/L de soro)	66-85 (dos quais 55-64% albumina)

A. Sequência de maturação e diferenciação das células sanguíneas

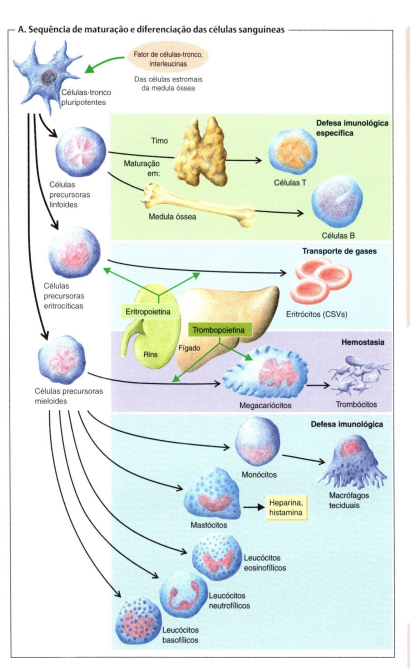

Figura 3.1 Visão geral

Eritrócitos

Os eritrócitos (células vermelhas sanguíneas [CVS]) são formados na medula óssea a partir de células precursoras eritroides que contêm núcleo (→ **B** e p. 33 A) e alcançam a corrente sanguínea como células sem núcleo e sem mitocôndria, com forma de disco (cerca de 7,5 × 2 μm). Elas podem ser severamente deformadas nos capilares sanguíneos, o que facilita muito a sua passagem e a troca de substâncias e gases com os tecidos vizinhos. As CVSs que recentemente entraram no sangue conservarão resíduos semelhantes a redes de organelas (*reticulócitos*) por mais um ou dois dias. Com uma *vida média* normal de cerca de 110-120 dias, a proporção de reticulócitos em geral é de 1-2%.

Os **eritrócitos** contêm uma grande quantidade de **hemoglobina** (**Hb**), e sua concentração corpuscular média de hemoglobina (*CMH*) normalmente é de 300-360g por litro de CVSs (→ **A**). Já que uma CVS normal tem um volume (*VCM*) de 80-100 fL, ela contém 26-35 pg de Hb (*CMH*).

O alto conteúdo de hemoglobina contribui muito para a **osmolaridade intracelular** de maneira que, para evitar a entrada de água induzida pela osmose, a concentração intracelular de íons tem de ser mantida em um nível mais baixo do que no plasma. A Na^+/K^+-*ATPase* é essencial para isso, e o ATP necessário (adenosina 5'-trifosfato) nas CVSs (devido à ausência de mitocôndrias) vem da *glicólise anaeróbica*. A *regulação do volume* ocorre de modo indireto, especialmente por meio de transportadores de íons sensíveis ao volume, que podem diminuir o conteúdo de K^+ e Cl^- das CVSs (→ p. 12 e seg.). Se a produção de ATP cessa ou a membrana é danificada, a CVS incha e, consequentemente, tem uma vida média mais curta (hemólise prematura).

As CVSs saem das arteríolas na polpa do **baço** e atingem pequenos poros nos sinusoides esplênicos. Os eritrócitos velhos e anormalmente frágeis são removidos e destruídos na região desses poros. Os fragmentos são fagocitados por macrófagos no baço, no fígado, na medula óssea, etc., e degradados (**hemólise extravascular** no sistema retículo-endotelial [**SRE**] ou, mais precisamente, o sistema mononuclear fagocitário [**SMF**]; → p. 48). O heme liberado é degradado, formando *bilirrubina* (→ p. 1828), e o ferro liberado é reutilizado (→ p. 42). Se há **hemólise intravascular**, a Hb que foi liberada pode, até certo ponto, ser ligada à *haptoglobina* (→ p. 42). Isso reduz a filtração glomerular da Hb e, desse modo, sua eliminação (hemoglobinúria).

Eritropoiese, anemia

Anemia é o termo dado para a *redução no número de eritrócitos*, na *concentração de hemoglobina* e/ou no *hematócrito*, enquanto o volume de sangue total é normal. Logo após uma grande hemorragia, na desidratação ou na hiper-hidratação, o volume do sangue deve primeiro ser normalizado antes que a anemia possa ser diagnosticada. Utilizando os parâmetros eritrocitários volume corpuscular médio (VCM) e hemoglobina corpuscular média (HCM) (→ **A**), as anemias podem ser classificadas de acordo com o *volume celular* (VCM: microcítica, normocítica ou macrocítica) e de acordo com a razão concentração de Hb/contagem de eritrócitos (HCM: hipocrômica, normocrômica ou hipercrômica). A divisão patogenética das anemias reflete os passos individuais da eritropoiese, bem como da *vida média* dos eritrócitos circulantes no sangue (*anemia hemolítica*; → **B**). Por fim, perda de sangue aguda ou crônica pode também levar à anemia.

Os **distúrbios da eritropoiese** (→ B) podem ocorrer como um resultado de 1) diferenciação insuficiente ou ausente de células-tronco hematopoiéticas pluripotentes (*anemia aplástica* em pan-mielopatia ou leucemia mieloide aguda); 2) redução transitória (infecção viral) ou crônica apenas de células precursoras eritrocíticas (*anemia aplástica isolada*) devido a autoanticorpos contra eritropoietina ou contra proteínas da membrana de células precursoras; 3) deficiência de eritropoietina na insuficiência renal (*anemia renal*); 4) inflamação crônica ou tumores que podem ativar, dentre outros, interleucinas inibidoras da eritropoiese (*anemia secundária*); 5) diferenciação celular anormal (eritropoiese inefetiva), a qual, além dos defeitos genéticos, pode, principalmente, ser consequência da deficiência de ácido fólico ou vitamina B_{12} (*anemia megaloblástica*; → p. 38); e 6) síntese anormal de Hb (*anemia microcítica hipocrômica*; → p. 40 e seg.).

A. Os parâmetros eritrocitários HCM, VCM e CMHC

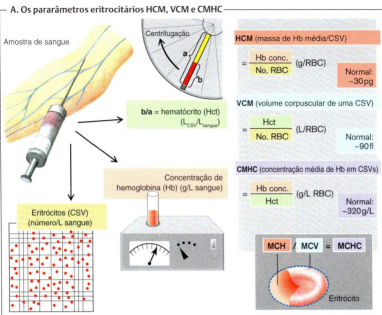

B. Formas de anemia

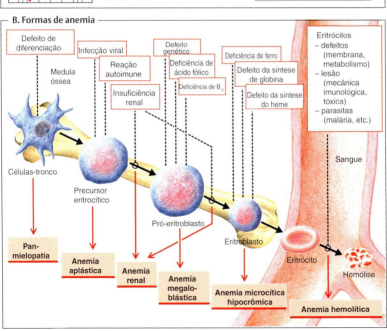

Figura 3.2 Eritrócitos; eritropoiese, anemia

Renovação de eritrócitos (*Turnover*): anormalidades, compensação e diagnóstico

A proliferação e a diferenciação das células precursoras eritroides até eritrócitos maduros levam apenas uma semana. Esse tempo pode ser reduzido a poucos dias se a eritropoiese for estimulada, por exemplo, por um aumento na perda de células (hemólise ou sangramento). Como a **vida média** das CVSs no sangue periférico é de mais de 100 dias, um distúrbio breve da formação de células não é detectável, mas um aumento da perda celular rapidamente resulta em anemia. (Com os leucócitos neutrofílicos, cujo tempo de diferenciação é em geral breve, o caso é inverso, pois seu tempo médio de vida no sangue periférico é de apenas cerca de 10 h, ocorrendo neutropenia se houver um distúrbio agudo da formação celular, mas não após perda celular.)

Com um tempo de sobrevida de cerca de 10^7 segundos e uma contagem de CVSs totais de cerca de $1,6 \times 10^{13}$ no sangue, a **taxa de formação** é de 1,6 milhões de eritrócitos por segundo. Se necessário, essa taxa de produção aumenta até dez vezes sem causar exaustão da medula óssea. A anemia hemolítica persistente, por exemplo, pode ser amplamente compensada dessa forma.

Os **distúrbios do metabolismo dos eritrócitos**, seja uma eritropoiese anormal em suas várias etapas (→ **A**), uma vida média diminuída ou a perda crônica de sangue, podem ser diferenciados por meio de diversos *parâmetros diagnósticos*:

◆ As **células-tronco** obtidas *da medula óssea* por *punção* podem ser estimuladas a proliferar e se diferenciar pela eritropoietina, em uma cultura de células. Colônias de células mais ou menos diferenciadas, contendo hemoglobina (E), são formadas dessa maneira (*burst-forming units* [**BFU-E**] ou *unidades formadoras de colônias de eritrócitos*[**UFC-E**]). Seu número é diminuído quando a anemia é causada por formação anormal de células; ele está aumentado se as células são perdidas em um estágio tardio de diferenciação (eritroblasto, eritrócito) (→ **A1**).

◆ Os **eritroblastos** podem ser morfologicamente identificados e quantificados em uma amostra corada de medula óssea. Eles diminuem em número na aplasia e em defeitos da diferenciação de células-tronco; e aumentam se a eritropoiese for estimulada, por exemplo, por hemólise aumentada (→ **A2**).

◆ A *eficiência da eritropoiese total* pode ser medida pela determinação do **número de reticulócitos** (→ p. 34). Se o número de reticulócitos estiver reduzido, pode-se deduzir que há uma formação celular anormal (→ **A3**), porque a segunda causa teoricamente possível, um prolongamento da vida média das CSVs, não ocorre. Ao mesmo tempo, um aumento mais duradouro no número de reticulócitos (*reticulocitose*) é evidência de uma vida média cronicamente diminuída das CSVs na circulação (sangramento crônico ou hemólise). A reticulocitose transitória é um sinal de eritropoiese estimulada, por exemplo, após perda aguda de sangue, após hemólise aguda ou após correção de formação anormal de células (com um alto nível de eritropoietina; → B2, 3).

◆ Quando eritrócitos são degradados nos macrófagos (→ p. 34), a **bilirrubina**, formada a partir do heme liberado, é excretada na bile após conjugação no fígado. A concentração de bilirrubina não conjugada ("indireta") no soro aumenta na hemólise (→ **A4** e p. 178 e segs.), mas isso pode ocorrer também, em algumas circunstâncias, se o *turnover* da hemoglobina estiver aumentado como um resultado de eritropoiese inefetiva.

◆ A **vida média das CSVs** (diminuída na anemia hemolítica; → A5) e seu **volume total** podem ser medidos pela marcação de eritrócitos *in vitro* com ^{51}Cr radioativo (ligação de Cr à cadeia β da Hb) e sua reinfusão. Como o ^{51}Cr é liberado na hemólise e excretado pelos rins, a vida média dos eritrócitos pode ser calculada pela perda da radioatividade medida diariamente. O volume total de eritrócitos pode ser determinado a partir da quantidade de ^{51}Cr injetada e da concentração inicial de ^{51}Cr no sangue, utilizando o princípio de diluição do indicador.

◆ **Medição da eritropoietina** (→ **A6**). Uma redução na concentração plasmática de eritropoietina sugere que a anemia é de causa renal (→ **B4**). No entanto, a maioria das anemias está associada a um aumento (compensatório) na concentração de eritropoietina (→ **B2, 3**).

A. Parâmetros diagnósticos na anemia

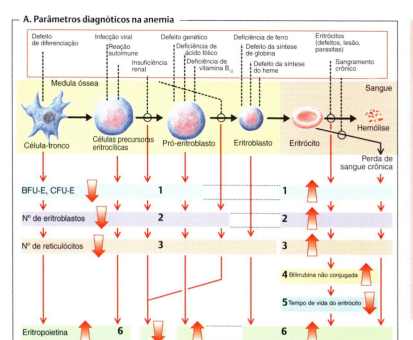

B. Concentração de eritropoietina como indicador de anemia

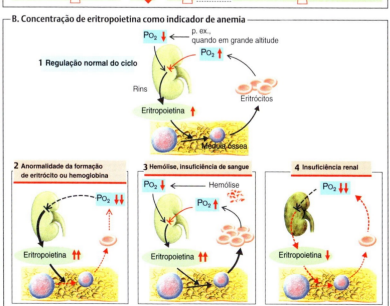

Figura 3.3 **Renovação de eritrócitos (*Turnover*)**

Anemia megaloblástica devido a anormalidades na síntese de DNA

Algumas formas adquiridas de anemia ocorrem em virtude de **anormalidades na absorção** ou no **metabolismo de folato** ou **cobalamina** (vit. B$_{12}$) ($\rightarrow$ **A**). O resultado é que a *síntese de DNA é inibida*, e o ciclo celular torna-se mais lento durante a eritropoiese. Contudo, a síntese de hemoglobina no citoplasma continua inalterada de modo que os eritroblastos aumentam de tamanho (*megaloblastos*) e eritrócitos ovais, muito grandes, passam para o sangue (*megalócitos*: VCM > 100 fL). A formação de granulócitos e megacariócitos também é alterada. Além do atraso na proliferação, a anemia é agravada pela destruição prematura dos megaloblastos na medula óssea (*eritropoiese ineficiente aumentada*; $\rightarrow$ p. 42), assim como pelo encurtamento da vida média dos megalócitos que passaram para o sangue (*hemólise prematura*).

Folato. O metabólito do folato N^5,N^{10}-metilenotetraidrofolato é necessário para a síntese de *desoxitimidilato* ($\rightarrow$ **A3**), a única fonte de timina, que, por sua vez, é necessária para a síntese de DNA. Assim, uma deficiência de folato inibe a síntese de DNA. Isso afeta sobretudo a taxa de formação de células rapidamente proliferantes, por exemplo, durante a eritropoiese e a formação de um tumor. A necessidade de folato para dois a quatro meses é armazenada no fígado. O folato está amplamente presente na alimentação na forma de pteroilpoliglutamato, do qual resíduos em excesso de glutamato devem ser retirados antes que possa ser absorvido na forma de *pteroilmonoglutamato* na parte superior do intestino delgado ($\rightarrow$ **A1**). O N^5-metiltetraidrofolato, substrato para a formação de tetraidrofolato ($\rightarrow$ **A2**), é, dessa forma, formado na mucosa intestinal. A metilcobalamina é essencial para essa etapa (ver a seguir). O N^5,N^{10}-metiltetraidrofolato é formado a partir de tetraidrofolato, o primeiro junto com desoxiuridilato sendo metabolizado, por meio da ação da timidilato sintase, em *desoxitimidilato* e 7,8-di-hidrofolato. Por fim, o tetraidrofolato consumido é regenerado a partir de 7,8-di-hidrofolato ($\rightarrow$ **A3**).

Os seguintes **distúrbios na absorção** ou no **metabolismo do folato** prejudicam a síntese de DNA e, assim, a eritropoiese:

◆ *Muito pouco folato captado* com os alimentos (< 50 μg/dia; cozimento exagerado dos alimentos destrói o folato);
◆ Necessidades aumentadas (*gestação*);

◆ *Má absorção*, por exemplo, em doenças do intestino delgado, ou inibição do carreador de folato causada pelo metotrexato ($\rightarrow$ **A1**);
◆ Deficiência de cobalamina ($\rightarrow$ **A4**);
◆ *Inibição da timidilato sintase* pelo metabólito do fluorouracil fluordesoxiuridilato;
◆ *Inibição da di-hidrofolato redutase* pela aminopterina ou metotrexato, cuja afinidade pela enzima é 100 vezes maior do que aquela do substrato natural, 7,8-di-hidrofolato ($\rightarrow$ **A3**).

Como a inibição do metabolismo do folato também retarda o crescimento tumoral, os fármacos fluorouracil, metotrexato e aminopterina são utilizados como *quimioterápicos citostáticos*. Seu efeito colateral sobre a eritropoiese é normalmente indesejável e, dessa maneira, com frequência limita sua dosagem.

◆ A **cobalamina** (**vitamina B$_{12}$**) deve ser ingerida por humanos em sua alimentação (necessidades diárias: 3-5 μg). Cerca de mil vezes dessa quantidade é normalmente armazenada no fígado. Ligada a diferentes proteínas, ela é transportada dentro do organismo a partir dos alimentos para o seu sítio de ação no qual, na forma de *metilcobalamina*, ela serve como coenzima na desmetilação do N^5-metiltetraidrofolato ($\rightarrow$ **A2**). Entre as possíveis **causas de deficiência de cobalamina** ($\rightarrow$ **A4**) estão:

◆ *Pouco consumo* de alimentos (p. ex., uma dieta estritamente vegetariana);
◆ *Deficiência de fator intrínseco* (*FI*) (na gastrite atrófica, etc.: ver p. 154): FI é essencial para a ligação e absorção de cobalamina – ele é liberado de sua ligação a proteínas salivares no lúmen do intestino delgado;
◆ *Competição* por cobalamina e dissociação do FI por bactérias (síndrome da alça cega; $\rightarrow$ p.160, ou tênia do peixe* no lúmen intestinal);
◆ *Ausência* (congênita, após ressecção) ou *inflamação do íleo terminal*, isto é, no local de absorção da cobalamina ($\rightarrow$ p. 164 e segs.).
◆ *Transcobalamina II* (TCII) *com defeito*, a qual é responsável pelo transporte de cobalamina no plasma e pela sua captação para dentro das células.

Devido ao grande armazenamento de cobalamina no fígado, os sintomas de deficiência de cobalamina (*anemia perniciosa*, anormalidades neurológicas) ocorrem somente após anos de suprimento bloqueado.

---

* N. de T.: Difilobotriose.

A. Anemias causadas por distúrbios da síntese de DNA

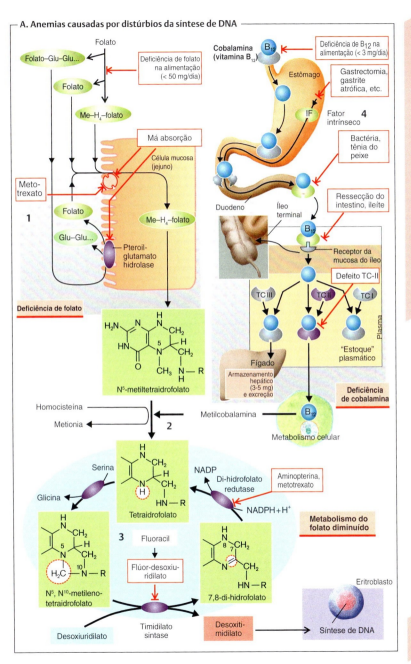

Figura 3.4 Anemia megaloblástica

Anemias devido a distúrbios da síntese de hemoglobina

Os eritrócitos (CVSs) servem para *transportar* O_2 e CO_2 e também como *tampões*. A **hemoglobina (Hb)** é essencial para todas as três funções. Ela é composta por quatro subunidades (2α, 2β na HbA; ver a seguir), cada uma das quais é formada por *três componentes: protoporfirina, ferro (Fe^{2+})* e *globina* (α ou β). Quando o Fe^{2+} é inserido na protoporfirina, o **heme** é formado. Se houver deficiência ou defeito em um dos componentes, a síntese de Hb será prejudicada. Nesse caso, as CVSs geralmente são pequenas (VCM ↓), e seu conteúdo de Hb é diminuído (HCM ↓) (**anemia hipocrômica microcítica**).

Os **distúrbios da síntese de protoporfirina** são consequência de defeitos enzimáticos herdados (→ p. 276), como, por exemplo, na *anemia sideroblástica hereditária*, na qual a formação de ácido δ-aminolevulínico (δ-ALA), a partir de glicina e succinilCoA, está reduzida e assim também a síntese de heme (→ **A1**). O heme inibe a δ-ALA sintase em uma alça de *feedback* negativo. Se a concentração de heme estiver reduzida, a inibição da enzima é revertida, e, apesar do defeito, quantidades suficientes de heme são formadas. Os defeitos em enzimas subsequentes levam a um aumento na concentração de produtos intermediários. Enquanto a taxa de produção de heme é, dessa forma, aumentada, esses metabólitos causam outros distúrbios, chamados de porfirias (→ p. 276).

Distúrbios da síntese de globina (→ **A1**): Em geral, Hb é formada por 2 cadeias α de 141 aminoácidos cada uma e 2 cadeias β de 146 aminoácidos (**HbA₁** = Hbα₂β₂). Apenas 2-3% da Hb contêm as chamadas cadeias δ (**HbA₂**= Hbα₂δ₂) no lugar das cadeias β. Antes do nascimento, é produzida uma forma de Hb que tem uma afinidade maior com O_2 (adaptação a uma PO_2 mais baixa na placenta). Essa Hb fetal (**HbF**) contém as chamadas cadeias γ (Hbα₂γ₂) no lugar das cadeias β.

As propriedades da Hb (solubilidade, afinidade por O_2, capacidade de oxidação, etc.) são dependentes da sequência particular de aminoácidos. Todavia, a maioria das mais de 300 variantes de Hb determinadas geneticamente identificadas até agora não altera de modo significativo a função. Entretanto, mesmo um único aminoácido "falso" (valina no lugar de glutamato na posição 6 da cadeia β = **HbS**; → **A2**) pode levar a distúrbios funcionais extensos, como visto na **anemia falciforme**, a qual é causada por um defeito genético homozigótico. Na forma desoxigenada, a HbS agrega-se de tal forma que resulta em eritrócitos com forma de foice (→ **A**).

Tais *células falciformes* não podem mais ser deformadas e ficam presas no interior dos capilares, causando *oclusão dos vasos sanguíneos menores*. A agregação da HbS leva poucos minutos, de modo que são afetadas especialmente aqueles capilares *através dos quais o sangue flui lentamente* (baço, vasos retos da medula renal: → p. 116). Quando o fluxo de sangue é diminuído de modo geral (*choque*) ou ocorre *hipoxia* (em grandes altitudes, durante um vôo, anestesia), as anormalidades podem se estender para outros órgãos (p. ex., para o coração). A oclusão dos vasos sanguíneos diminui o suprimento de sangue nas regiões afetadas, e a Po2 é reduzida ainda mais, de forma que resulta em um ciclo vicioso (*crise*). A anemia falciforme ocorre quase exclusivamente em negros, quando eles próprios ou seus antepassados vieram de regiões da África Central onde há alta prevalência de malária. A "sobrevivência" do gene defeituoso em 40% dessa população, apesar do fato de que até recentemente a doença era fatal em crianças homozigóticas, pode ser explicada pelo fato de que portadores do gene heterozigótico são protegidos contra as formas perigosas da malária (vantagem seletiva).

Na **talassemia-β (T)**, a produção de cadeias-β é limitada, levando, desse modo, a uma deficiência de HbA. Ela pode ser apenas parcialmente compensada por um aumento da produção de HbA₂ e HbF. A incorporação de Fe^{2+} é diminuída de modo que ele permanece nos eritrócitos (*sideroacresia*), podendo acumular-se excessivamente no corpo (hemocromatose secundária; → p. 270). Embora a resistência osmótica das CSVs (→ p. 44) esteja, na verdade, aumentada, sua vulnerabilidade mecânica está maior (degradação rápida no baço, hemólise precoce). Enquanto a forma heterozigótica (*T. menor*) causa poucos sintomas, a forma homozigótica (*T. maior*) pode ser fatal mesmo antes da puberdade. A rara **talassemia-α** em geral causa morte do feto, pois, sem as cadeias-α, nenhuma HbF pode ser formada também. A Hbγ₄, produzida no feto, e a Hbβ₄, que ocorre no período pós-natal, são aparentemente substitutas inadequadas para as formas normais de Hb.

A. Defeitos da síntese de hemoglobina

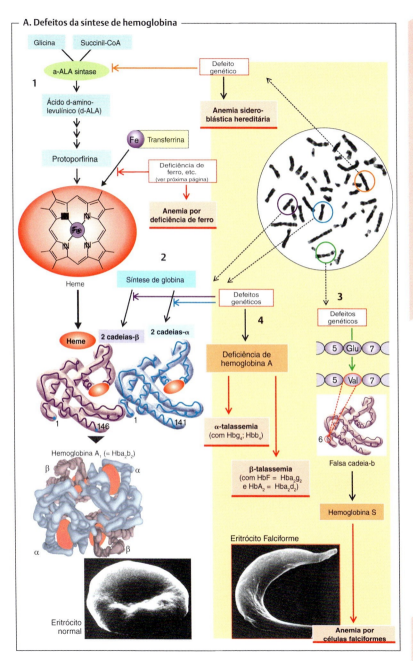

Figura 3.5 Anemias devido a distúrbios da síntese de hemoglobina

Anemia por deficiência de ferro

Do conteúdo de **ferro** (**Fe**) no corpo (2 g em mulheres e 5 g em homens), cerca de dois terços estão ligados à *hemoglobina* (Hb), um quarto de *ferro armazenado* (ferritina, hemossiderina), e o restante é *ferro com diversas funções* (mioglobina, enzimas que contêm Fe). A **perda de ferro** é de cerca de 1 mg/dia em homens e de até 2 mg/dia em mulheres (menstruação, gestação, nascimento). Do Fe ingerido nos alimentos, 3-15% são absorvidos no duodeno (→ **A**); em casos de deficiência de Fe, a absorção pode ser de até 25% (ver a seguir). A **ingestão de ferro** com alimentos deve, portanto, ser de, pelo menos, 10-20 mg/dia (mulheres > crianças > homens).

Absorção de ferro (→ **A1**). O Fe pode ser absorvido com relativa eficiência pelo transportador de heme HCP1, como **Fe^{2+}-heme** (encontrado em carnes e peixes). O Fe (separado do heme) entra no sangue ou permanece na mucosa como Fe^{3+}-ferritina, retornando para o lúmen com a desintegração das células da mucosa. O **Fe não heme** pode ser absorvido apenas na forma de Fe^{2+}, o qual é absorvido por um transportador no simporte Fe^{2+}-H$^+$ (DCT1). Um *baixo pH do quimo* é essencial para a absorção, visto que ele: 1) aumenta o gradiente de H$^+$ que conduz o Fe^{2+} para dentro das células via DCT1 e 2) libera Fe de compostos dos alimentos. O Fe^{3+} não heme dos alimentos deve ser reduzido pela *ferro-redutase* (+ ascorbato) a Fe^{2+} na superfície da mucosa luminal (→ **A1**, FR). A captação de Fe para o sangue requer a oxidação do Fe^{2+} a Fe^{3+} pela ferro-oxidase multicobre *hefaestina* (para captação a partir da mucosa intestinal), ou pela ceruloplasmina (para captação a partir de macrófagos). A saída de Fe^{2+} das células é mediada pelo transportador de ferro *ferroportina*, na membrana das células epiteliais duodenais, hepatócitos e macrófagos. A ferroportina é internalizada e, dessa forma, regulada para baixo pelo hormônio peptídeo hepático *hepcidina*. No sangue, dois Fe^{3+} interagem com uma *apotransferrina* para formar *transferrina*, a qual realiza o **transporte de Fe no plasma** (→ **A**) e entrega Fe^{3+} para os *receptores de transferrina* nos eritroblastos, hepatócitos e células de outros tecidos (p. ex., placenta). Após a liberação do Fe^{3+}, a apotransferrina está livre para captar novamente o Fe a partir de células intestinais e macrófagos (ver a seguir).

O **Armazenamento de ferro** (→ **A2**, p.270) é realizado pela *ferritina* (Fe rapidamente disponível) e pela hemossiderina. Para a **reciclagem do Fe**, o Fe-Hb e o Fe-heme, liberados de eritroblastos malformados ("*eritropoiese ineficiente*") e eritroblastos hemolisados, são ligados à *haptoglobina* e à *hemopexina*, respectivamente, e captados pelos macrófagos na medula óssea ou pelo fígado e baço por endocitose, sendo 97% de Fe reutilizados. A tranferrina que foi filtrada nos glomérulos renais é recuperada por reabsorção tubular renal envolvendo a cubilina.

Na **deficiência de ferro**, a absorção intestinal de Fe é aumentada pela inibição da translação da ferritina da mucosa (pela ligação da proteína reguladora de Fe IRP1 ao RNAm da ferritina), e pela inibição da formação de hepcidina.

A deficiência de ferro clinicamente observável (Fe sérico < 0,4 mg/L: ferritina sérica ↓) inibe a síntese de Hb (→ p. 40) produzindo **anemia hipocrômica microcítica**: HCM < 26 pg, VCM < 70 fL, Hb < 110 g/L. Suas causas são (→ **A** e tabela) as seguintes:

◆ *Perda de sangue* (trato gastrintestinal, sangramento menstrual aumentado), em adultos, é a causa mais comum de deficiência de ferro (0,5 mg de Fe perdido com cada mL de sangue).

◆ *Reciclagem de Fe diminuída* – essa forma de anemia (a segunda mais comum em todo o mundo) ocorre com *infecções crônicas*, por meio das quais citocinas inflamatórias (IL-1 e IL-6, TNF-α, etc.) estimulam a síntese de hepcidina, levando a uma formação diminuída de ferroportina e, dessa forma, a uma reutilização ineficiente do ferro captado pelos macrófagos.

◆ *Ingestão de Fe muito baixa* (má nutrição, especialmente em países em desenvolvimento).

◆ *Absorção de Fe reduzida* devido a: a) acloridria (gastrite atrófica, após gastrectomia; → p.154, 160) e b) *má absorção* em doenças do intestino delgado superior ou na presença de componentes da alimentação ligadores de Fe (fitato em cereais e vegetais; ácido tânico no chá, oxalatos, etc.).

◆ *Necessidade aumentada de Fe* (crescimento, gestação, amamentação);

◆ Defeito na apotransferrina (raro).

Se ocorrer **sobrecarga de Fe** no corpo, há dano principalmente no fígado, pâncreas e miocárdio (**hemocromatose**) (→ p. 270).

	Normal	Deficiência de Fe	Defeito de apotransferrina	Defeito de utilização de Fe	Defeito de reciclagem de Fe
Fe sérico: Capacidade de ligação do Fe	1 mg/L:3,3 mg/L	↑:↓	↓:↓	↑:normal	↓:↓
Saturação de transferrina	ca. 33%	<10%	0	>50%	>10%

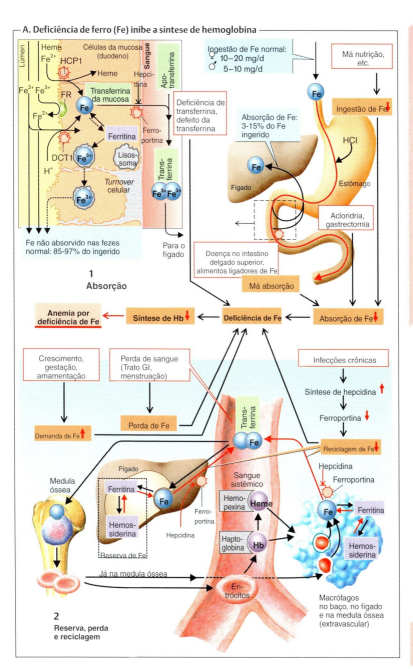

Figura 3.6 Anemia por deficiência de ferro

Anemias hemolíticas

Os eritrócitos atingem vida média normal apenas quando sua flexibilidade, sua capacidade de resistir ao estresse osmótico e mecânico, seu potencial redutor e seu suprimento de energia são normais (→ p. 34). Defeitos nessas propriedades levam a uma vida média mais curta (em alguns casos, apenas alguns dias [*anemia hemolítica corpuscular*]). Existem, contudo, muitas outras causas que diminuem a vida média de eritrócitos normais (*anemia hemolítica extracorpuscular*). Uma característica comum dessas anemias é uma *concentração aumentada de eritropoietina*, a qual promove estimulação compensatória da eritropoiese (→ p. 37, A e B3).

Causas de anemia hemolítica corpuscular (→ **A**) são normalmente defeitos genéticos:

◆ Uma das *doenças de membrana* é a *esferocitose hereditária* (anemia esferocítica). Ela é causada por uma anormalidade funcional (anquirina defeituosa) ou deficiência de espectrina, a qual, como importante constituinte do citoesqueleto, é essencial para sua estabilidade (→ **A1**). O volume dos esferócitos é normal, mas o defeito no citoesqueleto resulta em eritrócitos esféricos, que normalmente teriam forma discoide flexível. A *resistência osmótica* dessas células é *reduzida*, isto é, elas hemolisam quando a hipotonicidade do meio externo é mantida baixa. Como elas são segregadas no *baço* de modo prematuro, a esplenectomia torna-se, assim, uma terapia efetiva.

◆ Os *defeitos enzimáticos* alteram o metabolismo da glicose dos eritrócitos (→ **A2**): 1) quando a *piruvatocinase* é afetada, o suprimento de ATP para a Na$^+$/K$^+$ –ATPase é interrompido, as células incham, tornam-se vulneráveis e hemolisam prematuramente; 2) se um defeito na *glicose-6-fosfato-desidrogenase* (glic6-PDH; → **A3**) lentificar o ciclo da pentose fosfato, de tal modo que a glutationa oxidada (GSSG), formada sob estresse oxidativo, não poderá mais ser adequadamente regenerada para a forma reduzida (GSH). Como resultado, grupos SH livres de enzimas e proteínas de membrana, assim como fosfolipídeos, não são protegidos o suficiente, contra a oxidação, levando à hemólise prematura. O consumo de feijão fava (*Vicia faba maior*, causando favismo) ou de certos fármacos (p. ex., primaquina ou sulfonamidas) aumenta o estresse oxidativo e, dessa forma, agrava a situação; 3) um defeito da hexocinase resulta em uma deficiência de ambos ATP e GSH (→ **A2,3**).

◆ A *anemia falciforme* e as *talassemias* (→ p. 40) também têm um componente hemolítico (→ **A4**).

◆ Na *hemoglobinúria paroxística noturna* (**HPN**) (adquirida), alguns dos eritrócitos (derivados de células-tronco mutadas somaticamente) têm *sensibilidade aumentada ao complemento*. Ela é baseada em um defeito da âncora de membrana (glicosilfosfotidilinositol) de proteínas que protegem os eritrócitos contra o sistema complemento (especialmente o fator acelerador de decaimento [DAF], [CD55] ou o inibidor de lise reativa da membrana [CD59]; → **A5**). O distúrbio induz a ativação do complemento, com eventual perfuração da membrana dos eritrócitos.

Exemplos de **causas da anemia hemolítica extracorpuscular** são:

◆ *Causas mecânicas*, tais como lesão dos eritrócitos por colisão com valvas cardíacas artificiais ou próteses vasculares, especialmente se o débito cardíaco (DC) está elevado.

◆ *Causas imunológicas*, por exemplo, em transfusão de sangue com grupo sanguíneo ABO incompatível, ou incompatibilidade Rh entre mãe e feto.

◆ *Toxinas* como, por exemplo, certos venenos de cobras.

Na maioria das anemias hemolíticas, os eritrócitos serão, como ocorreria normalmente, fagocitados e "digeridos" na medula óssea, no baço e no fígado (*hemólise extravascular*), e o Fe é reutilizado (→ p. 42). Uma pequena quantidade de Hb liberada intravascularmente é ligada à haptoglobina (→ p. 42). No entanto, na **hemólise intravascular aguda maciça** (→ **B**), a haptoglobina é sobrecarregada, e a Hb livre é filtrada nos rins. Isso resulta não apenas em *hemoglobinúria* (urina escura), mas pode também, pela oclusão tubular, levar à *insuficiência renal aguda* (→ p. 118). A **hemoglobinúria crônica** causa, além disso, *anemia por deficiência de Fe* e elevação do débito cardíaco, e a hemólise mecânica resultante cria um círculo vicioso (→ **B**). Por fim, os fragmentos de eritrócitos produzidos na hemólise intravascular podem produzir *trombos* e *êmbolos*, os quais podem provocar *isquemia* no encéfalo, no músculo cardíaco, nos rins e em outros órgãos.

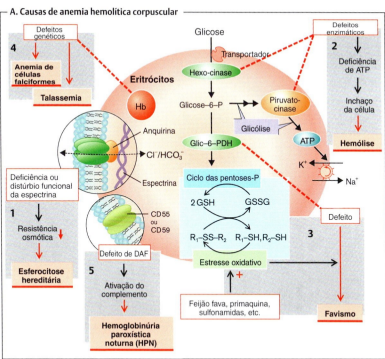
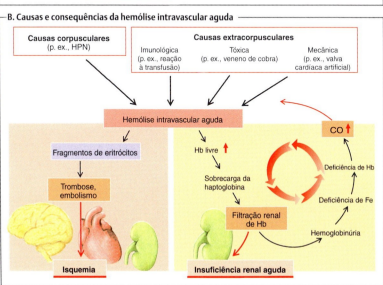

Figura 3.7 Anemias hemolíticas

Defesa imune

O corpo possui defesas imunológicas *não específicas*, *congênitas* e (interligadas) *específicas*, *adquiridas* ou *adaptativas* contra microrganismos (bactérias, vírus, fungos, parasitas) e contra macromoléculas identificadas como sendo "estranhas". Os fragmentos de patógenos e corpos estranhos moleculares grandes representam **antígenos** aos quais o sistema de defesa específico reage com *ativação* e *proliferação* de **linfócitos T e B** monoespecíficos (células T e células B). As células B diferenciam-se em plasmócitos, os quais produzem anticorpos (**imunoglobulinas, Ig**, com os subgrupos IgA, IgD, IgE, IgG, IgM). São suas funções: 1) neutralizar, 2) opsonizar antígenos e 3) ativar o sistema complemento (ver a seguir). Esses mecanismos específicos da defesa imune servem para *reconhecer* os antígenos particulares cuja eliminação é realizada de um modo relativamente não específico. Além disso, o antígeno (com células de memória T e B) é mantido "na memória" (*memória imunológica*).

Em sua **maturação** no timo (células T) e na medula óssea (células B), respectivamente, um repertório de > 10^8 tipos de linfócitos monoespecíficos diferentes (cada um contra um antígeno específico) é formado a partir de células precursoras linfáticas que não possuem qualquer receptor a antígenos. Estes, ainda como linfócitos virgens, circulam pelo organismo (sangue e linfa → linfáticos → sangue e linfa). Quando eles encontram seus antígenos, o que geralmente ocorre no tecido linfático, esse tipo de linfócito prolifera (**seleção clonal** e **proliferação**), e são formadas numerosas células-filhas monoespecíficas. Tais células diferenciam-se em células T ativadas e plasmócitos, respectivamente, que são responsáveis pela eliminação do antígeno.

Os linfócitos com receptores contra tecidos endógenos são eliminados de forma prematura no timo ou na medula óssea após o reconhecimento dos seus antígenos. Essa **deleção clonal** resulta em *tolerância imunológica* (central). O sistema imune aprende, próximo ao nascimento, a distinguir entre antígenos estranhos e endógenos. Em geral, ele continua reconhecendo, ao longo da vida, aqueles antígenos que entram em contato nesse período de vida como endógenos. Todos aqueles que aparecem mais tarde são reconhecidos como estranhos. Se essa distinção falha, ocorre doença autoimune (→ p. 60).

O sistema não específico raramente é capaz, por exemplo, quando ocorre infecção do sarampo pela primeira vez, de sozinho prevenir a replicação e propagação do vírus no corpo, por isso, a doença se desenvolve. A defesa imune específica com células T citolíticas ou citotóxicas (*killer T cells*) (→ **B2** na p.50) e imunoglobulinas (primeiro IgM, depois IgG; → **B5** na p.51) entra em ação apenas de forma lenta (**resposta primária** ou **sensibilização**), mas consegue neutralizar o patógeno, ou seja, o sarampo é vencido. Se ocorre nova infecção, a produção de anticorpos (em especial IgG) entra em ação abruptamente (**resposta secundária**), o vírus é eliminado de forma imediata, e uma reinfecção não ocorre (*imunidade*). (Uma resposta primária que resulte em imunidade pode também ser obtida por *imunização* com o antígeno patogênico [*imunização ativa*].)

A **defesa não específica** (→ **A**) é realizada por substâncias dissolvidas ou **substâncias de defesa humoral**, tais como *lisozimas* e *fatores do complemento* (→ **A1**), bem como **fagócitos**, isto é, especialmente *macrófagos* (formados no tecido a partir de monócitos que migraram) e leucócitos neutrófilos, ou neutrófilos (→ **A2**). Os últimos são formados, como os leucócitos monócitos e eosinófilos, ou eosinófilos, na medula óssea, percorrem o corpo e são, por fim, atraídos por *quimiocinas* (*quimiotaxia*) para o local dos patógenos. Nesse local, eles desencadeiam o *processo inflamatório* pela liberação de mais *mediadores* (→ **A2, 4** e p. 48 e segs.).

Os fagócitos captam o patógeno (endocitose) ou "capturam" o mesmo em uma rede extracelular de pseudópodes, destroem-no (principalmente após sua ativação; ver a seguir e **B6**) por meio de *lisozimas*, *oxidantes*, tais como peróxido de hidrogênio (H_2O_2), e radicais de oxigênio (O_2^-, $OH·$, $^1O_2$), *monóxido de nitrogênio* (*NO*), etc., e "digerem" o patógeno com suas enzimas lissosomais (*lise*). Se o antígeno é muito grande (como no caso de vermes), as substâncias de defesa mencionadas anteriormente são também exportadas (exocitose; nesse caso, sobretudo a partir de eosinófilos) (→ p.171, B2). Em geral, a concentração dos oxidantes mencionados é mantida em um nível baixo por enzimas redutoras, tais como a *catalase* e a *superóxido dismutase*. Essa "contenção" é interrompida quando os fagócitos são ativados: a ação bactericida dos oxidantes pode, então, ter seu efeito total, de modo que os próprios fagócitos e, em certas circunstâncias, outras células endógenas sejam desfavoravelmente afetadas.

A. Defesa imune não específica (aumentada por anticorpos específicos)

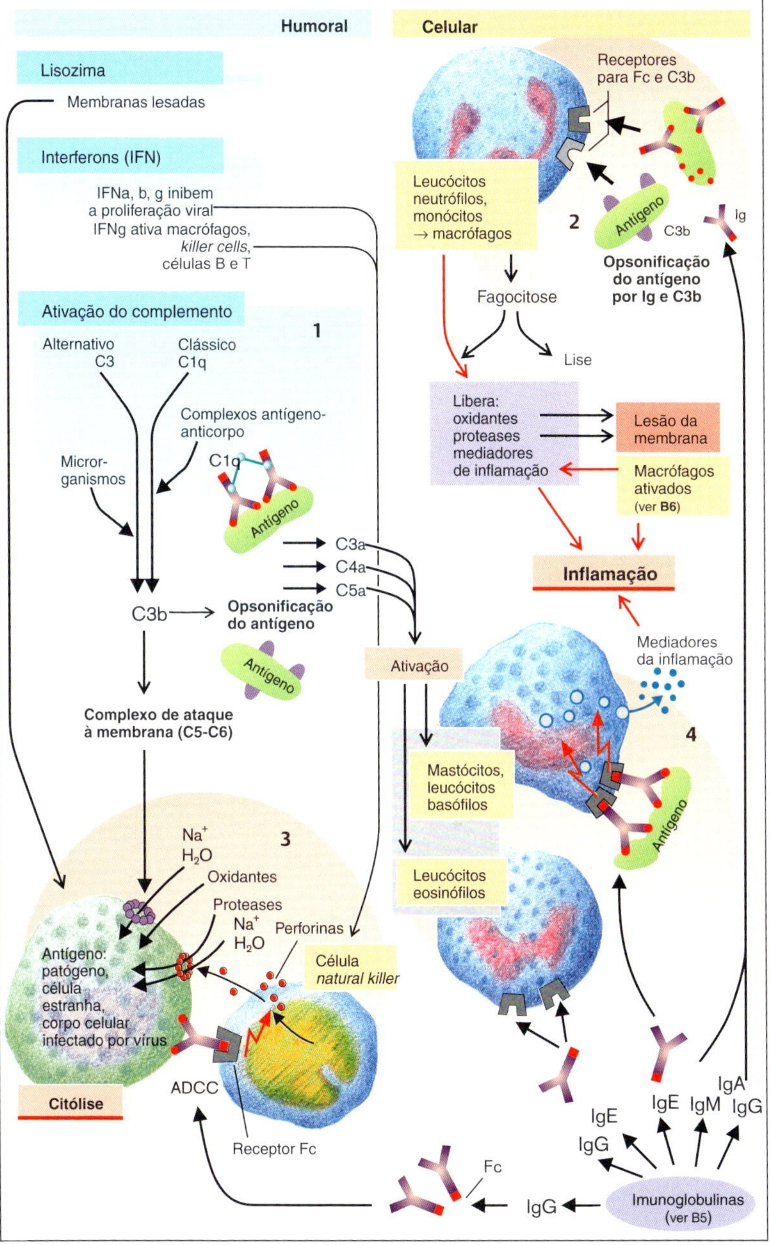

Humoral

Celular

Lisozima
— Membranas lesadas

Interferons (IFN)
IFNa, b, g inibem a proliferação viral
IFNg ativa macrófagos, *killer cells*, células B e T

Ativação do complemento

Alternativo C3 — Clássico C1q

Complexos antígeno-anticorpo

Microrganismos

C3b → Opsonificação do antígeno

→ C3a
→ C4a
→ C5a

Complexo de ataque à membrana (C5-C6)

Na^+, H_2O
Oxidantes
Proteases
Na^+, H_2O
Perforinas

Célula *natural killer*

Antígeno: patógeno, célula estranha, corpo celular infectado por vírus

ADCC
Receptor Fc

Citólise

Receptores para Fc e C3b

Leucócitos neutrófilos, monócitos → macrófagos

Fagocitose

Opsonificação do antígeno por Ig e C3b

Lise

Libera: oxidantes, proteases, mediadores de inflamação → Lesão da membrana

Macrófagos ativados (ver **B6**)

Inflamação

Ativação

Mastócitos, leucócitos basófilos

Leucócitos eosinófilos

Mediadores da inflamação

IgA, IgE, IgM, IgG, IgE, IgG, IgG

Fc

Imunoglobulinas (ver B5)

Figura 3.8 Defesa imune I

A fagocitose e a digestão lisossomal são aumentadas (e são possíveis naquelas bactérias com cápsulas de polissacarídeos) quando a superfície do antígeno está "revestida" com IgM, IgG ou componente C3b do complemento (**opsonificação**; →**A1,2**). Os fagócitos têm receptores para a porção Fc independente do antígeno das imunoglobulinas, e para C3b, por meio dos quais eles podem se ligar ao antígeno opsonizado (especialmente importante para antígenos TI; ver a seguir). Dessa maneira, a fagocitose, que é não específica, participa na defesa imune específica. Além disso, a *proteína ligadora de manose* (*MBP*), a qual se liga a grupos manana (polímeros de manose) na superfície de bactérias e alguns vírus, parece ter um efeito opsonizador como um "anticorpo não específico".

Além disso, patógenos que são opsonizados com Ig (chamada de via clássica), mas também aqueles que não são opsonizados (chamada de via alternativa) e possivelmente a MBP também, iniciam a **cascata do complemento** (→ **A1**). Ao final disso, o *complexo de ataque à membrana* é formado pelos componentes do complemento C5-C9. Esse complexo perfura a parede externa da bactéria (gram-negativa), o que causa sua morte. Ao mesmo tempo, a **lisozima** (também presente no plasma, na linfa e nas secreções) degrada enzimaticamente a parede da bactéria (citólise; → **A3**). Outros componentes do sistema imune inato são os **receptores do tipo Toll** (**TLR1 a TLR11**). Esses são expressos na membrana de macrófagos, células dendríticas, enterócitos (→p.171 B1,2) e células epiteliais renais. Eles reconhecem certos componentes (padrões moleculares associados a patógenos=PAMPS) de diversos patógenos e disparam uma cascata de sinalização intracelular, promovendo a defesa do hospedeiro (p. ex., síntese de defensinas dependente de NFkB, ver a seguir). O TLR2 reconhece lipoproteínas bacterianas, o TLR7 reconhece o RNA de fita simples (ssRNA, p.62), o TLR9 reconhece o DNA bacteriano (CpG, p.170), e o TLR11 a bactéria uropatogênica *Escherichia coli*. As **defensinas** são peptídeos (com, aproximadamente, 30 aminoácidos) liberados por macrófagos e enterócitos (→p.171 B1,2), e atuam de maneira citotóxica não específica (p. ex., formando canais iônicos na membrana das células alvo), afetando até mesmo patógenos que são resistentes às células NK (ver a seguir). As chamadas **células *natural killer*** (**células NK, NKC**) especializaram-se em defesa não específica, particularmente contra vírus, *micobactérias* e *células tumorais*. Elas identificam suas "vítimas", o patógeno, a célula infectada por vírus ou a célula tumoral, pela sua superfície estranha (falta HLA do tipo próprio; veja a seguir) ou acoplam seus receptores Fc em antígenos opsonizados por IgG na superfície da vítima (citotoxicidade mediada por célula dependente de antígeno [ADCC]: → **A3**). Em cada caso, as células citolíticas perfuram a membrana das vítimas com *perforinas* exocíticas e, assim, causam a morte da célula atacada (*citólise*; → **A3**). Isso não apenas elimina a habilidade do vírus invasor de se multiplicar (o aparato enzimático da célula), como também torna-o (e também outros patógenos intracelulares que ainda estão vivos) mais vulnerável aos ataques de outros sistemas de defesa. As células NK são ativadas por **interferons** (**IFN**) chamados de *IFN*-α e *IFN*-β, os quais são liberados por leucócitos e fibroblastos, assim como *IFN*-γ, o qual é liberado por células T ativadas e pelas próprias células NK. Os IFNs, que são liberados especialmente por células infectadas, também induzem aumento da resistência viral em células que ainda não tenham sido infectadas.

Os **macrófagos** são formados a partir de monócitos que migraram ou permanecem em um local (mas se movem ali livremente), como os sinusoides hepáticos (*células de Kupffer*), alvéolos pulmonares, sinusoides esplênicos, peritônio, linfonodos, pele (*células de Langerhans*), articulações (*células sinoviais A*), encéfalo (*microglia*) e epitélio (p. ex., glomérulo renal). Juntos, eles são referidos como *sistema mononuclear fagocitário* (**SMF**) ou *sistema retículo-endotelial* (**RES**). Os macrófagos podem reconhecer componentes de carboidratos relativamente inespecíficos na superfície das bactérias e, dessa forma, fagocitá-las e digeri-las. Os macrófagos têm de ser ativados por serem capazes de lidar com aqueles patógenos que sobrevivem nos fagossomas (ver a seguir e **B6**).

A **defesa imune celular específica** por células T efetoras ativadas, que são ativadas de forma relativamente lenta (levando dias [*resposta imune tardia*]), pressupõe que o antígeno preparado (fragmentos de peptídeo) seja apresentado por células **apresentadoras de antígenos** (**APC**) "profissionais" à célula T virgem que passa (*apresentação*; → **B1**). Como resultado, o antígeno é inserido em proteínas **MHC classe I** e **MHC classe II**, em humanos também chamadas de **HLA classe I e classe II**, respectivamente (HLA = antígenos de leucócitos humanos). (O loco gênico apropriado é o complexo de histocompatibilidade principal [MHC].) Os APCs mais importantes são as *células dentríticas*, por serem encontradas principalmente no tecido linfático, assim como na mucosa intestinal (→p.171 B). Para apresentação (→ **B1**), a ICAM* é ligada na superfície da APC ao antígeno 1 associado à função de linfócito (LFA1) na membrana da célula T. Quando uma célula T, que é específica para o antígeno, fixa-se, a ligação é fortalecida, e a célula T é ativada por um **sinal duplo** que inicia a seleção de clones (→ **B1**). O sinal duplo consiste em: 1) reconhecimento do (ligação a HLA I ou ligação a HLA II) antígeno pelo receptor da *célula T* com seu *correceptor* (CD8 nas células T citotóxicas e CD4 nas células T auxiliares (*helper*) [ver a seguir] e 2) o *sinal de coestimulação*, isto é, a ligação da proteína B7 (na APC) à proteína CD28 da célula T. (Se ocorre ligação do antígeno *sem* coestimulação [p. ex., no fígado, onde normalmene não há APCs], os linfócitos são, de fato, inativados, ou seja, eles se tornam *anérgicos* [*tolerância imune periférica*].) As células T podem também obter o sinal duplo da APC a partir dos macrófagos infectados ou a partir das células B que tenham captado o antígeno com seus receptores (p. ex., venenos de insetos ou de cobras, alergenos). O sinal duplo APC inicia a expressão de **interleucina 2** (**IL-2**) na célula T, assim como a incorporação do *receptor de IL-2* apropriado dentro da membrana celular. Assim, a IL-2 (ou IL-4, IL-7, IL-15) representa o verdadeiro sinal (autócrino e parácrino) para a *expansão clonal* dessas células T monoespecíficas. Nesse processo, as células T diferenciam-se em três tipos de células ativadas (células T citotóxicas, células T$_{H1}$ e células T$_{H2}$) que não mais necessitam de coestimulação e expressam novas moléculas de adesão (VLA-4 em vez de L-selectina), de maneira que são, nesse momento, "ancoradas" sobre o endotélio de porções de tecido inflamatório (e não no tecido linfático como são suas células-mãe virgens). A importância do sinal IL pode também ser julgada pelo fato de que a *supressão imune* altamente efetiva pode ser atingida com inibidores de IL, tais como *ciclosporina A* ou *rapamicina* (p. ex., no transplante de órgãos).

As **células T citotóxicas** (**células T killer**) originam-se de células T CD8 virgens após apresentação de antígeno associado à HLA I, sendo que o antígeno é captado principalmente do *citosol* (vírus, proteínas do citosol, apresentação de antígenos endógenos). Então, mediante seus receptores de células T associados a CD8, as células T citotóxicas reconhecem o antígeno ligado à HLA I correspondente, na superfície do corpo celular infectado (por vírus), nas células tumorais e nas células de órgãos transplantados, e as destroem (→ **B2**). As *perforinas* formam poros por meio dos quais a granzima B (protease) alcança o interior da célula e promove a *apoptose* e a *citólise*. A apoptose é também causada pela ligação do ligante CD95 da célula T ao CD95 (= Fas) da célula-alvo (→ **B2** e p. 14).

Após apresentação do antígeno, associada à HLA II (a partir das vesículas intracelulares, p. ex., bactéria fagocitada ou proteínas da membrana viral), as células T CD4 transformam-se em células T efetoras imaturas (T$_{H0}$). Mediante diferenciação, tornam-se células T auxiliares, **células T inflamatórias (T$_{H1}$)**, as quais ativam macrófagos por meio de IFN-γ (→ **B6**) ou **células T auxiliares do tipo 2** (**T$_{H2}$**), que são essenciais para a ativação das células B (→ **B4**). Esses dois tipos de células inibem um ao outro (*supressão*), de tal maneira que apenas um tipo predomina, uma vez que o processo tenha inciado (→ **B6**).

A **defesa imune humoral específica** origina-se em **linfócitos B** (→ **B3**). *IgD* e monômeros de *IgM* são ancorados em sua superfície (IgM dissolvida está, portanto, presente na forma de pentâmero); muitas dessas ligam-se ao antígeno apropriado. A resultante *ligação cruzada do antígeno* causa *internalização* e *processamento* do complexo antígeno-anticorpo. Contudo, um segundo sinal é essencial para a ativação subsequente das células B. No caso dos antígenos chamados de independentes do timo (TI), este pode originar-se dos próprios antígenos (p. ex., polissacarídeos de bactérias); no caso de antígenos dependentes do timo (TD), ele se origina das células TH2, às quais as células B apresentam o antígeno TD associado à HLA II (→ **B4**). Se o receptor de célula T da célula T$_{H2}$ "reconhece" o antígeno, ele expressa o *ligante CD40* (o qual liga-se à proteína CD40 da célula B) na superfície e também secreta IL-4. Os ligantes CD40 e a IL-4 (mais tarde também IL-5 e IL-6) inicam a seleção clonal das células B, a secreção de IgM monoespecífica e a diferenciação de **plasmócitos**. Dependendo da recodificação para a região Fc (*mudança de classe, switch*), estes agora produzem IgA, IgG ou IgE, de modo que toda Ig originada de um clone de célula B seja específica para o mesmo antígeno.

---

* N. de T.: Molécula de adesão intercelular-1.

B. Defesa imune específica

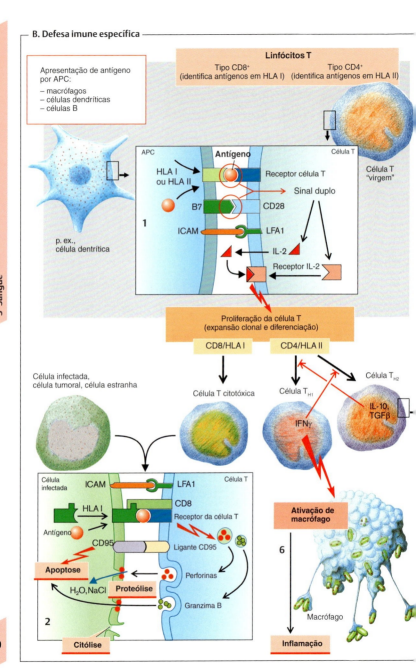

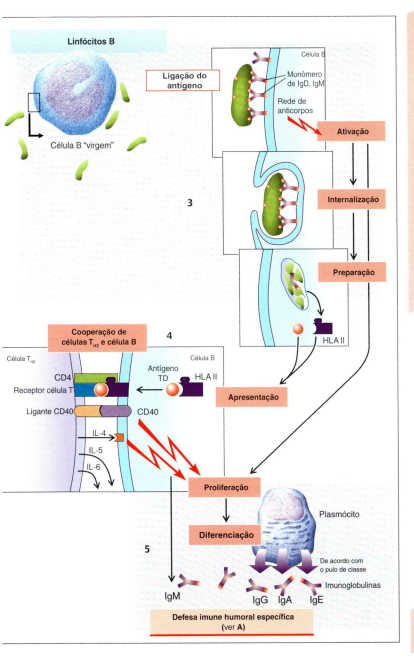

Inflamação

A inflamação é uma **reação de defesa** do organismo e de seus tecidos a estímulos danosos. O objetivo é reparar o dano, ou pelo menos limitá-lo, e também remover a causa, por exemplo, bactérias ou corpos estranhos.

As **causas** de uma inflamação podem ser:
* *Microrganismos* (→ **A**), tais como bactérias, vírus, fungos ou parasitas;
* *Corpos estranhos* (proteínas estranhas, p. ex., pólen, asbestos ou cristais de de silicone); ou
* *Destruição tecidual* com formação de restos de tecido, por exemplo, por meio de *danos mecânicos*, tais como cortes, punhaladas, arranhões ou corpos estranhos; *compostos químicos*, tais como ácidos ou álcalis; *influências físicas*, tais como frio calor, radiação (UV, raio X, radiotividade), e *causas endógenas*, tais como células tumorais em desintegração, sangue extravascular, reações autoimunes (→ p. 60) ou cristais de substâncias precipitadas no corpo (ácido úrico, oxalato de cálcio, fosfato de cálcio e colesterol).

Uma inflamação aguda se expressa como uma **reação local** associada a sintomas conhecidos desde a antiguidade, tais como *dor* (dolorimento), *inchaço* (tumor), *avermelhamento* (rubor) e *aquecimento* (calor). Além disso, há **reações inflamatórias gerais** (*resposta de fase aguda*; ver a seguir).

A rápida ativação de *mastócitos* (nos tecidos) ou seus correspondentes no sangue, os *leucócitos basófilos* ou *basófilos*, é um exemplo da ocorrência de uma **reação inflamatória aguda** (→ **A**), na qual são originadas reações de hipersensibilidade do tipo I (→ p. 56). Se o corpo esteve previamente em contato com um antígeno (= alérgeno nos casos de hipersensibilidade), por exemplo, com a proteína do veneno da abelha, as células B serão sensibilizadas em resposta a ele (cooperação com células T$_{H2}$; → p. 51, B4). Os plasmócitos resultantes produzem IgE que se liga aos receptores Fc$_\epsilon$ dos mastócitos. Em novo contato com o antígeno, este será agora ligado às extremidades Fab da IgE específicas do antígeno. Parece ser importante para as reações seguintes dos mastócitos que o alérgeno seja ligado a várias moléculas IgE (*ligação cruzada do anticorpo*); antígenos grandes, que podem repetidamente agir de modo antigênico com diferentes partes moleculares (polivalência), são em especial efetivos (p. ex., parasitas com vários haptenos ligados).

A ligação cruzada dos anticorpos aos antígenos libera segundo-mensageiros nos mastócitos (GMPc, inositol-fosfato, Ca^{2+}), que disparam uma rápida *desgranulação* dos mastócitos, isto é, exocitose dos **mediadores inflamatórios** e **quimiocinas** armazenadas dentro dos grânulos (*histamina, interleucina 8 [IL-8], eotaxina, fator quimiotático neutrofílico [NCF], etc.*). O Ca^{2+} também ativa a fosfolipase A$_2$, que forma ácido araquidônico a partir dos fosfolipídeos da membrana celular. Essa substância dá origem a outros mediadores inflamatórios importantes, como *prostaglandinas* (E$_2$, etc.) e *leucotrienos* (*C4, D4 e E4*; juntos também chamados de substâncias de reação lenta da anafilaxia [SRSA], bem como B4). O éter-fosfolipídeo, *fator de ativação plaquetária* (*PAF*), outro importante mediador inflamatório e hemostático, é liberado a partir da membrana celular dos mastócitos.

Na etapa seguinte da reação inflamatória, leucotrienos e PAF (fator de ativação plaquetária) são também liberados de eosinófilos e neutrófilos, de macrófagos, assim como o PAF de trombócitos. Isso contribui de forma significativa para fortalecer a reação e promover a *inclusão do sistema hemostático*. Essas células são atraídas por **quimiotaxia**. Eotaxina, PAF e leucotrieno B4 agem quimiotaticamente sobre eosinófilos e (células T$_{H2}$). Como o PAF também ativa os mastócitos, os dois tipos de células **cooperam**. Os neutrófilos e os monócitos são atraídos por leucotrieno B4, C5a (ver a seguir), NCF, fator de necrose tumoral (TNF-α), IL-1, IL-4 e por várias quimiocinas, tais como a IL-8 (→ **A**).

A histamina, o PAF e os leucotrienos C4, D4 e E4 agem junto com outros mediadores (prostaglandina E$_2$, bradicinina) para causar: 1) vasodilatação, 2) aumento da permeabilidade paracelular do endotélio e 3) estimulação de nociceptores (→ **A**).

A **vasodilatação** é a causa do avermelhamento e aquecimento do local da inflamação (ver acima) e da redução da velocidade do fluxo sanguíneo, o que torna possível que os leucócitos atraídos por quimiotaxia migrem para as regiões próximas ao endotélio. O endotélio ativado na área inflamatória por IL-4 (de linfócitos T$_{H2}$), entre outros, empurra *selectinas* para o lúmen. Essas selectinas, do mesmo modo que as moléculas de adesão, fazem com que os leucócitos rolem pelo endotélio e, assim, ativem outras *moléculas de adesão* (integrinas; ICAM-1, VCAM). Isso permite aos leucócitos aderirem à parede do vaso (*marginação*). A **permeabilidade endotelial aumentada** (afrouxamento das junções entre as células endoteliais) permite que os leucócitos escapem para o espaço extravascular

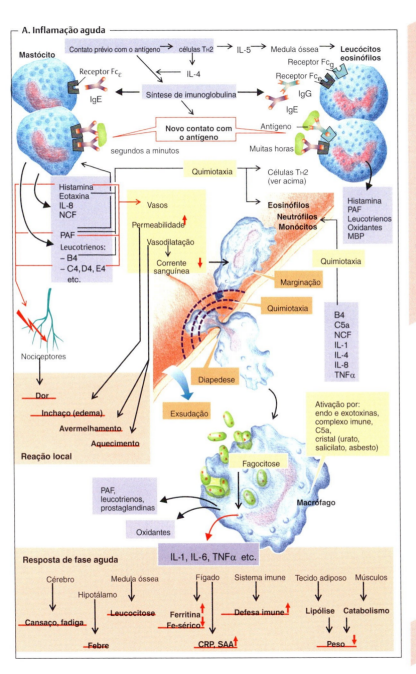

Figura 3.11 Inflamação I

(*diapedese*; → **A**). Além disso, mais líquido rico em proteínas (*exsudato inflamatório*) atinge os espaços intersticiais e leva ao **inchaço edematoso**. Em casos extremos, até os eritrócitos saem dos vasos sanguíneos (*inflamação hemorrágica*). Por fim, surge a **dor**, o que traz o ferimento à consciência (alteração do comportamento) e estimula uma ação reflexa para cuidar a região inflamada (p. ex., um membro).

Os *neutrófilos* que migraram para o local da inflamação e os *macrófagos* que se diferenciaram dos monócitos que migraram buscam, nesse momento, **fagocitar** os patógenos causadores da inflamação e digeri-los por meio de seus lisossomas. Seu "apetite" é aumentado pela opsonização dos patógenos com IgG ou C3b (→ p. 48).

O **sistema complemento** é também ativado pela inflamação na via clássica pela presença de complexos antígeno-anticorpo ou, na via mais lenta, chamada de alternativa, pela ligação menos específica às células infectadas por bactérias ou vírus. Em ambos os casos, o complemento **C3b** é formado. Ele não apenas opsoniza antígenos como também causa polimerização de outros componentes (C5-C9) na membrana celular do patógeno atacante, que forma o complexo de ataque à membrana, e, assim, desencadeia a lise do patógeno (→ p. 48). O sistema do complemento pode, além disso, quebrar partículas de vírus e complexos antígeno-anticorpo. Os produtos secundários do sistema do complemento (C3a, C4a e C5a, chamadas de *anafilaxinas*) agem por quimiotaxia e ativam macrófagos.

Os **macrófagos** são ativados principalmente por exotoxinas dos patógenos, por endotoxinas e por complexos antígeno-anticorpo, C5a, cristais (ver acima), e pela fagocitose, depois que oxidantes como O_2^-, $OH·$, $^1O_2$ e H_2O_2 são liberados e lesam os patógenos (→ **A**). Os macrófagos também liberam mediadores da inflamação, por exemplo, PAF, leucotrienos, prostaglandinas, IL-1, IL-6 e TNF-α. Os últimos agem localmente, por quimiotaxia, e incluem o organismo inteiro na reação inflamatória (**resposta de fase aguda**; → **A**). Mediado por IL-1, IL-6, e TNF-α, ocorre o seguinte, via receptores específicos:

- reações de sono são iniciadas no encéfalo (*fadiga, cansaço*);
- o nível preestabelecido (*set point*) da temperatura corporal desloca-se para níveis mais altos (*febre*; → p. 24);
- a medula óssea é estimulada para liberar mais leucócitos;
- o fígado é estimulado a absorver mais ferro (retirando-o das bactérias do plasma) e a produzir as chamadas *proteínas de fase aguda* (entre elas, a proteína C reativa [CRP] e o amiloide sérico A [SAA]);
- o sistema imunitário é estimulado (p. ex., anticorpos são formados); e
- lipólise e catabolismo são iniciados (*perda de peso*).

Reparo tecidual. Após formação transitória de *tecido de granulação* rico em células (macrófagos, etc.), caracterizada por brotamento de vasos sanguíneos, o fator de crescimento derivado de plaquetas (PDGF) e outros mediadores estimulam a proliferação e a migração de *fibroblastos*. Eles produzem *glicosaminoglicanos* que incham e se depositam sobre as fibras de colágeno. Novo *colágeno* também é formado; a *retração* desse colágeno fecha as margens da ferida.

Por fim, as fibras de colágeno (*cicatriz*) são substituídas por tecido normal para aquele local (*restitutio ad integrum*; → **B**). Esse último evento é verdadeiro, contudo, apenas para lesões teciduais pequenas, não infectadas. Se a causa da inflamação (p. ex., corpos estranhos ou infecção da ferida) não pode ser removida logo, a cura da ferida é retardada, e a resposta de defesa pelos fagócitos é intensificada. Muita energia é empregada nisso (aumento do aquecimento), o sistema hemostático ativado sincronicamente oclui vasos na área circundante, de tal maneira que falta também ATP devido à falta de O_2, e o pH cai (formação anaeróbica de ácido lático). Os oxidantes liberados também danificam as células do próprio corpo. Quando essas células morrem, enzimas lisossomais são liberadas de modo que, finalmente, os leucócitos e as próprias células do tecido inflamado também morrem. Essa morte tecidual (*necrose*; →p.12), que pode progredir para formação de abscesso (→ **B**), é o preço pago para impedir que a inflamação se espalhe e, em geral, resulta em uma **cicatriz** permanente. Isso também ocorre quando o defeito é muito grande (p. ex., uma ferida em fenda).

Um **distúrbio da cura da ferida** (→ **B**) ocorre quando o processo inflamatório e o de cura "equilibram" um ao outro (**inflamação crônica**; na bronquite de fumantes ou lesão hepática pelo álcool). Se grande quantidade de colágeno é formada, o resultado será *inflamação fibrosante* (p. ex., cirrose hepática; p. 186 e segs.), enquanto a formação excessiva de tecido de granulação é característica da *inflamação granulomatosa* (p. ex., tuberculose, corpos estranhos).

B. Inflamação: distúrbios e efeitos posteriores

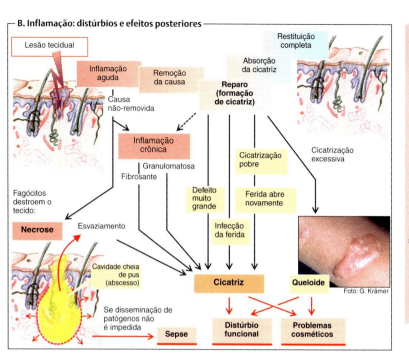

Figura 3.12 Inflamação II

Se o *tecido cicatricial* é de *qualidade inferior*, por exemplo, quando a síntese de colágeno é diminuída por corticosteroides ou há uma anormalidade na ligação cruzada do colágeno como na deficiência de vitamina C, o estresse local pode causar uma reabertura da ferida, como na temida deiscência abdominal após cirurgia abdominal. Grandes cicatrizes, especialmente na face, podem levar a **problemas cosméticos**, sobretudo nos casos de cicatrização excessiva (*queloide*; → **B**). Em alguns casos, as cicatrizes podem levar a **distúrbios funcionais** significativos, por exemplo, na córnea (diminuição visual), em valvas cardíacas (estenose, regurgitação; → p. 208 e segs.) ou no abdome (aderências ou estreitamentos do intestino; → p. 168).

Se for impossível a delimitação local de uma inflamação causada por patógeno, ela se espalhará para todo o organismo, em geral via sistema linfático, e a **sepse** será estabelecida. Isso também ocorrerá se, por exemplo, a grande área do peritônio for agudamente tomada por patógenos (ruptura do intestino, rompimento de abscessos).

Reações de hipersensibilidade (alergias)

Uma alergia é uma reação exagerada específica do sistema imune a uma substância que é estranha ao corpo, mas que, de outra forma, seria inerte, isto é, um antígeno (→ p. 46), que, então, se torna um *alérgeno*. Pela ligação a pequenas moléculas estranhas (chamadas de *haptenos*), as proteínas endógenas podem ter o mesmo efeito de um alérgeno. Enquanto o aumento da reação imune (secundária) pode atuar de maneira protetora no contato repetido com o antígeno (*imunização*; → p. 46 e segs.), na alergia, levará à *destruição* do tecido intacto via mecanismos imunes que são, em princípio, muito semelhantes. Assim, o contato primário terá iniciado um processo *alergizante*. Entretanto, destruição semelhante pode também ocorrer quando o sistema imune falha em reconhecer proteínas endógenas como sendo endógenas, e são formados *autoanticorpos* (→ p. 58). Nesses casos, são as *reações inflamatórias* (→ p. 52 e segs.) que causam a lesão.

As reações de hipersensibilidade são divididas em reações dos tipos I-IV (algumas vezes sobrepostas). A **reação do tipo I** (imediata) é comum. Ela é precedida por alergização: quando células B e T$_{H2}$ cooperam, o alérgeno é apresentado e, entre outras, são liberadas IL-4 e IL-5. Sob a influência de IL-4, células B específicas do antígeno proliferam (→ formação de IgE; → p. 51 B4), e eosinófilos na medula óssea são estimulados, por IL-5, a diferenciarem-se, entrando na corrente sanguínea (→ p. 53, superior). No segundo contato, a *reação imediata* (*anafilaxia*) ocorre dentro de segundos a minutos, podendo ser seguida, em poucas horas, por uma *reação tardia*. A reação imediata é baseada na liberação rápida e na nova formação de mediadores de inflamação vasoativos a partir de mastócitos acoplados à IgE, enquanto a reação tardia é mediada por eosinófilos atraídos, neutrófilos e IgG (→ p. 53, superior).

Uma **reação do tipo I (imediata)** pode, dependendo da exposição ao alérgeno, ser *local* ou, em uma extensão variável, *generalizada*. Os alérgenos presentes no ar (p. ex., pólen, ácaros do pó, pelo animal) precipitam reações no *trato respiratório*, podendo ocorrer edema de mucosa com hipersecreção (p. ex., febre do feno) e broncoespasmo (asma), enquanto alérgenos dos alimentos (p.ex., constituintes do leite, frutas ou peixe) resultam, em um primeiro momento, em *sintomas gastrintestinais*, tais como dor abdominal, náusea, vômitos e diarreia. Entretanto, a hipersecreção no trato respiratório, assim como o vômito ou a diarreia, na verdade auxiliam a remoção do alérgeno. A *pele* reage a alérgenos (p. ex., a proteína do veneno da abelha) com prurido, edema, urticária (placas eritematosas) e dermatite atópica. Se o alérgeno tiver acesso direto ao sangue por meio de injeção (p. ex., soro ou haptenos, tais como penicilina), ocorrerá uma reação sistêmica imediata, e a liberação resultante de mediadores vasoativos pode levar a uma queda da pressão arterial com perigo de vida (*choque anafilático*; → p. 246 e segs.). Esta reação pode também ocorrer, embora levemente retardada, após forte exposição gastrintestinal ou respiratória a alérgenos. De modo semelhante, pode se desenvolver urticária em casos de alergia a alimentos.

No **tipo II**, ou **hipersensibilidade citotóxica**, (→ **A**), o foco é geralmente nas células antígeno-efetivas ou proteínas da matriz extracelular, visto que ou os *haptenos* (p. ex., fármacos) ligam-se a células endógenas (sangue), ou células sanguíneas estranhas entram no organismo. Após alergização no primeiro contato com o alérgeno, a exposição subsequente ao antígeno resulta na formação de grandes quantidades de *IgM* e *IgG* específicas ao alérgeno que são densamente ligadas (10^4-10^5 por célula) à superfície da célula alergênica (*opsonificação*; → **A**). Dessa maneira, o *sistema do complemento* é ativado (→ p. 47, A1), e células *natural killer* desenvolvem suas ações citotóxicas (citotoxicidade mediada por células dependente do anticorpo [ADDC]; → p. 47, A3). Ambos provocam destruição da célula alergênica dentro de poucas horas (*citólise*; → **A**). Os haptenos ligados a eritrócitos endógenos produzem, dessa forma, anemia hemolítica (→ p. 44), e haptenos ligados a trombócitos produzem trombocitopenia. Esses dois tipos celulares são especialmente expostos ao ataque do complemento, pois possuem apenas poucas proteínas de membrana que protegem contra o ataque do complemento (ver também p. 44). Eritrócitos estranhos (p. ex., na incompatibilidade ABO) são aglutinados, isto é, são ligados uns aos outros via IgM, sendo rapidamente hemolisados (acidente agudo de transfusão; → p. 45, B). De modo similar (mas ainda não totalmente esclarecido), autoanticorpos contra o colágeno-α3(IV) da membrana basal (→ p.114) levam à destruição tecidual nos rins e pulmões (*síndrome de Goodpasture*). A IgG é depositada ao longo dos capilares dos glomérulos renais, onde causa uma forte reação inflamatória (glomerulonefrite rapidamente progressiva

A. Sensibilidade citotóxica (tipo II) a antígenos celulares

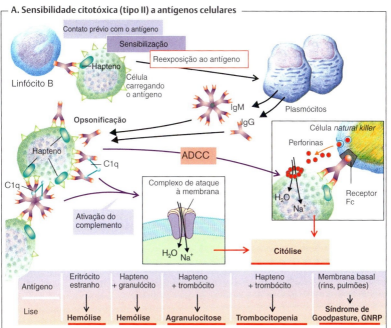

B. Hipersensibilidade tipo III a complexos antígeno-anticorpo

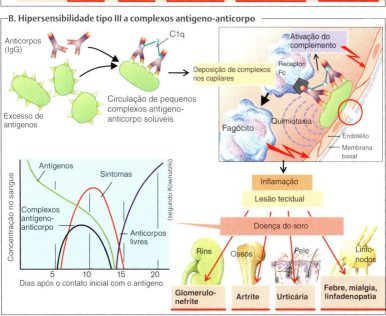

Figura 3.13 Reações de hipersensibilidade I

com insuficiência renal iminente [GNRP; → p. 112 e segs.), enquanto o envolvimento pulmonar é caracterizado por sangramento com risco de morte.

Uma **reação do tipo III** (→ **B**) ocorre devido à formação e à deposição de *complexos imunes* (complexos antígeno-anticorpo), sendo os antígenos com frequência conectados um ao outro pelas imunoglobulinas participantes (IgM, IgG). Tais complexos imunes não apenas ativam o *sistema do complemento* (→ p. 47, A1), mas também macrófagos, granulócitos e trombócitos (via seus receptores Fc). É sobretudo quando o antígeno está presente em excesso que *pequenos complexos imunes solúveis* circulam no sangue por longos períodos (→ **B**, curvas) e são lentamente destruídos. Eles são depositados principalmente nos capilares dos glomérulos (granular), mas podem também ser encontrados nas articulações, na pele e em outros locais. Assim, a parede capilar será atacada pelo sistema do complemento, bem como por fagócitos que foram atraídos de forma quimiotática e, então, ativados. Os fagócitos liberam proteases, oxidantes e mediadores de inflamação, provocando glomerulonefrite (complexo imune), dores articulares, urticária, linfadenite e febre. Esses sintomas que costumavam ocorrer na imunização passiva com vacinas feitas a partir de soro animal (bovino, ovino, equino) e eram chamados de **doença do soro**.

Uma reação do tipo III pode também ser causada por infecções, caso o sistema imune não seja capaz de eliminar por completo os patógenos (p. ex., estreptococos ou certos protozoários da malária), porém são formados anticorpos suficientes para manter uma alta concentração de complexos imunes no sangue. O lúpus eritematoso sistêmico é uma reação do tipo III resultante da ativação dos receptores tipo Toll TLR7 e TLR9 (→p.48). Esses receptores podem erroneamente considerar seus próprios ácidos nucleicos como sendo vírus, desencadeando, assim, uma resposta autoimune com respectivo dano tecidual. Uma **reação local do tipo III** pode se desenvolver na pele, por exemplo, após vacinação (*fenômeno de Arthus*), ou pode ocorrer no pulmão após pequena quantidade de antígeno ter sido inalada repetidamente. Em contato posterior, grandes quantidades de IgG são liberadas (excesso de antígeno), e são formados complexos que são precipitados nos pulmões (*alveolite alérgica exógena*). Exemplos disso são o *pulmão do criador de pássaros* (antígenos nas excreções de pássaros) e o *pulmão de fazendeiro* (antígeno do mofo do feno).

Uma **reação do tipo IV** (→ **C**, **D**) é produzida em especial por células T_{H1}, células T citotóxicas e macrófagos, atingindo seu efeito máximo em dois a quatro dias (reação do tipo retardada ou **hipersensibilidade tardia** [DHT]). Ela é desencadeada principalmente por *proteínas de patógenos* (vírus, tuberculose, lepra, bilharzíase, leishmaniose, listeriose, infecções por fungos), outras proteínas estranhas (p. ex., a proteína do trigo gliadina que causa *doença celíaca*) e *haptenos*, por exemplo, fármacos, metais (p. ex., níquel; → **D**), cosméticos, constituintes de plantas (p. ex., pentadecilcatecol na *hera venenosa* [*Rhus radicans*] ou *carvalho venenoso* [*Rhus toxicodendron*]). A *rejeição primária de órgãos transplantados* é também uma reação do tipo IV.

O antígeno é fagocitado por *macrófagos*, processado e apresentado às células T_H (DHT-) (→ **C**). A sensibilização leva mais do que cinco dias. Em novo contato, numerosas células T são ativadas a células T_{H1} (→ p. 49 e segs.). Estas estimulam a formação de monócitos na medula óssea, mediante IL-3 e fator estimulante de colônia de macrófago-granulócito (GM-CSF), atraem monócitos e macrófagos por meio de quimiocinas, por exemplo, MCPs (proteínas quimiotáticas para monócitos) e MIPs (proteínas inflamatórias de macrófagos), ativam-nas via interferon γ (IFN-γ) e com elas (e com TNF-β) causam uma forte *reação inflamatória*, na qual tecidos endógenos ou transplantados podem ser extensamente destruídos (tuberculose, lepra, rejeição de órgãos).

Com frequência, *haptenos* sobre a pele são responsáveis por uma reação do tipo IV na forma de dermatite de contato. O níquel, em joias ou relógios, pode entrar em contato com a pele onde, ligado a proteínas endógenas, é fagocitado como um antígeno pelos macrófagos da pele (*células de Langerhans*) e processado (→ **D**). Após, os macrófagos migram para os linfonodos regionais e lá (após transformação em células dendríticas B7-positivas) apresentam o antígeno a células T específicas do antígeno do sangue e da linfa. As últimas proliferam e diferenciam-se (em células T citotóxicas e células T_{H1}) e, desse modo, alcançam, em grande número, o local de exposição ao antígeno (principalmente por via sanguínea; → **C**, **D**).

As **reações do tipo V** são causadas por auto-anticorpos contra receptores de transmissores ou de hormônios (→ p. 60).

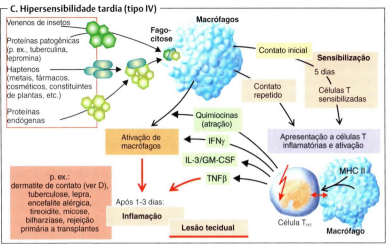
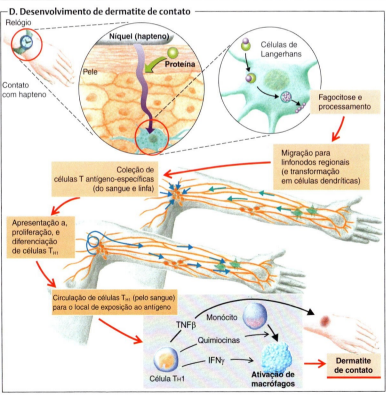

Figura 3.14 Reações de hipersensibilidade II

Doenças autoimunes

Quando o sistema imune forma continuamente **autoanticorpos** (**AAC**) ou ativa células T contra antígenos endógenos, pode ocorrer dano a tecidos ou órgãos (*doença autoimune* [**DAI**]). (A ocorrência de AAC não é por si só prova de DAI, porque AAC podem ser demonstrados em uma resposta transitória ao dano tecidual.)

A DAI é normalmente impedida, porque

- células T imaturas, as quais reconhecem os autoantígenos mais comuns e ubíquos (AAG), são sujeitas à **deleção clonal** no timo (→ p. 46);
- células T maduras são **clonalmente inativadas** (*anergia* → p. 49). A razão para isso é que células no tecido não liberam qualquer *sinal de coestimulação* (p. ex., proteína B7; → p. 50, B 1);
- células T AAG-específicas não são ativadas em certas circunstâncias, apesar do reconhecimento (**ignorância imunológica**; ver a seguir, item 3).

A etiologia e patogênese da DAI não foram adequadamente esclarecidas, porém, a formação de AAC e a ativação de células T têm como base os mesmos mecanismos que operam em reações imunes a corpos estranhos (→ p. 42 e segs., e 52 e segs.). As seguintes causas podem ser totalmente ou em parte responsáveis pelo desenvolvimento de DAI (→ **A**).

1. **Predisposição genética**, devido a certos alelos HLA-II: portadores de alelos HLA-II DR3 + DR4 têm, por exemplo, 500 vezes mais chance de desenvolver diabetes melito tipo I do que portadores DR2 + DR2 (→ p. 308).

2. Uma ligação ao sexo, que é especialmente marcada na puberdade, aponta para **influências hormonais**. Por exemplo, a razão mulher:homem do *lúpus eritematoso sistêmico* é 10:1, enquanto na *espondilite anquilosante* é 1:3.

3. AAGs de **regiões imunologicamente privilegiadas** (encéfalo, olhos, testículos, útero) podem deixar essas regiões (via vasos sanguíneos, mas não via linfáticos) e interagir com células T, mas estas, em geral, não provocam DAI, pois os AAGs são acompanhados por TGF-β. É provável que isso seja responsável pela ativação das células T_{H2} (em vez de células T_{H1} destrutivas). Todavia, é precisamente a partir dessas regiões que os AAGs causam DAI, por exemplo, proteína básica de mielina (MBP) do encéfalo causando esclerose múltipla, uma das DAIs mais comuns. Foi demonstrado, em experimentos com animais, que a MBP não produz tolerância ou anergia das células T, mas sim uma *ignorância imunológica*; isso é transformado em destruição da mielina quando (p. ex., com uma infecção) células T_{H1} inflamatórias MBP-específicas são ativadas em outros locais e, então, penetram no encéfalo. De modo semelhante, podem ser liberadas proteínas de uma lesão no olho, e a resposta imune a elas pode colocar em perigo o outro olho intacto (oftalmia simpática). A infertilidade devido a AACs contra espermatozoides é outro exemplo. Em geral, o embrião ou o feto com seus inúmeros antígenos estranhos (herdados do pai) é tolerado imunologicamente, uma vez que a placenta induz anergia (→ p. 49) dos linfócitos maternos. A incapacidade da placenta em fazer isso leva ao abortamento.

4. As **infecções** podem estar envolvidas no desenvolvimento de DAIs. Por exemplo, células T MBP-específicas (ver acima) são ativadas quando certas bactérias estão presentes (experimentalmente, por exemplo, por micobactéria no *adjuvante de Freund*). Tais patógenos podem desencadear o sinal de coestimulação que falta (ver acima). Além disso, anticorpos contra certos antígenos de patógenos ou células T podem ter reação cruzada com AAG (*mimetismo molecular*), tais como anticorpos contra estreptococos A com AAG no coração (endocardite), articulações (artrite reumatoide) e rins (glomerulonefrite).

5. A **regulação defeituosa do sistema imune** de tipo desconhecido (ausência de células CD8 supressoras que matam as células CD4 apresentadoras de antígeno?) também pode estar envolvida.

O mecanismo imune da DAI corresponde a reações de hipersensibilidade do tipo II-IV (→ p. 56 e segs.). Também distingue-se a DAI sistêmica (p. ex., lúpus eritematoso sistêmico [reação do tipo III]) da *DAI específica do órgão* e do *tecido* (→ **B**). Exemplos de reações do tipo II são anemia hemolítica autoimune e síndrome de Goodpasture; artrite reumatoide, esclerose múltipla (?) e diabetes melito do tipo I (na qual células T CD8 destroem as próprias células B pancreáticas; → p. 308) são exemplos de reações do tipo IV. Exemplos de reações do tipo V são AAC ativadores de receptores hormonais (doença de Graves) ou bloqueadores de receptores hormonais (miastenia grave).

A. Causas de doença autoimune

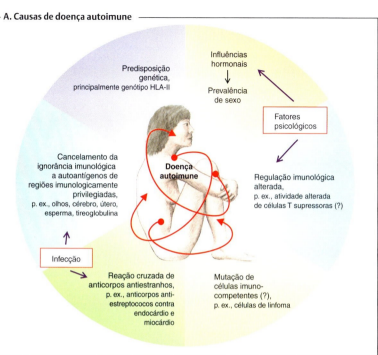

B. Doenças autoimunes específicas de órgão e tecido

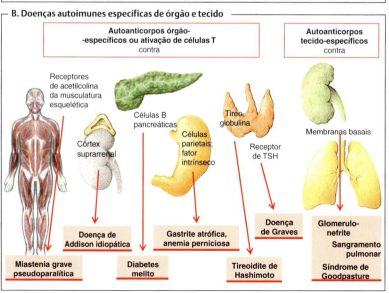

Figura 3.15 Doenças autoimunes

Defeitos imunes

Os defeitos imunes se expressam mediante infecções *frequentes*, *prolongadas* e, em geral, com *risco de vida* (também causadas por agentes infecciosos que, de outra maneira, seriam inócuos) e por meio de *certos tumores*.

Entre os defeitos das **defesas não específicas**, estão aqueles do *sistema do complemento* (infecção com patógenos extracelulares, p. ex., a Neisseria), das *células NK* (infecção com patógenos intracelulares, p. ex., listéria ou herpesvírus), bem como de *proteínas ligadoras de manose* ([MBP] → p. 48). Os distúrbios da *fagocitose* podem envolver o número de células (p. ex., leucopenia, devido à deficiência de G-CSF; agranulocitose, devido à radioterapia ou aos agentes quimioterapêuticos) ou podem ser funcionais. Em *defeitos da adesão de leucócitos* (*LAD*), um defeito da subunidade da integrina (CD18) impede a marginação; na síndrome do leucócito preguiçoso, a migração é mais lenta; na *granulomatose crônica* (ou séptica), oxidantes não são formados, e, na *síndrome de Chediak-Higashi*, a fusão dos fagossomas com os lisossomas é anormal.

Os **defeitos imunes humorais** podem ser causados por *distúrbios de maturação*, *função* ou *ativação de células B*. Sem anticorpos, o organismo é vulnerável, em especial contra patógenos formadores de pus, pois os polissacarídeos de suas membranas não podem ser fagocitados sem opsonização. Exemplos são: 1) *deficiência seletiva de IgA* (muito comum, com uma incidência de 1 em 700), na qual uma falta da proteção da mucosa frequentemente leva a infecções respiratórias e gastrointestinais e a uma incidência aumentada da suscetibilidade a alergias; 2) *agamaglobulinemia congênita*, na qual um defeito (ligado ao X) da tirosina-cinase do tipo Bruton impede a maturação das células B; 3) *síndrome hiper-IgM*, na qual a concentração de IgM está muito aumentada, mas as de IgG e IgA estão reduzidas (sem mudança de classe devido a defeito de ligantes CD40;→ p. 51, B4) e 4) o chamado *defeito imune variável* (estimulação deficiente de células B por células T CD4).

Os distúrbios da **defesa imune celular** ocorrem na *aplasia de timo* (*síndrome de DiGeorge*) e em combinação com defeitos imunes humorais. Eles se estendem desde a diferenciação anormal das células-tronco (*disgenesia reticular*), via formação defeituosa de HLA (*síndrome dos linfócitos nus*), até o distúrbio combinado de células T e B com risco de morte (*doença de imunodeficiência grave combinada* [*SCID*], p. ex., devido à deficiência de adenosina deaminase ou purina nucleosídeo fosforilase).

A **aids** (síndrome da imunodeficiência adquirida) é causada por HIV-1 ou HIV-2 (HIV = human immunodeficiency virus) (→ **A**). O genoma desses retrovírus é codificado em duas moléculas quase idênticas de RNA de fita simples (ssRNA, singlestranded RNA). Inserida no envelope do vírion (partícula viral completa), está a proteína gp 120 (→ **A1**), que se liga simultaneamente a *CD4* e a um *receptor de quimiocina* (= CCR5 no início de uma infecção; CXCR4 no estágio final) da membrana da célula hospedeira, provocando, assim, fusão da membrana e endocitose do vírion (→ **A2**). (Pessoas com um defeito de CCR5 são amplamente protegidas contra uma infecção por HIV). Além das células CD8, são sobretudo as *células CD4-T_H* que são afetadas. Nestas últimas, ssRNA é transcrito a cDNA* por uma *transcriptase reversa viral-endógena*, sendo, por fim, incorporado como uma fita dupla dsDNA (*provírus*) no genoma da célula hospedeira (*estágio latente*). A ativação de células CD4 (no início da infecção e no estágio final) desencadeia a expressão do provírus. As proteínas que resultam disso, *tat* e *rev*, bem como *NFκB* da célula hospedeira, participam na formação de novos vírions que são exocitados (*viremia*; → **A3,4**). A célula CD4 pode ser destruída durante esses estágios (ver fotografia), particularmente quando ela é atacada pelas suas próprias defesas imunes (anti-gp120-IgG + complemento; reconhecimento do peptídeo viral por células T cito-tóxicas). As células CD4 não infectadas podem também morrer (apoptose independente de HLA) de forma que, no estágio tardio, desenvolve-se uma grave *deficiência de células CD4* (→ **A4**). As alterações na concentração de citocinas (→ **A5**) dizimam células T_{H1} e células T citotóxicas. O corpo está, então, ainda mais indefeso quando exposto a outros patógenos normalmente inócuos (p. ex., fungos) e certas células tumorais (sarcoma de Kaposi, linfoma) (< 500 células CD4/μL sangue: ARC [= complexo relacionado à aids]; < 200: aids estabelecida). Muitos anos podem se passar entre a viremia inicial (alto nível de antígeno p24 com formação de IgM) e o ARC com nova viremia (não mais IgM) (→ **A4**), durante os quais os provírus sobrevivem em relativamente poucas (10^6) células CD4 inativas (a maioria em linfonodos).

---

* N. de T.: DNA complementar.

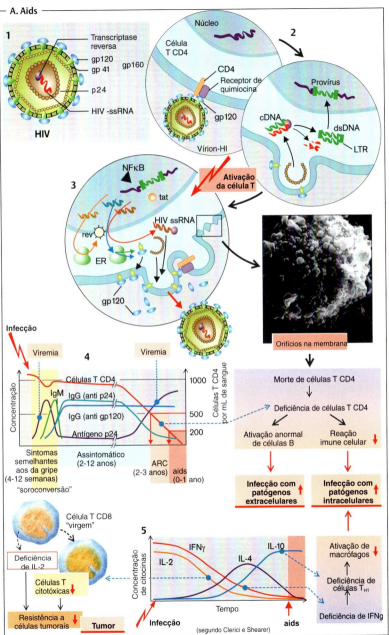

A. Aids

Figura 3.16 Defeitos imunes

Foto de: Gallo RC. J. Acquired Deficiency Syndromes, 1988, 521-535. ©1988 Raven Press.
Com concordância gentil de Lippincott-Raven Publishers, Philadelphia, PA, USA

Hemostasia e seus distúrbios

O sistema hemostático protege o organismo contra sangramento e perda de sangue. Ele envolve *fatores plasmáticos*, *trombócitos* (*plaquetas*), e a *parede vascular*. Sua interação garante, de nível local, a vedação de vazamentos dos vasos quando as plaquetas se "grudam" por um tempo (trombo branco) e, subsequentemente, o sistema de coagulação do plasma forma uma rede firme de fibrina (trombo vermelho) e, portanto, um fechamento estável é formado. Contudo, deve ser evitada a formação excessiva de coágulos (*trombos*) com consequente oclusão de vasos sanguíneos maiores (*trombose*) e a migração de trombos (*êmbolos*; → p. 258). Para manter esse equilíbrio, o sistema hemostático, se necessário, é rapidamente ativado no local (uma questão de minutos), mas uma extensão da hemostasia é impedida por fatores inibitórios (em parte por meio de mecanismos de *feedback*). O *sistema de fibrinólise* é responsável por dissolver coágulos de fibrina em excesso (→ **E**).

Os **trombócitos** (TCs ou plaquetas; 170-400 × $10^3/\mu L$ de sangue) são partículas citoplasmáticas sem núcleo, semelhantes a brotos, produzidas a partir dos megacariócitos na medula óssea (→ p. 32). A lesão endotelial leva, via fator de von Willebrand (vWF), à *adesão* imediata dos TCs ao colágeno exposto, o que requer, entre outros fatores, glicoproteína Ib na superfície dos TCs (→ **G1**). A adesão *ativa* os TCs, isto é, ela causa sua *agregação* (auxiliada por trombina), altera sua forma e libera *substâncias vasoconstritoras* (PDGF, tromboxana A_2) e *promotoras de agregação* (fibronectina, vWF, fibrinogênio). Além disso, a tromboxana A_2, junto com ADP (adenosina 5'-difosfato), que também foi liberada, e o mediador de inflamação PAF (→ p. 52) aumentam a ativação dos TCs. Quando agregados, os TCs se contraem e alteram muito a sua forma (formação de microvilos), período durante o qual as glicoproteínas IIb/IIIa (entre outras) são expostas na superfície das plaquetas. Isso serve para a adesão à fibronectina da matriz subendotelial, bem como ao fibrinogênio que une as plaquetas entre si em uma estrutura semelhante a uma rede (→ **G**). Os TCs ativados liberam as reservas de PAI-1 (inibidor do ativador de plasminogênio). O PAI-1 é produzido no endotélio. Ele inibe os ativadores do plasminogênio tPA e urocinina e, assim, contrabalança a fibrinólise (→ **E**).

O **sistema de coagulação** é constituído por inúmeros fatores, que incluem (→ **D**):

- fator I (fibrinogênio);
- fator II (protrombina);
- fator III (tromboplastina tecidual);
- fator IV (Ca^{2+});
- fatores VII-XIII;
- pré-calicreína ([PKK]; fator Fletcher);
- cininogênio de alto peso molecular ([HMK]; fator Fitzgerald).

e por *fatores inibitórios*, tais como (→ **F**):
- antitrombina III;
- α_2-macroglobulina;
- α_1-antitripsina;
- proteína C^k, e
- proteína S^k.

Com exceção do Ca^{2+}, todos são proteínas globulares com uma massa molecular entre 54 kDa (α_1– antitripsina) e 2.000 kDa (fator VIII), a maioria dos quais é sintetizada no fígado (I, II^K, V, VII^K, IX^K, X^K, XIII, cininogênio). A *vitamina K* é essencial para a formação dos fatores e das proteínas marcadas com um ^{K}. A vitamina é importante na γ-*carboxilação* pós-traducional de diversos resíduos glutamil na extremidade N das cadeias peptídicas. Tais grupos γ-carboxiglutamil são necessários para a fixação mediada por Ca^{2+} de fosfolipídeos, por exemplo, da membrana dos trombócitos (*formação de complexos*).

Coagulação (→ **D**, acima). A maioria dos fatores de coagulação não estão normalmente ativos (zimogênio). Eles são ativados (Índice a) por uma cascata amplificadora. A coagulação pode ser desencadeada por via exógena ou endógena. A ativação **exógena*** (extravascular) após lesão vascular (→ **D**, acima, à esquerda) é desencadeada pela formação de um complexo de fator tecidual (FT=trombocinase tecidual, uma proteína integral de membrana), o fator de coagulação de origem sanguínea VIIa e Ca^{2+} nas superfícies de fosfolipídeos (FL). O complexo ativa os fatores VII, IX e X, levando à formação de pequenas quantidades de trombina, iniciando uma reação (→ **D**, setas finas). A trombina ativa os fatores V, VIII, XI, IX e X (→ **D**, setas grossas) e inicia uma alça de *feedback* positivo, resultando na liberação de grandes quantidades de trombina, suficientes para a formação de um **trombo** (ver a seguir). Os efeitos do complexo FT-FL-Ca^{2+}-VIIa são agora inibidos pelo TFPI (inibidor da via do fator tecidual, → **D**, esquerda). A ativação **endógena**** (→ D, acima, à direita) é desencadeada por

---
* N. de T.: Via extrínseca.

** N. de T.: Via intrínseca.

A. Causas e efeitos posteriores da tendência ao sangramento

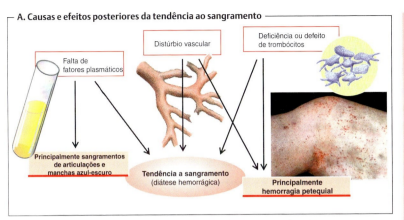

B. Testes de coagulação para diagnóstico de diátese hemorrágica plasmática

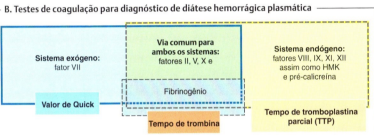

C. Interpretação dos Resultados dos Testes de Coagulação

Valor de Quick	PPT	Contagem de plaquetas	Tempo de sangramento	Causas prováveis de diátese hemorrágica (aplicado a distúrbios moderados a graves)
normal	normal	normal	normal	Causa vascular, deficiência de fator XIII
↓	normal	normal	normal	Deficiência de fator VII
normal	↑	normal	normal	Administração de heparina, deficiência de fator VIII, IX, XI, XII, HMK ou pré-calicreína
normal	normal	↓	↑	Trombocitopenia
↓	↑	normal	normal	Administração de derivados cumarínicos, deficiência de vitamina K, deficiência de fatores I, II, V, X
normal	↑	normal	↑	Doença de v. Willebrand
↓	↑	↓	↑	Dano hepático, coagulopatia de consumo, sepse

(segundo E. Lechler)

↓ reduzida   ↑ prolongada

Figura 3.17 **Hemostasia I**

Foto: Siegnthaler W. Differentialdiagnose innerer Krankheiten, 17 th ed. Sttutgart, Thieme, 1993.

ativação de contato do fator XII. Como pacientes com defeitos genéticos do XII não sofrem de sangramento, hoje acredita-se que esse tipo de ativação seja relevante apenas para a estimulação da coagulação em superfícies exógenas (tubos de teste), ou em superfícies endógenas (stents vasculares) de materiais estranhos.

A coagulação é seguida por **fibrinólise** ($\rightarrow$ **E**).

Uma **tendência ao sangramento (diátese hemorrágica [DH])** pode ser causada por distúrbios da coagulação ou do sistema de fibrinólise (DH plasmática), bem como por distúrbios dos TC (DH trombocítica) ou defeitos vasculares (DH vascular). Enquanto nos distúrbios plasmáticos a mínima lesão mecânica resulta em hematomas (equimoses) e sangramento nas articulações, DH trombocítica e vascular são caracterizadas por sangramentos cutâneos puntiformes, semelhantes a pequenas picadas de inseto (petéquias; $\rightarrow$ **A**, foto).

A causa provável de uma DH mais séria pode ser elucidada com alguns simples **testes de coagulação** (teste de Quick*, tempo de tromboplastina parcial [TTP], tempo de trombina [plasma], contagem de plaquetas e tempo de sangramento) ($\rightarrow$ **B**). As **diáteses hemorrágicas plasmáticas** (coagulopatias) são causadas por deficiência congênita ou adquirida de fatores de coagulação. As **coagulopatias hereditárias** podem afetar quase todos os fatores plasmáticos, mas a deficiência de alguns dos fatores pode produzir relativamente poucos sintomas (p. ex., fatores da fase de contato, fator XI). A mais comum das formas recessivas ligadas ao cromossomo X (um em cada 10.000 meninos nascidos) é a *hemofilia clássica (tipo A)*. Essa foi, por exemplo, herdada da Rainha Vitória por muitos homens descendentes das casas reais europeias (mulheres eram portadoras). Os locais mais comuns de sangramento são os músculos e as grandes articulações da perna, tornando-se estas marcadamente deformadas com o tempo (artropatia hemofílica). A hemofilia A ocorre devido à ausência, à formação reduzida ou ao defeito do fator VIII. Cinco vezes mais rara, a *hemofilia B* (deficiência de fator IX) é semelhante à hemofilia A no seu modo de herança e sintomas. A deficiência homozigótica rara de fator I (afibrinogenemia), de fator II (hipoprotrombinemia), de fatores V, VII e X levam, especialmente, a sangramento acentuado após lesões graves ou cirurgias. A deficiência homozigótica de α_2-antiplasmina, um inibidor importante da fibrinólise ($\rightarrow$ **E**) também resulta em uma tendência ao sangramento semelhante à hemofilia. A deficiência de fator XIII é caracterizada por instabilidade da fibrina, de forma que os sangramentos ocorrem apenas após um longo intervalo (até 1 dia e meio). Em geral, os testes de coagulação de rotina são normais na deficiência de fator XIII, pois a coagulação real não está alterada.

As **coagulopatias adquiridas** ($\rightarrow$ **D2**) ocorrem quando a formação de vários fatores está reduzida, quando eles estão inibidos (p. ex., pela administração de heparina [$\rightarrow$ **F**] ou por coagulopatias imunes, por ex., anticorpos antifator VII) ou se seu consumo é alto (coagulopatia de consumo). Como a maioria dos fatores de coagulação são formados no fígado, a *lesão hepática* (em particular cirrose hepática; $\rightarrow$ p. 186 e segs.) resulta em distúrbios da coagulação. A ocorrência simultânea de hipertensão portal aumenta mais o risco de hemorragias (principalmente de varizes esofágicas; $\rightarrow$ p. 184 e segs.) porque as plaquetas são "sequestradas" no baço aumentado, resultando em trombocitopenia (ver a seguir). Como vários fatores de coagulação são dependentes da vitamina K (ver acima), uma coagulopatia pode também ser causada por *deficiência ou inibição da vitamina K*. Causas de deficiência de vitamina K:

- icterícia obstrutiva, na qual vitaminas lipossolúveis (p. ex., vitamina K_1, de plantas verdes ou vitamina K_3 sintética) deixam de ser absorvidas devido à falta de sais biliares ($\rightarrow$ p. 182);
- má absorção generalizada ($\rightarrow$ p. 164 e segs.);
- destruição por antibióticos da flora intestinal, a qual, pela síntese de vitamina K_2, contribui de modo significativo para suprir o corpo com essa substância.

A coagulação intravascular disseminada (*coagulopatia de consumo;* $\rightarrow$ **D2**) é um distúrbio da coagulação causado por ativação aguda ou crônica da trombina com formação de coágulo e ativação de plaquetas, que, secundariamente, resulta em hiperfibrinólise. Ela é causada por grandes quantidades de tromboplastina tecidual entrando na corrente sanguínea, por exemplo, no embolismo de líquido amniótico, na lesão cerebral extensa, na doença maligna (p. ex., leucemia) ou na sepse (p. ex., petéquias na septicemia meningocócica [síndrome de WaterhouseFriedrichsen]). As causas vasculares são vistas, por exemplo, no aneurisma de aorta ($\rightarrow$ p. 252 e segs.) ou em malformações vasculares, assim como em incompatibilidade de grupo sanguíneo ABO e devido à ação de enzimas de certos venenos de cobras.

---

* N. de T.: Tempo de protrombina (TP).

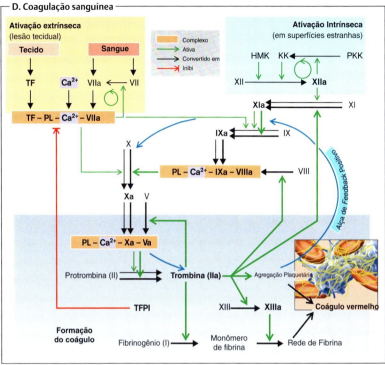

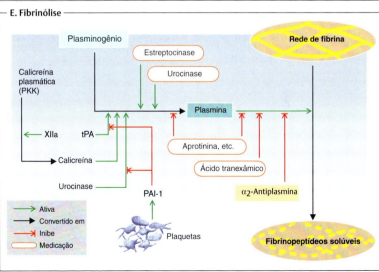

Figura 3.18 Hemostasia II

As causas de **trombose** incluem obesidade (→ p. 256), estado pós-operatório, imobilização (p. ex., viagens aéreas, repouso no leito), tratamento com estrógeno, gestação (especialmente no pós-parto) e resistência à proteína C ativada (APC) (ver a seguir). O fator plasmático mais importante que protege contra trombose é a **antitrombina III**. Esta forma um complexo com a trombina, os fatores IXa, Xa, XIa e XIIa, inibindo-os. A ação da antitrombina III é amplificada pela heparina endógena (de mastócitos e granulócitos) ou injetada, assim como pelas glicosaminoglicanas endoteliais tipo-heparina. A proteção contra trombose é ainda promovida pela ligação da trombina à *trombomodulina* endotelial, com a subsequente ativação da proteína C (à Ca), a qual, ligada à proteína S, inibe os fatores Va e VIIIa (→ **F**). A trombina, dessa forma, desencadeia um *feedback* negativo anticoagulatório. Um defeito genético do fator V (mutação do fator V de Leiden) impede a ligação da proteína Ca ao fator Va (resistência à APC), anulando esse mecanismo anticoagulatório.

Condições com trombose intensificada podem necessitar de diminuição profilática da coagulabilidade (**terapia anticoagulante**), a qual pode ser realizada com *heparina* de efeito imediato, ou de tratamento oral com cumarinas. As cumarinas inibem a γ-carboxilação dependente de vitamina K, dos fatores de coagulação no fígado (*antagonistas de vitamina K*). Os inibidores da cicloxigenase, tais como o *ácido acetilsalicílico* (aspirina), inibem a agregação dos trombócitos por meio do bloqueio da síntese da tromboxana TXA_2.

Os dois grupos de **diáteses hemorrágicas causadas por anormalidades das plaquetas** são trombocitopenias e trombocitopatias. As **trombocitopenias adquiridas** (**TCPs**) são as DH mais comuns. A TCP ocorre devido à *formação diminuída de plaquetas* (TCP aplástica, p. ex., em tumores de medula óssea, dano por radiação, ou deficiência de cobalamina ou folato), bem como por *destruição aumentada de plaquetas* (TCP trombocitoclástica) ou por *sequestro plaquetário* em um baço aumentado. A tendência muito aumentada ao sangramento ocorre rando o número de plaquetas cai abaixo de 20 x $10^3/\mu L$. A TCP idiopática (doença de Werlhof) é relativamente frequente, sua forma aguda se desenvolve de uma a três semanas após uma infecção viral (tempo de sobrevida da plaqueta encurtado devido a complexos imunes). A forma crônica ocorre como uma doença autoimune. A alergia a fármacos pode produzir TCP pela ação dos fármacos (p. ex., quinina ou sulfonamidas) como haptenos (→ p. 56). As **trombocitopatias adquiridas** ocorrem na uremia e na disproteinemia (revestimento das plaquetas). Elas podem também ser causadas por fármacos como ácido acetilsalicílico, via seu efeito inibitório sobre a cicloxigenase, um efeito que é utilizado na *profilaxia da trombose*.

As **DHs trombocíticas congênitas** são as trombocitopenias hereditárias autossômica--dominante e autossômica-recessiva (produção anormal de plaquetas) com os seguintes distúrbios funcionais:

- *Defeitos de membrana* como: 1) deficiência da glicoproteína plaquetária Ib (→ **G1**) que prejudica a adesão (síndrome de Bernard-Soulier) e 2) deficiência do complexo glicoproteico IIa/IIIb (→ **G2**), que inibe a agregação e a adesão (trombastenia de Glanzmann-Naegeli).
- Diversos *defeitos de armazenamento* ou *secreção*, por exemplo, deficiência de cicloxigenase e tromboxana sintase, na qual a liberação de ADP está reduzida (deficiência do pool de armazenamento); (→ **G3**).

Entre as formas de DH de **causa vascular** estão os diferentes tipos de doença hereditária de von Willebrand (vW), um defeito do endotélio vascular no qual o fator vW está reduzido ou com defeito (→ **G4**). Isso enfraquece a adesão plaquetária e depois leva à deficiência do fator VIII, pois o fator vW atua como um tipo de carreador para esse fator (formação de complexo). Por fim, há vários distúrbios funcionais e alterações teciduais na parede vascular e no tecido conjuntivo que podem ser tanto congênitos (púrpura simples; doença de Osler-Weber-Rendu; doença de Schönlein-Henoch), como adquiridos (escorbuto na deficiência de vitamina C; reações imunes mediadas por fármacos).

- **E. Inibição do sistema de coagulação sanguínea**

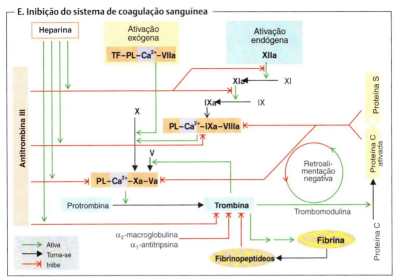

- **F. Causas trombocíticas e vasculares da tendência ao sangramento**

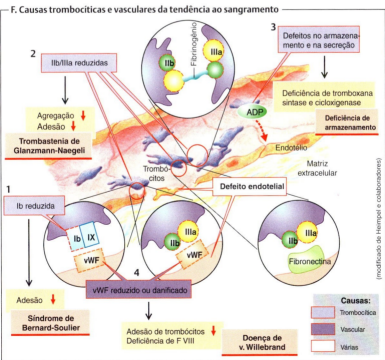

Figura 3.19 **Hemostasia III**

4 Respiração, Equilíbrio Ácido-base   F. Lang

Visão geral

A respiração pelos pulmões tem duas funções: primeiro, fornecer O_2 para o sangue e, segundo, regular o equilíbrio acidobásico por meio da concentração de CO_2 no sangue. A mecânica da respiração serve para ventilar os alvéolos, através da parede dos quais o O_2 pode se difundir para o sangue e o CO_2 pode se difundir para fora. Os gases respiratórios no sangue são amplamente transportados na forma ligada. A quantidade transportada depende, dentre outros fatores, da concentração no sangue e do fluxo pulmonar de sangue (perfusão). É tarefa da regulação respiratória adaptar a ventilação às necessidades específicas.

Vários **distúrbios** podem afetar a respiração, de modo que a captação de O_2 e a liberação de CO_2 adequadas não possam mais ser garantidas.

Na **doença pulmonar obstrutiva** (→ p. 80), a resistência ao fluxo no trato respiratório é elevada, e, por isso, a ventilação dos alvéolos é menor (→ **A1**). A consequência primária é a hipoventilação em alguns alvéolos (distribuição anormal; → p. 76) ou de todos os alvéolos (hipoventilação global). Se a ventilação alveolar cessar por completo, ocorre um *shunt* arteriovenoso funcional. Contudo, a hipoxia leva à constrição dos vasos supridores, diminuindo, assim, o fluxo sanguíneo para o alvéolo hipoventilado.

Na **doença pulmonar restritiva** (→ p. 78), a distensibilidade do pulmão (complacência) está diminuída. O distúrbio pode resultar de deficiência nos movimentos respiratórios ou de uma perda de tecido pulmonar funcionante. Esta última reduz a área de difusão e, dessa maneira, prejudica as trocas gasosas. A área de difusão é reduzida de forma semelhante no enfisema pulmonar (→ p. 82), o qual é caracterizado por um número reduzido de alvéolos que têm um grande lúmen ("bolhas"). Os distúrbios de difusão podem também ser causados por um aumento na distância entre os alvéolos e os capilares sanguíneos (→ **A2**; → p. 74, 84). Se os alvéolos e os capilares forem completamente separados uns dos outros, isso resultará em espaço morto funcional (alvéolos não perfundidos) e *shunt* arteriovenoso.

A doença pulmonar e a doença cardiovascular podem afetar a **perfusão pulmonar** (→ **A3**; → p. 72). A perfusão diminuída resulta em uma quantidade reduzida de gases sendo transportada no sangue, apesar da saturação de O_2 e da remoção de CO_2 adequadas nos alvéolos. O aumento da resistência vascular pulmonar intensifica a carga de trabalho do ventrículo direito do coração, devido ao aumento de pressão necessário para forçar o débito cardíaco total (DC) por meio da circulação pulmonar (→ p. 80 e 228).

A respiração também está prejudicada na **disfunção dos neurônios respiratórios** (→ p. 86), assim como dos motoneurônios, nervos e músculos que são controlados por eles (→ p. 72). As alterações nos movimentos respiratórios que ocorrem quando a regulação da respiração é anormal (→ Tabela 1), contudo, não necessariamente levam a alterações correspondentes na ventilação alveolar.

As consequências da respiração inadequada podem ser **hipoxemia** (→ **A5**; → p. 90), **hipercapnia** ou **hipocapnia** (aumento ou diminuição do conteúdo de CO_2, respectivamente; → **A4**; → p. 94 e segs.) no sangue arterializado. O suprimento de O_2 para as células e a remoção de CO_2 da periferia não dependem apenas da respiração adequada, mas também do transporte desimpedido de oxigênio no sangue (→ Cap. 3) e da circulação intacta (→ Cap. 7).

Tabela 1 Termos para várias atividades respiratórias

Hiperpneia	movimentos respiratórios aumentados
Eupneia	movimentos respiratórios normais
Hipopneia	movimentos respiratórios diminuídos
Apneia	parada da respiração
Bradipneia	frequência da respiração diminuída
Taquipneia	frequência da respiração aumentada
Dispneia	respiração trabalhosa* (sensação subjetiva)
Asfixia	incapacidade de respirar
Ortopneia	respiração trabalhosa, exceto nas posições sentado ou em pé

* N. de T.: Sensação de dificuldade respiratória.

Tabela 2 Definição de alguns parâmetros da ventilação

Volume corrente (V_c)	volume de inspiração e expiração normais
Capacidade vital (CV)	volume de máxima expiração após inspiração máxima
Capacidade respiratória máxima ($V_{máx}$)	ventilação máxima (L/min) alcançada num curto período de tempo (geralmente 10 s)
Complacência (C)	distensibilidade pulmonar
Volume de expiração forçada (VEF_1)	volume máximo expirado em 1 s
Capacidade residual funcional (CRF)	volume residual total após expiração normal

A. Fisiopatologia da respiração: Visão geral

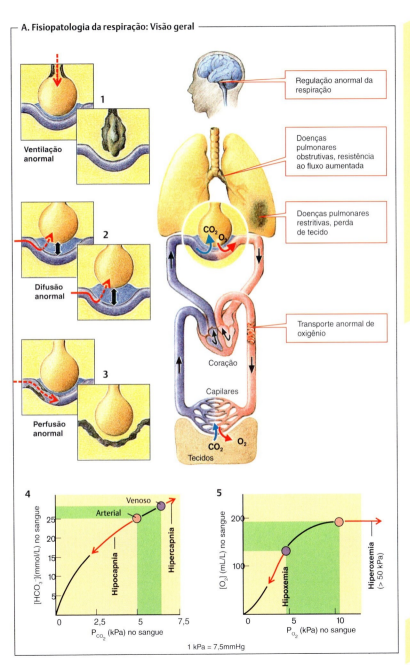

Figura 4.1 Visão geral

Ventilação, perfusão

Para chegar no alvéolo, o ar inspirado deve passar através das vias respiratórias nas quais não ocorre troca gasosa (espaço morto), isto é, normalmente boca, faringe e laringe, traqueia, brônquios e bronquíolos. Nesse caminho, o ar será limpo, aquecido e saturado com vapor d'água.

O **volume corrente** (VC) contém, além do volume de ar que chega aos alvéolos (VA), o volume de ar que permanece no espaço morto (VM). Se o volume corrente é menor do que o VM (normalmente cerca de 150 mL), os alvéolos não são ventilados com ar fresco (→ **A**, à direita). Quando o volume corrente é maior do que o VM, a proporção de ventilação alveolar se eleva com o aumento do VC. A ventilação alveolar pode até ser reduzida durante a hiperpneia, se a profundidade de cada ciclo ventilatório, isto é, VC, for baixo e encher sobretudo o espaço morto.

A **ventilação aumentada** pode ocorrer como um resultado de aumento fisiológico da demanda (p. ex., durante esforço) ou fisiopatologicamente (p. ex., na acidose metabólica; → p. 96) ou devido a uma hiperatividade inadequada dos neurônios respiratórios (→ p. 86).

A **ventilação diminuída** pode ocorrer não apenas quando a demanda está reduzida, mas também quando os neurônios respiratórios são lesados, ou quando a transmissão neural ou neuromuscular está anormal. Outras causas incluem doenças dos músculos respiratórios, mobilidade torácica diminuída (p. ex., deformidade, inflamação das articulações, obesidade), aumento do espaço pleural por derrame pleural ou pneumotórax (→ p. 78), assim como doença pulmonar restritiva ou obstrutiva (→ p. 78 e segs.). Particularmente em indivíduos obesos, o movimento respiratório diminui durante o sono (→ p.86), resultando em apneia do sono.

As alterações na ventilação alveolar não têm o mesmo efeito sobre a **captação de O_2** para o sangue e a **liberação de CO_2** para os alvéolos. Devido à forma sigmoide da curva de dissociação de O_2, a captação de O_2 nos pulmões é amplamente independente da pressão parcial alveolar (PA_{O_2}). Se há apenas pequena hipoventilação, a pressão parcial de O_2 nos alvéolos e, assim, no sangue, é reduzida, porém a dissociação de O_2 está na parte plana da curva, de modo que o grau de saturação da hemoglobina e, portanto, a captação de O_2 no sangue são praticamente inalterados (→ **B**, à direita). Ao mesmo tempo, o aumento simultâneo na pressão parcial de CO_2 nos alvéolos e no sangue leva a uma diminuição notável da liberação de CO_2 (→ **B**, à esquerda).

A *hipoventilação extrema* diminui a pressão parcial de O_2 nos alvéolos e no sangue, de maneira que o oxigênio esteja na parte inclinada da curva de ligação de O_2 à hemoglobina, e a captação de O_2 seja, então, menor do que a liberação de CO_2. A *hiperventilação* aumenta a pressão parcial de O_2 nos alvéolos e no sangue, mas não pode aumentar de modo significativo o nível de captação de O_2 para o sangue, pois a hemoglobina já está saturada. Todavia, a hiperventilação aumenta a liberação de CO_2.

A **perfusão pulmonar** está aumentada, por exemplo, durante o trabalho físico. Ela pode ser reduzida por insuficiência cardíaca ou circulatória (→ p. 238), assim como por constrição ou oclusão dos vasos pulmonares (→ p. 228).

Um aumento moderado na perfusão pulmonar, enquanto a ventilação permanece inalterada, aumenta a **captação de O_2** praticamente em proporção à quantidade de fluxo sanguíneo (→ **C**, à direita). Mesmo que a pressão parcial alveolar de O_2 diminua um pouco, devido ao aumento da captação de O_2 do alvéolo para o sangue, isso tem pequena influência sobre a saturação de O_2 no sangue (ver acima). É apenas quando a pressão parcial alveolar de O_2 cai na parte inclinada da curva de dissociação de O_2 que uma redução da pressão parcial de O_2 afeta de modo significativo a captação de O_2 no sangue. Nessas pressões parciais de O_2, um aumento adicional na perfusão pulmonar eleva apenas levemente a captação de O_2. Além disso, com um fluxo de perfusão pulmonar muito alto, o tempo de contato no alvéolo não é suficiente para garantir que a pressão parcial de O_2 no sangue se aproxime daquela do alvéolo (→ p. 74). Se a perfusão pulmonar está reduzida, a captação de O_2 é proporcionalmente diminuída.

A **remoção de CO_2** do sangue é menos dependente da perfusão pulmonar (→ **C**, à esquerda) do que a captação de O_2. No caso de perfusão pulmonar reduzida (mas ventilação e concentração venosa de CO_2 constantes), a pressão parcial de CO_2 nos alvéolos cai e favorece a remoção de CO_2 do sangue. Isso, por sua vez, atenua o efeito da redução na perfusão. Com uma perfusão pulmonar aumentada, a maior concentração alveolar do CO_2 impede o aumento proporcional na liberação de CO_2.

A. Espaço morto (V_M), volume alveolar (V_A) e volume corrente (V_C)

B. O_2 e CO_2 do sangue arterial na ventilação anormal

C. Liberação de CO_2 e captação de O_2 em diferentes níveis de perfusão

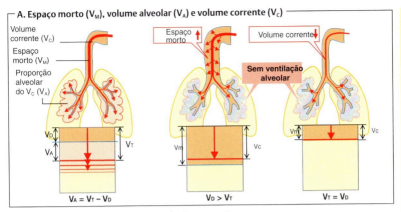
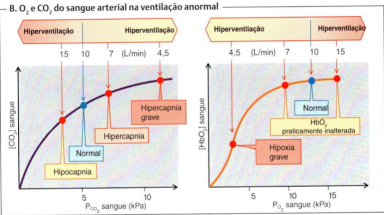
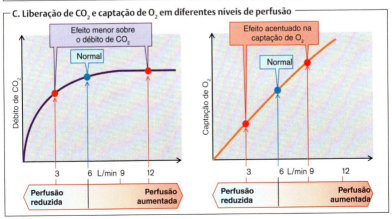

Figura 4.2 Ventilação, perfusão

Anormalidades da difusão

O O_2 tem de se difundir dos alvéolos para a hemoglobina nos eritrócitos, e o CO_2, dos eritrócitos para os alvéolos. A *quantidade de gás* (M) que se difunde, através da barreira de difusão entre o alvéolo e o sangue por unidade de tempo, é proporcional à área de difusão (F) e à diferença de pressão parcial entre o gás alveolar (PA) e o sangue (P_{sangue}), e inversamente proporcional ao comprimento do caminho de difusão (d):

$$M = K \times F (PA - P_{sangue})/d.$$

O coeficiente de difusão de Krogh, K, é cerca de 20 vezes maior para o CO_2 do que para o O_2. A *capacidade de difusão* D (= $K \times F/d$) é cerca de 230 mL × min^{-1} × kPa^{-1} (1,75 L × min^{-1} × mmHg^{-1}) em uma pessoa saudável.

Uma **anormalidade de difusão** existe quando a razão entre a capacidade de difusão e a perfusão pulmonar (ou débito cardíaco) está reduzida.

A capacidade de difusão pode ser reduzida por **aumento da distância** (→ **A**). Quando ocorre um edema pulmonar (→ p. 84), a pressão intravascular aumentada faz com que a água plasmática seja exsudada para o tecido pulmonar intersticial ou para os alvéolos e, assim, aumenta a distância de difusão. A inflamação causa alargamento do espaço entre os alvéolos e os capilares sanguíneos, como resultado do edema e da formação de tecido conjuntivo. Na fibrose pulmonar intersticial (→ p. 78), o tecido conjuntivo força a separação dos alvéolos e dos capilares sanguíneos. É a distância entre a hemoglobina e o gás alveolar o que importa. Assim, a distância pode também ser levemente aumentada por dilatação vascular (inflamação) ou anemia.

Uma capacidade de difusão diminuída pode também ser causada por uma **redução da área de difusão** (→ **A**), como após ressecção pulmonar unilateral, perda de septos alveolares (enfisema pulmonar; → p. 82) ou em perda de alvéolos na pneumonia, tuberculose pulmonar ou fibrose pulmonar (ver acima). A área de difusão pode também ser reduzida por colapso alveolar (atelectasia; → p. 76), edema pulmonar ou infarto pulmonar (→ p. 84).

Normalmente, a troca gasosa é completada dentro de um terço do tempo de contato entre o sangue dos capilares e os alvéolos.

As anormalidades da difusão tornam-se óbvias quando o débito cardíaco é grande (→ **A**), o sangue flui rapidamente pelos pulmões, e o tempo de contato do sangue com os alvéolos é, portanto, breve. O aumento da demanda de O_2 durante o exercício físico requer um aumento do débito cardíaco, o que revela uma anormalidade de difusão. De fato, a diminuição da área de difusão (p. ex., após ressecção pulmonar unilateral) também significa menos tempo de contato no tecido pulmonar restante, pois a mesma quantidade de sangue passará agora por uma quantidade reduzida de tecido pulmonar por unidade de tempo.

A **difusão anormal afeta**, primariamente, o transporte de O_2. Para que a mesma quantidade de gás se difunda por minuto, o gradiente de O_2 deve ser 20 vezes maior do que o gradiente de CO_2. Se a capacidade de difusão em um alvéolo for diminuída, enquanto a ventilação permanece constante, a pressão parcial de O_2 cairá no sangue que sai do alvéolo. Se todos os alvéolos estão igualmente afetados, a pressão parcial de O_2 cairá no sangue venoso pulmonar (e, portanto, no sangue arterial sistêmico). Se o consumo de O_2 permanecer constante, a pressão parcial de O_2 será necessariamente mais baixa também no sangue venoso sistêmico (→ **B2**). Devido à oxigenação incompleta da hemoglobina, pacientes com uma anormalidade de difusão ficam com os lábios roxos no esforço físico (*cianose central*; → p. 90).

Os efeitos primários da difusão anormal sobre o transporte de CO_2 e o metabolismo ácido-base são muito menos acentuados. A hipoxia estimula os neurônios respiratórios, e o aumento resultante na ventilação pode até produzir *hipocapnia*. Entretanto, a hipoxemia causada pela difusão anormal pode apenas ser levemente melhorada pela hiperventilação. No exemplo dado (→ **B3**), duplicar a ventilação alveolar, com um consumo de O_2 inalterado, aumenta a pressão parcial de O_2 alveolar em apenas 4 kPa a 17 kPa (30 mmHg a 129 mmHg), mas o gradiente de O_2 aumentado não normaliza a saturação de O_2 no sangue. Ao mesmo tempo, desenvolve-se *alcalose respiratória*, apesar da difusão anormal, por causa do aumento da remoção de CO_2 (→ p. 94). A hipoxemia pela difusão anormal pode ser neutralizada com ar inspiratório enriquecido com O_2 (→ **B4**). O grau de hipoxemia pode ser diminuído por uma redução do consumo de O_2.

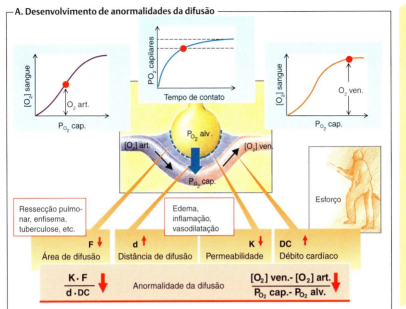
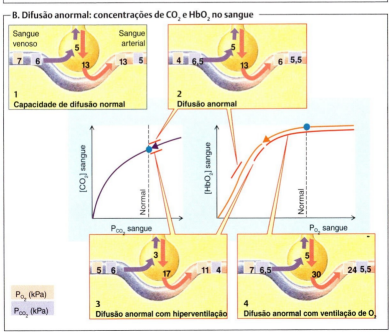

Figura 4.3 **Anormalidades da difusão**

Anormalidades da distribuição

A concentração de O_2 e CO_2 em um espaço alveolar e no capilar relacionado são dependentes da razão entre a ventilação (VA) e a perfusão (Q). No caso ideal, essa relação (VA/Q) e a concentração de O_2 e CO_2 são idênticas em todos os alvéolos. Os vasos pulmonares se contraem na hipoxia, garantindo, normalmente, extensa adaptação da perfusão à ventilação nos alvéolos individuais. Na posição vertical, a ventilação e a perfusão nos segmentos pulmonares basais são maiores que nos apicais. A perfusão é mais afetada, e VA/Q costuma ser, portanto, um pouco mais alta no ápice do que na base.

O termo "**distribuição anormal**" descreve a condição em que a razão entre ventilação e perfusão em alvéolos individuais se desvia daquela de todo o pulmão em uma extensão funcionalmente significativa. Em princípio, há duas possibilidades:

◆ A **perfusão diminuída** de alvéolos individuais em relação à perfusão ocorre na oclusão vascular, por exemplo, no embolismo pulmonar (→ p. 228). Além disso, capilares podem ser separados de seus alvéolos correspondentes por proliferação do tecido conjuntivo, como no caso da fibrose pulmonar (→ p. 74, 78). Por último, o suprimento capilar para o alvéolo pode também desaparecer se os septos alveolares são destruídos, como no caso do enfisema pulmonar (→ p. 82).

A perfusão diminuída dos alvéolos ventilados *aumenta o espaço morto funcional*, visto que o ar nesses alvéolos não participa mais da troca gasosa. Essa condição pode ser compensada por respiração mais profunda (VC aumentado). Se uma grande proporção de alvéolos não é perfundida, a *área de difusão* também *diminui* (→ p. 74), e isso não pode mais ser compensado pela respiração mais profunda.

◆ Na **ventilação diminuída** de alvéolos perfundidos (→ **A**), o sangue não é mais adequadamente saturado com O_2 e livre de CO_2. Em caso extremo, ocorre um *shunt* arteriovenoso funcional. Na doença pulmonar obstrutiva, tal como asma e bronquite crônica (→ p. 80), alguns dos brônquios são estreitados e impedem a ventilação normal de seus alvéolos. A ventilação de brônquios individuais (ou bronquíolos) pode também ser impedida por oclusão produzida por tumor. A abertura e ventilação de partes dos pulmões pode ser impedida por cicatrização local, como o espessamento pleural ou por paralisia diafragmática. A oxigenação do sangue é ainda comprometida por *shunts* arteriovenosos (funcional), por exemplo, como resultado de fibrose pulmonar ou de formação vascular patológica (p. ex., na insuficiência hepática ou teleangiectasia hemorrágica hereditária [doença de Osler-Rendu-Weber]).

A perfusão de alvéolos ventilados inadequadamente leva a uma *mistura de sangue não arterializado* com sangue venoso pulmonar. Isso resulta em hipoxemia (→ **A**; PA= pressão parcial na mistura de gases alveolares), a qual não pode ser compensada por hiperventilação de alvéolos "intactos" (porque a captação de O_2 pelo sangue que passa ao longo dos alvéolos ventilados pode ser aumentada apenas minimamente pela hiperventilação; → p. 72). Ao mesmo tempo, é difícil que ocorra hipercapnia, pois a liberação reduzida de CO_2 do alvéolo subventilado (→ **A**, à direita) pode ser compensada pela liberação aumentada dos alvéolos hiperventilados (→ **A**, à esquerda). Pelo contrário, a hipoxemia com frequência leva à *hiperventilação excessiva* e ao desenvolvimento de *hipocapnia*. Se ocorrer mistura venosa considerável, a hipoxemia arterial não poderá ser interrompida mesmo com respiração de O_2 puro.

Se a via aérea supridora está completamente ocluída, os alvéolos colapsam (**atelectasias**). De modo geral, mais O_2 é captado do que CO_2 é liberado, de forma que há diminuição maior na pressão parcial de O_2 do que aumento na pressão parcial de CO_2 (→ **B1**). Como resultado, o sangue retira mais O_2 dos alvéolos do que adiciona CO_2, resultando em uma diminuição do volume alveolar. Em consequência, o N_2 nos alvéolos é concentrado e, seguindo seu gradiente, também difunde-se para o sangue. Eventualmente, todo o volume alveolar é reabsorvido. O processo é retardado por uma queda na concentração de O_2 alveolar e subsequente contração vascular (ver acima). A ventilação com O_2 pode favorecer o desenvolvimento de atelectasias (→ **B2**), pois a captação de O_2 é aumentada pela alta pressão parcial de O_2, e não há constrição dos vasos supridores.

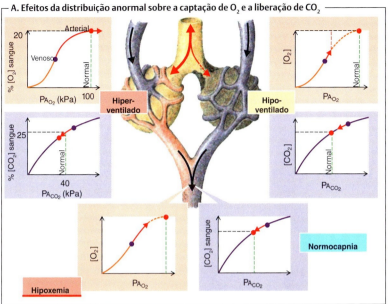

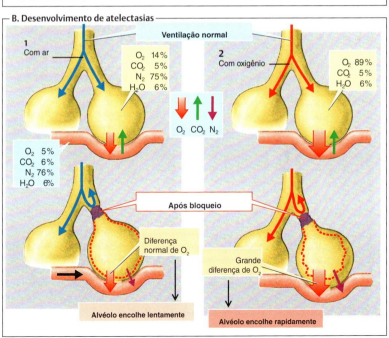

Figura 4.4 **Anormalidades da distribuição**

Doença pulmonar restritiva

A doença pulmonar restritiva denota perda anatômica ou funcional da área de trocas gasosas (parenquimal) ou restrição dos movimentos respiratórios (extraparenquimal).

As causas extraparenquimais incluem doença neuromuscular (p. ex., miastenia grave), obesidade malformações do tórax (cifoescoliose), enrijecimento articular e cicatrização pleural.

Uma **perda anatômica** de tecido pulmonar ocorre após remoção (ressecção) ou deslocamento (p. ex., por um tumor) de tecido pulmonar, assim como apósa atelectasia (→ p. 76). Uma **diminuição funcional** da área de troca ocorre se a *água plasmática é exsudada* para dentro dos alvéolos, por exemplo, no edema pulmonar (→ p. 84) ou na inflamação (permeabilidade vascular aumentada, p. ex., na pneumonia). Na *fibrose pulmonar*, a proliferação do tecido conjuntivo desloca o parênquima pulmonar intacto (diminuição na área de difusão), infiltra-se entre os capilares e alvéolos (aumento da distância) e impede a expansão normal dos pulmões (diminuição da troca de ar alveolar). A fibrose pulmonar pode ser causada por reação inflamatória contra o tecido conjuntivo ("doença do colágeno") ou por inalação de pó que contenha silicato ou asbesto. Algumas vezes, nenhuma causa é encontrada (fibrose pulmonar idiopática – síndrome de Hamman-Rich). Estimuladores de fibrose incluem o TGF-β e IGF (fatores de crescimento transformante e tipo-insulina).

As consequências da doença pulmonar restritiva incluem diminuição de complacência (C), capacidade vital (CV), capacidade residual funcional (CRF) e capacidade de difusão (→ p.70). A última leva a uma *anormalidade de difusão* (→ p.74) e, assim, à *hipoxemia* (→ **A**; SO_2= saturação de oxigênio do sangue). A capacidade respiratória máxima (V_{max}) e o volume de expiração forçada em 1 segundo (VEF_1) costumam estar reduzidos, mas o volume de expiração forçada relativo (normalmente 80% da CV) em geral encontra-se normal. Para inspirar um certo volume, uma pressão mais negativa do que a normal é requerida no espaço pleural (P_{PGL}), e mais energia deve ser gasta durante a respiração (trabalho aumentado da respiração; → **A**; V=fluxo de ventilação). A redução do leito vascular por remoção do tecido pulmonar, ou por compressão dos vasos sanguíneos, aumenta a resistência vascular. Uma pressão maior, que precisa ser gerada pelo coração direito, é necessária para bombear o sangue através do leito vascular pulmonar. A consequência será *carga aumentada no ventrículo direito* (cor pulmonale); → p.228).

O **pneumotórax** é também uma doença pulmonar restritiva (→ **B**). Se houver uma *conexão aberta* entre o espaço pleural e o ar externo (lesão torácica; → **B**, superior) ou os alvéolos (parede alveolar rompida devido à hiperdistensão), o ar entra, e o pulmão ipsilateral colapsa. A ventilação também é prejudicada no outro pulmão, pois a pressão pleural do lado saudável cai na inspiração, e, como resultado, o mediastino é deslocado para o lado saudável. Na expiração, a pressão se eleva, e o mediastino se move para o lado colapsado. Esse balanço do mediastino reduz a excursão respiratória (VC) do pulmão saudável. Se um mecanismo semelhante a uma válvula desenvolve-se no lado lesado, permitindo que o ar entre no espaço pleural, mas não que saia dele, ocorre *pneumotórax* hipertensivo ou tensional (→ **B**, inferior). É especialmente a ruptura dos alvéolos que atua com frequência como válvula: o pulmão colapsado se expande na inspiração, permitindo que o ar entre no espaço pleural pelo alvéolo danificado, mas, quando pulmão e alvéolo colapsam durante a expiração, a saída de ar é impedida. O mediastino é deslocado amplamente em direção ao lado saudável, pela pressão aumentada, e a ventilação correspondente é prejudicada. O aumento na pressão intratorácica também reduz o retorno venoso e, assim, o enchimento ventricular direito: e, em consequência disso, o débito cardíaco diminui.

Na *pletismografia de corpo inteiro*, o ar da pleura é indistinguível daquele dos alvéolos, pois ambos são igualmente reduzidos na expiração. No entanto, o gás de teste inspirado é distribuído apenas pelos pulmões. No pneumotórax, o volume intratorácico medido pela pletismografia de corpo inteiro é, portanto, maior do que o volume alveolar obtido com o gás de teste.

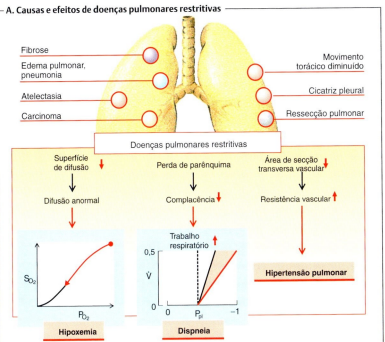

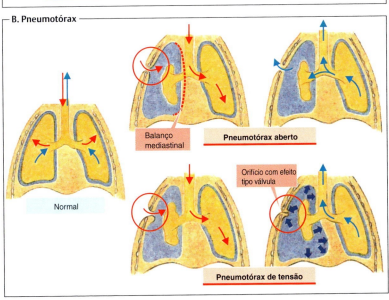

Figura 4.5 Doença pulmonar restritiva

Doença pulmonar obstrutiva

Para chegar aos alvéolos, o ar deve passar através do trato respiratório ou das vias aéreas (→ p. 72), as quais oferecem uma resistência ao fluxo. Essa resistência é determinada pelo lúmen da via. Em particular, o lúmen estreito dos bronquíolos pode ser estreitado adicionalmente por muco e pela contração da musculatura brônquica. O muco é secretado para aprisionar patógenos e partículas de sujeira. Ele é transportado em direção à boca pelos cílios do epitélio de revestimento e, então, deglutido. Como os cílios não podem propelir um muco muito viscoso, geralmente é secretada uma solução de eletrólitos que suspende o muco dos cílios, de maneira que o muco se move em direção à boca sobre uma fina camada líquida. O lúmen pode ser estreitado pela ação dos músculos brônquicos, o que aumenta a probabilidade dos patógenos serem retidos no muco. A desvantagem, contudo, é que o estreitamento aumenta a resistência ao fluxo. As *doenças pulmonares obstrutivas* são caracterizadas por uma resistência aumentada ao fluxo.

O **aumento intratorácico da resistência** é normalmente devido ao estreitamento ou à obstrução dos brônquios, por compressão externa, contração dos músculos brônquicos, espessamento da camada de muco ou por obstrução do lúmen pelo muco. A maioria dessas alterações são resultado de *asma* ou *bronquite crônica*. Na asma, há uma alergia a antígenos inalados (p. ex., pólen). Esses antígenos causam uma inflamação da mucosa brônquica, levando à liberação de histamina e leucotrienos (p.ex., LTD$_4$), protaglandinas, tromboxana, fator ativador plaquetário (FAP), citocinas, bradicinina, taquicininas, adenosina, anafilotoxinas, hormônios de crescimento, endotelina, ON e espécies reativas de oxigênio. Por conseguinte, os músculos brônquicos contraem e a secreção de muco, assim como a permeabilidade vascular (edema de mucosa), é aumentada (→ **A**, superior) sob a influência desses mediadores. Além dos antígenos inalados, microrganismos na mucosa também podem agir como antígenos (asma infecciosa-alérgica). Aqui não há distinção clara entre asma e bronquite. A doença pulmonar obstrutiva pode também ser o resultado de *fibrose cística* (FC). Em consequência de um defeito genético autossômico recessivo do regulador transmembrana da FC (CFTR; → p. 176), há secreção diminuída e hiper-reabsorção de líquido, e o muco não pode mais ser retirado das vias aéreas. O resultado é uma doença pulmonar obstrutiva. A redução da capacidade pulmonar para retrair (*pulmão flácido*, → p. 82) pode também levar à doença pulmonar obstrutiva, pois a retração elástica reduzida (complacência aumentada) do pulmão requer um aumento na pressão durante a expiração, resultando em compressão das vias aéreas intratorácicas (ver a seguir).

O **aumento extratorácico da resistência** ocorre, por exemplo, na paralisia das pregas vocais, no edema de glote e na compressão externa da traqueia (p. ex., por tumor ou bócio: → p. 302 e segs.). Na traqueomalácia, a parede da traqueia encontra-se amolecida, colapsando na inspiração.

O **efeito** da doença pulmonar obstrutiva é a redução da ventilação. Se ocorrer *obstrução extratorácica*, é principalmente a inspiração que será afetada (estridor inspiratório), pois, durante a expiração, a pressão aumentada no lúmen pré-estenótico alarga a porção estreitada. A *obstrução intratorácica* prejudica sobretudo a expiração, pois a queda na pressão intratorácica, durante a inspiração, alarga as vias aéreas. A relação entre a duração da expiração e da inspiração está aumentada. A obstrução da expiração distende os ductos alveola; → p. 82), diminui a retração pulmonar (aumenta a complacência), e a posição média da respiração é deslocada em direção à posição da inspiração (*tórax em barril*; → p. 82). Isso aumenta a capacidade funcional residual. A pressão intratorácica necessária para a expiração é maior porque a complacência e a resistência estão aumentadas. Isso causa compressão dos bronquíolos, de modo que a pressão nas vias aéreas aumenta ainda mais. Enquanto o esforço necessário para vencer a resistência elástica pulmonar é normal ou até diminuído, o esforço necessário para vencer a resistência viscosa pulmonar aumenta e, assim, o *trabalho respiratório total* é significativamente aumentado (→ **A**, no centro). A obstrução reduz a capacidade respiratória máxima ($V_{máx}$) e o VEF$_1$ (→ Tabela 2 na p. 70), e a ventilação diferente dos vários alvéolos resulta em *distribuição anormal* (→ p. 76). A hipoxia dos alvéolos hipoventilados leva à vasoconstrição, à resistência vascular pulmonar aumentada, à hipertensão pulmonar e à carga ventricular direita aumentada (*cor pulmonale*; → p. 228).

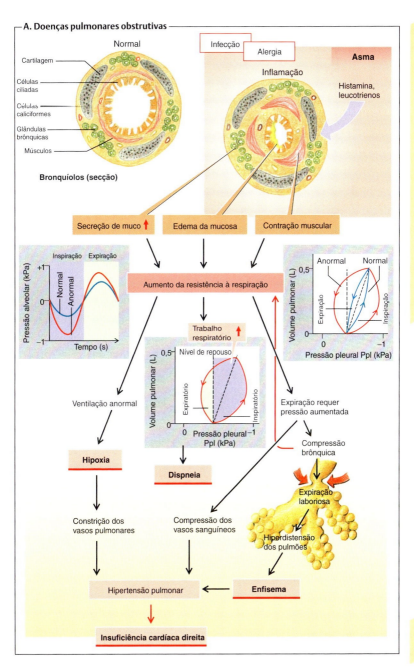

Figura 4.6 Doença pulmonar obstrutiva

Enfisema pulmonar

O enfisema é caracterizado por um aumento no volume das vias aéreas distais aos bronquíolos. O **enfisema centrolobular**, com distensão predominante dos ductos alveolares e bronquíolos respiratórios, é distinguido do **enfisema panlobular**, no qual estão distendidos, em particular, os alvéolos terminais (→ **A**). No **pulmão flácido**, há apenas uma perda da retração elástica. A doença pode afetar uma área circunscrita (enfisema local) ou o pulmão inteiro (enfisema generalizado). O enfisema é uma das causas mais frequentes de morte.

O enfisema centrolobular é causado sobretudo por **doença pulmonar obstrutiva**: no pulmão flácido, há uma perda de tecido conjuntivo; no enfisema panlobular, há perda adicional dos septos alveolares. Em **idosos**, ocorre regularmente um aumento do volume alveolar em relação à superfície alveolar. Em alguns pacientes (cerca de 2%), há uma **deficiência do inibidor da α_1-proteinase** (α_1-antitripsina), que normalmente inibe a ação de proteinases (p. ex., elastase dos leucócitos), serina protease 3, catepsina e metaloproteinases da matriz. A inibição diminuída das proteinases intensifica a degradação proteica e, assim, leva a uma perda da elasticidade do tecido pulmonar. Se a secreção está alterada, o acúmulo da proteína defeituosa nas células hepáticas pode adicionalmente levar ao dano hepático. Por fim, a perda da inibição da proteinase pode também afetar outros tecidos, por exemplo, glomérulos renais e pâncreas podem ser lesados. A α_1-antitripsina é oxidada e, por conseguinte, inibida pelo *fumo*, que dessa forma promove o desenvolvimento de enfisema mesmo em alguém sem predisposição genética.

Além da falta de inibidores, a **produção aumentada de elastases** pode ser uma causa de enfisema (p. ex., de uma elastase da serina de granulócitos, uma metaloelastase de macrófagos alveolares e várias proteinases de patógenos). O excesso de elastases na doença inflamatória crônica, por exemplo, leva a uma degradação das fibras elásticas do pulmão.

Quando se considera os **efeitos** do enfisema pulmonar, são importantes as consequências da *retração elástica reduzida*. A retração elástica pulmonar gera uma pressão positiva nos alvéolos em comparação ao ar ambiente, necessária para a expiração normal. Embora a pressão positiva possa também ser produzida por compressão externa, isto é, por contração dos músculos expiratórios, isso comprimirá também os bronquíolos, causando, assim, um aumento na resistência ao fluxo. A taxa máxima de fluxo expiratório (V_{max}) é, dessa forma, uma função da razão entre a retração elástica (T) e a resistência (RL) (→ **A**, à direita). A retração elástica reduzida pode ter o mesmo efeito que a doença pulmonar obstrutiva (→ p. 80). Ela pode ser elevada por aumento no volume inspiratório (→ **A**, à direita), levando, por fim, a um *desvio da posição de repouso* em direção à inspiração (*tórax em barril*; → **B**). Se o volume corrente permanecer constante, a capacidade residual funcional e o volume residual serão aumentados e, algumas vezes, também o espaço morto. Entretanto, a capacidade vital é diminuída devido ao volume expiratório reduzido. O desvio da posição de repouso leva ao achatamento do diafragma, o qual requer (de acordo com a lei de LaPlace) tensão aumentada do músculo. A perda das paredes alveolares leva à *redução da área de difusão* (→ p. 74); a perda de capilares pulmonares leva ao *aumento no espaço morto funcional*, assim como a resistência vascular e pressão arterial pulmonar aumentadas, com o desenvolvimento de *cor pulmonale* (→ p. 228). No enfisema centrolobular, mas não no panlobular, também desenvolve-se *anormalidade de distribuição* (→ p. 76) devido a diversas resistências em diferentes bronquíolos. A distribuição anormal resulta em *hipoxemia*. Os pacientes com enfisema centrolobular devido à doença pulmonar obstrutiva são chamados de blue bloaters* (→ **A**). Em contraste, pacientes com enfisema panlobular em repouso são chamados de pink puffers**, pois o aumento do espaço morto funcional os força a respirar mais profundamente. É apenas quando a capacidade de difusão é muito reduzida ou o consumo de oxigênio é aumentado (p. ex., durante esforço físico) que a anormalidade de difusão resultará em hipoxemia (→ p. 74).

---

* N. de T.: Blue bloaters (BB) = azul pletóricos, devido a sinais de insuficiência direita do coração.

** N. de T.: Pink puffers (PP) = soprador rosado.

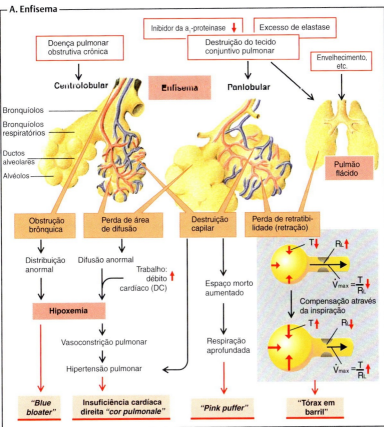
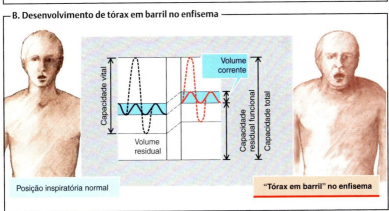

Figura 4.7 Enfisema pulmonar

Edema pulmonar

Nos capilares pulmonares, como nos capilares sistêmicos (→p.250), a filtração é determinada pela pressão de filtração efetiva, isto é, a diferença entre os gradientes de pressão hidrostática e oncótica. O aumento na pressão de filtração efetiva nos vasos pulmonares leva à **congestão pulmonar**, a filtração de água plasmática para o espaço intersticial resulta em **edema pulmonar intersticial** (→ **A1**), e a passagem de água plasmática para os alvéolos causa **edema pulmonar alveolar** (→ **A2**).

O **aumento da pressão hidrostática** nos capilares pulmonares ocorre quando a ação de bombeamento do ventrículo esquerdo é inadequada (→ **A3**, à direita). São causas a redução da força miocárdica ou o excesso de demanda sobre o coração (insuficiência cardíaca;→ p. 238), estenose ou insuficiência da valva mitral (→ p. 208 e segs.). O aumento resultante na pressão atrial esquerda é transmitido retrogradamente para os vasos pulmonares.

O desenvolvimento de edema pulmonar é facilitado por **drenagem linfática anormal** (→ **A4**, esquerda). Em geral, o excesso de líquido filtrado é removido via vasos linfáticos. No entanto, a capacidade do sistema linfático pulmonar é baixa mesmo sob condições fisiológicas. Se ocorrer insuficiência cardíaca direita junto com insuficiência cardíaca esquerda, a pressão venosa sistêmica aumentará, e, portanto, também aumentará a pressão no ponto de drenagem dos vasos linfáticos para as veias no ângulo venoso, diminuindo a drenagem linfática.

A **pressão oncótica** nos capilares é reduzida por *hipoproteinemia* (→ **A5**, à esquerda), favorecendo o desenvolvimento de edema pulmonar. A hipoproteinemia costuma ser o resultado de hiper-hidratação, por exemplo, um fornecimento de líquidos inapropriadamente alto para pacientes com excreção renal reduzida (p. ex., devido à insuficiência renal; → p. 120 e segs.). Uma redução na formação de proteínas plasmáticas pelo fígado (insuficiência hepática; → p. 188) ou a perda de proteínas plasmáticas, por exemplo, pelos rins (síndrome nefrótica; → p. 114), também diminui a concentração de proteínas plasmáticas.

Por fim, a **permeabilidade capilar aumentada** pode resultar em edema pulmonar (→ **A6**, à direita). A permeabilidade aumentada da parede capilar a proteínas reduz o gradiente de pressão oncótica e, desse modo, aumenta a pressão de filtração efetiva. A permeabilidade capilar é aumentada, por exemplo, por inalação de gases corrosivos ou inspiração prolongada de O_2 puro (→ p. 92).

Os **efeitos da congestão pulmonar** são a perfusão pulmonar reduzida e, por conseguinte, a diminuição da captação máxima de O_2. A distensão dos vasos congestionados impede a expansão dos alvéolos e diminui a complacência pulmonar. Além disso, os brônquios são estreitados pelos vasos distendidos, e a resistência à respiração aumenta (→ p. 80), o que se verifica pela redução da capacidade respiratória máxima e do VEF_1 (→ Tabela 2 na p. 70).

No **edema pulmonar intersticial**, o espaço intersticial entre o capilar e o alvéolo está aumentado. Como resultado, a difusão é prejudicada (→ **A8**) com diminuição principalmente da captação de O_2 (→ p. 74). Quando, devido à atividade física, o consumo de O_2 se eleva, a concentração de O_2 no sangue cai (hipoxemia, cianose).

Qualquer aumento adicional da pressão e do dano da parede alveolar causa a **passagem do filtrado para dentro do espaço alveolar**. Os alvéolos cheios de líquido não estão mais envolvidos na respiração (trocas gasosas), e ocorre um *shunt* arteriovenoso funcional (pulmonar arterial para pulmonar venoso) junto com a diminuição do O_2 no sangue arterial sistêmico (cianose central). O líquido entra nas vias aéreas e, assim, também aumenta a resistência das vias aéreas. A filtração aumentada de líquido para o espaço pleural (efusão pleural) também prejudica a respiração.

Os edemas pulmonares forçam o paciente a respirar na posição ereta (**ortopneia**; → **A9**). Ao sentar ou levantar após ter estado deitado (ortostase), o retorno venoso da parte inferior do corpo diminui (ainda mais na posição completamente ereta), e a pressão atrial direita e o débito cardíaco direito diminuem. Menos sangue flui através dos pulmões, causando uma queda na pressão hidrostática nos capilares pulmonares ao mesmo tempo que o fluxo venoso pulmonar das partes superiores dos pulmões é aumentado. Além disso, a diminuição da pressão venosa central facilita a drenagem linfática dos pulmões. Como resultado, a congestão pulmonar assim como os edemas intersticial e alveolar regridem.

A. Edema pulmonar

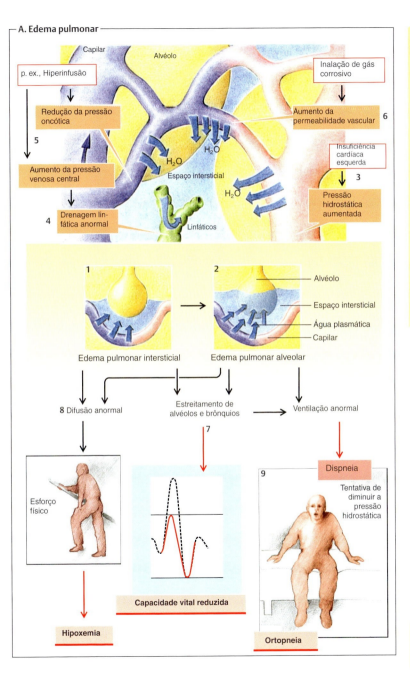

Figura 4.8 Edema pulmonar

Fisiopatologia da regulação respiratória

Vários fatores influenciam os neurônios respiratórios no bulbo (→ **A**):

A **ventilação é aumentada** por acidose, hipercapnia, hipoxia, hormônios (progesterona, testosterona, ACTH), transmissores ([nor]epinefrina sanguínea; histamina cerebral, acetilcolina, prostaglandinas), e por uma redução de Ca^{2+} e Mg^{2+} no líquido cerebrospinal (LCR). Dor, medo, aumento ou queda moderada da temperatura corporal, estímulos de frio ou calor intensos na pele, diminuição da pressão sanguínea e atividade muscular aumentam a ventilação.

De modo inverso, a **ventilação é reduzida** por alcalose, hipocapnia, hipoxia cerebral, hiperoxia periférica, bloqueadores ganglionares, altas concentrações de atropina, catecolaminas, endorfinas e glicina, aumento de LCR, Ca^{2+} e Mg^{2+}. Hipotermia profunda, aumento na pressão sanguínea e sono também diminuem a ventilação.

A **apneia do sono**, uma parada respiratória que dura de segundos a minutos, resulta de uma sensibilidade reduzida dos neurônios respiratórios ao CO^2 (apneia central), ou de um colapso das vias aéreas devido ao relaxamento dos músculos durante o sono (apneia obstrutiva). A apneia do sono é favorecida pela alcalose metabólica e pela obesidade. Ela pode estimular o tônus neural simpático, provocando taquicardia, hipertensão arterial e isquemia miocárdica. A hipocapnia resultante do movimento respiratório reduzido durante o sono pode levar à vasodilatação cerebral, e consequentes cefaleias matutinas.

Os **barbitúricos** (fármacos soporíferos) e a **insuficiência respiratória crônica** diminuem a sensibilidade dos neurônios respiratórios ao pH ou ao CO_2 no LCR. A *falta de O_2* torna-se, portanto, *o estímulo mais importante para a respiração*. Em ambos os casos, o suprimento de ar enriquecido com O_2 leva à hipoventilação e acidose respiratória (→p.96 e segs.). Essa resposta é aumentada, por exemplo, por uremia (→p.120 e segs.) ou sono. Devido ao fato da captação de O_2 variar dentro de uma ampla faixa independentemente da ventilação alveolar (→p.72), a respiração é estimulada apenas quando há uma marcada diminuição na pressão parcial alveolar de O_2 e uma queda na saturação de O_2 no sangue. O aumento resultante da ventilação irá novamente cessar assim que a saturação de O_2 no sangue estiver normal; a respiração torna-se, portanto, irregular.

Em geral, o **pH em torno dos neurônios respiratórios** ou o pH no LCR têm uma influência decisiva sobre a ventilação. Uma mudança no pH do encéfalo, seguida de alterações rápidas na P_{CO_2}, é acentuada pelo baixo poder de tamponamento do LCR (baixa concentração de proteínas). Como o CO_2, mas não o HCO_3^- ou o H^+, passa rapidamente pelas barreiras sangue-LCR (hematoliquórica) e sangue-cérebro (hematoencefálica), as alterações na concentração de CO_2 no sangue resultam em uma adaptação muito rápida da ventilação, enquanto a adaptação após alterações no pH ou no HCO_3^- do sangue ocorre apenas após um atraso de vários dias. Se ocorre súbita *acidose metabólica* (→ **B**, superior; ver também p. 96 e segs.), a compensação respiratória ocorrerá de modo lento. Ao mesmo tempo, o tratamento de uma acidose respiratória parcialmente compensada, por exemplo, pela infusão de HCO_3^-, com frequência deixa uma *alcalose respiratória* como resultado (→ **B**, inferior). Com a queda súbita da pressão parcial de O_2 no ar inspiratório (em grandes altitudes), a ventilação não é imediata e adequadamente elevada. O início da hiperventilação leva à hipocapnia, e a alcalose intracerebral resultante inibirá de forma transitória qualquer aumento adicional na ventilação. A adaptação completa da respiração ao suprimento reduzido de O_2 requer aumento na excreção renal de HCO_3^-, com diminuição subsequente na concentração de HCO_3^- no plasma e (após um atraso) no LCR.

A lesão ou a estimulação dos neurônios respiratórios pode causar **respiração patológica** (→ **C**):

◆ A **respiração de Kussmaul** (→ **C1**) é uma resposta adequada dos neurônios respiratórios à acidose metabólica. A profundidade das respirações individuais é muito aumentada, mas a respiração é regular.

◆ A **respiração de Cheyne-Stokes** (→ **C2**) é irregular. A profundidade da respiração torna-se periódica e gradualmente mais profunda e, depois, cada vez mais superficial. Ela ocorre quando há hipoperfusão do encéfalo, ou quando a respiração é regulada por uma falta de oxigênio. A resposta demorada dos neurônios respiratórios a alterações nos gases sanguíneos resulta em uma reação excessiva.

◆ A **respiração de Biot** (→ **C3**) consiste em uma série de ventilações normais interrompidas por longas pausas. Ela é uma expressão de lesão dos neurônios respiratórios. *Gasping* (→ **C4**) também indica um distúrbio acentuado na regulação da respiração.

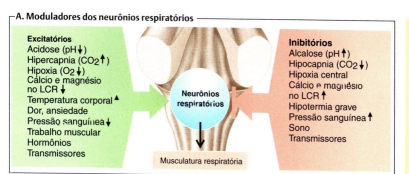

A. Moduladores dos neurônios respiratórios

Excitatórios
Acidose (pH↓)
Hipercapnia (CO_2↑)
Hipoxia (O_2↓)
Cálcio e magnésio no LCR↓
Temperatura corporal ▲
Dor, ansiedade
Pressão sanguínea↓
Trabalho muscular
Hormônios
Transmissores

Inibitórios
Alcalose (pH↑)
Hipocapnia (CO_2↓)
Hipoxia central
Cálcio e magnésio no LCR↑
Hipotermia grave
Pressão sanguínea↑
Sono
Transmissores

Neurônios respiratórios

Musculatura respiratória

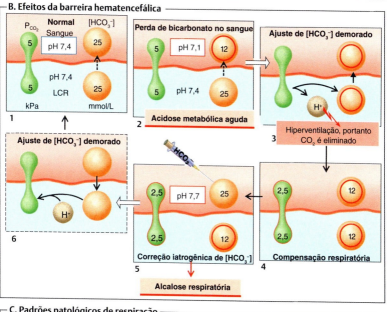

B. Efeitos da barreira hematencefálica

1. Normal — Sangue: P_{CO_2} 5, pH 7,4, $[HCO_3^-]$ 25; LCR: 5, pH 7,4, 25 (kPa, mmol/L)
2. Perda de bicarbonato no sangue — 5, pH 7,1, 12 / 5, pH 7,4, 25 — **Acidose metabólica aguda**
3. Ajuste de $[HCO_3^-]$ demorado — H^+ — Hiperventilação, portanto CO_2 é eliminado
4. Compensação respiratória — 2,5 / 12 / 2,5 / 12
5. Correção iatrogênica de $[HCO_3^-]$ — 2,5, pH 7,7, 25 / 2,5 / 12 — **Alcalose respiratória**
6. Ajuste de $[HCO_3^-]$ demorado — H^+

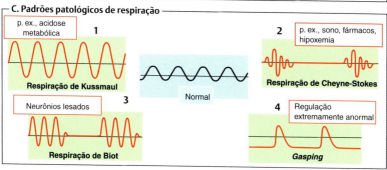

C. Padrões patológicos de respiração

1. p. ex., acidose metabólica — **Respiração de Kussmaul**
2. p. ex., sono, fármacos, hipoxemia — **Respiração de Cheyne-Stokes**
3. Neurônios lesados — **Respiração de Biot**
4. Regulação extremamente anormal — *Gasping*

Normal

Figura 4.9 Fisiopatologia da regulação da respiração

Síndrome da angústia respiratória aguda

A síndrome da angústia respiratória aguda (SARA) representa um distúrbio da função pulmonar que ameaça a vida.

As **causas** de SARA incluem, entre outras, sepse severa, pneumonia bacteriana, quase-afogamento, inalação de vapores tóxicos, contusão pulmonar, trauma severo (especialmente no tórax, cabeça e fraturas ósseas múltiplas), queimaduras, transfusões múltiplas, aspiração de conteúdo gástrico e pancreatite. A SARA pode ainda desenvolver-se após cirurgia com *bypass* cardiopulmonar. O risco de se desenvolver SARA é aumentado pela coincidência de mais de uma das causas. Por exemplo, a incidência de SARA aumenta de 25%, em pacientes com trauma severo, para 56% em pacientes com trauma severo e sepse.

O curso clínico da SARA caracteriza-se por três fases:

Na **fase exsudativa** inicial da SARA, a lesão de pneumócitos e células endoteliais pulmonares ocorre com a liberação de vários mediadores inflamatórios, incluindo interleucina 1 (IL-1), interleucina 8 (IL-8), fator de necrose tumoral (TNF-α) e leucotrieno B4 (LTB4). Os leucócitos (especialmente neutrófilos) invadem o tecido pulmonar. A lesão dos pneumócitos e das células endoteliais, assim como a influência dos mediadores inflamatórios, leva à perda da função de barreira entre os capilares e alvéolos, com a entrada de proteínas plasmáticas e líquido dentro do espaço alveolar. Restos celulares, proteínas plasmáticas e surfactante defeituoso agregam-se no lúmen alveolar às membranas hialinas, prejudicando a ventilação dos alvéolos afetados. A oclusão das vias aéreas pode levar ao desenvolvimento de atelectasias. A complacência pulmonar é diminuída e o trabalho respiratório aumentado. A perda de contato entre os capilares e os alvéolos ventilados leva ao "*shunting*" vascular, com oxigenação diminuída do sangue e consequente hipoxemia. A diminuição da concentração de O_2 alveolar leva à vasoconstrição pulmonar, a qual aumenta a resistência vascular pulmonar e resulta em desenvolvimento de hipertensão pulmonar. A resistência vascular pulmonar é ainda aumentada por oclusões microvasculares. A interrupção do contato entre os alvéolos e capilares pulmonares leva ao aumento do espaço morto. Apesar do espaço morto aumentado, a respiração costuma ser superficial e frequente, e o paciente sente-se incapaz de inalar ar suficiente. O prejuízo das trocas gasosas resulta em hipoxemia, hipercapnia e dispneia.

Em geral, após cerca de sete dias, desenvolve-se a **fase proliferativa**. Durante essa fase, os leucócitos neutrofílicos no tecido pulmonar são amplamente substituídos por linfócitos. As células epiteliais alveolares tipo II podem proliferar, produzir surfactante e diferenciarem-se em células epiteliais alveolares tipo I. Nessa fase, o paciente pode, gradualmente, recuperar-se. Entretanto, hipoxemia, taquipneia e dispneia com frequência desaparecem de modo lento. Em muitos pacientes, a recuperação é observada dentro de 3-4 semanas a partir da lesão inicial.

Em alguns pacientes, sinais de fibrose desenvolvem-se durante a fase proliferativa, a qual pode ser seguida por uma **fase fibrótica**. Nesses pacientes, edema alveolar e exsudato são seguidos por formação e deposição de proteínas de matriz no espaço intersticial e nas vias aéreas. O tecido pulmonar fibrótico em geral produz peptídeo pró-colageno tipo III, o qual torna-se, dessa forma, um indicador diagnóstico para o desenvolvimento de fibrose pulmonar. A presença desse peptídeo aponta para um curso clínico prolongado de SARA, e está associada ao aumento de mortalidade dos pacientes afetados. Devido à fibrose, a delicada arquitetura pulmonar é perdida, com o aparecimento de alvéolos alargados ("bolhas"), de forma semelhante ao enfisema. A complacência está diminuída e o espaço morto aumentado. O paciente está sob risco aumentado de desenvolvimento de pneumotórax. O lúmen dos microvasos pulmonares está diminuído pela fibroproliferação da íntima, e pela compressão devido à fibrose perivascular. A oclusão dos vasos aumenta a resistência vascular pulmonar, com desenvolvimento de hipertensão pulmonar. Pacientes que sofrem desse curso da SARA ficam com perda significativa da função pulmonar.

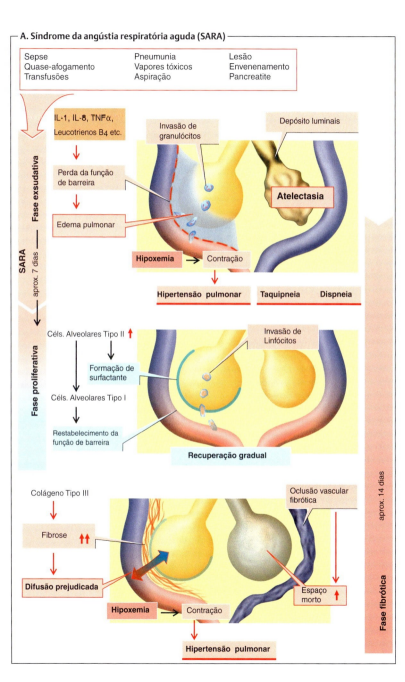

Figura 4.10 Síndrome da angústia respiratória aguda

Hipoxia

A **hipoxia** ocorre quando o transporte de O_2 do ar ambiente para as células está prejudicado. Pode haver diversas causas (→ **A**):

◆ A **hipoventilação** reduz o O_2 alveolar e, dessa maneira, prejudica a captação de O_2. Contudo, a ventilação tem de estar acentuadamente reduzida antes que a captação de O_2 seja diminuída de modo perceptível (→ p. 72).

◆ A **capacidade de difusão reduzida** (→ p. 74) impede o equilíbrio das concentrações de gás nos alvéolos e capilares sanguíneos.

◆ A **capacidade reduzida de captação de O_2 do sangue** ocorre na anemia (→ p. 34 e segs.) ou pode ser causada pela inabilidade da hemoglobina de ligar ou liberar O_2. O monóxido de carbono (CO), por exemplo, liga-se à hemoglobina com uma afinidade que excede àquela do O_2 por um fator de 200. O CO ligado a um grupo heme aumenta a afinidade dos outros três grupos da molécula de hemoglobina afetada, de forma que ela não apenas liga menos O_2, mas também está menos pronta para liberar o oxigênio ligado a ela. O aumento da afinidade com O_2 com liberação periférica reduzida também ocorre em uma deficiência de 2,3-difosfoglicerato (2,3– DPG) ou na alcalose.

◆ A **insuficiência circulatória** (→ p. 238) ou isquemia local prejudica o transporte vascular de O_2.

◆ A **difusão tecidual** é prejudicada se a distância entre uma célula e o capilar mais próximo está aumentada, como na hipertrofia tecidual sem aumento concomitante de formação de capilares, ou no edema. A distância de difusão também está aumentada quando o esfíncter pré-capilar do capilar mais próximo se contrai, pois o fornecimento de O_2 deve vir do segundo capilar mais próximo.

◆ Diversos **venenos da cadeia respiratória** podem inibir a utilização de O_2.

O **efeito** mais importante de todas as causas mencionadas antes é a diminuição do suprimento de energia aeróbica das células.

Na hipoxia, as células devem atender suas necessidades energéticas pela degradação da glicose até ácido lático. Todavia, o ganho de energia disso é pequeno (2 moléculas de ATP por molécula de glicose, comparado com cerca de 32 ATPs no metabolismo oxidativo), e a dissociação do ácido lático resulta em **acidose** metabólica (não respiratória) (→ p. 96). A falta de energia inicialmente causa uma diminuição reversível de função, mas, por fim, leva à lesão irreversível da célula (p.ex., p.12 e 232). O período máximo de anoxia até o dano irreversível depende do tipo celular. Neurônios sobrevivem cerca de 10 minutos, células renais e hepáticas sobrevivem por muitas horas. O organismo total em geral sobrevive, entretanto, apenas 4 minutos. Danos irreversíveis podem ser significativamente retardados pela diminuição do consumo energético (p.ex., hipotermia).

A hipoventilação, a difusão pulmonar anormal e a insuficiência circulatória causam **cianose** (coloração azulada da pele e membranas mucosas) se a concentração média da hemoglobina desoxigenada nos capilares for inferior a 0,7 mmol/L (5 g/100 mL) (→ **A**). Na hipoventilação e nos distúrbios da difusão pulmonar, o sangue arterializado é hipóxico (*cianose central*). Deve ser enfatizado que a cianose nem sempre reflete a deficiência de O_2. Se a concentração de hemoglobina no sangue estiver aumentada, pode ocorrer cianose mesmo se não houver falta de O_2 (**pseudocianose**). Entretanto, uma deficiência de O_2 pode ocorrer na deficiência de hemoglobina (anemia), sem que a concentração da hemoglobina desoxigenada atinja o nível necessário para a cianose.

A redução de O_2 regula para cima (*upregulates*) o fator induzível por hipoxia **HIF** (→**B**). Com um suprimento suficiente de O_2, o fator de transcrição é hidroxilado por HIF-prolil-4--hidroxilases com consequente ubiquitinação, uma reação mediada pela proteína de Von Hippel-Lindau (vHL). A ubiquitinação prepara o HIF para degradação proteassomal. As hidroxilases são ativadas pelo O_2 e são inativadas pela hipoxia. Assim, na hipoxia, o HIF escapa da degradação, dirige-se ao núcleo, liga-se a elementos do DNA responsivos à hipoxia e estimula a expressão de vários genes importantes para a sobrevivência em condições hipóxicas. Os genes HIF-sensitivos incluem o *VEGF* (fator de crescimento endotelial vascular), o qual estimula a formação de novos capilares (angiogênese), o TGF-β (fator de crescimento transformante β), o qual estimula a formação de proteínas da matriz (fibrose). A substituição de células com proteínas da matriz diminui a demanda local de O_2. Da mesma forma, entretanto, a perda de células compromete a função do órgão (p.ex., contratilidade do músculo cardíaco). A alteração do padrão de expressão celular, em períodos transitórios curtos ou longos de hipoxia, aumenta a resistência do tecido à hipoxia ou isquemia (pré--condicionamento e hibernação). No rim, o HIF estimula a formação de eritropoetina (→ p.36), a qual intensifica a formação de novos eritrócitos e, assim, a capacidade de transporte de O_2 do sangue.

A. Causas da deficiência de oxigênio

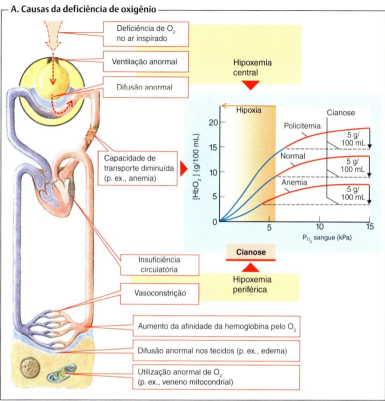

B. Efeitos da hipoxia

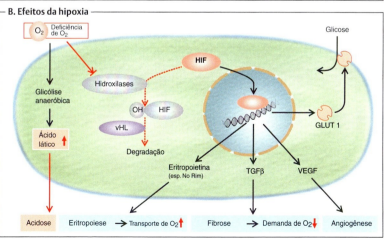

Figura 4.11 **Hipoxia**

Hiperoxia, estresse oxidativo

O O_2 é reativo e gera um número de **espécies de oxigênio altamente reativas** (EOR), incluindo ânion superóxido O_2^-, peróxido de hidrogênio H_2O_2 e o radical hidroxila OH•. O O_2^- pode ser gerado durante a fosforilação oxidativa ou pela *NADPH oxidase* e *xantinoxidase* (→**A**). O O_2^- é convertido pela *superóxido dismutase* (SOD) a H_2O_2, que é subsequentemente degradado pela *catalase*. Um defeito genético resultante em perda da função da SOD leva à esclerose lateral amiotrófica, um distúrbio neurodegenerativo com morte das células neuronais na medula espinal (→p.328). As EOR são ainda degradadas por peroxidases. Proteínas com atividade antioxidativa incluem as proteínas ligantes de metal, tais como transferrina, haptoglobina e ceruloplasmina. Além disso, os efeitos das EOR são amortecidos pelas proteínas de choque térmico (*heat shock proteins*). Pequenas moléculas que combatem as EOR incluem α–tocoferol (vitamina E), vitamina C, glutationa, bilirrubina e ácido úrico.

As EOR são formadas por leucócitos para danificar membranas dos patógenos. Dessa forma, a formação de EOR possui um papel importante na defesa contra patógenos. Concentrações moderadas, fisiológicas de O_2^- participam da regulação de diversas funções celulares. O O_2^- pode inibir a fosfatase PTEN e, assim, estimular a via da cinase fosfotidilinositol-3 (PI3) (→p.10) e intensificar a sinalização celular dependente de fator de crescimento e insulina. Em altas concentrações, as EOR exercem **efeitos tóxicos** nas células. O O_2 e as EOR oxidam lipídeos e, portanto, interferem na estrutura e função da célula e das membranas mitocondriais. A oxidação danifica o DNA e pode causar dano à fita do DNA. As EOR oxidam grupos livres sulfídricos (-SH) nas proteínas a grupos dissulfeto (-S-S-) e, assim, modificam a estrutura e atividade de enzimas, canais iônicos e outras proteínas. A modificação das proteínas de membrana pode aumentar a permeabilidade da membrana celular ao Ca^{2+}. Adicionalmente, as EOR podem ativar caspases (→p.14). A estimulação da entrada de Ca^{2+} e a ativação de caspases pode desencadear a morte celular suicida (apoptose) (→ p.14). O O_2^- inativa o ON, promove a proliferação, hipertrofia e contração das células musculares lisas vasculares (→p.252) e, dessa forma, favorece o desenvolvimento de hipertensão vascular. As EOR estimulam a expressão de fator tecidual (→p.64) e podem desencadear a coagulação. As EOR estimulam a expressão de moléculas de adesão e a expressão de metaloproteinases da matriz. Por esses efeitos, elas promovem a invasão de leucócitos no tecido afetado. Como resultado desses e de outros efeitos, o aumento da formação de EOR acelera o envelhecimento.

As EOR são especialmente importantes para a lesão tecidual após isquemia transitória (**lesão por reperfusão**). A reentrada de O_2 após um período de depleção de O_2 é seguida por formação intensificada de O_2^- e H_2O_2. A estimulação da expressão de moléculas de adesão leva à invasão de leucócitos, a qual gera mais EOR, promovendo lesão tecidual adicional.

A **hiperoxia** (→**B**) do organismo pode resultar de ventilação com equipamento de respiração durante o mergulho ou por inalação de O_2 puro por muitos dias, e ela pode inibir a *oxidação celular da glicose*. A alta pressão parcial de O_2 diminui o débito cardíaco e o fluxo sanguíneo através dos rins e do cérebro, este último resultando em *tonturas e cãibras*. Nos pulmões, a irritação das vias aéreas pode causar *tosse e dor*, enquanto o dano oxidativo do epitélio alveolar e endotélio leva ao aumento da permeabilidade, bem como ao desenvolvimento de *edemas pulmonares* (→ p. 84). A oxidação pode inativar o surfactante, o qual normalmente reduz a tensão superficial nos alvéolos e garante que eles se expandam de modo uniforme. A falta de surfactante pode levar a tamanhos diferentes dos alvéolos com subsequente distribuição anormal da ventilação (→ p. 76). A ventilação artificial com O_2 também facilita o colapso de alvéolos (*atelectasia*; → p. 76). Em neonatos, misturas contendo mais de 40% de O_2 levam ao desenvolvimento de *membranas hialinas* nos pulmões e, assim, prejudicam as trocas gasosas. No corpo vítreo e na córnea, o tecido conjuntivo e vascular prolifera, possivelmente levando à cegueira (*fibroplasia retrolenticular*).

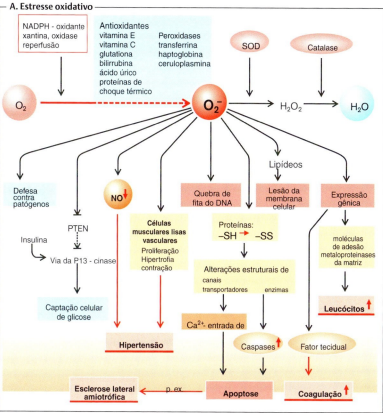

Figura 4.12 Hiperoxia, estresse oxidativo

Desenvolvimento de alcalose

O pH do sangue depende da razão entre a concentração de HCO_3^- e CO_2:

$$pH = pK + \log [HCO_3^-]/[CO_2]$$

pK contém a constante de dissociação do H_2CO_3 e a constante da reação do CO_2 a H_2CO_3. A alcalose (pH > 7,44) ocorre quando a concentração de CO_2 no sangue é baixa demais (hipocapnia, alcalose respiratória) ou a concentração de HCO_3^- é alta demais (alcalose metabólica).

Ocorre **alcalose respiratória** na **hiperventilação** (→ **A3** e p. 86).

As causas incluem excitação emocional (medo, dor), gestação (progesterona), febre, calor, envenenamento com salicilato ou dano dos neurônios respiratórios (p. ex., por inflamação, lesão ou insuficiência hepática). De forma ocasional, a hipoxia (anormalidade na distribuição ventilação/perfusão, anemia severa, baixa pressão de O_2 no ar inspirado [p. ex., em grandes altitudes]) causa aumento da ventilação, resultando em um aumento na quantidade de CO_2 sendo expirado.

Vários distúrbios podem levar à **alcalose metabólica** (isto é, **não respiratória**):

Na **hipocalemia** (causas →p.134), o gradiente químico do K^+, através de todas as membranas celulares, está aumentado. Em algumas células, isso leva à hiperpolarização, o que retira mais HCO_3^- carregado negativamente da célula. A hiperpolarização, por exemplo, aumenta o efluxo de HCO_3^- do túbulo (renal) proximal via cotransporte de $Na^+(HCO_3^-)_3$ (→ **A4**). A acidose intracelular resultante estimula a troca luminal Na^+/H^+ e promove a secreção de H^+, assim como a produção de HCO_3^- na célula do túbulo proximal. Enfim, ambos os processos levam à (extracelular) alcalose.

♦ No **vômito dos conteúdos do estômago**, o corpo perde H_+ (→ **A6**). O que é deixado para trás é o HCO_3^- produzido quando HCl– é secretado nas células parietais. Com frequência, o HCO_3^- formado no estômago é reutilizado no duodeno para neutralizar o conteúdo ácido do estômago e apenas transitoriamente leva à (fraca) alcalose (maré alcalina).

♦ O vômito também **reduz o volume sanguíneo**. Os edemas e a perda de líquido extrarrenal e renal podem, de forma semelhante, resultar em depleção de volume (→ **A4**; ver também p. 132). O volume de sangue reduzido estimula a troca de Na^+/H^+ nos túbulos proximais e força o aumento da reabsorção de HCO_3^- pelos rins, mesmo na alcalose. Além disso, a aldosterona é liberada na hipovolemia, estimulando a secreção de H^+ no néfron distal (→ **A5**). Assim, a habilidade dos rins de eliminar HCO_3^- fica comprometida, e o resultado é **alcalose por depleção de volume**. O hiperaldosteronismo pode levar à alcalose sem depleção de volume.

♦ O hormônio da paratireoide (PTH) normalmente inibe a reabsorção de HCO_3^- nos túbulos proximais. Desse modo, o **hipoparatireoidismo** pode levar à alcalose.

♦ O fígado forma glutamina ou ureia a partir do NH_4^+ gerado pelo catabolismo de aminoácidos. A formação de ureia requer, além de dois NH_4^+, o acréscimo de dois HCO_3^- que são perdidos quando a ureia é excretada. Contudo, NH_4^+ é separado da glutamina nos rins e, então, excretado como tal. Na **insuficiência** hepática, a produção hepática de ureia está diminuída (→ **A7**), o fígado utiliza menos HCO_3^-, e ocorre alcalose. Entretanto, na insuficiência hepática, frequentemente predomina a alcalose respiratória, como resultado de estimulação inadequada dos neurônios respiratórios (ver acima).

♦ Um suprimento aumentado de **sais alcalinos** ou a mobilização de sais alcalinos dos ossos (→ **A2**), por exemplo, durante a imobilização, pode causar alcalose.

♦ A atividade metabólica pode causar o acúmulo de **ácidos orgânicos**, tais como ácido lático e ácidos graxos. Esses ácidos são praticamente dissociados por completo no pH sanguíneo, isto é, um H^+ é produzido por cada ácido. Se tais ácidos são metabolizados, o H^+ desaparece novamente (→ **A1**). O consumo de ácidos pode assim produzir alcalose.

♦ A quebra de cisteína e metionina em geral produz $SO_4^{2-} + 2H^+$, e a quebra de arginina e lisina produz H^+. A redução da degradação de proteínas (p. ex., como resultado de uma dieta com deficiência de proteínas; → **A8**) reduz a formação metabólica de H^+ e, assim, favorece o desenvolvimento de uma alcalose.

A extensão da alteração do pH sanguíneo depende, entre outros fatores, da **capacidade tamponante** do sangue (p.ex., liberação de H^+ a partir de proteínas plasmáticas), a qual está reduzida quando a concentração de proteínas plasmáticas está diminuída.

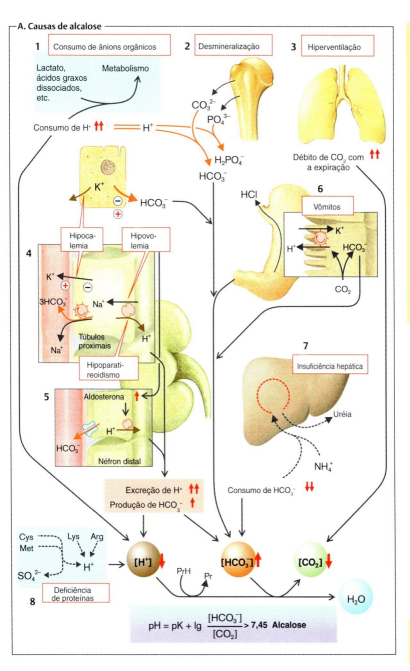

Figura 4.13 **Desenvolvimento de alcalose**

Desenvolvimento de acidose

O pH do sangue é uma função das concentrações de HCO_3^- e CO_2 (→ p. 86). Uma acidose (pH < 7,36) é causada pela concentração muito alta de CO_2 (hipercapnia, acidose respiratória) ou pela concentração muito baixa de HCO_3^- (acidose metabólica) no sangue.

Muitas doenças primárias ou secundárias do sistema respiratório (→ p. 70-84), assim como uma regulação anormal da respiração (→ p. 86), podem levar à **acidose respiratória** (→ **A3**). Isso pode também ser causado pela inibição da anidrase carbônica eritrocitária, pois esta lentifica a formação de CO_2 a partir de HCO_3^- nos pulmões e, desse modo, diminui a eliminação expiratória de CO_2 pelos pulmões.

Existem diversas causas de **acidose metabólica**.
◆ Na **hipercalemia** (→ **A4**, causas p.134), o gradiente químico através da membrana celular está reduzido. A despolarização resultante diminui a força elétrica que propulsiona o transporte eletrogênico de HCO_3^- para fora da célula. Isso diminui o efluxo de HCO_3^- nos túbulos proximais via cotransporte de $Na^+(HCO_3^-)_3$. A alcalose intracelular resultante inibe a troca luminal de Na^+/H^+, diminuindo a secreção de H^+ e a produção de HCO_3^- nas células do túbulo proximal. Por fim, esses processos levam à (extracelular) acidose.
◆ Outras causas de reduzida excreção renal de H^+ e produção de HCO_3^- são **insuficiência renal** (→ p. 120 e segs.), **defeitos de transporte** nos túbulos renais (→ p. 104 e segs.) e **hipoaldosteronismo** (→ **A5**). Em geral, a aldosterona estimula a secreção de H^+ nos túbulos distais; → p. 295.
◆ O PTH inibe a reabsorção de HCO_3^- nos túbulos proximais; portanto, no *hiperparatireoidismo*, a excreção renal de HCO_3^- está aumentada. Como o PTH promove simultaneamente a mobilização de minerais alcalinos dos ossos (→ p. 142), é raro ocorrer uma acidose. A perda renal de HCO_3^- ocorre se a **anidrase carbônica é inibida** (→p.104 e segs), visto que sua atividade é necessária para a reabsorção de HCO_3^- nos túbulos proximais.
◆ A perda de bicarbonato pelo intestino (→ **A6**) ocorre no **vômito de conteúdos intestinais**, na **diarreia** ou nas **fístulas** (conexões abertas do intestino ou dos ductos excretores das glândulas). Uma grande quantidade de suco pancreático alcalino, por exemplo, pode ser perdida a partir de uma fístula do ducto pancreático.

◆ Como o fígado necessita de dois íons HCO_3^- ao incorporar duas moléculas de NH_4^+ na formação de ureia (→ p. 94), a produção aumentada de ureia pode levar à acidose. Dessa maneira, o **suprimento de NH₄Cl** pode causar acidose (→ **A7**).

Em certas circunstâncias, a **infusão de grandes quantidades de solução de NaCl** pode levar a uma acidose, pois o HCO_3^- extracelular é "diluído" dessa forma. Além disso, a expansão do espaço extracelular inibe a troca de Na^+/H^+ nos túbulos proximais, que tem como resultado não apenas a redução da reabsorção de Na^+ nos túbulos proximais, mas também a secreção de H^+ e a reabsorção de HCO_3^- estão diminuídas.
◆ A **infusão de CaCl₂** resulta em deposição de Ca^{2+} nos ossos (→ **A2**) na forma de sais alcalinos (fosfato de cálcio, carbonato de cálcio). Os íons H+, formados quando o bicarbonato e o fosfato se dissociam, podem causar acidose.
◆ A **mineralização dos ossos**, mesmo sem $CaCl_2$, favorece o desenvolvimento de acidose (→ **A2**).
◆ A acidose pode também se desenvolver quando há aumento da formação ou redução do metabolismo de **ácidos orgânicos** (→ **A1**). Esses ácidos são praticamente dissociados por completo no pH do sangue, isto é, é formado um H+ por molécula de ácido. O *ácido lático* é produzido sempre que o suprimento de energia é fornecido pela glicólise anaeróbica, por exemplo, na deficiência de O_2 (→ p. 90), na insuficiência circulatória (→ p. 248), no exercício físico intenso, na febre (→ p. 26 e segs.) ou nos tumores (→ p. 18 e segs.). A eliminação de *ácido lático* pela gliconeogênese ou sua degradação está diminuída na insuficiência hepática e em alguns defeitos enzimáticos. Os ácidos graxos, o ácido β-hidróxi-butírico e o ácido aceto-acético acumulam-se em certos defeitos enzimáticos, mas especialmente no aumento da mobilização de gordura, por exemplo, no jejum, no diabetes melito (→ p. 310 e segs.) e no hipertireoidismo.
◆ Uma dieta rica em proteínas promove o desenvolvimento de acidose metabólica, pois, quando os aminoácidos contendo enxofre são degradados (metionina, cistina, cisteína), são gerados $SO_4^{2-} + 2H^+$; quando lisina e arginina são degradadas, é produzido H^+ (→ **A8**).

A extensão da acidose depende, entre outros fatores, da **capacidade de tamponamento** do sangue (p.ex. ligação de H^+ às proteínas plasmáticas).

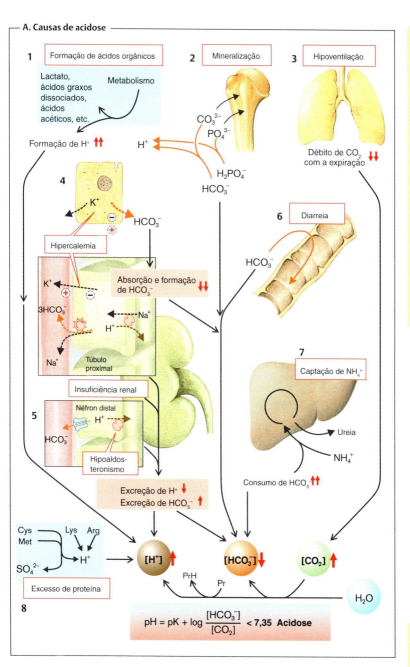

Figura 4.14 Desenvolvimento de acidose

Efeitos da acidose e da alcalose

É mediante alterações nas funções respiratórias e renais que o corpo tenta compensar as anormalidades do metabolismo ácido-base, para, dessa forma, manter o pH sanguíneo constante. As alterações no pH e nas concentrações de HCO_3^- e CO_2 no sangue, quando o equilíbrio ácido-base é anormal, e como elas são compensadas, podem ser demonstrados em gráficos (p.ex., a concentração de HCO_3^- pode ser plotada como uma função da P_{CO_2} [→ **A**, à esquerda] ou o logaritmo da P_{CO_2}, plotado como uma função do pH [→ **A**, à direita]; nomograma de Siggaard-Andersen: linhas cinzas = linhas de equilíbrio de CO_2).

◆ **Alcalose respiratória** (→ **A1**) é compensada pela reabsorção diminuída de HCO_3^- nos rins.

◆ **Alcalose metabólica** (→ **A2**) pode, teoricamente, ser compensada por hipoventilação. Mas a necessidade de captar O_2 suficiente estabelece limites estreitos para essa forma de compensação.

◆ **Acidose respiratória** (→ **A4**) é compensada pela excreção renal aumentada de ácidos (ou pela formação de HCO_3^-). O HCO_3^- plasmático aumentado resulta em mais HCO_3^- sendo filtrado nos glomérulos. Se a perda renal de HCO_3^- deve ser evitada, os rins devem, então, reabsorver continuamente uma quantidade aumentada de HCO_3^- filtrado.

◆ **Acidose metabólica** (→ **A3**) pode ser compensada por redução respiratória na concentração de CO_2 plasmático. Contudo, quanto mais baixa a concentração de CO_2, menos CO_2 é liberado em cada ventilação. Assim, para expirar uma quantidade particular de CO_2, a hiperventilação deve ser mantida até que a concentração plasmática de HCO_3^- seja novamente normal, ou pela excreção renal aumentada de ácido ou mediante degradação de ânions orgânicos (→ p. 94).

Efeitos da alcalose incluem *hipocalemia*, pois as células liberam menos HCO_3^-, despolarizam menos e, assim, perdem menos K^+. Se o H^+ é removido da célula por troca de Na^+/H^+, o Na^+ entra na célula, mas é de novo bombeado para fora da célula em troca por K^+ (→ **B**). Parcialmente, devido à hipocalemia, a alcalose pode desencadear arritmia cardíaca.

Além disso, na alcalose, mais Ca^{2+} é ligado às proteínas plasmáticas (→ **B**, à direita). Como resultado, *há uma queda na concentração de Ca^{2+} ionizado* no plasma. Como parte do Ca^{2+} no plasma também liga-se ao HCO_3^-, a concentração de Ca^{2+} livre cai mais na alcalose metabólica do que na respiratória. Os efeitos, principalmente da alcalose respiratória (hipocapnia), incluem a *excitabilidade neuromuscular aumentada* com cãibras, em grande parte devido à constrição de vasos encefálicos e, portanto, hipoperfusão do encéfalo. A alcalose intracelular pode inibir a excitabilidade neuromuscular pela ativação de canais de K^+. A hipocapnia também estimula a *contração da musculatura brônquica*, aumentando a resistência das vias aéreas. A alcalose inibe a gliconeogênese e promove a glicólise de forma que podem ocorrer *hipoglicemia e acidemia lática*. A alcalose intracelular ainda favorece a *divisão celular*. A inibição do movimento respiratório na alcalose pode resultar em hipoxemia.

Os **efeitos da acidose respiratória e metabólica** (→ **B**, setas vermelhas) são muito semelhantes. Eles ocorrem, em parte, devido à ativação de receptores sensíveis ao H^+. Na acidose extracelular, as células perdem HCO_3^-; por meio da despolarização, elas também perdem K^+. Além disso, a acidose inibe a Na^+/K^+-ATPase, e ocorre *hipercalemia* (→ p. 134). Por outro lado, a acidose estimula a troca de Na^+/H^+. O resultado não é apenas a captação de Na^+, mas também o edema intracelular.

Além disso, a acidose intracelular inibe canais de K^+ e tem um efeito inotrópico negativo e (bloqueando as conexões intercelulares) um efeito dromotrópico negativo sobre o **músculo cardíaco** (→ **B**, à direita). A acidose e hipercapnia podem levar a relaxamento dos músculos brônquicos e constrição das arteríolas pulmonares. Esta última pode aumentar a pressão vascular pulmonar e predispor ao desenvolvimento de edema pulmonar. A hipercapnia também pode induzir *vasodilatação* periférica (queda na pressão sanguínea, aumento na pressão intracerebral, cefaleia, letargia e coma). A acidose intracelular inibe enzimas marca-passo da glicólise, e ocorre *hiperglicemia*. A acidose prolongada promove *desmineralização óssea* (→ **B**, à direita), devido à dissolução de sais alcalinos dos ossos, assim como pela inibição da apoptose de osteoclastos, da reabsorção renal de Ca^{2+} e da formação de calcitriol (→ p. 142). Na acidose intracelular, o H^+ é captado pelas mitocôndrias em troca por Ca^{2+}. O H^+ também inibe a adenililciclase e, dessa maneira, prejudica os efeitos hormonais. Por fim, a acidose celular inibe a divisão celular e favorece a morte celular apoptótica. A estimulação da respiração durante a acidose pode resultar na respiração de Kussmaul (→ p. 86).

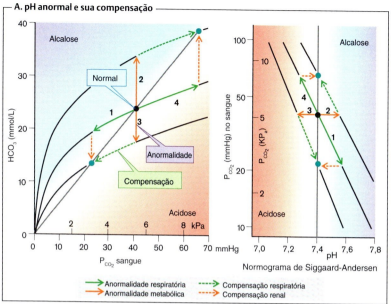
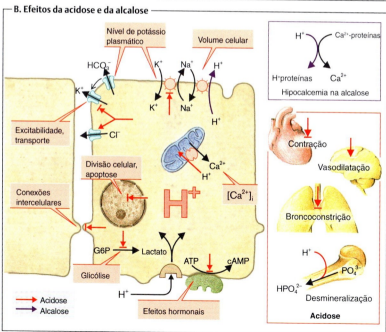

Figura 4.15 Efeitos da acidose e da alcalose

5 Rins, Equilíbrio Hidroeletrolítico

F. Lang

Visão geral

A lesão renal pode diminuir a **perfusão** renal assim como as **funções glomerular** e/ou **tubular** (→ **A**).

Além disso, a composição anormal da urina pode levar a precipitações (**urolitíase**) que inibem o fluxo livre de urina. Um filtro glomerular defeituoso pode resultar em perda renal de proteínas plasmáticas, reabsorção tubular prejudicada, perda renal de eletrólitos, minerais, bicarbonato, glicose ou aminoácidos. Por outro lado, lesões renais podem levar a uma **excreção renal** reduzida de substâncias sem utilidade ou prejudiciais (p. ex., ácido úrico, ureia, creatinina, vanadato [VnO_4], substâncias estranhas [xenobióticos] e as chamadas toxinas urêmicas) cujas concentrações aumentam de modo correspondente (→ **A3**). A função renal excretora reduzida afeta a decisiva contribuição renal para a **regulação** do **metabolismo da água**, dos **eletrólitos, minerais e para o equilíbrio ácido-base** (→ p. 94 e segs., 132 e segs.). Por meio de sua influência no metabolismo da água e dos eletrólitos, os rins são também importantes para a **regulação da pressão sanguínea** a longo prazo (→ p. 222 e segs.).

A capacidade dos rins de regular a composição do líquido extracelular é uma função do volume, o qual, por unidade de tempo, está sob o controle de seu epitélio. Para substâncias que não são secretadas pelas células tubulares, o volume controlado corresponde à **taxa de filtração glomerular (TFG)**. Todas as substâncias que são dissolvidas no filtrado podem ser reabsorvidas ou secretadas pelo epitélio tubular. Para substâncias que são secretadas pelo epitélio tubular (p. ex., potássio), o volume controlado é basicamente todo o plasma sanguíneo que flui através dos rins (**fluxo plasmático renal [FPR]**).

A excreção renal é regulada ou controlada por **hormônios** (p. ex., hormônio antidiurético [ADH] ou [arginina] vasopressina [AVP], aldosterona, hormônio paratireóideo [PTH], calcitriol [$1,25(OH)_2D_3$], calcitonina, cortisol, prostaglandina E_2, insulina, progestogênios, estrogênios, tiroxina, hormônio do crescimento e peptídeos natriuréticos [PN], tais como o PNA [PN atrial], LANP [PN de ação longa: long-acting], BNP [PN cerebral], CNP [peptídeo natriurético tipo-C], DNP [PN dendroaspis], adrenomedulina, (uro)guanilina, dilatador vascular e peptídeo caliurético). Desse modo, distúrbios da liberação de hormônios também prejudicam as funções excretoras renais.

Em geral, a quantidade filtrada de água e solutos é um múltiplo do que é realmente excretado: toda a água do plasma passa através do epitélio renal dentro de 20 minutos, e o volume extracelular total, dentro de três horas. A capacidade excretora dos rins, portanto, de forma alguma é esgotada. Por essa razão, a TFG, isto é, o volume controlado pelos rins, pode ser bastante diminuída sem que haja qualquer efeito prejudicial sobre o organismo. Todavia, uma redução na TFG estará, desde o início, intimamente associada a uma **redução progressiva da faixa de regulação**, que se tornará aparente quando houver um aumento na carga.

O rim não é apenas o órgão-alvo de hormônios, mas também, pela **formação de hormônios**, ele influencia sua própria função, bem como os elementos extrarrenais do metabolismo mineral (calcitriol) e a regulação da pressão sanguínea (renina/angiotensina) (→ **A2**). As prostaglandinas e cininas formadas nos rins servem primariamente para regular a função renal. Se os rins são lesados, os efeitos da função excretora renal anormal são adicionados àqueles da excreção renal anormal de hormônios. O hormônio eritropoietina, formado nos rins, regula a eritropoiese; sua ausência causa, portanto, anemia (→ p. 36). O rim produz a KLOTHO, a qual participa da regulação do metabolismo do cálcio/fosfato e aumenta o tempo de vida médio (→ p.22).

Por fim, os rins cumprem **tarefas metabólicas** (→ **A1**). Assim, por exemplo, na acidose, eles produzem amônia a partir do glutamato (amônia é excretada como NH_4^+ → p. 94) e formam glicose a partir do esqueleto de carboidratos (gliconeogênese). A glicose é também formada nos túbulos proximais a partir do lactato reabsorvido e, adicionalmente, ácidos graxos são degradados nos túbulos. Os rins têm um papel importante na inativação de hormônios. Cerca de 40% da inativação da insulina ocorre nos rins, os quais também degradam hormônios esteroides. Os oligopeptídeos filtrados (p. ex., hormônios) são quebrados no lúmen tubular, e os aminoácidos são reabsorvidos. A redução de tecido renal funcional necessariamente prejudica as tarefas metabólicas mencionadas.

A. Fisiopatologia dos rins (visão geral)

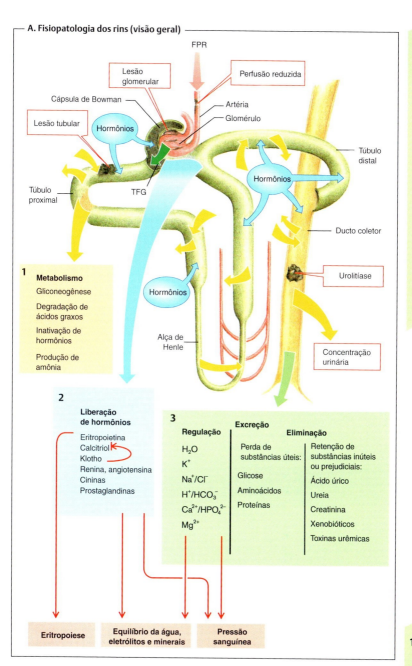

Figura 5.1 Visão geral

Anormalidades da excreção renal

A eliminação de uma dada substância é prejudicada se a filtração e a secreção tubular estão reduzidas. De maneira inversa, ela está aumentada quando a reabsorção tubular está diminuída e/ou a secreção tubular está aumentada. Isso pode mudar a **concentração plasmática** da substância, embora esta dependa de **fatores extrarrenais** (→ **A**), tais como produção ou degradação, absorção entérica ou excreção extrarrenal (p. ex., via intestino ou suor), deposição ou mobilização. A quantidade de substâncias por unidade de tempo, que resulta da soma dos processos extrarrenais, é a chamada **carga pré-renal**.

A interpretação correta das concentrações plasmáticas alteradas pressupõe um conhecimento da correlação quantitativa entre a **concentração plasmática e a excreção renal** (→ **B**).

Essa correlação é simples com substâncias que são filtradas, mas não secretadas ou reabsorvidas de modo significativo (p. ex., creatinina). A quantidade excretada (M_e) é idêntica à quantidade filtrada (M_f) e, assim, igual ao produto da concentração plasmática (P) e da **TFG**: $M_e = M_f = P \cdot TFG$ (→ **B1**, linha verde). A depuração* (M_e/P) é idêntica à TFG e, dessa forma, independente da concentração plasmática (→ **B2**, linha verde). Se a produção de creatinina é constante, uma **redução na TFG** leva a uma redução transitória na excreção da creatinina (→ **B3a**). Então, a quantidade produzida é maior que a excretada, de forma que a concentração plasmática e a quantidade de creatinina excretada por unidade de tempo aumentam (→ **B3b**), até que seja excretada tanta creatinina quanto é produzida pelo corpo. No equilíbrio, a excreção renal reflete a **carga pré-renal**. Com substâncias que são filtradas, mas não são reabsorvidas nem secretadas, há uma correlação linear entre a concentração plasmática e a excreção renal e, assim, entre a carga pré-renal e a concentração plasmática (→ **B4**, linha verde).

Na **reabsorção por processos de transporte com alta afinidade** (p. ex., a glicose, a maioria dos aminoácidos, o fosfato, o sulfato), praticamente toda a quantidade filtrada é reabsorvida, e nada é eliminado enquanto a concentração plasmática for baixa (→ **B1**, curva azul). Se a quantidade filtrada exceder a taxa máxima de transporte, todo o excesso das quantidades filtradas será excretado. A concentração plasmática na qual a quantidade filtrada e o transporte máximo são os mesmos é chamada de *limiar renal* (→ **B1**, porção vermelha da curva azul).

Nos **processos de transporte com baixa afinidade** (p. ex., ácido úrico, glicina), nem tudo é reabsorvido, mesmo com concentração plasmática baixa, de modo que tanto a taxa de reabsorção quanto a excreção renal se elevam com o aumento da concentração plasmática (→ **B1**, curva laranja).

Na **secreção** (p. ex., de ácido p-amino-hipúrico [PAH]), não apenas as substâncias filtradas, mas também as secretadas, são excretadas (→ **B1**, curva violeta). No sistema de transporte de alta afinidade e concentração plasmática baixa, toda a quantidade que alcança o rim será excretada. A depuração renal corresponde, dessa maneira, ao fluxo plasmático renal, isto é, à quantidade de plasma fluindo através dos rins por unidade de tempo. Se a quantidade de substância que é apresentada exceder a taxa máxima de transporte, a excreção poderá ser aumentada apenas por uma elevação na quantidade filtrada, e a depuração renal, reduzida (→ **B2**).

Uma **anormalidade dos fatores pré-renais** pode, apesar de o transporte tubular não estar prejudicado, aumentar a excreção de substâncias afetadas mediante um aumento de sua concentração no plasma e da quantidade filtrada. Assim, pode ocorrer glicosúria mesmo quando o transporte renal de glicose é normal, se a concentração plasmática estiver mais alta do que seu limiar renal, como ocorre no diabetes melito (**glicosúria por sobrecarga**). Da mesma forma, a diminuição da degradação de aminoácidos leva à aminoacidúria por sobrecarga. Ao contrário, uma alteração na concentração plasmática, na presença de um transporte renal anormal, pode ser impedida por mecanismos regulatórios extrarrenais (→ **A**). Assim, a hipocalcemia devido à diminuição da reabsorção renal de Ca^{2+} é impedida pela liberação de PTH, que mobiliza Ca^{2+} dos ossos e aumenta a absorção entérica de Ca^{2+}, via liberação de calcitriol (→ p. 138). O resultado é hipercalciúria, mas não hipocalcemia.

---

* N. de T.: *Clearance*.

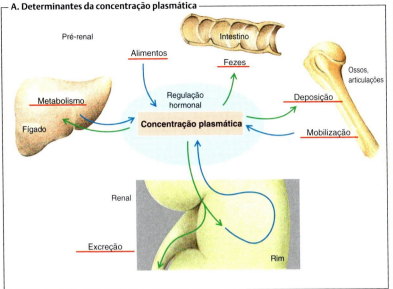

A. Determinantes da concentração plasmática

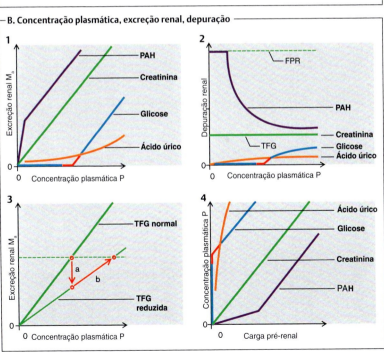

B. Concentração plasmática, excreção renal, depuração

Figura 5.2 **Anormalidades da excreção renal**

103

Fisiopatologia dos processos de transporte renal

As causas genéticas ou tóxicas, os fármacos ou as anormalidades hormonais podem prejudicar os processos de transporte tubular (ver também proteinúria tubular; → p.114).

Pelo menos dois transportadores luminais são responsáveis pela reabsorção de glicose nos túbulos proximais. Um defeito genético do transportador renal e intestinal de Na^+-glicose/galactose SGLT1 [SLC5A1] (→ **A1**) resulta em **má absorção de glicose-galactose**, mas em apenas leve glicosúria. Um defeito do segundo transportador renal de glicose SGLT2 [SLC5A2] leva à **glicosúria renal** clássica, na qual a taxa de transporte máximo (tipo A) ou a afinidade (tipo B) está diminuída (→ **D3**). No tipo 0, a reabsorção de glicose está completamente ausente. A glicose deixa a célula por meio da membrana celular basolateral via transportador GLUT2 [SLC2A2]. Um defeito genético neste transportador leva à glicosúria, hiper e hipoglicemia, armazenamento de glicogênio e raquitismo (síndrome de Fanconi-Bickel).

O cotransportador de Na^+-fosfato (→ **A2**) é inibido pelo fator de crescimento de fibroblastos 23 (FGF23). Sua ação é suportada pelo hormônio renal KLOTHO. Em geral, o FGF23 é degradado pela protease PHEX (fosfatase reguladora com homologia para endopeptidases no cromossomo X). Defeitos genéticos podem resultar em PHEX inativa (raquitismo hipofosfatêmico ligado ao X) ou FGF23 PHEX-resistente (raquitismo hipofosfatêmico autossômico dominante). Em ambos os casos, o transporte renal tubular do fosfato está prejudicado (**fosfato-diabetes renal**). O FGF23 e outras "fosfatoninas" inibidoras do transporte de fosfato são produzidas por algumas células tumorais. A reabsorção renal de fosfato é ainda comprometida na deficiência de calcitriol. A perda renal de fosfato causa desmineralização do osso por deficiência de fosfato (raquitismo; → p. 142). A **reabsorção renal de fosfato aumentada**, por ex. na deficiência de PTH (*hipoparatireoidismo*) ou na ação anormal do PTH (*pseudo-hipoparatireoidismo*) leva a hiperfosfatemia (→ p. 140).

Um defeito do cotransporte de Na^+ com certos aminoácidos neutros (B^0AT1 [SLC6A19]) no rim e no intestino resulta na **doença de Hartnup**, na qual ocorre a excreção aumentada de aminoácidos (→ **A3**). A perda renal de triptofano prejudica a síntese de ácido nicotínico, com deficiência de ácido nicotínico, podendo, desse modo, ocorrer dano do sistema nervoso central e da pele.

Um defeito no trocador de aminoácidos neutros e aminoácidos dibásicos (B^0+AT-rBAT) aumenta a excreção de ornitina, lisina, arginina e cistina (**cistinúria**) (→ **A4**). A cistina, pouco solúvel, é precipitada e forma cálculos urinários (→ p. 130). Na **intolerância familar a proteínas**, a reabsorção de aminoácidos dibásicos é anormal (Y^+LAT1-4F2hc [SLC3A2/SLC7A7]).

Um defeito do cotransportador de Na^+ para aminoácidos ácidos (EAAT3 [SLC1A1]) leva à **aminoacidúria ácida** inócua(→ **A5**); um defeito do carreador para aminoácidos cíclicos, tais como a prolina [SLC6A20]), resulta em **iminoglicinúria inócua** (→ **A6**).

A atividade diminuída do trocador Na^+/H^+ NHE3 (→ **A7**), ou do cotransportador Na^+/$3HCO_3^-$ NBC1(→ **A8**), resulta em **acidose tubular proximal** (→ p. 94 e segs.). Como a reabsorção de HCO_3^- reduzida nos túbulos proximais não pode ser compensada pela limitada capacidade de transporte tubular distal, o bicarbonato é excretado na urina mesmo quando a carga de HCO_3^- é normal (→ **E2**). Se a concentração plasmática de HCO_3^- estiver reduzida, os túbulos proximais poderão reabsorver o volume de bicarbonato filtrado, e os túbulos distais produzirão urina com acidez normal. A anidrase carbônica (AC) defeituosa prejudica a secreção tubular proximal e distal de H^+ (Typ III RTA). O cotransporte de Na^+/$3HCO_3^-$ depende do potencial de membrana. A hipercalemia despolariza a membrana celular e inibe a reabsorção de HCO_3^- nos túbulos proximais, enquanto a reabsorção de HCO_3^- é aumentada na hipocalemia. A excreção renal de H^+ muda, portanto, em **função da concentração de K^+ extracelular** (→ p. 94 e segs.).

A depleção de volume estimula o trocador Na_+/H_+ (→ **A7**) e, dessa forma, a reabsorção de HCO_3^- nos túbulos proximais. Isso resulta em uma alcalose por depleção de volume. A inibição do trocador Na^+/H^+ ou da anidrase carbônica aumenta a excreção de sais (**natriurese**). A inibição da reabsorção de Na^+ nos túbulos proximais é, contudo, amplamente compensada pelo aumento na reabsorção em segmentos mais distais do néfron, como na alça de Henle.

Na **síndrome de Fanconi**, causada por fatores genéticos ou adquiridos (p. ex., envenenamento por chumbo), vários processos de transporte acoplados ao Na^+ estão diminuídos (→ **A1 – 7**), resultando em glicosúria, aminoacidúria, fosfatúria, acidose tubular proximal e hipocalemia (ver a seguir).

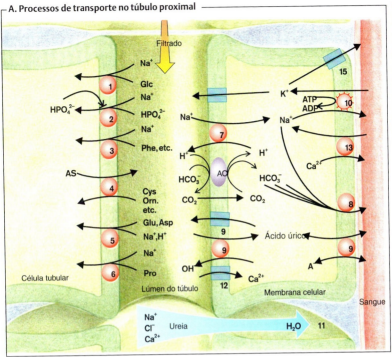
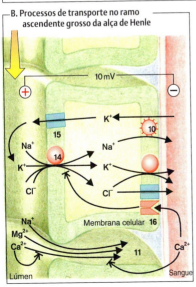
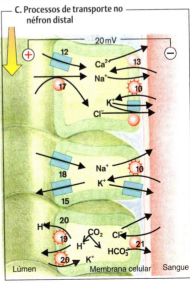

Figura 5.3 Processos de transporte renal I

O aumento da reabsorção proximal de Na₊ e água concentra o ácido úrico luminal e, assim, promove reabsorção de ácido úrico por meio de trocadores aniônicos e canais luminais e basolaterais (→ **A9**). Isso causa hiperuricemia com deposição de ácido úrico pouco solúvel em algumas articulações (**gota**; → p. 268).

Deficiência de energia (p. ex., perfusão inadequada) provoca redução na atividade da **Na⁺/K⁺-ATPase** (→ **ABC 10**), a reabsorção de eletrólitos é reduzida (rins perdedores de sal), edema celular e morte celular (→ p.12).

A **reabsorção de Ca²⁺** é realizada nos túbulos proximais, na alça de Henle e nos túbulos distais, em parte por transporte paracelular (→ **AB 11**), por canais de Ca²⁺ da membrana luminal (→ **AC 12**) e por trocadores 3Na⁺/Ca²⁺ da membrana peritubular (— **AC 13**). O hormônio da paratireoide (PTH) estimula a reabsorção de Ca²⁺; inversamente, hipoparatireoidismo resulta em hipercalciúria. Alta concentração de Ca²⁺ (hipercalcemia) inibe, via estimulação do receptor de Ca²⁺ (→ **B 16**), o cotransportador Na⁺-K⁺-2Cl⁻ (NKCC2) e o movimento paracelular (→ **B 11**). Isso prejudica não apenas a reabsorção de Ca₂₊, mas também a de Mg²⁺ (perda de magnésio), e a de Na⁺ (natriurese, prejuízo na concentração urinária; → p.108).

A inibição do NKCC2 (→ **B 14**) por **diuréticos de alça** interrompe a reabsorção de NaCl na alça de Henle e, portanto, a concentração urinária (→ p. 108). Isso resulta em natriurese e diurese. Os túbulos distais e ductos coletores são inundados por Na⁺ e reabsorvem Na⁺ em troca por K⁺ (ver a seguir), levando à caliurese e à hipocalemia. O NKCC2 necessita de K⁺ como substrato, o qual deve recircular através de canais de K+ (ROMK*; — **B 15**). Na deficiência de K⁺ ou hipocalemia, o canal de K⁺ é fechado, e a reabsorção de NaCI na alça de Henle é diminuída. Um defeito genético no NKCC2, em canais de Cl⁻ ou K⁺ são causas da **síndrome de Bartter**, a qual origina concentração urinária diminuída, natriurese, hipocalemia (exceto em defeitos do ROMK) e redução da pressão sanguínea, apesar da formação aumentada de renina, angiotensina e aldosterona (→ p. 124). O aumento compensatório da reabsorção tubular distal de Na⁺ é amortecido por prostaglandinas, as quais são formadas devido à intensificação da carga de transporte. A inibição da cicloxigenase pode, portanto, melhorar a depleção de volume que ameaça a vida dos pacientes afetados.

O NaCl é reabsorvido na porção inicial dos túbulos distais por meio de um cotransportador Na⁺/Cl⁻ (→ **C 17**). As **tiazidas** causam perda renal de sódio e potássio por inibirem o transportador (ver acima). A depleção de volume aumenta a reabsorção tubular proximal de Na⁺ e Ca²⁺, resultando em anticalciurese. Um defeito genético do transportador resulta na **síndrome de Gitelman**, uma variante leve da síndrome de Bartter.

O Na⁺ é reabsorvido no final dos túbulos distais e nos ductos coletores por meio de **canais de Na⁺** (→ **C 18**) e da Na⁺/K⁺-ATPase basolateral. A entrada de Na⁺ despolariza a membrana luminal da célula, promovendo a secreção de K⁺ através dos canais de K⁺ luminais. Se a reabsorção de Na⁺ nos túbulos proximais, na alça de Henle ou no início dos túbulos distais for inibida, mais Na⁺ atinge as porções distais finais do néfron, e ele é absorvido ali em troca por K⁺. O resultado é a perda renal de K⁺ (ver acima). Os canais de Na⁺ e a Na⁺/K⁺-ATPase são ativados pela **aldosterona** (→ **D1**). A deficiência de aldosterona (*hipoaldosteronismo*) ou a redução de sua efetividade (*pseudo-hipoaldosteronismo*, p. ex., devido a um defeito no canal de Na⁺) resulta em perda renal de Na⁺, volume extracelular diminuído e baixa pressão sanguínea. Os **diuréticos distais** agem bloqueando os receptores de aldosterona (antagonistas da aldosterona) ou por inibição direta dos canais de Na⁺. Eles causam natriurese leve e retenção renal de K⁺. Por outro lado, os canais de Na+ hiperativos (**síndrome de Liddle**) levam à retenção de Na⁺ e hipertensão.

A secreção de H⁺ no final dos túbulos distais e nos ductos coletores é realizada por H⁺-ATPases (→ **C19**) e H⁺/K⁺-ATPases (→ **C20**), e pelo trocador aniônico AE1(→**C21**). Um defeito resulta em **acidose tubular renal distal** (→**D2, E4**). As pessoas afetadas podem produzir urina moderadamente acidificada, mesmo quando a concentração de HCO₃⁻ é baixa. Além disso, elas sofrem de cálculos de CaHPO₄ devido ao fosfato ser prontamente precipitado em urina alcalina (→ p. 123).

A água pode ser reabsorvida em todo o néfron, exceto na alça de Henle ascendente. Todavia, a reabsorção de água nos túbulos distais e ductos coletores requer ADH. A falta de ADH ou diminuição da sensibilidade do néfron ao ADH causa **diabetes insípido** (→ p. 108).

---

* N. de T.: ROMK = *rat outer medulla K+ channel*, pertencentes a uma subfamília de canais de K+ regulados pelo ATP intracelular (KATP-).

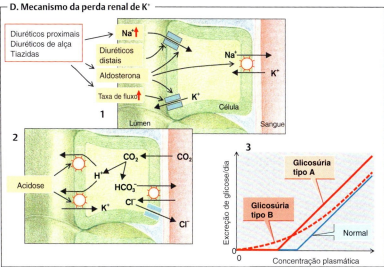
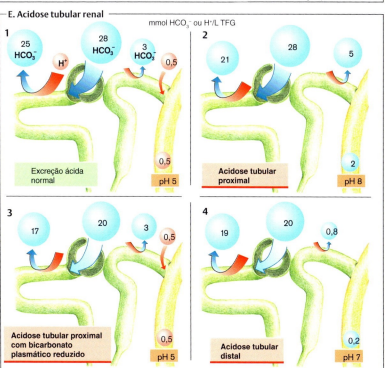

Figura 5.4 **Processos de transporte renal II**

Anormalidade na concentração urinária

Dependendo das necessidades, os rins podem normalmente excretar urina hipotônica (< 100 mOsm/L) ou hipertônica (> 1.200 mOsmol/L). A concentração e a diluição da urina são, em primeiro lugar, o resultado dos processos que ocorrem no **ramo grosso ascendente da alça de Henle** (parte ascendente), a qual transporta NaCl (→ **A**, seta vermelha) para o espaço intersticial da medula renal (ver também p. 104), sem que a água (seta azul) seja capaz de segui-lo. O líquido tubular torna-se hipotônico (50-100 mOsmol/L) no momento em que ele passa pela porção ascendente, enquanto o espaço intersticial torna-se hipertônico. O espaço intersticial hiperosmolar capta mais água (seta azul) do que eletrólitos (seta vermelha), a partir da **porção descendente da alça de Henle**, de modo que a osmolalidade aumenta no líquido tubular descendente no seu trajeto para o ápice da alça.

A distribuição dos vasos da medula renal (**vasos retos**) na alça impede a diluição da hiperosmolalidade medular.

A **ureia** (seta violeta) segue apenas parcialmente a água reabsorvida nos túbulos proximal e distal e na alça de Henle, de forma que sua concentração luminal aumenta até o ducto coletor. O ducto coletor medular é muito permeável à ureia, a qual se difunde para o espaço intersticial seguindo seu gradiente de concentração. As altas concentrações de ureia na medula renal retiram água da parte descendente da alça de Henle. Alguma quantidade de ureia se difunde para o lúmen tubular e é reciclada ao ducto coletor pela alça de Henle e pelo túbulo distal.

O **ADH** estimula a inserção de canais de água (aquaporinas) na membrana apical da célula do túbulo distal e do ducto coletor, permitindo, assim, a reabsorção de água seguindo o gradiente osmótico. O líquido tubular no túbulo distal é inicialmente hipotônico (ver acima), mas, em direção ao fim desse túbulo, ele adquire a osmolalidade do sangue. Mais água é retirada do ducto coletor na medula renal, até que a osmolalidade do líquido luminal do ducto aproxime-se daquela na medula renal.

Na **deficiência de ADH** (diabetes insípido central) ou na insensibilidade do néfron distal e do ducto coletor ao ADH (diabetes insípido renal), a permeabilidade do túbulo distal e do ducto coletor à água é baixa (→ **A1**). Até 20 L de urina hipotônica são excretados por dia. A excreção de Na$^+$ e ureia também podem estar aumentadas.

Se a **reabsorção na alça de Henle for inibida**, a hiperosmolalidade da medula renal se dissipa. Os diuréticos de alça inibem o cotransporte de Na$^+$-K$^+$-2Cl$^-$. A hipercalcemia inibe a reabsorção via o receptor de Ca^{2+} no túbulo e pela inibição da reabsorção paracelular. A hipocalemia ou os canais de K$^+$ defeituosos (ROMK, um canal de K$^+$ retificador de entrada) inibem a recirculação de K$^+$ e, desse modo, indiretamente, o cotransporte de Na$^+$-K$^+$-2Cl$^-$ (→ p. 105 B).

A **perfusão aumentada através da medula renal** lava a hiperosmolalidade medular (→ **A3**). Os mediadores (p. ex., cininas, prostaglandinas) liberados durante a inflamação, portanto, diminuem a osmolalidade medular e, assim, reduzem a concentração urinária. A cafeína também age como um dilatador dos vasos retos. A pressão sanguínea elevada pode também aumentar a perfusão dos vasos retos e, dessa forma, "lavar" a medula (diurese por pressão).

A reabsorção de água pode também ser reduzida se o líquido tubular contiver substâncias pouco ou não absorvíveis. Essas substâncias são concentradas pela reabsorção de líquido, e a água é retida (→ **A4**). Ocorre diurese osmótica. Secundariamente, a reabsorção prejudicada de água leva à redução da reabsorção de NaCl e ureia. Como resultado, a osmolalidade na medula renal é reduzida, e a concentração urinária comprometida. A diurese osmótica é produzida terapeuticamente com manitol, um glicídeo pouco absorvido. Além disso, ela ocorre também quando quantidades aumentadas de glicose (diabetes melito), bicarbonato, ureia e fosfato são excretadas.

Uma **dieta pobre em proteínas** diminui a habilidade de concentração dos rins devido à redução da contribuição da ureia para o mecanismo de concentração (→ **A5**).

A diminuição da capacidade de concentração torna-se aparente por meio da diurese noturna (**nictúria**), **sede** e grandes **volumes de urina** não concentrada.

A. Anormalidades na concentração urinária

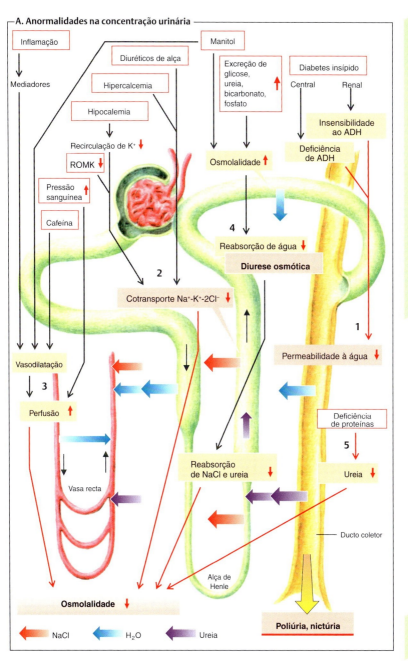

Figura 5.5 Concentração urinária

Doença renal policística

Muitos distúrbios genéticos provocam o aparecimento de cistos cheios de fluido nos rins, e parcialmente em outros órgãos, tais como o fígado, pâncreas e epidídimo. Às vezes, os pacientes afetados sofrem também com aneurismas vasculares (→ p. 254), prolapso da valva mitral, insuficiência da valva aórtica e hérnia da parede abdominal. Os cistos renais desenvolvem-se pela extensão do epitélio tubular (especialmente do túbulo distal e ducto coletor). Durante a ampliação, os cistos perdem contato com seus néfrons.

A **doença renal policística autossômica dominante** (DRPAD), que é relativamente comum (0,2% da população total), é causada por um defeito genético da proteína de membrana celular policistina 1 (PKD1), ou do canal TRP (potencial de receptor transitório) permeável ao Ca^{2+} policistina 2 (PDK2). As duas proteínas interagindo são inseridas na membrana celular epitelial apical, e permitem a entrada Ca^{2+} dentro da célula sempre que a taxa de fluxo luminal aumenta (→ p. **C1**). As duas proteínas influenciam várias vias de sinalização, as quais são perturbadas no defeito genético de uma das duas proteínas.

A formação e extensão dos cistos resulta, por um lado, da proliferação das células epiteliais, que leva a um aumento da circunferência da camada epitelial, e por outro lado, da secreção de fluido dentro do lúmen, que leva à extensão do cisto (→ **A1**).

A **proliferação das células epiteliais**, pelo menos em parte, resulta da perda do efeito inibitório da policistina 1,2 na sinalização do Wnt regulada pela β–catenina (→ **A2**; → p.10). A policistina 1 liga-se à caderina e à β–catenina. A super-espressão de β–catenina e APC defeituosa, a qual normalmente promove a degradação da β–catenina (→ p.10), pode resultar no aparecimento de cistos mesmo com a policistina intacta. Na DRPAD também ocorre ativação intensificada da mTOR (→ **A3**), a qual promove o transporte, síntese proteica e proliferação celular (→ p.10)

A **secreção de fluido** ocorre pela inserção do cotransportador de Na^+-K^+-$2Cl^-$ NKCC2 (→**A4**) na membrana celular basolateral, e da inserção de canais de Cl– (ex. CFTR) na membrana celular luminal (→**A5**). O Na^+, que entra na célula pelo cotransportador de Na^+-K^+-$2Cl^-$, é removido pela Na^+/K^+ ATPase na membrana celular basolateral. O K^+, acumulado pela bomba, deixa a célula por canais de K^+ basolaterais. Os canais apicais de Cl^- e os canais basolaterais de K^+ geram uma diferença de potencial transepitelial lúmen-negativa, a qual impulsiona o transporte paracelular de Na^+ para dentro do lúmen (→**A6**). O NaCl secretado para o lúmen é seguido obrigatoriamente pela água – osmose. Na DRPAD, a secreção de Cl^- é estimulada pelo aumento na formação de cAMP (→**A7**).

Os cistos em crescimento deslocam e distorcem o tecido renal normal, aumentam a pressão tecidual renal, comprimem vasos e levam à isquemia local (→**B**). A extensão da cápsula renal gera **dor**, a compressão de túbulos vizinhos interfere com o fluxo urinário e predispõe a **cálculos do trato urinário** (especialmente cálculos de oxalato de cálcio e de ácido úrico). A urolitíase é promovida pela formação reduzida e secreção de citrato e amônia nos túbulos renais proximais lesionados. A falta de citrato urinário predispõe à precipitação de sais de Ca^{2+}; a produção reduzida de amônia requer um aumento da acidez urinária para eliminar a carga ácida diária, e dessa forma, favorece a precipitação de ácido úrico, o qual é muito menos solúvel do que o urato prevalecente na urina alcalina (→p.130). A isquemia estimula a formação e liberação de renina, a qual ativa o mecanismo renina-angiotensina-aldosterona e leva à retenção de líquido e **hipertensão**. A isquemia ainda estimula a formação de VEGF (fator de crescimento endotelial vascular), o qual estimula a angiogênese. O aumento da capilarização pode levar ao sangramento dentro dos cistos. Eventualmente, a destruição do tecido renal funcionando leva à insuficiência renal.

Doenças renais císticas menos comuns incluem DRPAD, doença renal cística medular, doença esponjosa medular e nefronoftise. A causa da nefronoftise tipo 2 é um defeito genético da *inversina*, a qual normalmente suprime a sinalização dependente de Wnt pela estimulação da degradação da *disheveled* (→ p.10). Os cistos renais são também observados em pacientes que sofrem de **esclerose tuberosa** (mutações da tuberina e hamartina, →p.10) e da **doença de Von Hippel-Lindau** (mutações da vHLV, →p.10). Ambos os distúrbios são caracterizados por incidência aumentada de crescimento tumoral. A DRPAD não está, entretanto, associada com um maior risco para desenvolvimento de carcinoma renal.

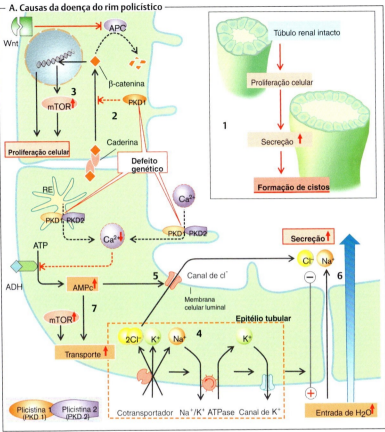
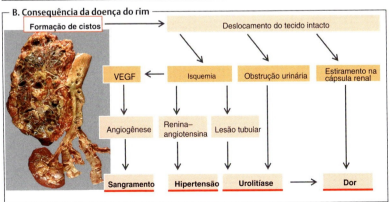

Figura 5.6 Doença do rim policístico

Anormalidades da função glomerular

A função dos glomérulos é produzir uma **TFG** adequada, isto é, o volume de água do plasma que é controlado pelo epitélio renal. A permeabilidade seletiva desse filtro (→ p. 114) garante a formação de um filtrado quase livre de proteínas. Como todo o sangue que flui através dos rins deve passar pelos vasos glomerulares, a resistência desses vasos também determina o **FPR**.

A TFG é determinada pela pressão de filtração efetiva (P_{ef}), pela condutividade hidráulica (K_f) e pela superfície de filtração (F): TFG = K_f. F. P_{ef}. A **pressão de filtração efetiva** é constituída pelos gradientes de pressão hidrostática (ΔP) e oncótica (Δπ) através do filtro (→ **A**): P_{ef} = ΔP – Δπ. Mesmo se o filtro for defeituoso, π dentro do espaço capsular do glomérulo pode ser ignorada, isto é, Δπ praticamente se iguala à pressão oncótica capilar ($π_{cap}$). Como resultado da filtração glomerular, a concentração de proteínas no plasma aumenta e $π_{cap}$, via de regra, aproxima-se do gradiente de pressão hidrostática em direção ao final das alças capilares glomerulares (equilíbrio de filtração).

A **condutividade hidráulica reduzida** (→ **A2**) ou a redução da superfície de filtração diminui a TFG. Nenhum equilíbrio de filtração pode ser alcançado. Em consequência do reduzido aumento de $π_{cap}$, a P_{ef} finalmente aumenta, mas isso não compensa a condutividade reduzida.

A **constrição das arteríolas aferentes** (→ **A3**), permanecendo constante a pressão sanguínea sistêmica, diminui a pressão de filtração e, portanto, a proporção de água plasmática filtrada (fração de filtração = TFG/FPR). Ao mesmo tempo, o fluxo sanguíneo renal e a TFG caem devido ao aumento da resistência.

A **constrição das arteríolas eferentes** (→ **A4**) aumenta a pressão de filtração efetiva e, assim, também a TFG/FPR. De forma simultânea, é reduzida a perfusão glomerular e a TFG em qualquer fração de filtração. A constrição das arteríolas eferentes (p. ex., na infusão de angiotensina II) ou a obstrução do fluxo venoso (p. ex., por trombose da veia renal) pode, desse modo, reduzir a TFG.

Os glomérulos podem ser lesados por doença inflamatória (**glomerulonefrite**: → **B**). Entre as possíveis causas, estão os complexos antígeno-anticorpo solúveis que ficam retidos nos glomérulos e, pela ativação do complemento, produzem inflamação local (→ p. 52 e segs.). Isso resulta em obstrução dos capilares glomerulares e destrói a função de filtração (**nefrite por imunocomplexo**). Vários fármacos, alérgenos e patógenos (em especial estreptococos do grupo A, tipo 12) podem atuar como antígenos. Entre os anticorpos, inclui-se IgG, IgM e, comumente, IgA (nefrite por IgA).

A glomerulonefrite pode, ainda que não seja muito comum, ser causada por uma reação imune contra a membrana basal. Os glomérulos também podem ser afetados por infecções. A inflamação local inicialmente resulta em hiperemia, acúmulo de neutrófilos (fase exsudativa), e lesão da membrana basal, em geral bastante espessada. É comum que células endoteliais, mesangiais ou células epiteliais capsulares proliferem e, por fim, produzam um excesso de matriz mesangial (esclerose) e/ou de fibras colágenas (fibrose).

Os glomérulos podem também ser lesados sem qualquer inflamação local pela **alta pressão** nos capilares glomerulares (p. ex., na hipertensão arterial, trombose da veia renal, pressão venosa retrógrada na insuficiência cardíaca direita e hiperfiltração na nefropatia diabética ou insuficiência renal crônica), pela **perfusão reduzida** (p. ex., na aterosclerose, arteriosclerose), por **lesão tóxica**, microangiopatia trombótica, concentrações aumentadas de proteínas plasmáticas filtráveis (p.ex., mieloma múltiplo), **deposição** de amiloide na amiloidose, deposição de glicoesfingolipídeo na doença de Fabry ou por **defeitos genéticos** das proteínas glomerulares (→p.114).

Na glomerulonefrite, a resistência das arteríolas aferentes e eferentes está aumentada, e o FPR, reduzido, apesar de a pressão de filtração normalmente ser alta. A condutividade hidráulica reduzida impede que seja atingido o equilíbrio de filtração e diminui a TFG. A perfusão renal reduzida estimula a liberação de renina, a qual, via angiotensina e aldosterona, aumenta a pressão sanguínea. Além disso, contribui para o desenvolvimento de **hipertensão** a excreção reduzida de NaCl e H_2O, causada pela diminuição da TFG (→ p. 124).

A permeabilidade seletiva é perdida por dano do filtro glomerular, levando, assim, à **proteinúria** e ao **edema** (→ p. 114).

O dano dos rins pode, por exemplo, destruir as células produtoras de eritropoietina e, assim, resultar no desenvolvimento de **anemia**.

A. Filtração glomerular: resistência vascular e condutividade hidráulica

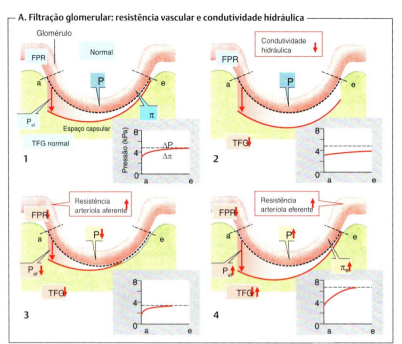

B. Doenças glomerulares

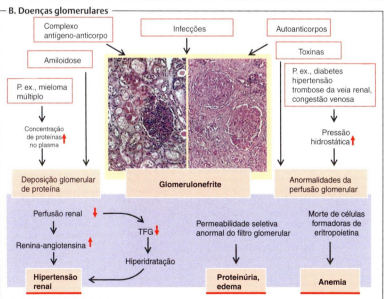

Figura 5.7 **Função glomerular**

Fotos de: Doerr, W. ed. Organpathologie. Stuttgart: Thieme; 1974

Distúrbios da permeabilidade seletiva glomerular, síndrome nefrótica

O **filtro glomerular** (endotélio fenestrado, membrana basal, fendas de filtração entre os podócitos) apresenta permeabilidade seletiva; por exemplo, ele impede a passagem de alguns componentes sanguíneos. A filtração no filtro glomerular depende do tamanho, forma e carga das moléculas. Em geral, macromoléculas com um diâmetro > 4nm não podem passar pela membrana basal e pelas fendas de filtração. Macromoléculas carregadas negativamente (p.ex., albuminas) são repelidas pelas cargas negativas do endotélio fenestrado (→**A1**). A matriz da membrana basal inclui o colágeno tipo IV 3α,4α, and 5α, assim como a lamina $β_2$. Defeitos genéticos do 3α,4α, and 5α (Síndrome de Alport e doença da "membrana basal fina") e da lamina $β_2$ (Síndrome de Pierson) levam à glomeruloesclerose. Anticorpos contra 3α (IV) são encontrados na Síndrome Goodpasture, uma doença autoimune que afeta a membrana basal, levando, entre outros, à glomerulonefrite.

Os podócitos conectam-se uns aos outros pela nefrina, uma proteína transmembrana com amplo domínio extracelular. A nefrina liga à proteína adaptadora CD2AP (proteína associada a CD2) e à proteína de membrana podocina. Os podócitos também expressam o canal catiônico permeável ao Ca^{2+} TRPC6 (canal do potencial receptor transitório 6), e as proteínas do citoesqueleleto α-actinin-4 e NMMHC-IIA (cadeia pesada da miosina não muscular IIA). A regulação da expressão gênica nos podócitos envolve o WT1, o qual suprime a expressão de vários fatores de crescimento (→p.16). Defeitos genéticos da nefrina (Síndrome nefrótica do tipo Finlândes), CD2AP, podocina (síndrome autossômica recessiva esteroide-resistente nefrótica), TRPC6, α-actinin-4, NMMHC-IIA ou WT1 (Síndrome de Danys-Drash, Síndrome de Frasier) podem levar à glomeruloesclerose. Defeitos genéticos são também responsáveis pelas lesões glomerulares na Síndrome da "unha-patela".

Muito mais frequentes do que os defeitos genéticos que afetam a função glomerular, encontram-se as lesões glomerulares devido à **glomerulonefrite** ou doenças sistêmicas, tais como hipertensão e diabetes melito (→p.112).

Se a integridade do filtro glomerular estiver prejudicada, proteínas plasmáticas e até mesmo eritrócitos ganham acesso ao espaço de Bowman, com resultante proteinúria e hematúria. A eletroforese revela que filtros defeituosos dão preferência à passagem de **albuminas** pequenas, **carregadas negativamente** (→**A3**).

Mesmo um filtro glomerular intacto permite a passagem de pequenas proteínas, as quais são então reabsorvidas no túbulo proximal. A capacidade limitada de transporte do epitélio tubular não pode lidar, entretanto, com uma grande carga de proteínas filtradas, se o filtro glomerular estiver defeituoso, levando à **proteinúria**. Uma reabsorção defeituosa de proteínas no túbulo proximal leva à excreção de quantidades moderadas de pequenas proteínas (*proteinúria tubular*).

A perda renal de proteínas devido à lesão glomerular leva à **hipoproteinemia**. A eletroforese do soro demonstra que isso se deve amplamente a uma perda de albumina (→ **A4**). A redução da pressão oncótica no sistema vascular leva à filtração aumentada da água plasmática na periferia. A filtração nos capilares periféricos é facilitada pelo dano da parede capilar, que pode também estar sujeita a alterações inflamatórias. Como resultado da filtração de proteínas na periferia, a concentração de proteínas e a pressão oncótica aumentam nos espaços intersticiais, de modo que o balanço de filtração desloca-se a favor do espaço intersticial (→ **A5**). Se a remoção de proteínas pelos linfáticos é inadequada, formam-se os **edemas** (→ **A7**). A filtração periférica aumenta a concentração de proteínas maiores, as quais não são filtradas no filtro glomerular defeituoso (p.ex., lipoproteínas).

Quando proteinúria, hipoproteinemia e edema periférico ocorrem juntos, denomina-se **síndrome nefrótica**. O aumento de lipoproteínas resulta em hiperlipidemia e hipercolesterolemia (→ **A6**). A hiperlipidemia é confundida pela reduzida atividade da lipoproteína lipase.

A hipoproteinemia favorece a filtração periférica, e a perda de água plasmática para o espaço intersiticial leva à hipovolemia, que desencadeia *sede*, *liberação de ADH* e, via renina e angiotensina, também a *de aldosterona* (→ p. 132). O aumento da ingestão de água e da reabsorção de cloreto de sódio e água mantém os edemas. Como a aldosterona promove a excreção renal de K^+ e H^+ (→ p. 106), ocorre *hipocalemia* e *alcalose*.

- **A. Anormalidades da permeabilidade seletiva glomerular e síndrome nefrótica**

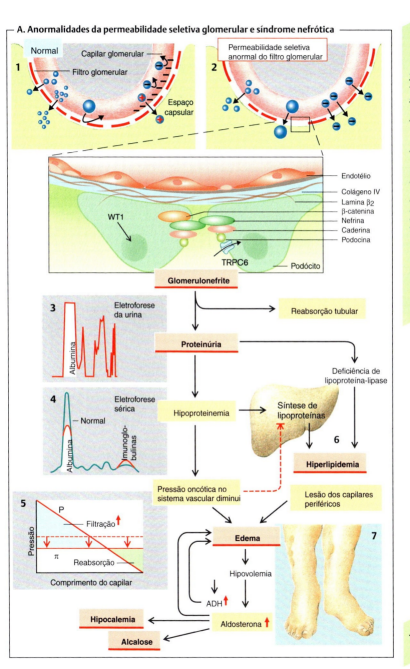

Figura 5.8 Permeabilidade seletiva glomerular: distúrbios

Nefrite intersticial

O termo nefrite intersticial é aplicado a alterações inflamatórias nos rins no caso da inflamação não se originar nos glomérulos. O tecido renal é infiltrado por células inflamatórias (especialmente granulócitos) e a inflamação pode levar à destruição local do tecido renal.

A forma mais comum de nefrite intestinal é aquela causada por bactérias (**pielonefrite**). Com maior frequência, a infecção se origina no trato urinário (bexiga → ureter → rim [*pielonefrite ascendente*]) e, com menor frequência, no sangue (*pielonefrite descendente*) (→ **A1**). A medula renal é parcialmente vulnerável, pois sua alta acidez, tonicidade e concentração de amônia enfraquecem os mecanismos de defesa corporal. Assim, a lavagem da medula renal diminui o perigo de infecção. Infecções podem ser causadas por obstrução ao fluxo urinário (cálculo no trato urinário [→ p. 130], gestação [→ p. 126], hipertrofia prostática, tumor) e redução das defesas imunológicas (p. ex., diabetes melito [→ p. 312]).

Uma nefrite intersticial pode também causar a **deposição de concreções** (sais de cálcio, ácido úrico) na medula renal sem qualquer infecção (→ **A2**). Os depósitos de ácido úrico nos rins são principalmente causados por ingestão excessiva de purinas na dieta, as quais são degradadas em ácido úrico, bem como por um aumento significativo da produção endógena de ácido úrico, como ocorre nas leucemias e em casos raros de defeitos enzimáticos do metabolismo do ácido úrico (→ p. 268). Os depósitos de cálcio são consequência da hipercalciúria, que ocorre quando a absorção intestinal de cálcio está aumentada (p. ex., na hipervitaminose D), assim como com o aumento da mobilização de cálcio dos ossos (p. ex., por tumores, imobilização → p. 142).

Por fim, a nefrite intersticial pode resultar de fatores (**tóxicos** (p. ex., fenacetina) ou **alérgicos** (p. ex., penicilina), de radiação, ou de uma **reação de rejeição** em um rim transplantado. A medula renal é especialmente propensa à hipoxia porque o O_2 difunde-se do ramo descendente para o ascendente dos vasos retos. Na **anemia falciforme** (→ p. 40), a desoxigenação leva, portanto, à agregação de hemoglobina, em especial, na medula renal, levando à oclusão vascular.

A administração exagerada de **inibidores da síntese de prostaglandinas** pode lesar a medula renal causando isquemia. Em circunstâncias normais, a perfusão renal medular em baixa pressão de perfusão é mantida pela liberação de prostaglandinas vasodilatadoras. Contudo, a inibição da síntese de prostaglandinas impede esse mecanismo protetor.

De acordo com o local do processo inflamatório, os primeiros **efeitos** são causados por lesões nos segmentos do néfron que ficam dentro da medula renal (alça de Henle e ducto coletor). Uma ocorrência relativamente precoce é a **redução da concentração urinária**, causada por lesão da porção ascendente, por lavagem da medula como resultado da hiperemia inflamatória, bem como por falta de sensibilidade ao ADH do néfron distal lesado. O aumento do volume de urina causa diurese noturna (nictúria). A secreção diminuída de K^+ para o ducto coletor pode causar *hipercalemia*, enquanto a reabsorção reduzida de Na^+ pode resultar em *hipovolemia* (→ **A3**). No entanto, a redução da reabsorção de Na^+ na alça de Henle pode também resultar em aumento da secreção distal de K^+ seguida de *hipocalemia*, principalmente quando é liberada mais aldosterona como resultado da hipovolemia (→ p. 288).

A excreção ácida renal pode estar diminuída, resultando na formação de uma urina alcalina e também em *acidose sistêmica*.

Várias funções dos **túbulos proximais** (reabsorção de glicose e aminoácidos, secreção de PAH) e dos **glomérulos** (TFG) são afetadas apenas na pielonefrite avançada.

A infecção por **patógenos desdobradores de ureia** levam à degradação desta em amônia na urina. Como a amônia se liga a íons hidrogênio (→ **A4**), isso resulta em urina alcalina, promovendo a precipitação de concreções contendo fosfato (→ p. 130) que, por sua vez, podem causar obstrução do fluxo urinário e, assim, causar pielonefrite ascendente, isto é, um ciclo vicioso passa a ser estabelecido.

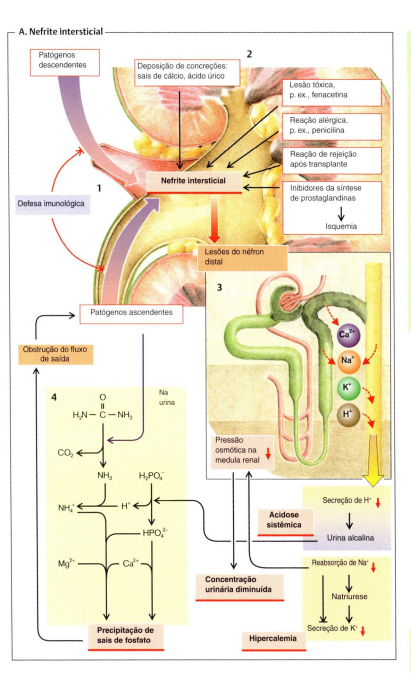

Figura 5.9 Nefrite intersticial

Insuficiência renal aguda

Diversos distúrbios pré-renais, intrarrenais e pós-renais podem levar à diminuição rápida da função dos rins (→ **A1**).

A **obstrução do trato urinário**, por exemplo, por cálculos urinários (→ p. 130), pode interromper a excreção urinária, ainda que os rins permaneçam intactos – pelo menos inicialmente (pós-renal).

Após **hemólise** e destruição de células musculares (**miólise**), a hemoglobina ou a mioglobina, respectivamente, são filtradas por meio dos glomérulos e precipitadas no lúmen tubular ácido, em especial porque sua concentração tubular é aumentada pela absorção de líquido. A obstrução resultante prejudica a formação de urina. De forma similar, as precipitações intrarrenais de ácido úrico e oxalato de cálcio podem obstruir os túbulos. A função renal também pode cessar como resultado de doenças rapidamente progressivas (p.ex., **glomerulonefrite**; → p.112), ou **lesão tóxica** do rim (intrarrenal).

A **perda de sangue e líquidos**, o comprometimento da função de bombeamento cardíaco ou a vasodilatação periférica requerem centralização da circulação para manter a pressão sanguínea (→ p.246). A ativação do sistema nervoso simpático com subsequente ativação dos α-adrenoceptores leva, deste modo, à vasoconstrição vascular renal, a qual pode causar insuficiência renal isquêmica aguda apesar da liberação de prostaglandinas vasodilatadores (pré-renal). Diversos **mecanismos fisiopatológicos** podem impedir a recuperação da TFG ou o restabelecimento da excreção normal de substâncias filtradas pelos glomérulos, mesmo após o estado de choque ter sido superado e a pressão sanguínea ter sido normalizada (→ **A1**):

◆ **Constrição das arteríolas aferentes:**
– A deficiência de energia inibe a Na^+/K^+-ATPase; o aumento resultante na concentração intracelular de Na^+ também causa, por meio do trocador $3Na^+/Ca^{2+}$, aumento na concentração **intracelular** de Ca^{2+} (→ p. 12, 114) e, desse modo, vasoconstrição.
– A isquemia promove a liberação de renina, tanto primariamente como mediante um aumento no fornecimento de NaCl à mácula densa (reabsorção reduzida de Na^+ nos túbulos ascendentes) e, portanto, a formação intrarrenal de **angiotensina II**, que tem uma ação vasoconstritora.
– Quando há uma falta de fornecimento de energia, a **adenosina** é gerada a partir do ATP. Ela age sobre os rins – em contraste com outros órgãos – como um importante vasoconstritor.
◆ **Obstrução do filtro glomerular** por fibrina e eritrócitos agregados.
◆ **Vazamento de líquido filtrado** dos túbulos lesados.
◆ **Obstrução do lúmen tubular** por células tubulares descamadas, por cristais, ou devido ao edema das células tubulares.
◆ **Estase intravascular** por trombose ou adesão de eritrócitos suicidas na camada vascular ("lodo"). A trombose e a morte dos eritrócitos são promovidas por lesão às células endoteliais e subsequente diminuição de formação de ON. As células sanguíneas não podem ser varridas da rede entre a medula e o córtex renais, mesmo se a pressão de perfusão se elevar. Em humanos, a formação aumentada de endotelina vasoconstritora provavelmente possui um papel pouco importante.

Nos primeiros três dias de insuficiência renal aguda, nenhuma urina (anúria) ou apenas um pequeno volume de urina pouco concentrada (oligúria) é excretada como regra (**fase oligúrica**: → **A2**). No entanto, o volume urinário sozinho é um indicador muito pobre da capacidade funcional dos rins na insuficiência renal aguda, pois os processos de transporte tubular estão gravemente limitados, e a reabsorção do líquido filtrado é, portanto, reduzida. Dessa forma, uma fração relativamente grande de líquido filtrado é excretada.

A recuperação após a fase oligúrica levará a uma **fase poliúrica**, caracterizada por aumento gradual da TFG, enquanto a função de reabsorção do epitélio do néfron ainda está prejudicada (rins perdedores de sal: → **A3**). Se os túbulos renais são lesados (p. ex., por metais pesados), ocorre insuficiência renal poliúrica como resposta primária, isto é, grandes volumes de urina são excretados apesar de uma diminuição acentuada da TFG.

O **perigo** da insuficiência renal aguda está na incapacidade dos rins de regular o balanço hídrico e de eletrólitos. A principal ameaça na fase oligúrica é a hiper-hidratação (principalmente com infusão de grandes volumes de líquido) e hipercalemia (sobretudo com liberação simultânea de K^+ intracelular, como em queimaduras, contusões, hemólise, etc.). Na fase poliúrica, a perda de Na^+, água, HCO_3^-, e, em especial, de K+ pode ser tão grande a ponto de provocar risco de morte.

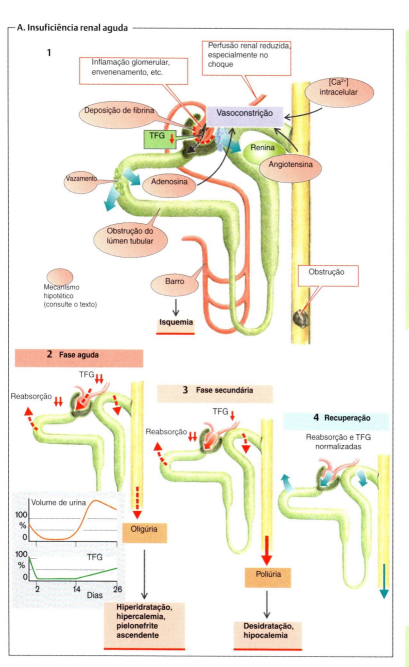

Figura 5.10 Insuficiência renal aguda

Insuficiência renal crônica

Várias doenças renais (→ p.112 e segs.), diabetes melito (→ p.312) e/ou hipertensão (→ p.124, 222 e segs) podem, por fim, levar à destruição de tecido renal (→ p. 112 e segs., 124). Se o tecido renal residual não está em condições de realizar suas tarefas de forma adequada, o quadro de insuficiência renal se desenvolve.

A **excreção renal reduzida** possui um papel decisivo no curso da doença. A TFG diminuída leva a uma elevação inversamente proporcional no nível plasmático de **creatinina** (→ **A**, superior, ver também p. 102). A concentração plasmática de **substâncias reabsorvidas** também se eleva, mas, de forma menos acentuada, porque a reabsorção tubular é reduzida na insuficiência renal. A reabsorção de Na^+ e água é inibida na insuficiência renal por vários fatores, incluindo os peptídeos natriuréticos e o PTH (→ p. 122). A reabsorção reduzida de Na^+ nos túbulos proximais também diminui a reabsorção de outras substâncias, tais como fosfato, ácido úrico, HCO_3^-, Ca^{2+}, ureia, glicose e aminoácidos. A reabsorção de fosfato também é inibida pelo PTH.

A reabsorção reduzida de NaCl na porção ascendente compromete o mecanismo de concentração (→ p. 108). O grande suprimento de volume e NaCl a partir de partes do néfron proximal promove a reabsorção de Na^+ distalmente e auxilia na secreção de K^+ e H^+ no néfron distal e no ducto coletor. Como resultado, a concentração plasmática de eletrólitos pode permanecer praticamente normal mesmo se a TFG estiver muito reduzida (**insuficiência renal compensada**). Distúrbios ocorrem apenas quando a TFG diminui para menos de um quarto do nível normal. Todavia, essa compensação ocorre às custas da extensão regulatória, visto que os rins lesados estão incapacitados de elevar de forma adequada a excreção de água, Na^+, K^+, H^+, fosfato, etc. (p. ex., se a ingestão oral estiver aumentada).

O *ácido úrico* pode ser precipitado em altas concentrações, especialmente nas articulações, e, assim, causar **gota** (→ p. 268). A retenção renal de oxidantes aumenta o estresse oxidativo e a inflamação. O estresse oxidativo e a diminuição da eliminação renal aumentam as concentrações plasmáticas de "toxinas urêmicas" (p.ex., acetonina, dimetil-arginina, 2,3-butilenoglicol, hipurato, ácido guanidinossuccínico, metilguanidina, metilglioxal, indóis, fenóis, dimetil-arginina [ADMA], aminas alifáticas e aromáticas, homocisteína, etc.), assim como de "moléculas médias" (lipídeos ou peptídeos com peso molecular de 300-2000Da). As substâncias exercem suas ações tóxicas por mecanismos diferentes. A ADMA, por exemplo, inibe a síntese de ON, a formação diminuída leva à isquemia e ao aumento da pressão sanguínea. O metilglioxal ativa a morte celular suicida e contribui para a patofisiologia das células sanguíneas (degradação acelerada de eritrócitos e prejuízo da função leucocitária). As altas concentrações de *ureia* podem desestabilizar proteínas e levar ao encolhimento celular. Porém, esse efeito é parcialmente cancelado pela captação celular de osmólitos estabilizantes (em especial betaína e glicerofosforilcolina). A degradação bacteriana da ureia produz amônia, a qual causa halitose (hálito urêmico), e contribui para o descontrole da **função gastrintestinal** (náusea, úlcera péptica, diarreia). A ureia e muitas toxinas urêmicas são produtos do metabolismo proteico, e suas concentrações podem ser reduzidas por dietas com restrição proteica.

A produção renal diminuída de *eritropoietina* leva ao desenvolvimento de **anemia** renal (→ p. 34 e segs.), a qual leva à ativação do tônus neural simpático. A formação intrarrenal de renina e de prostaglandinas pode estar elevada (→ p. ex., na isquemia) ou reduzida (morte de células produtoras de renina ou prostaglandinas). A formação aumentada de *renina* promove, enquanto a formação reduzida de renina ou formação aumentada de prostaglandinas (→p. 138) inibem o desenvolvimento de **hipertensão**, uma ocorrência frequente na insuficiência renal (→ p. 124 e segs.). A hipertensão contribui ainda mais para a lesão renal. Sendo assim, a progressão da insuficiência renal crônica é acelerada pelo aumento genético da enzima conversora de angiotensina.

A perda da *inativação* renal *de hormônios* (→ p. 100) pode lentificar os ciclos hormonais regulatórios. A eliminação atrasada de insulina, por exemplo, pode levar à **hipoglicemia**. A hiperprolactinemia inibe a liberação de gonadotropinas, e, assim, reduz os níveis plasmáticos de estrógenos (♀) e testosterona (♂). As consequências incluem a **amenorreia** (♀) e **impotência** (♂).

O consumo reduzido de ácidos graxos pelos rins contribui para a **hiperlipidemia**, enquanto a diminuição da gliconeogênese favorece o desenvolvimento de **hipoglicemia**.

A redução da formação e excreção da amônia leva à acidose, a qual, por sua vez, estimula o catabolismo proteico.

O volume extracelular se expande caso exista um excesso de NaCl e água (→ **B**), ocorrendo

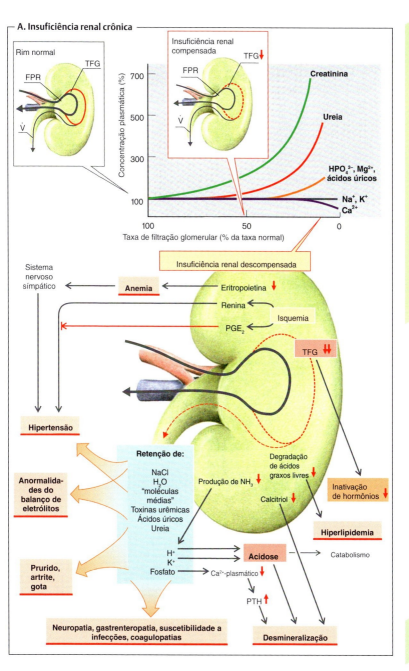

Figura 5.11 Insuficiência renal crônica I

hipervolemia, bem como **edemas** (→ p. 132). O *edema pulmonar* é a complicação mais perigosa (→ p. 84). Quando é predominantemente água que está em excesso, a entrada de água, causada por osmose, aumenta o volume intracelular (→ **A**), havendo risco de *edema cerebral* (→ p. 380).

A hipervolemia resulta na liberação de fatores natriuréticos (→ p.132), os quais inibem parcialmente a Na^+/K^+-ATPase (→ **B1**). A **inibição da Na^+/K^+-ATPase** causa uma diminuição na concentração de K^+ intracelular, que leva à despolarização de células em diversos tecidos. A concentração intracelular de Na^+ aumenta. Isso prejudica a troca de $3Na^+/Ca^{2+}$ (→**B2**) e, assim, a concentração intracelular de Ca^{2+} também aumenta. As consequências da despolarização são **excitabilidade neuromuscular anormal** (polineuropatia, confusão, coma, convulsões), acúmulo celular de Cl^- e **edema celular** (→ **B**; ver também p. 12). A concentração aumentada de Ca^{2+} intracelular causa **vasoconstrição**, assim como um aumento na **liberação de hormônios** (p. ex., gastrina, insulina) e efeitos hormonais aumentados (p. ex., adrenalina).

As anormalidades do **metabolismo mineral** também contribuem muito para os sintomas de insuficiência renal (→ **C**). Se a TFG está reduzida para menos do que 20% da taxa normal, menos *fosfato* é filtrado do que é absorvido no intestino. Mesmo se toda a quantidade de fosfato filtrado fosse eliminada, isto é, não haveria reabsorção, a eliminação renal não poderia acompanhar a absorção intestinal e a concentração plasmática de fosfato aumentaria. O fosfato pode se combinar com o Ca^{2+} para formar fosfato de cálcio pouco solúvel, que, precipitado, (calcifilaxia) é depositado nas articulações (artrite) e na pele. A deposição na camada vascular leva à calcificação vascular. O $CaHPO_4$ é menos solúvel do que o $Ca(H_2PO_4)_2$. A acidose favorece a formação de $Ca(H_2PO_4)_2$ e contrabalança a precipitação de $CaHPO_4$. A correção da acidose na hiperfosfatemia continuada favorece, dessa forma, a calcificação vascular.

Quando o Ca^{2+} forma complexos com fosfato, sua concentração é diminuída. A hipocalcemia estimula a liberação de **PTH** pela glândula paratireoide, mobilizando fosfato de cálcio dos ossos (→ **C**). O resultado é a degradação acelerada dos ossos (**osteíte fibrosa**). Normalmente, o PTH reduz, por inibição simultânea da reabsorção renal de fosfato, a concentração plasmática de fosfato de modo que, apesar da mobilização de fosfato de cálcio dos ossos, o produto da solubilidade no plasma não seja excedido e a concentração de Ca^{2+} possa aumentar. Na insuficiência renal, contudo, a excreção renal não pode ser aumentada, a concentração plasmática de fosfato aumenta, o $CaHPO_4$ é precipitado, e a concentração plasmática de Ca^{2+} permanece baixa. O estímulo para a liberação de PTH, portanto, continua. Sob esse estímulo secretor persistente, as glândulas paratireoides hipertrofiam e, em um ciclo vicioso, liberam quantidades ainda maiores de PTH.

Como os receptores para PTH estão, além daqueles nos rins e ossos, expressos em muitos outros órgãos (sistema nervoso, estômago, células sanguíneas, gônadas), o PTH provavelmente tem um papel no desenvolvimento de anormalidades nesses órgãos.

A formação de **calcitriol** está reduzida na insuficiência renal, o que também representa uma parte das causas de anormalidades no metabolismo mineral. Normalmente, esse hormônio estimula a absorção de cálcio e fosfato no intestino (→ **C**). Embora a deficiência de calcitriol reduza a absorção intestinal de fosfato, ela agrava a hipocalcemia. A deficiência de calcitriol promove o desenvolvimento de uma doença óssea dinâmica e osteomalacia. Há receptores para calcitriol em vários órgãos. Os efeitos do calcitriol incluem a imunosupressão, e a deficiência de calcitriol pode contribuir para o aumento da inflamação na insuficiência renal. A reposição de calcitriol pode, portanto, colocar em perigo o paciente com insuficiência renal por estimulação da absorção intestinal de fosfato.

A. Distúrbios do balanço hidreletrolítico na insuficiência renal

B. Efeitos da insuficiência renal sobre o balanço mineral

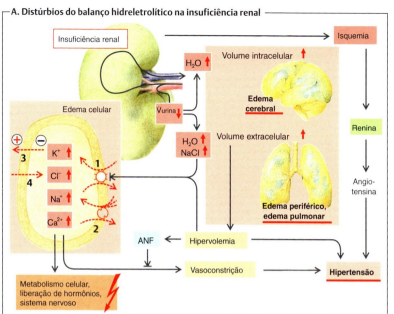
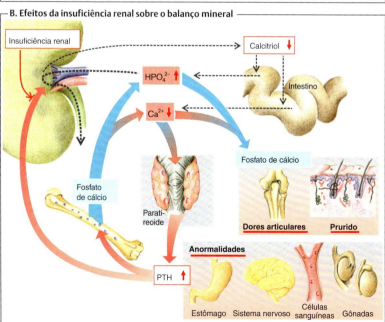

Figura 5.12 **Insuficiência renal crônica II**

Hipertensão renal

A maioria das doenças renais pode causar hipertensão; a origem de cerca de 7% de todas as formas de hipertensão pode ser encontrada em doenças renais. Além disso, os rins têm papel importante na gênese e no curso da doença hipertensiva, mesmo quando não há doença primária renal (→ p. 222 e segs.).

A isquemia **renal** é uma **causa** importante de hipertensão por doença renal. Isso acontece independentemente do local onde o fluxo sanguíneo renal está diminuído, seja intrarrenal no curso de doença (p. ex., glomerulonefrite [→ p. 112], pielonefrite [→ p. 116], doença do rim policístico [→ p. 110]),), na artéria renal (estenose da artéria renal) ou na aorta acima da origem das artérias renais (coarctação da aorta) (→ **A1**).

A perfusão reduzida dos rins resulta, entre outros, em hipertensão pela estimulação do **mecanismo da renina-angiotensina** (→ **A2**), no qual a renina é liberada do aparelho justaglomerular, por exemplo, por isquemia renal, formando angiotensina I a partir de angiotensinogênio, uma proteína plasmática originada no fígado. A angiotensina I é, então, transformada em angiotensina II, mediante uma enzima conversora (ECA) que está presente em muitos tecidos. A angiotensina II tem uma forte ação vasoconstritora, a qual causa um aumento na pressão sanguínea. Ao mesmo tempo, a angiotensina II estimula a liberação de aldosterona e ADH, o que causa retenção de NaCl e de água pela ativação de canais de Na$^+$ e de água, respectivamente (→ **A3**).

Um tumor renal produtor de renina pode resultar, de forma semelhante, em hipertensão. A concentração plasmática de angiotensinogênio formado no fígado não satura a renina, isto é, um aumento na concentração de angiotensinogênio pode elevar ainda mais a pressão sanguínea. Assim, a expressão excessiva deste favorece o desenvolvimento de hipertensão, como ocorre com a expressão excessiva de renina.

A hipertensão é causada pela **retenção de sódio e água** mesmo sem o mecanismo da renina-angiotensina, como no aumento primário na liberação de aldosterona (hiperaldosteronismo; → p. 106). Vários defeitos genéticos raros que afetam o transporte tubular renal de Na$^+$ levam à hipertensão, incluindo a síndrome de Liddle (canal de Na+ hiperativo), síndrome de Gordon (falta de inibição do cotransportador NaCl, devido a WNK cinase defeituosa), "hipertensão exacerbada por gravidez" (mutação do receptor mineralocorticoide, o qual permite a estimulação do receptor pela progesterona) e "excesso aparente de mineralocorticoide" (EAM, 11-β-hidroxiesteroide desidrogenase defeituosa, e assim falta de inativação do cortisol, o qual então estimula o receptor mineralocorticoide, → p.288).

Diversas variantes genéticas mais comuns aumentam a pressão sanguínea apenas moderadamente, mas predispõe uma grande proporção da população ao desenvolvimento de hipertensão. Os genes associados à hipertensão incluem aqueles codificadores da renina, angiotensinogênio, angiotensina, enzima conversora de angiotensina, 11β-hidroxilase (síntese de aldosterona), prostaciclina sintase, hormônio do crescimento, IGF1, CRH (hormônio liberador de corticotropina), vários receptores (angiotensina, PNA, insulina, glicocorticoides, dopamina, adrenalina, leptina) ou moléculas sinalizadoras (proteínas G, guanilato-ciclase A, cinase induzida por glicocorticoide e soro, aducina). As variantes genéticas são, pelo menos em parte, efetivas através da influência na excreção renal de sal.

Os **efeitos** da hipertensão são, primariamente, lesões do coração e dos vasos (→ **A**, inferior). Todas as formas de hipertensão levam ao dano dos rins. A hipertensão de longa duração lesa as arteríolas renais (→ p. 222 e segs.) e os glomérulos (nefrosclerose) e, no curso devido, leva à isquemia renal. Assim, a hipertensão extrarrenal primária pode evoluir para hipertensão renal devido ao desenvolvimento de nefrosclerose. Tudo isso resulta em um ciclo vicioso no qual a isquemia renal e a hipertensão mutuamente reforçam uma à outra. Um rim com estenose da artéria renal ou ambos os rins na coarctação aórtica não são afetados por esse ciclo vicioso, pois há uma pressão sanguínea normal ou mesmo reduzida, distal à estenose, impedindo a lesão arteriolar. Um caso especial ocorre quando o desenvolvimento de hipertensão, devido à estenose da artéria renal, lesa o rim contra-lateral, originalmente saudável. Após remoção da estenose, a hipertensão, que ocorre devido à produção aumentada de renina do rim contra-lateral, pode persistir.

A. Hipertensão renal

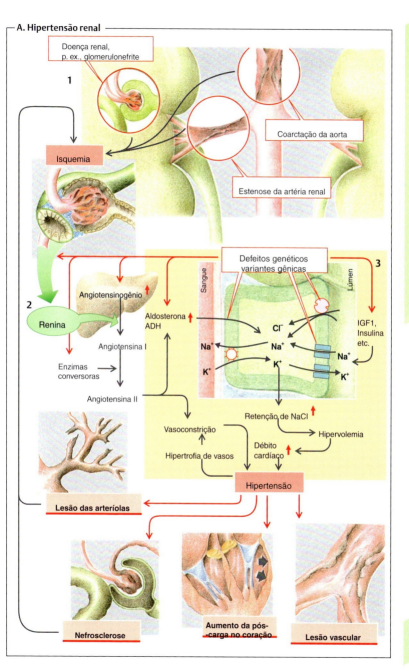

Figura 5.13 Hipertensão renal

Doença renal na gestação

Durante a **gestação normal** (→ **A**) ocorre a liberação de gestágenos e relaxina, as quais estimulam a formação endotelial de ON e assim causam vasodilatação. Como resultado, a resistência vascular periférica (R) está diminuída, e a pressão sanguínea cai. Nos rins, a resistência vascular também cai e o FPR e a TFG aumentam de forma acentuada. A hiperfiltração predispõe à albuminúria. A reabsorção de Na^+ nos túbulos proximais não segue o passo da alta TFG. Além disso, o *estrogênio* inibe os canais de K^+ dos túbulos proximais. A despolarização resultante retém HCO_3^- na célula, e a acidose intracelular inibe o trocador de Na^+/H^+ (→ p. 105 A). A despolarização também inibe o transporte eletrogênico de glicose, aminoácidos, etc. Devido à reabsorção reduzida de Na^+ e líquidos, o ácido úrico é menos concentrado dentro do lúmen e, portanto, também é menos reabsorvido. Entre as consequências da reabsorção tubular proximal reduzida, está uma queda no limiar renal para glicose (tendência à glicosúria).

O aumento da entrega de Na^+ ao néfron distal estimula a reabsorção tubular distal, a qual aumenta a formação de prostaglandina E_2 (PGE_2) (→ p.318). Os estrógenos e a PGE_2 estimulam a liberação de renina, a qual aumenta as concentrações plasmáticas de angiotensina II e aldosterona. A angiotensina II provoca sede e aumenta a liberação de ADH, o qual estimula a reabsorção renal de água, a aldosterona a reabsorção renal de Na^+ e o apetite pelo sal. No conjunto, NaCl e água são retidos na gestação, apesar de um aumento na TFG, e os volumes extracelular e plasmático estão aumentados. Contudo, devido à baixa reatividade dos vasos periféricos a estímulos vasoconstritores, não desenvolve-se a hipertensão, apesar da alta concentração de angiotensina e da hipervolemia.

O edema, a proteinúria e a hipertensão (EPH) ocorrem em cerca de 5% de todas as mulheres grávidas (**pré-eclâmpsia, toxemia da gestação** ou **EPH-gestose**). Os sintomas indicam lesão renal, por isso o termo **nefropatia da gestação** (→ **B**).

Em pacientes que sofrem de gestose por EPH, a placenta (isquêmica) produz níveis aumentados de sFlt-1 (tirosina cinase-1 solúvel tipo-fms), um receptor solúvel truncado de VEGF (fator de crescimento endotelial vascular). O receptor solúvel liga VEGF e PIGF (fator de crescimento placentário) e diminui a concentração de VEGF e PIGF livres. A placenta ainda produz endoglina. Ambos sFlt-1 e endoglina contrabalançam a angiogênese e função endotelial. Em pacientes que sofrem de gestose por EPH, a formação de ON e prostaciclina está reduzida, a liberação de endotelina vasoconstritora está aumentada, e a reatividade de células musculares lisas vasculares a agentes constritores (p.ex., angiotensina II) também está aumentada. Devido a seus efeitos nas células musculares lisas vasculares, a sFlt-1 e a endoglina levam à hipertensão, lesão glomerula e proteinúria. Os pacientes apresentam hipoalbuminemia. A diminuição da pressão oncótica e as lesões dos vasos periféricos levam ao **edema** periférico às custas do volume plasmático. Ocasionalmente, o distúrbio leva ao edema pulmonar.

Na gestose por EPH, a formação proteínas inibidoras da trombose (antitrombina III, proteína C, proteína S; → p.68) está reduzida. A deficiência dessas proteínas e a ausência de formação de prostaciclina (ver acima) promove a coagulação. A sensibilidade das plaquetas aos ativadores está aumentada e seu número diminuído. A ativação excessiva das plaquetas pode lesionar eritrócitos e o fígado (Síndrome HELLP*: hemólise, enzimas hepáticas elevadas, baixa contagem de plaquetas). A deficiência na síntese de albumina hepática contribui para a hipoalbuminúria.

O aumento da resistência vascular renal (→ **B3**) diminui o fluxo plasmático renal (FPR) e, ainda mais, a TFG. Como consequência da depleção de volume, a reabsorção de Na^+ no túbulo renal proximal é intensificada e a taxa de fluxo luminal é diminuída. Como resultado, o tempo de contato do fluido luminal com o eptélio reabsortivo é aumentado, o qual aumenta a reabsorção tubular renal de ácido úrico. A concentração plasmática deste aumenta, o que representa um parâmetro valioso de diagnóstico.

A coagulação descontrolada pode levar à formação de depósitos de fibrina na circulação cerebral ou ao sangramento. Os pacientes podem desenvolver edema cerebral com subsequente cefaleia grave, perda sensorial, convulsões e coma (eclampsia).

---

* N. de R.T.: HELLP = **H**emolysis, **E**levated **L**iver enzymes, **L**ow **P**latelets.

A. Gestação normal

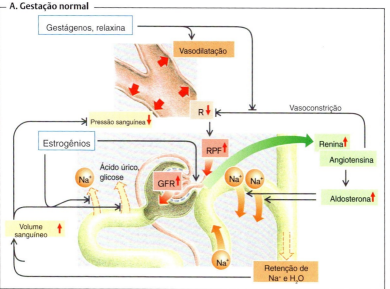

B. Nefropatia da gestação

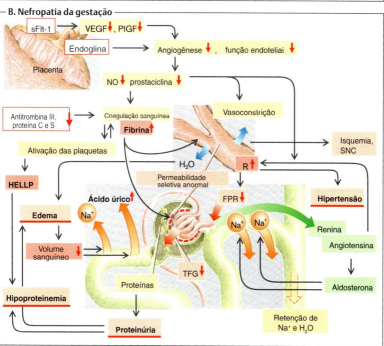

Figura 5.14 Doença renal na gestação

Síndrome hepatorrenal

A isquemia renal e, consequentemente, a insuficiência renal oligúrica, uma doença combinada chamada de síndrome hepatorrenal, ocorre com relativa frequência em pacientes com cirrose hepática. Vários fatores contribuem para o desenvolvimento dessa síndrome,

Na cirrose hepática, o estreitamento do leito vascular dentro do fígado (→ p. 184) leva à congestão do sistema venoso portal. A pressão hidrostática nos capilares aumenta, e uma quantidade excessiva de líquido é filtrada para a cavidade abdominal (**ascite**, → p. 184). Devido à alta permeabilidade dos sinusoides hepáticos, as proteínas plasmáticas também são perdidas para o espaço extracelular. Além disso, ainda menos proteínas plasmáticas são produzidas no parênquima hepático. A hipoproteinemia resultante aumenta a filtração da água plasmática e, assim, promove o desenvolvimento de **edemas periféricos** (→ p. 250). A formação de ascite e edemas periféricos ocorre às custas do volume de plasma circulante, com diminuição da pressão venosa central, do enchimento ventricular direito e do débito cardíaco.

A doença leva ainda à **vasodilatação periférica**. Os mediadores vasodilatadores (p. ex., substância P) produzidos no intestino e as endotoxinas liberadas por bactérias são, em geral, desintoxicados no fígado. Na cirrose hepática, a perda de parênquima hepático e o aumento da quantidade de sangue passando da circulação porta diretamente para a circulação sistêmica, fazendo um atalho no fígado (→ p. 184), leva aquelas substâncias para a circulação sistêmica sem impedimento. Os mediadores têm um efeito vasodilatador direto, enquanto as endotoxinas exercem um efeito vasodilatador por estimulação da expressão da óxido nítrico sintase induzível (iNOs). Isso pode levar a uma queda na pressão sanguínea, causando estimulação simpática exagerada. A estimulação dos nervos simpáticos renais resulta em **perfusão renal diminuída** e queda na TFG. O fluxo sanguíneo renal diminuído promove a liberação de renina e a formação de angiotensina II, ADH e aldosterona (→ p. 288). ADH e aldosterona aumentam a reabsorção tubular de água e cloreto de sódio (levando à perda de potássio!; → p. 134), e os rins excretam pequenos volumes de urina muito concentrada (**oligúria**).

A administração de fármacos vasoconstritores (p.ex., vasopressina ou substâncias relacionadas, ou agonistas α-adrenérgicos) em combinação com albumina é efetiva em dois terços dos pacientes com síndrome hepatorrenal. Nesses pacientes, a redução do volume plasmático efetivo é a principal causa da síndrome hepatorrenal. Apesar disso, outros mecanismos podem contribuir para essa complicação que ameaça à vida na insuficiência hepática.

A vasoconstrição renal pode ser promovida pela **encefalopatia hepática** (→ p.188). O metabolismo hepático comprometido altera as concentrações de aminoácidos e aumenta a concentração de NH_4^+ no sangue e fluido cerebral. As consequências incluem edema de células gliais e profundo distúrbio no metabolismo de neurotransmissores, os quais podem, por meio da ativação do tônus neural simpático, levar à vasoconstrição renal.

A inativação hepática incompleta de mediadores que exerce um efeito vasoconstritor direto sobre os rins (p. ex., **leucotrienos**) também contribui para a vasoconstrição renal. Devido ao metabolismo hepático prejudicado, a produção de **cininogênio** é diminuída, levando à formação reduzida de cininas vasodilatadoras, tais como a bradicinina. Além disso, a síndrome hepatorrenal pode ocorrer concomitantemente com uma reduzida capacidade para formar prostaglandinas vasodilatadoras.

A isquemia renal costuma estimular a liberação de **prostaglandinas** vasodilatadoras que impedem redução adicional na perfusão renal (→ p. 318). Se há formação insuficiente de prostaglandinas (p. ex., devido à administração de inibidores da síntese de prostaglandinas), esse mecanismo protetor é abolido, e o desenvolvimento de insuficiência renal é acelerado. Uma capacidade diminuída para sintetizar prostaglandinas (falta de precursores?) tem, de fato, sido encontrada em pacientes com a síndrome hepatorrenal.

Uma diminuição na TFG pode ainda resultar de um reflexo hepatorrenal desencadeado por edema nos hepatócitos.

Por fim, um **metabolismo anormal de lipídeos** pode contribuir para o dano renal na insuficiência hepática. Entre outras consequências, o fígado forma menos lecitina-colesterol-aciltransferase (LCAT), uma enzima que esterifica o colesterol com ácidos graxos (→ p. 264) e exerce um papel importante na degradação ou transformação de lipoproteínas. A deficiência familiar de LCAT completa leva à lesão glomerular e, assim, à insuficiência renal.

– A. Síndrome hepatorrenal

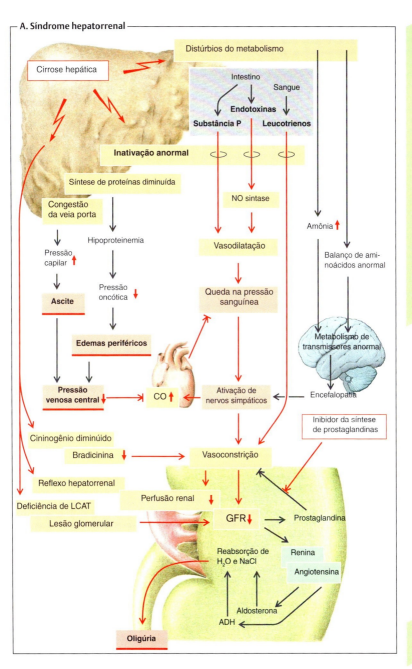

Figura 5.15 Síndrome hepatorrenal

Urolitíase

Os **componentes urinários formadores de concreções** (→ **A1**) podem alcançar concentrações na urina que ficam acima do seu limiar de solubilidade. Na chamada **faixa metaestável**, a formação de cristais pode não ocorrer, ou ocorrer apenas lentamente, apesar da supersaturação da solução. Porém, quando as concentrações se elevam acima da faixa metaestável, ocorre cristalização. Dissolver cristais já formados é possível apenas com a redução da concentração para baixo da faixa metaestável.

Os **componentes encontrados com maior frequência em cálculos renais** são oxalato de cálcio (cerca de 70%), fosfato de cálcio ou fosfato de magnésio-amônio (cerca de 30%) e ácido úrico ou urato (cerca de 30%), bem como xantina ou cistina (< 5%). Diversas substâncias podem estar presentes em um cálculo, pois cristais que já se formaram agem como **núcleos para cristalização** e facilitam a deposição de outras substâncias metaestavelmente dissolvidas (portanto, o total é > 100%).

Certas **substâncias que formam complexos**, tais como citrato, pirofosfato e fosfato (ácido), podem se ligar ao Ca^{2+} e, reduzindo a concentração de Ca^{2+}, são capazes de impedir que fosfato de cálcio e oxalato de cálcio precipitem.

Causas da formação de cálculos. A concentração aumentada de substâncias formadoras de cálculos pode ser resultado de fatores pré-renais, renais e pós-renais.

As *causas pré-renais* produzem aumento da filtração e excreção de substâncias produtoras de cálculos por meio de uma **concentração plasmática elevada** (→ p. 102). Assim, hipercalciúria e fosfatúria pré-renais são o resultado de uma absorção intestinal elevada ou mobilização dos ossos, por exemplo, se houver excesso de PTH ou calcitriol (→ **A2**). A hiperoxalemia pode ser causada por um defeito metabólico na degradação ou aumento da absorção intestinal de aminoácidos (→ **A3**). A hiperuricemia ocorre como resultado do fornecimento excessivo, síntese *"de novo"* aumentada ou aumento da degradação de purinas (→ **A3**). Cálculos de xantina podem ocorrer quando a formação de purinas está grandemente aumentada e a degradação de xantinas a ácido úrico é inibida. No entanto, a xantina é muito mais solúvel do que o ácido úrico, e, portanto, cálculos de xantina são muito menos comuns.

A **reabsorção renal anormal** é uma causa frequente de *excreção renal* aumentada na hipercalciúria e uma causa invariável na cistinúria (→ p. 104). Então, a concentração de Ca^{2+} no sangue é mantida pela absorção intestinal e mobilização de minerais ósseos, enquanto a concentração de cistina é mantida por uma redução da degradação. A urolitíase pode ainda ser precipitada por redução na excreção urinária de ácido cítrico, devido à reabsorção tubular proximal aumentada.

A liberação de ADH (na depleção de volume, estresse, etc.; → p. 282) aumenta as concentrações de substâncias formadoras de cálculos, pelo aumento da **concentração da urina** (→ **A4**).

A **solubilidade** de algumas substâncias depende do **pH da urina**. Os fosfatos são dissolvidos com facilidade em uma urina ácida, mas com dificuldade na urina alcalina. A incapacidade de gerar uma urina ácida aumenta a incidência de urolitíase na acidose tubular renal distal. Os cálculos de fosfato são, portanto, via de regra, encontrados apenas em urina alcalina. Por outro lado, o ácido úrico (urato) é mais solúvel quando dissociado do que quando não dissociado, e cálculos de ácido úrico são formados mais facilmente em urina ácida. Se a formação de NH_3 é reduzida, a urina tem de ser mais ácida para que o ácido seja eliminado, o que promove a formação de cálculos de urato.

Um fator significativo é também **quanto tempo** os cristais já formados **permanecem** de fato na urina supersaturada. A extensão do tempo depende da diurese e das condições do fluxo no trato urinário inferior que pode, por exemplo, levar à fixação de cristais (*causa pós-renal*).

O **efeito** da urolitíase é que ela bloqueia o trato urinário inferior (→ **A5**). Além disso, a distensão dos músculos dos ureteres causam contrações muito dolorosas (*cólica renal*). A obstrução do fluxo leva à dilatação ureteral e hidronefrose, com cessação da excreção. Mesmo após remoção de um cálculo, pode persistir o dano renal. A obstrução urinária também promove crescimento de patógenos (*infecção do trato urinário; pielonefrite*; → p. 116). Os patógenos desdobradores de ureia formam NH3 a partir de ureia, alcalinizando, assim, a urina. Isso, por sua vez, em um ciclo vicioso, favorece a formação de cálculos de fosfato. Mesmo sem colonização bacteriana, a deposição intrarrenal de ácido úrico (*rim gotoso*) ou de sais de cálcio (*nefrocalcinose*) pode resultar em inflamação e destruição do tecido renal.

A. Urolitíase

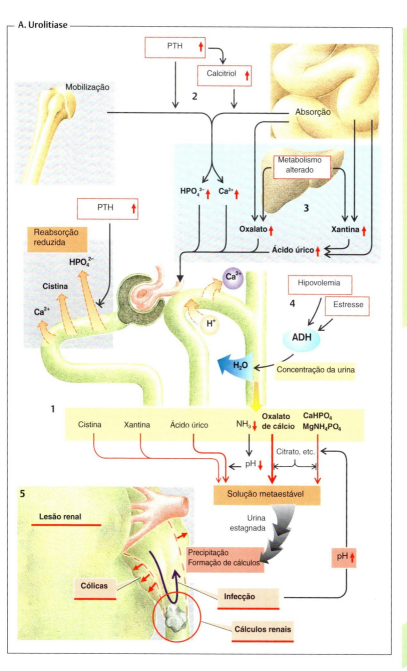

Figura 5.16 Urolitíase

Distúrbios do equilíbrio hidroeletrolítico

Pela diminuição da osmolalidade (receptores no fígado e encéfalo) e pela hipervolemia (estiramento de receptores no átrio direito), um *excesso de água* normalmente inibe a liberação de ADH e, desse modo, propicia a diurese (→ p. 108). A pressão sanguínea, elevada pela hipervolemia, inibe o sistema renina-angiotensina-aldosterona. Ao mesmo tempo, a liberação de fatores natriuréticos é estimulada. O resultado é a natriurese, que, após alguma demora, promove a correção do volume e da osmolalidade plasmáticos. O *excesso de NaCl* aumenta a liberação de ADH, via hiperosmolalidade, levando à antidiurese e também ao ajuste da osmolalidade.

Um **excesso de água e/ou NaCl** (→ **A**) ocorre, por exemplo, quando é ingerido líquido com osmolalidade maior do que a osmolaridade máxima da urina (p. ex., náufragos **bebendo água do mar**). A excreção renal de água e NaCl também está reduzida na *função renal diminuída* (TFG ↓). A infusão não controlada de solução isotônica de NaCl pode levar ao excesso de NaCl e água, enquanto a infusão de solução isotônica de glicose resulta em excesso de água, que permanece no corpo após a glicose ter sido metabolizada. Mesmo quando a função renal estiver intacta, haverá excesso de água ou NaCl se a *liberação de ADH ou mineralocorticoides* estiver inapropriadamente aumentada (p. ex., por tumores produtores de hormônios, → p. 282, 288). Se o balanço de filtração na vasculatura periférica estiver alterado, ocorrerá *edema* às custas do volume plasmático (→ p. 250). Isso resulta em redução do volume plasmático, o qual interrompe a liberação de fatores natriuréticos (fator atrial natriurético, ou abaína) e estimula a de ADH, renina, angiotensina e aldosterona. Então, a retenção renal de NaCl leva à correção do volume plasmático e, assim, ao aumento do volume extracelular.

A **falta de água e NaCl** (→ **B**) pode ser resultado da perda *externa* de líquido, por exemplo, após sudorese excessiva (febre, calor), vômitos, diarreia, perda de sangue, queimaduras, diurese osmótica (p.ex., glicosúria), tratamento com diuréticos, hipoaldosteronismo ou rins perdedores de sal (→ p. 118). A perda renal de água pode ocorrer na deficiência de ADH (diabetes insípido central; → p. 282) e na falta de sensibilidade renal ao ADH (diabetes insípido renal; → p. 108). Mesmo quando o balanço externo é mantido, podem ocorrer perigosas *"perdas internas"*, tais como deslocamento do volume plasmático para o lúmen intestinal (no íleo; → p. 168), para dentro da cavidade abdominal (ascite; → p. 184) ou para a periferia (edema; → p. 250).

O excesso de água (**hiper-hidratação**) necessariamente leva ao aumento de um compartimento do corpo (→ **C**). Quando há excesso de NaCl ao mesmo tempo (hiper-hidratação isotônica ou hipertônica), o espaço extracelular é aumentado. Na *hiper-hidratação hipertônica*, o espaço extracelular é aumentado parcialmente por retirada osmótica de água das células. Se o conteúdo de NaCl for normal ou reduzido (*hiper-hidratação hipotônica*), é sobretudo o espaço intracelular que está aumentado.

Na falta de água (**desidratação**), o espaço extracelular está reduzido, em especial quando há uma falta simultânea de NaCl (desidratação isotônica ou hipotônica). Na falta isolada de água, o espaço intracelular está reduzido (desidratação hipertônica), enquanto, na falta isolada de NaCl, ele está aumentado (desidratação hipotônica).

Qualquer *redução no espaço extracelular* é particularmente perigosa devido à diminuição no volume plasmático (**hipovolemia**). São sinais disso a pressão venosa central reduzida, a taquicardia e uma tendência a desmaiar. Se ocorrer queda na pressão sanguínea, a função renal será diminuída, e a liberação de ADH e aldosterona levará à **oligúria** (perigo de urolitíase). De modo inverso, o *aumento do volume extracelular* leva a um **aumento na pressão sanguínea** quando uma parte do volume permanece no espaço intravascular (→ p. 124). Por outro lado, a diluição das proteínas intravasculares promove filtração nos capilares periféricos e formação de **edema** (→ p. 250) e, no pior dos casos, edema pulmonar (→ p. 84).

Se o *volume intracelular* estiver aumentado, há um particular perigo de que ocorra **edema cerebral** (→ p. 380). A redução no *volume intracelular* também leva, principalmente, a distúrbios do sistema nervoso central, que podem progredir para perda de consciência e até morte.

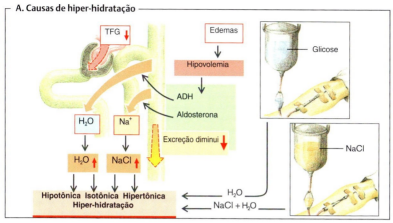

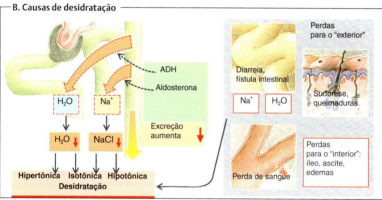

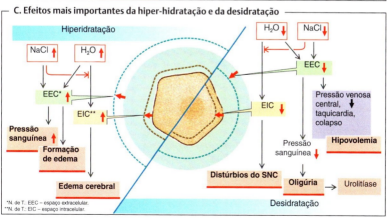

Figura 5.17 **Distúrbios do equilíbrio hidroeletrolítico**

Anormalidades do equilíbrio do potássio

O nível anormal de potássio resulta de distúrbio do equilíbrio de K^+ ou de sua redistribuição entre os espaços intra e extracelular.

O **equilíbrio anormal de potássio** ocorre, por exemplo, se o *suprimento* de K^+ *for inadequado* (→ **A1**). Com a infusão intravenosa, o K^+ a princípio entra em um compartimento, isto é, no plasma, que tem uma quantidade relativamente baixa de K^+; a administração muito rápida de K^+ pode levar à hipercalemia perigosa mesmo em uma deficiência de K^+. A secreção de K^+ em troca por Na^+ nos túbulos distais e ductos coletores é a etapa decisiva da *eliminação renal de K^+* (→ **A2**; ver também p. 104 e segs.). A perda renal de K^+ ocorre, por exemplo, no hiperaldosteronismo (→ p. 288) ou nos casos em que existe disponibilidade aumentada de Na^+ nos túbulos distais (→ p. 107 D). A eliminação renal de K^+ é diminuída quando: 1) a reabsorção de Na^+ está diminuída nos túbulos distais, como no hipoaldosteronismo; 2) foram administrados diuréticos que agem sobre os túbulos conectores* e coletores; ou 3) há um suprimento diminuído de Na^+ (p. ex., na insuficiência renal). Na *alcalose*, menos íons H^+ são secretados no túbulo conector e ducto coletor, e mais K^+ é perdido, enquanto, inversamente, a *acidose* diminui a secreção de K^+ no néfron distal. K^+ pode também ser perdido no *intestino* (→ **A3**). No hiperaldosteronismo ou no aumento de entrega de Na^+ ao colo, o K^+ pode ser perdido em troca do Na^+. Quantidades significativas de K^+ também podem ser perdidas no suor.

Mesmo pequenos **desvios de K^+ entre o líquido intra e extracelular** podem levar a modificações importantes na concentração plasmática de K^+, pois o conteúdo de K^+ nas células é mais do que 30 vezes maior do que no espaço extracelular. A perda celular de K^+ e a hipercalemia podem resultar de deficiência celular de energia (→ **A5**), durante trabalho físico intenso (perda de K^+ muscular), morte celular (p. ex., na hemólise, miólise) e na transfusão de sangue armazenado (perda de K^+ dos eritrócitos). Além disso, a hemólise por punção venosa pode aumentar a concentração de K^+ no plasma e ser confundida com hipercalemia.

Na **alcalose** (extracelular), as células liberam H^+ em troca por Na^+ (trocadores de Na^+/H^+) e bombeiam o Na^+ novamente para fora em troca por K^+ (Na^+/K^+-ATPase (→ **A6**). Essa captação de K^+ pelas células causa hipocalemia. De forma inversa, a *acidose* leva à hipercalemia. A glicose estimula a liberação de **insulina** que, por ativação dos trocadores de Na^+/H^+, cotransportadores de Na^+-K^+-$2Cl^-$ e Na^+/K^+-ATPase, estimula a captação celular de K^+. Na deficiência de insulina ou hipoglicemia (no jejum), as células perdem K^+. A administração de insulina na hiperglicemia diabética (→ p. 308 e segs.) ou ingestão de alimentos após jejum pode levar a uma hipocalemia perigosa, visto que as células captarão K^+.

As **catecolaminas** promovem a captação de K^+ pelas células via receptores β e a liberação celular de K^+ das células via receptores α. Durante a formação intensa de novas células (p.ex., na eritropoiese estimulada), quantidades significativas de K^+ são acumuladas nas novas células formadas. Além disso, a intoxicação com bloqueadores dos canais de K^+ (p.ex., Ba^{2+}) podem levar à hipocalemia.

Os **efeitos** da concentração plasmática alterada de K^+ são devidos, principalmente, às alterações no potencial de membrana. A hipocalemia hiperpolariza, enquanto a hipercalemia despolariza o potencial de equilíbrio do K^+ e, portanto, o potencial de membrana de células selecionadas. Desse modo, a hipocalemia reduz a excitabilidade de células nervosas (hiporreflexia), músculos esqueléticos (adinamia) e músculos lisos (intestino, bexiga, etc.) (→ **A6**). As consequências incluem a paralisia intestinal, que é potencialmente letal (→ **A7**). Ao mesmo tempo, a hipercalemia pode aumentar a excitabilidade do sistema nervoso (hiper-reflexia), dos músculos lisos (→ **A7**) e dos músculos esqueléticos (→ p. 328).

Em contraste, uma diminuição na concentração de K^+ reduz a condutância dos canais de K^+, diminuindo, assim, o efeito hiperpolarizante do K^+ sobre o potencial de membrana. Isso promove o automatismo heterotópico do coração, que pode até mesmo desencadear fibrilação ventricular (→ p. 188202 e segs.). A redução da condutância do K^+ é também responsável pela repolarização retardada das fibras de Purkinje. A hipocalemia com frequência produz uma onda U proeminente no eletrocardiograma ECG (→ **A6**). De modo inverso, a hipercalemia aumenta a condutância do K+, o potencial de ação é encurtado e, correspondentemente, também o segmento S-T no ECG (→ **A7**).

A deficiência de potássio promove a retenção celular de H^+ e sua secreção nos túbulos distais. Isso resulta em uma alcalose (→ p. 94). Inversamente, o excesso de K^+ leva à acidose (→ p. 96). A hipocalemia também causa poliúria (→ p. 108) e pode, por fim, levar ao dano irreversível da célula tubular. Por fim, a liberação de vários hormônios está anormal na deficiência de K^+ (em especial insulina [→ p. 308] e aldosterona [→ p. 288]).

---

* N. de T.: O túbulo conector ou segmento de conexão segue-se ao túbulo convoluto distal e é considerado, por alguns autores, como parte do tubo coletor.

A. Metabolismo do potássio alterado

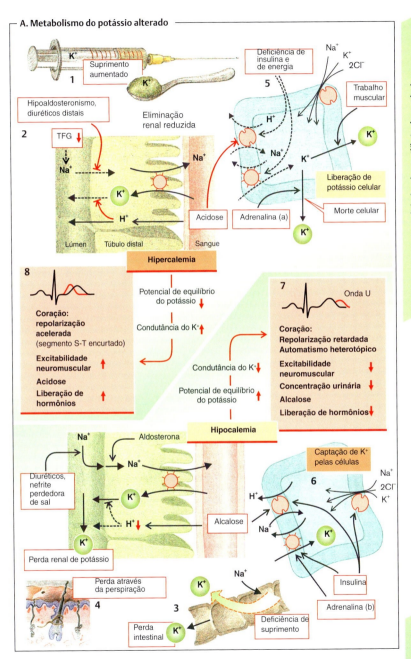

Figura 5.18 Anormalidades do equilíbrio do potássio

Anormalidades do equilíbrio do magnésio

A metade do magnésio do corpo está ligada aos ossos, e quase metade é intracelular. A concentração de Mg^{2+} no líquido extracelular é relativamente baixa (aprox. 1 mmol/L) e a concentração plasmática não é um indicador confiável do equilíbrio do Mg^{2+}. O Mg^{2+} liga-se ao ATP e é essencial para a atividade de inúmeras enzimas. Ele age, em parte, antagonicamente ao Ca^{2+}, o qual ele pode deslocar de sua ligação às proteínas. Desse modo, o Mg^{2+} pode inibir a liberação de transmissores e a transmissão sináptica. O Mg^{2+} intracelular inibe os canais neurais NMDA permeáveis ao Ca^{2+}. O Mg^{2+} extracelular estimula o receptor sensível ao Ca^{2+} e, dessa forma, inibe a liberação de PTH.

A **deficiência de magnésio** ocorre principalmente quando há um suprimento inadequado ou uma perda pelo intestino (*má absorção*; vômito, diarreia, fístulas, deficiência de vitamina D, hipomagnesemia infantil primária; → **A1**; ver também p. 164 e segs.) ou pelos rins. Nos rins, o transporte paracelular de Mg^{2+} requer claudina-16/paracelina-6, e o transporte transcelular de Mg^{2+} requer o canal de Mg^{2+} + TRPM6 (→ p.104). A força impulsora é fornecida pelo potencial de membrana celular, o qual depende da atividade da Na^+/K^+ ATPase. A reabsorção paracelular é impulsionada pelo potencial transepitelial que é indiretamente criado pela reabsorção de NaCl (→ **A2**). A permeabilidade das junções oclusivas está reduzida na *hipercalcemia* e na *alcidose*. O Ca^{2+} ainda inibe, por meio de um receptor sensível ao Ca^{2+}, o cotransporte de Na^+-K^+-$2Cl^-$, causando diminuição no potencial transepitelial e, portanto, na reabsorção de Mg^{2+}. A magnesúria pode, ainda, ser resultado de defeitos genéticos muito raros, tais como síndrome de Bartter (cotransportador Na^+-K^+-$2Cl^-$, canal de Cl^- ou canal luminal de K^+), síndrome de Gitelman (cotransportador NaCl), hipomagnesemia com hipocalcemia secundária (TRPM6) hipomagnesemia renal autossômica dominante com hipercalciúria (claudina-16/paracelina-6) e hipomagnesemia renal autossômica dominante com hipocalciúria (Na^+/K^+ ATPase).

A reabsorção de Mg^{2+} está também reduzida na *nefropatia perdedora de sal*, na diurese osmótica (p. ex., glicosúria no diabetes melito) e devido ao efeito do *álcool* e *diuréticos*. O *hiperaldosteronismo* leva à expansão de volume e diminui a reabsorção de Na^+ e Mg^{2+} nos túbulos proximais e na porção ascendente (→ **A2**). O Mg^{2+} também pode ser perdido no suor ou durante a lactação.

Mesmo quando o balanço do Mg^{2+} está em equilíbrio, **deslocamentos do Mg^{2+} entre os espaços extra e intracelular** ou no osso podem modificar a concentração plasmática de Mg^{2+}. A insulina estimula a captação celular de ambos K^+ (→ p. 134) e Mg^{2+} (→ **A3, A7**), e a perda de Mg^{2+} pode ocorrer no diabetes melito ou no jejum prolongado. A reposição de insulina ou o reinício da ingestão de alimentos podem produzir hipomagnesesemia. A alcalose ou a correção da acidose similarmente estimula a captação celular de Mg^{2+}, e a acidose estimula a liberação celular de Mg^{2+}. O aumento da captação de Mg^{2+} no osso é observado após paratireoidectomia.

Na **pancreatite** aguda (→ **A4**), lipases ativadas a partir do pâncreas lesado clivam triglicerídeos (TGs) no tecido adiposo. Os ácidos graxos liberados (AGs) ligam Mg^{2+} e, dessa maneira, diminuem a concentração plasmática de Mg^{2+}.

Os **efeitos da deficiência de Mg^{2+}** incluem excitabilidade neuromuscular aumentada, hiper-reflexia, cãibras, depressão e psicose (→ **A5**). As cãibras, algumas vezes, assemelham-se àquelas que ocorrem após lesão dos núcleos da base (→ p. 334 e segs.). Sinais cardiovasculares incluem taquicardia e arritmias, até mesmo fibrilação ventricular, e elevação na pressão sanguínea. Tais sintomas são acentuados pela hipocalcemia. Em geral, a deficiência de Mg^{2+} coexiste com a deficiência de K^+ (causas comuns; → p. 134), de modo que os sintomas de hipocalemia são acentuados.

O **excesso de Mg^2** + é causado por *insuficiência renal* (→ **A6**). Se a taxa de filtração glomerular (TFG) cair abaixo de cerca de 30 mL/min, a diminuição da filtração não pode mais ser compensada pela diminuição da reabsorção tubular renal. A reabsorção renal de Mg^{2+} é intensificada em pacientes com um defeito genético do receptor sensível ao Ca^{2+} (hipercalcemia hipocalciúrica familiar). A hipermagnesemia (sem excesso de Mg^{2+}) pode também ocorrer no *diabetes melito* (→ **A7**). Por fim, *fornecimento de Mg^{2+} em excesso* (infusões contendo Mg^{2+}, nutrição parenteral ou administração terapêutica de Mg para reduzir a excitabilidade neuromuscular) pode causar hipermagnesemia.

Os **efeitos do excesso de Mg^{2+}** são excitabilidade neuromuscular diminuída (hiporreflexia) que pode até levar à parada respiratória, a distúrbios da geração e à propagação do potencial de ação cardíaca, bem como causar vômitos e constipação (→ **A8**).

A. Metabolismo do magnésio alterado

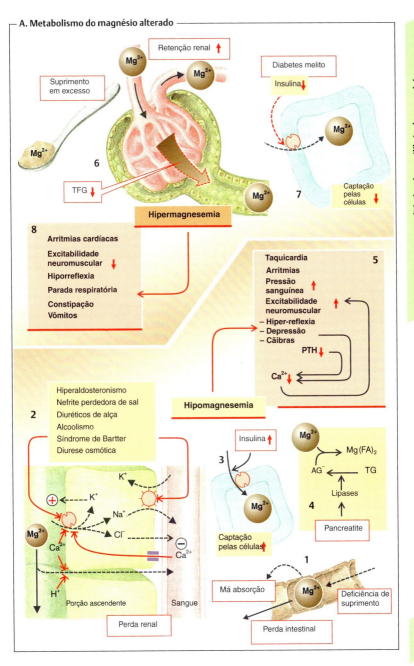

Figura 5.19 Anormalidades do equilíbrio do magnésio

Anormalidades do equilíbrio do cálcio

O Ca^{2+} regula como "transmissor intracelular" (→ p.6 e segs.) o acoplamento eletromecânico. A liberação de neurotransmissores (transmissores sinápticos) e hormônios, a atividade secretora de glândulas exócrinas, assim como a atividade de várias enzimas (p. ex., da glicogenólise, fosfolipase A, adenililciclase, fosfodiesterases) e de vários canais iônicos, tais como os canais de K^+ no coração. O Ca^{2+} extracelular estabiliza canais de Na^+, reduz a permeabilidade da membrana basal e das junções oclusivas, tem um papel na coagulação sanguínea e estimula o receptor sensível ao Ca^{2+}, o qual controla uma variedade de funções, inclusive a liberação de PTH, a atividade do contransportador tubular renal Na^+-K^+-$2Cl^-$, a secreção ácida gástrica e a proliferação celular.

A **regulação da concentração extracelular de Ca^{2+}** é, em primeira instância, tarefa do PTH. Ele é liberado na hipocalcemia (e hipomagnesemia), e sua ação aumenta a concentração plasmática de Ca^{2+} (→ **A1, A2**). O PTH estimula a mobilização de fosfato de cálcio do osso, diminui a concentração plasmática de fosfato e HCO_3– por inibição da reabsorção tubular renal e estimula a formação de calcitriol, o qual promove a absorção entérica de Ca^{2+} e fosfato.

A **hipocalcemia** (→ **A1**) pode ser o resultado de *liberação reduzida de PTH* (hipoparatireoidismo) ou do seu efeito (pseudo-hipoparatireoidismo). Além disso, a *deficiência de vitamina D* pode levar à hipocalcemia pela formação diminuída de calcitriol (→ p.142). Na *insuficiência renal*, a eliminação de fosfato pelos rins está diminuída, o nível plasmático de fosfato eleva-se, e fosfato de cálcio é depositado no corpo (→ p. 120). Uma das consequências é a hipocalcemia. A *deficiência de Mg^{2+}* diminui a liberação de PTH e pode similarmente levar à hipocalcemia. Um defeito genético raro da claudina-16/paracelina-1 impede a reabsorção paracelular de Ca^{2+} (→ p.106) e também leva à hipocalcemia.

Mesmo quando a concentração sanguínea total de Ca^{2+} está normal, a concentração de Ca^{2+} ionizado, fisiologicamente relevante, pode estar reduzida devido ao aumento na *formação de complexos* com proteínas (na alcalose), bicarbonato (na alcalose metabólica), fosfato (na insuficiência renal, ver acima) e ácidos graxos (na pancreatite aguda; 136, 172) (→ **A3**).

A **hipercalcemia** (→ **A2**) ocorre no *hiperparatireoidismo* e no *excesso de vitamina D*. Os tumores malignos, mesmo na ausência de metástases esqueléticas, produzem hormônios mobilizadores de osso, tais como a PTHrP (proteína relacionada ao PTH) ou fator de ativação de osteoclastos (FAO). Os minerais nos ossos são mobilizados na *imobilização* aguda associada à atrofia da inatividade. O aumento da absorção entérica de Ca^{2+} (parcialmente paracelular) pode resultar de um *suprimento excessivo* de Ca^{2+} e de ânions alcalinos (síndrome do leite alcalino). Vários defeitos genéticos raros levam a distúrbios do metabolismo ósseo e hipercalcemia (→ p. 132).

O **efeito da hipocalcemia** mais significativo clinicamente é o *aumento da excitabilidade* dos músculos e nervos, com a ocorrência de espasmos musculares involuntários (tetania) e parestesias (→ **A4**). O aumento da excitabilidade resulta de um limiar reduzido dos canais de Na^+ na hipocalcemia. Em casos graves, podem ocorrer convulsões epilépticas (→ p. 360). A hipocalcemia atrasa a ativação dos canais de K^+ cardíacos repolarizantes e, dessa forma, prolonga o potencial de ação, que fica aparente pelo prolongamento do segmento S-T e do intervalo Q-T no ECG.

Os **efeitos da hipercalcemia** (a condição é com frequência assintomática) podem incluir *sintomas gastrintestinais* (ativação do receptor de Ca^{2+}: náusea, vômitos e constipação), *poliúria* (inibição da reabsorção renal devido ao fechamento das junções oclusivas e à ativação do receptor de Ca^{2+}), *sede* aumentada com polidipsia e *distúrbios psicogênicos* (→ **A5**). Se estiver presente por longo tempo, pode resultar em *nefrolitíase*. Se a concentração total de Ca^{2+} no plasma estiver acima de 3,5 mmol/L (chamada de síndrome de hipercalcemia), ocorrem *coma*, *arritmias cardíacas* e *insuficiência renal* (sobretudo devido à deposição de Ca^{2+} no tecido renal). Uma indicação importante da presença da síndrome de hipercalcemia é a precipitação de fosfato de cálcio na córnea localmente alcalina (pela perda de CO_2; catarata; "ceratite"). No ECG, o segmento S-T está encurtado de acordo com a ativação acelerada dos canais de K^+ repolarizantes. O aumento da sensibilidade do coração aos digitálicos é de grande significância clínica na hipercalcemia, uma vez que esse efeito é normalmente mediado por um aumento da concentração de Ca^{2+} citosólico (→ p. 196).

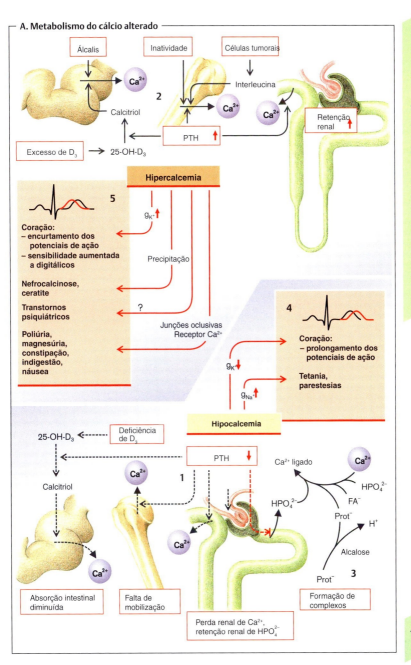

Figura 5.20 Anormalidades do equilíbrio do cálcio

Anormalidades do equilíbrio do fosfato

O fosfato é parte de uma ampla variedade de compostos, incluindo nucleotídeos (ATP, AMPc, GMPc, etc.), ácidos nucleicos, creatina-fosfato, substratos intermediários do metabolismo de carboidratos (p. ex., glicose fosfato) e fosfolipídeos. A fosforilação ativa ou inativa muitas enzimas. O fosfato é um tampão essencial nas células e na urina. Ele também tem um papel significativo na mineralização dos ossos.

O PTH e o calcitriol são criticamente importantes para a **regulação do equilíbrio do fosfato**. Quando a função renal é normal, o PTH reduz o nível de fosfato plasmático pela inibição da reabsorção renal, mas, ao mesmo tempo, promove a mobilização de fosfato dos ossos. O calcitriol aumenta os níveis de fosfato plasmático por causa da estimulação de sua absorção entérica e reabsorção renal.

O **metabolismo anormal do fosfato** pode ser causado por equilíbrio externo desigual (relação entre absorção entérica e excreção renal) ou por alterações na distribuição dentro do corpo (espaços intracelular e extracelular; ossos).

A **deficiência de fosfato** pode ser o resultado de *absorção entérica reduzida*, por exemplo, o resultado de suprimento inadequado nos alimentos (comum em alcoolistas), devido a má absorção, deficiência de vitamina D ou ingestão crônica de fármacos ligadores de fosfato (→ **A1**). A *perda renal* de fosfato ocorre no hiperparatireoidismo, na deficiência de vitamina D, em certos defeitos de transporte nos túbulos proximais (diabetes fosfato, síndrome de Fanconi; → p. 104) e, em menor extensão, na nefrite perdedora de sal, na expansão do espaço extracelular, durante tratamento diurético, na diurese osmótica (p.ex., glicosúria da diabete melitos) e no excesso de glicocorticoides. Alguns tumores produzem fosfatoninas com ação fosfatúrica, tais como o PTHrP (peptídeo relacionado ao PTH, → p. 104)

O **excesso de fosfato** pode ser causado por ingestão oral excessiva de fosfato, intoxicação por vitamina D (→ p.142), falta de PTH (hipoparatireoidismo), eficiência reduzida do PTH (pseudo-hipoparatireoidismo) ou insuficiência renal (→ **A2**).

A concentração de fosfato é muito mais alta nas células do que no espaço extracelular (ver também potássio; → p. 134). Por essa razão, os **deslocamentos entre os espaços intra e extracelular** têm um papel importante na determinação do nível plasmático de fosfato. A captação celular de fosfato ocorre quando o fosfato é utilizado para o metabolismo (p.ex., a formação de glicose-fosfato a partir de glicose livre). Uma captação celular drasticamente aumentada ocorre em seguida da ingestão de alimentos após jejum e em alcoolistas, após a administração de insulina no coma diabético e na alcalose grave (→ **A3**). Isso resulta em hipofosfatemia, às vezes acentuada. O fosfato é liberado das células na acidose, no coma diabético e no dano celular, como na anemia hemolítica grave (→ **A4**).

A hiperfosfatemia pode ocorrer como resultado de sua **mobilização dos ossos** (p. ex., por tumor, imobilização esquelética e hiperparatireoidismo), a menos que sua eliminação renal seja estimulada ao mesmo tempo. Na insuficiência renal, a desmineralização esquelética, estimulada pelo hiperparatireoidismo, contribui para o desenvolvimento de hiperfosfatemia (→ p. 142). De modo inverso, a mineralização óssea excessiva (p.ex., após paratireodectomia ou tratamento de raquitismo com vitamina D) pode resultar em hipofosfatemia.

Os **efeitos da hipofosfatemia** incluem a miopatia (fraqueza muscular, miólise), insuficiência cardíaca, insuficiência respiratória, hemólise, disfunção de plaquetas e leucócitos e disfunção do sistema nervoso (p.ex., fraqueza, distúrbios sensoriais e motores, confusão, coma). As anormalidades são explicadas principalmente por uma redução do metabolismo energético nas células (ATP). A diminuição do 2,3-difosfoglicerato (2,3-DPG) nos eritrócitos leva à diminuição da liberação de oxigênio para os tecidos. A desmineralização esquelética ocorre na hipofosfatemia prolongada (osteomalacia; → p. 142).

Os **efeitos da hiperfosfatemia** incluem precipitação de fosfato de cálcio com o desenvolvimento de calcificações em tecidos moles, que ocorre em tecidos de baixa taxa metabólica (p. ex., bolsas mucosas, articulações, pele). Os sintomas correspondentes são coceira (prurido), dor articular (artrite), etc. As precipitações vasculares de Ca^{2+} levam à calcificação vascular. A concentração plasmática de Ca^{2+} cai, e a liberação de PTH é estimulada. Na insuficiência renal, desenvolve-se um ciclo vicioso (→ p. 120 e segs.).

A. Metabolismo do fosfato alterado

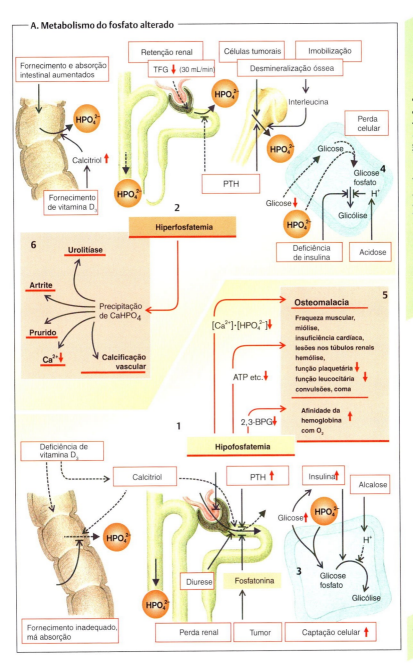

Figura 5.21 Anormalidades do equilíbrio do fosfato

Fisiopatologia do osso

O osso é constituído de tecido conjuntivo ou matriz óssea (incluindo colágeno tipo I [>90%], trombospondina, osteopontina, fibronectina, osteocalcina, proteoglicanas), minerais (sais alcalinos de Ca^{2+}, fosfato, Na^+, CO_3^{2-}, Mg^{2+}, K^+ e F^-) e células (osteócitos, osteoblastos e osteoclastos).

Os **osteócitos** são mecano-sensitivos e ajustam a arquitetura óssea às necessidades mecânicas, influenciando osteoblastos e osteoclastos.

Os **osteoblastos** desenvolvem-se sob a influência das BMPs (proteínas ósseas morfogenéticas) das células progenitoras mesenquimais. As BMPs estimulam, por meio do fator de transcrição CBFA1 (fator de ligação nuclear A1), a expressão de colágeno tipo I, osteocalcina, osteopontina e RANKL (ligante do receptor ativador de NFκB*), entre outros. Os osteoblastos são estimulados por fatores de crescimento (TGF-β, FGF, PDGF, IGF) e formam fosfatase alcalina, a qual promove a mineralização pela degradação do pirofosfato. A concentração plasmática de fosfatase alcalina reflete a atividade osteoblástica ($\rightarrow$ **A**).

Os osteoblastos liberam RANKL, um mediador que estimula a formação de **osteoclastos** a partir de células progenitoras hematopoiéticas. O desenvolvimento de osteoclastos é inibido pela osteoprotegerina ligada ao RANKL, e é promovido pelo M-CSF (fator estimulante da colônia de macrófagos) antiapoptótico. Os osteoclastos são inibidos pela calcitonina. Osteoclastos degradam osso por proteólise (proteinases como a catepsina K) e pela secreção de H^+ (H^+ ATPase, anidrase carbônica II [aC II], canal de Cl^-). A atividade osteoclástica torna-se aparente por meio das concentrações plasmáticas de produtos de degradação do colágeno tipo I (peptídeos).

Em crianças, o osso desenvolve-se a partir da cartilagem, a qual é gerada por **condrócitos**. Essas células estão sob controle do hormônio da paratireoide (PTH), PTHrP (peptídeo relacionado ao PTH), FGF (fator de crescimento de fibroblastos), hormônio do crescimento, glicocorticoides e estrógenos. Altas concentrações de fosfato estimulam a apoptose dos condrócitos.

O osso é constantemente remodelado para atender às necessidades mecânicas. Após fraturas ósseas, infecções e isquemia, o osso morto é degradado, o suprimento sanguíneo é aprimorado pela angiogênese e novo osso é sintetizado. Ligações instáveis estimulam a formação de tecido conjuntivo e de cartilagem.

A **regulação da estrutura e mineralização óssea** ocorre em função do *uso mecânico*, das concentrações plasmáticas de Ca^{2+} e fosfato, bem como do PTH e calcitriol.

A liberação de **PTH** é estimulada pela hipocalcemia ($\rightarrow$ p.318) e inibida pelo calcitriol ($\rightarrow$ **B**). O PTH estimula a remodelação óssea e aumenta o número de osteoblastos e (via RANKL e M-CSF) de osteoclastos. A administração intermitente de PTH estimula a formação óssea: o aumento contínuo de PTH leva à reabsorção óssea.

O PTH ainda influencia o metabolismo ósseo pela estimulação de **calcitriol** (formação de $1,25(OH)_2D_3$) ($\rightarrow$ **A1**, $\rightarrow$ p. 138): A exposição da pele à radiação UVB estimula a geração de vitamina D_3 a partir da 7-deidrocolesterina. A vitamina D_3 é convertida à $25(OH)D_3$ no fígado, e pela enzima 1α-hidroxilase ao hormônio ativo $1,25(OH)D_3$, principalmente nos rins. A enzima é estimulada pelp PTH e hormônio do crescimento, e inibida pelo excesso de Ca^{2+} e fosfato, pelo FGF23 e pela KLOTHO ($\rightarrow$ p. 100). O $1,25(OH)_2D_3$ é ainda produzido nos macrófagos e linfócitos, os quais sintetizam o hormônio de forma independente do PTH e do metabolismo do cálcio e fosfato. A estimulação dos macrófagos (p.ex., na sarcoidose e tuberculose) ou linfócitos (p.ex., linfomas) induz a formação inadequada de $1,25(OH)_2D_3$. Uma 24-hidroxilase da vitamina D inativa o $1,25(OH)_2D_3$.

O calcitriol estimula, via receptor da vitamina D (VDR), a formação de proteínas da matriz óssea, osteocalcina, osteopontina e RANKL. O calcitriol estimula, via RANKL e M-CSF, a formação de osteoclastos maduros. O calcitriol estimula, dessa forma, tanto a formação como a reabsorção óssea. O VDR é estimulado tanto por $1,25(OH)_2D_3$, como por concentrações excessivas de $25(OH)D_3$.

Os **glicocorticoides** inibem a formação e ação do calcitriol e, assim, promovem a reabsorção óssea. A **insulina** estimula a formação da matriz óssea. **Estrógenos** (principalmente o estradiol) inibem a apoptose de osteoblastos e estimulam a apoptose de osteoclastos. Eles inibem, via RANKL e M-CSF, a formação de osteoclastos maduros e, dessa forma, inibem a reabsorção óssea. Os **hormônios tireóideos** aumentam a remodelação óssea. A reabsorção óssea é estimulada por concentrações excessivas de **vitamina A**.

Distúrbios do metabolismo ósseo podem afetar a matriz óssea ou a mineralização do osso.

---
* N. de T.: Fator nuclear kappaB.

A. Fisiopatologia do osso – mecanismos locais

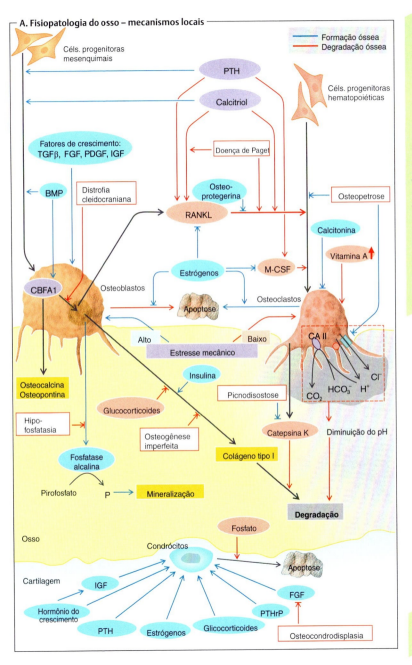

Figura 5.22 Fisiopatologia do osso I

Na doença de **Paget**, a superatividade dos osteoclastos, com estimulação subsequente de osteoblastos, leva a um *turnover* ósseo aumentado com formação de osso estruturalmente desorganizado, o qual é bastante suscetível à deformidades e fraturas. As possíveis causas incluem sensibilidade aumentada das células progenitoras de osteoclastos ao $1,25(OH)_2D_3$, bem como formação ou atividade aumentada do RANKL. Mutações do RANK levam a uma condição clínica semelhante. A doença de Paget juvenil resulta de um defeito genético da osteoprotegerina.

A **osteoporose**, bastante comum, resulta de um desequilíbrio de longa duração entre a formação e a reabsorção óssea, o qual diminui a densidade óssea. As causas incluem excesso de glicocorticoides, deficiência de estrógeno (pós-menopausa), deficiência de insulina (diabetes melito), dieta deficiente de cálcio, fumo e inatividade (imobilização com gesso ou tala rígida, tetraplegia, microgravidade). Porém, frequentemente a causa permanece desconhecida (osteoporose primária).

Os efeitos da osteoporose incluem dores esqueléticas, mesmo em repouso, e fraturas ósseas (p. ex., na coluna, partes distais do braço, colo do fêmur). A hipercalcemia pode estar presente em casos extremos. Dependendo de sua causa, a osteoporose pode ser localizada (p. ex., sob uma tala rígida) ou generalizada (devido ao excesso de glicocorticoides).

Na **osteomalacia** e no **raquitismo**, a *mineralização* da matriz óssea (osteoide) ou da placa de crescimento está alterada. Antes que o crescimento longitudinal seja concluído e antes que a fusão epifisiária tenha ocorrido, a anormalidade leva, principalmente, ao raquitismo (alargamento da placa de crescimento e crescimento deformado). Desse modo, a hipofosfatemia promove a sobrevivência dos condrócitos nas placas de crescimento. Após a parada do crescimento longitudinal, a mineralização diminuída do osteoide recém-formado (formado durante a remodelação normal do osso) leva à osteomalacia. Ambos, raquitismo e osteomalacia, podem ser causados por uma formação reduzida de calcitriol, por exemplo, na depleção dietética ou má absorção intestinal de vitamina D, coincidindo com falta de luz ultravioleta na insuficiência hepática, ou por deficiência de estrógeno (pós-menopausa) ou por insuficiência renal crônica ($\rightarrow$ p. 120 e segs.). Mesmo sem deficiência de calcitriol, hipofosfatemia (diabetes fosfato, síndrome de Fanconi; $\rightarrow$ p. 104, 120 e segs.) ou acidose tubular renal crônica podem resultar em osteomalacia.

Os **efeitos do raquitismo** são crescimento retardado, pernas em arco ou joelhos valgos, deformidades da coluna vertebral, proeminência das junções costocondrais (rosário raquítico), bem como ossos cranianos finos e moles, particularmente o occipital (craniotabes*). A **osteomalacia** causa dor óssea (dor ao movimento), bandas translúcidas de desmineralização no osso (pseudofraturas ou zonas de Looser) e fraqueza muscular (deficiência de Ca^{2+}).

A desmineralização óssea pode aumentar a excreção renal de Ca^{2+} e fosfato e, assim, resultar em urolitíase. A reabsorção óssea pode ainda ser estimulada por **tumores** (formação de PTHrP e fator ativador de osteoclastos FAO). No **hiperparatireoidismo** primário (por proliferação descontrolada de células produtoras de PTH, $\rightarrow$ p.18), o osso normal é substituído por tecido fibroso.

Os distúrbios da formação e reabsorção óssea podem resultar de **defeitos genéticos** raros, como nas mutações do colágeno tipo I (*osteogênese imperfeita*) ou mutações inativadoras do CBFA1 (*displasia cleidocraniana*). Um defeito da fosfatase alcalina (*hipofosfatasia*) prejudica a mineralização óssea. A função osteoclástica é comprometida por defeitos na subunidade TC1RG1 da bomba de H^+, no canal de Cl^- ClCN7, na anidrase carbônica II, ou no RANK (*osteopetrose*). A reabsorção óssea é ainda prejudicada em um defeito genético da protease catepsina K (*picnodisostose*, a provável doença de Toulouse-Lautrec).

Defeitos genéticos do receptor sensível ao Ca^{2+} (CaSR) levam à *hipercalcemia benigna familiar* e mutações ativadoras do receptor do PTH à *doença de Jansen* (hipercalcemia, hipofosfatemia, malformações esqueléticas, nanismo). Defeitos genéticos que afetam a liberação de PTH (hipoparatireoidismo) ou seus efeitos (pseudo-hipoparatireoidismo, p.ex., por uma proteína G defeituosa) similarmente levam à hipercalcemia e, de modo parcial, às malformações ósseas. Deficiência hereditária de PTH pode ainda resultar em calcificação e subsequente dano aos núcleos basais. Um defeito genético da 1α-hidroxilase leva ao *raquitismo por pseudodeficiência de vitamina D*, um aumento hereditário da sensibilidade do calcitriol à hipercalcemia da *síndrome de Williams*.

Uma grande variedade de defeitos genéticos raros e distintos (p.ex., do FGF23) levam à formação de cartilagem defeituosa (*osteocondrisplasia*).

---

* N. de T.: Diminuição da espessura e amolecimento dos ossos do crânio.

B. Fisiopatologia do osso

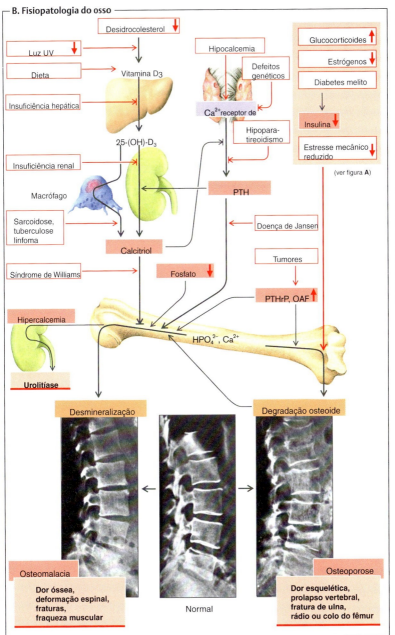

Figura 5.22 Fisiopatologia do osso II

6 Estômago, Intestinos, Fígado

S. Silbernagl

Função do trato gastrintestinal

Para suprir as necessidades materiais e de energia do organismo, o alimento deve ser deglutido, processado e degradado (**digestão**), bem como ser captado (**absorção**) pelo intestino. Os alimentos sólidos são mastigados pelos dentes, e cada pedaço é misturado com a saliva proveniente das glândulas salivares. A **saliva** contém mucina, um lubrificante, e anticorpos, assim como α-amilase para digerir polissacarídeos. É tarefa do **esôfago** o transporte rápido de alimentos da faringe para o estômago. O esfíncter esofagiano inferior abre brevemente e previne o refluxo de suco gástrico potencialmente danoso. O **estômago proximal** serve, em primeiro lugar, para armazenar alimentos ingeridos durante uma refeição. Seu tônus muscular determina o abastecimento do **estômago distal**, onde o alimento é processado (fragmentado ainda mais e emulsificado). As proteínas são desnaturadas e degradadas por ácido gástrico e pepsinas, e lipases iniciam a digestão das gorduras. O estômago distal também tem a tarefa de repartir o quimo. Além disso, o estômago secreta o *fator intrínseco* que é essencial para a absorção de cobalaminas (vitamina B_{12}).

A degradação das partículas de alimento é completada no **intestino delgado** por meio de *enzimas* do **pâncreas** e da mucosa do intestino delgado. Os íons HCO_3^- do suco pancreático são necessários para neutralizar o quimo ácido. A digestão de gorduras necessita, além disso, de sais biliares fornecidos pela **bile**. Os produtos da digestão (monossacarídeos, aminoácidos, dipeptídeos, monoglicerídeos e ácidos graxos livres), bem como água, minerais e vitaminas são absorvidos no intestino delgado.

Junto à bile secretada pelo **fígado**, *produtos excretórios* (p. ex., bilirrubina) vão para as fezes. O fígado tem inúmeras funções metabólicas adicionais: ele é a estação intermediária obrigatória para quase todas as substâncias absorvidas pelo intestino delgado e é capaz de *desintoxicar* inúmeras substâncias estranhas e produtos finais metabólicos e efetuar sua excreção.

O **intestino grosso** é a última estação para a absorção de água e íons. Ele é colonizado por *bactérias* (flora intestinal) com funções fisiológicas. O intestino grosso, sobretudo o **ceco** e o **reto**, é local de armazenamento para as fezes, de modo que a necessidade da *defecação* é relativamente rara, apesar da ingestão frequente de alimentos.

Os dois *plexos* da parede do esôfago, do estômago e do intestino servem para **controlar motilidade e secreção**, com reflexos suprarregionais e influências moduladoras do sistema nervoso central transmitidas pelo *sistema nervoso autônomo* e *tratos neurais aferentes viscerais*. Além disso, o trato gastrintestinal secreta inúmeros *hormônios peptídicos* e *transmissores* que participam no controle e na regulação do trato gastrintestinal e de suas glândulas acessórias.

Há muitos mecanismos não específicos e específicos que **defendem** contra organismos patogênicos na superfície interna (cerca de 100 m²) do trato gastrintestinal. Iniciando na boca, componentes da saliva, tais como *mucinas*, *imunoglobulina A (IgA)* e *lisozima*, inibem microrganismos invasores. O *ácido clorídrico* e as *pepsinas* têm um efeito bactericida, e as **placas de Peyer** do trato gastrintestinal são seu próprio tecido linfático imuno-competente. As *células M* especiais ("células membranosas") da mucosa fornecem antígenos luminais com acesso às placas de Peyer, as quais podem responder com liberação de IgA (*imunização* oral ou, como em um processo anormal, *alergização*). A IgA é combinada no epitélio intestinal com *componentes secretórios*, os quais protegem a IgA secretada contra enzimas digestivas. Os mecanismos de defesa intestinal reconhecem a flora intestinal fisiológica, que é assim protegida contra a resposta imune. Os **macrófagos** da parede intestinal e dos sinusoides do fígado (células de Kupffer) formam mais uma barreira contra organismos patogênicos invasores.

A. Função de órgãos do trato gastrintestinal

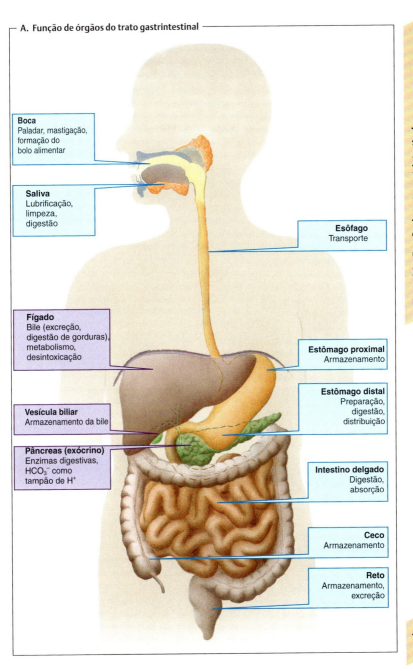

Boca
Paladar, mastigação, formação do bolo alimentar

Saliva
Lubrificação, limpeza, digestão

Esôfago
Transporte

Fígado
Bile (excreção, digestão de gorduras), metabolismo, desintoxicação

Estômago proximal
Armazenamento

Estômago distal
Preparação, digestão, distribuição

Vesícula biliar
Armazenamento da bile

Pâncreas (exócrino)
Enzimas digestivas, HCO_3^- como tampão de H^+

Intestino delgado
Digestão, absorção

Ceco
Armazenamento

Reto
Armazenamento, excreção

Figura 6.1 **Função do trato gastrintestinal**

Esôfago

A musculatura no terço superior da parede do esôfago é em parte formada por músculo estriado e em parte por músculo liso. Ao **engolir** (deglutição), abre-se o *esfíncter esofagiano superior* reflexamente, e uma **onda peristáltica reflexa** (primária) move o bolo alimentar para o esôfago. Ali, a dilatação pelo bolo inicia mais uma onda peristáltica (secundária) que continua até que o bolo tenha alcançado o estômago. O *esfíncter esofagiano inferior* é aberto por um reflexo vagovagal no início do ato de engolir. Esse **reflexo de relaxamento receptivo** é mediado pelos *neurônios* inibitórios não colinérgicos não adrenérgicos (*NCNA*) do plexo mioentérico (→ **A**).

A motilidade esofagiana, por exemplo, a progressão da onda peristáltica, é em geral avaliada por **medições de pressão** nos vários segmentos do esôfago (→ **A1, 2**). A pressão de repouso dentro do esfíncter esofagiano inferior é de cerca de 20-25 mmHg. Durante o relaxamento receptivo, a pressão cai para poucos mmHg, que prevalecem no estômago proximal (→ **A3**), indicando abertura do esfíncter.

O **esfíncter esofagiano inferior** está geralmente fechado, como sua contraparte superior. Essa **barreira contra refluxo** do suco gástrico danoso (pepsina e HCl) é reforçada quando a pressão do esfíncter é aumentada (→ **B**), por exemplo, por ação da *acetilcolina* liberada pelas células ganglionares do plexo mioentérico ou por agonistas adrenérgicos e por *hormônios*, tais como gastrina (proteção contra refluxo durante a motilidade gástrica digestiva), motilina (proteção contra refluxo durante a motilidade interdigestiva), somatostatina e substância P, bem como por *ação parácrina* (histamina, $PGF_{2\alpha}$), por alimentos ricos em proteínas ou por *alta pressão intra-abdominal* (contração dos músculos abdominais, obesidade, ascite). Essa pressão rasgaria o esfíncter, exceto pelo fato de que parte dos 3-4 cm do esfíncter esofagiano inferior fica dentro do espaço abdominal. Como consequência, a pressão do esfíncter é aumentada (pelo lado de fora) de modo proporcional ao aumento na pressão intra-abdominal. Além disso, partes do diafragma circundam o esfíncter esofagiano inferior (pilar esquerdo e direito) de forma semelhante a uma tesoura, de modo que o esfíncter é automaticamente pinçado quando o diafragma contrai. Um ligamento frênico-esofagiano intacto (→ **E1**) e uma incisura cárdica (ângulo de His) relativamente aguda, entre o fim do esôfago e o estômago, são também importantes para prover *proteção contra refluxo durante a deglutição*.

Os fatores que diminuem a pressão do esfíncter inferior **promoverão refluxo**. Entre tais fatores estão polipetídeo vasoativo intestinal (VIP) e ATP, transmissores dos *neurônios* inibitórios *NCNA*, bem como dopamina e agonistas β-adrenérgicos, *hormônios* tais como secretina, colecistocinina (CCK), progesterona e **p**eptídeo **i**nsulinotrópico dependente de **g**licose (GIP = antigamente: polipeptídeo inibitório gástrico), *substâncias parácrinas* (NO, PGI_2, PGE_2), efeito da progesterona durante a gestação, alimento com alto conteúdo de gordura e muitos outros.

O **refluxo esporádico** do suco gástrico é um evento fisiológico cotidiano, seja devido a uma pressão inesperada sobre um estômago cheio, durante a **deglutição** (abertura do esfíncter por uns poucos segundos; → **B5**, à direita) ou durante **aberturas transitórias do esfíncter** (→ **B5**, à esquerda), que duram até meio minuto e são desencadeadas por dilatação acentuada da parede do estômago, e não pelo ato de deglutir. Essas aberturas transitórias do esfíncter são provavelmente parte do reflexo de expulsão, por meio do qual o ar deglutido e o CO_2 podem ser expelidos do estômago. O fato de que ocorre refluxo significativo como consequência disso pode ser inferido pela queda acentuada no pH do esôfago distal (→ **B4**).

Três mecanismos são responsáveis pela proteção da mucosa esofagiana após o refluxo:

◆ **Depuração do volume**, isto é, a rápida restituição do volume do refluxo para dentro do estômago pelo reflexo de peristalse esofagiana. O volume de refluxo de 15 mL, exceto por uma pequena quantidade residual, normalmente permanece no esôfago por apenas 5 a 10 segundos (→ **B1**).

◆ **Depuração do pH**. O suco gástrico residual, deixado para trás pela depuração do volume, tem um pH baixo inalterado. Ele apenas se eleva, passo a passo (→ **B2**), com cada ato de deglutição (→ **B3**), isto é, a *saliva deglutida tampona* o volume de refluxo residual. A depuração do pH depende da quantidade e da capacidade de tamponamento da saliva.

◆ A parede do esôfago contém **epitélio com propriedades de barreira**. Das suas 25-30 camadas de células (→ **E**, à direita), é o estrato córneo (cerca de 10 camadas), localizado na superfície luminal, que é especialmente denso. Isso impede a invasão de componentes lesivos do suco gástrico (íons H^+, pepsina e algumas vezes sais

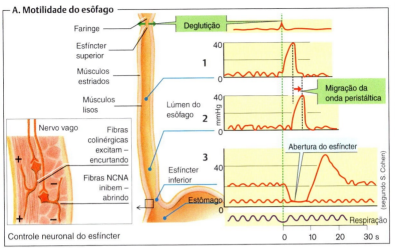
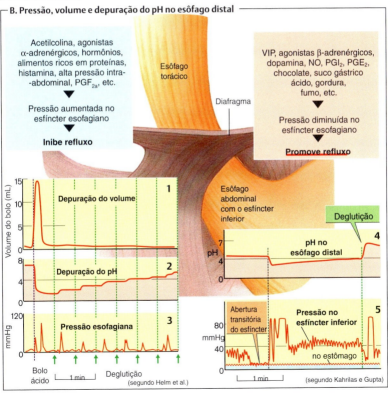

Figura 6.2 Esôfago I

biliares). Além disso, como ocorre na mucosa gástrica (→ p. 156), os íons H⁺ que tenham penetrado nas células são muito eficientemente removidos para fora (trocador Na⁺/H⁺), e também um pequeno número de íons HCO_3^- são secretados.

Os **distúrbios funcionais do esôfago** mais importantes são causados por contração esofagiana anormal (hipermotilidade ou hipomotilidade, coordenação desordenada) ou insuficiência dos mecanismos protetores para enfrentar o refluxo (doença do refluxo gastroesofagiano).

A **hipermotilidade** pode ser causada por uma *camada muscular espessada*, um aumento da *sensibilidade do músculo* em relação aos transmissores excitatórios (acetilcolina) ou hormônios (p. ex., gastrina) ou por uma sensibilidade reduzida em relação a transmissores inibitórios (p. ex., VIP). A hipermotilidade pode também ocorrer devido à *atividade neuronal* aumentada de neurônios colinérgicos ou à atividade diminuída de neurônios inibitórios NCNA. O último é o que ocorre na **acalasia** (→ **C**), que é causada por uma redução no número de neurônios intramurais NCNA, bem como por uma reatividade diminuída desses neurônios à acetilcolina liberada pré-ganglionarmente. Como **resultado** desse distúrbio, pacientes com acalasia apresentam uma *pressão em repouso muito elevada no esfíncter esofagiano inferior*, o relaxamento receptivo se estabelece tardiamente e, o mais importante, é muito fraco, de forma que, durante a fase reflexa, a pressão no esfíncter é muito mais alta do que no estômago (→ **C**, inferior). Em consequência, os alimentos deglutidos se acumulam no esôfago, causando uma elevação da pressão em todo o esôfago e, sob certas circunstâncias, levando a uma enorme *dilatação do esôfago* (→ **C**). Além disso, a propagação da onda peristáltica cessa (ver também **A1, 2**, e **C**, à direita). Assim, os **sintomas** de acalasia são disfagia (dificuldade de engolir), regurgitação de alimentos (não vômitos), dor retroesternal e perda de peso. As **complicações** graves de acalasia são *esofagite* e *pneumonia*, causada por aspiração de conteúdos esofagianos (contendo bactérias).

A **hipomotilidade** do esôfago é causada por fatores que são o oposto daqueles descritos antes. Na **esclerodermia** (→ **D**), uma doença autoimune, a hipomotilidade em seus estágios iniciais é consequência de defeitos neuronais que mais tarde resultam em atrofia dos músculos lisos do esôfago, de forma que a peristalse, na porção distal, cessa completamente. Ao contrário do que ocorre na acalasia, a pressão do *esfíncter inferior está reduzida*, de modo que desenvolve-se a doença do refluxo gastroesofagiano.

Doença do refluxo gastroesofagiano (→ **E**). Refluxo de suco gástrico para o esôfago é, em alguma extensão, um fenômeno fisiológico (ver acima); *azia* indica esofagite de refluxo. A azia pode ser **causada** por:
- fatores que diminuem a pressão no esfíncter esofagiano inferior (→ **B, D**);
- aumento da frequência da abertura transitória do esfíncter (deglutição de ar, bebidas contendo CO_2);
- depuração de volume diminuída (peristalse esofagiana distal anormal);
- depuração de pH mais lenta, por exemplo, devido à redução do fluxo salivar (sono, deficiência crônica de saliva [xerostomia]), ou capacidade de tamponamento da saliva diminuída (fumo de cigarros);
- hérnia de hiato, na qual a parte abdominal do esôfago é deslocada para o tórax, de modo que um mecanismo importante de fechamento do esfíncter, aumento da pressão intra-abdominal, está ausente;
- irritação direta e lesão da mucosa esofagiana, por exemplo, por frutas cítricas, alimentos com base em tomates, temperos fortes, álcool de alto grau e fármacos anti-inflamatórios não esteroides (AINEs; → p. 154).

O **resultado** do refluxo esofagiano crônico é a *metaplasia epitelial* (→ p. 4) no esôfago distal que, sendo uma condição pré-cancerosa, pode evoluir para *câncer*.

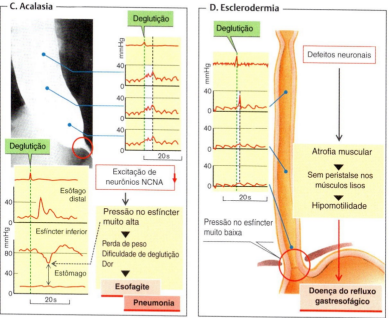
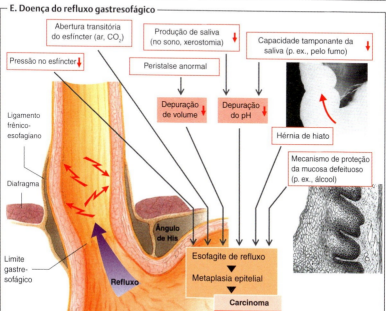

Foto de C: Thurn P. et al. Einführung in die radiologische Diagnostik. 10th ed. Stuttgart: Thieme, 1998
Foto de E: Treichel J. Doppelkontrastuntersuchung des Magens. 2nd ed. Stuttgart: Thieme, 1990

Náusea e vômito

O vômito, com seus **sinais precursores de alerta** de náusea e ânsia, é principalmente um *reflexo protetor*, mas também um *sintoma* importante. O vômito crônico causa *distúrbios* graves.

O **centro do vômito**, localizado no bulbo (→ **A**, superior), é alcançado, entre outros, mediante **quimiossensores** da área postrema no assoalho do 4° ventrículo (*zona de disparo do quimiossensor* [ZDQ]), local no qual a barreira hematoencefálica é menos fechada. A ZDQ é ativada por agonistas da dopamina, tais como apomorfina (**emético** terapêutico), por inúmeros fármacos ou toxinas, por exemplo, glicosídeos digitais, nicotina, enterotoxinas estafilocócicas, bem como hipoxia, uremia e diabetes melito. As células da ZDQ também contêm receptores para neurotransmissores (p. ex., norepinefrina, serotonina, GABA, substância P), permitindo o acesso de neurônios à ZDQ.

Todavia, o centro do vômito pode também ser ativado sem mediação da ZDQ, como durante estimulação não fisiológica dos órgãos do equilíbrio (**cinesia** [doença do movimento]). Além disso, doenças da **orelha interna** (vestíbulo), tais como a *doença de Menière*, causam náusea e vômitos.

O centro do vômito é ativado a partir do **trato gastrintestinal** via aferentes vagais:
- na *distensão excessiva* do estômago ou *lesão* da mucosa gástrica, por exemplo, pelo álcool;
- por *esvaziamento gástrico retardado*, efetuado por eferentes nervosos autonômicos (também a partir do próprio centro do vômito), por alimentos difíceis de digerir, bem como por bloqueio do esvaziamento gástrico (estenose pilórica, tumor) ou do intestino (atresia, doença de Hirschsprung, íleo) (→ p. 168);
- por *distensão excessiva* e *inflamação* do peritônio, trato biliar, pâncreas e intestino.

Por fim, aferentes viscerais a partir do **coração** podem também causar náuseas e vômitos, por exemplo, na isquemia coronariana. As náuseas e os vômitos são comuns durante o primeiro trimestre da **gestação** (*vomitus matutinus*). Podem ocorrer distúrbios excepcionais (ver a seguir) devidos ao vômito (*hyperemesis gravidarum*). O **vômito psicogênico** ocorre sobretudo em mulheres jovens (não grávidas), ocasionado por conflitos sexuais, problemas no ambiente familiar, perda da atenção dos pais, etc. Os vômitos podem ser provocados **deliberadamente** com a colocação de um dedo na garganta (nervos aferentes de sensores táteis da faringe). Isso pode, às vezes, trazer alívio, mas o vômito frequente, em pacientes com *bulimia* (→ p. 30), pode levar a sérias consequências (ver a seguir).

Por fim, a **exposição à radiação** (p. ex., no tratamento de malignidade) e a **pressão intracraniana elevada** (sangramento intracraniano, tumores) são importantes fatores clínicos na precipitação de náusea e vômito.

As **consequências do vômito crônico** (→ **A**, inferior) ocorrem pela ingestão alimentar diminuída (**má nutrição**) e por **perda do suco gástrico**, junto à perda da saliva deglutida, líquidos e, algumas vezes, também de secreções do intestino delgado. O resutado é *hipovolemia*. A *liberação de ADH*, desencadeada pelo centro do vômito, favorece a retenção de água; a perda excessiva de NaCl e a perda relativamente pequena de H_2O leva à *hiponatremia*, a qual é exacerbada pelo aumento da excreção de $NaHCO_3$. Este último é uma resposta à *alcalose não respiratória*. Essa situação resulta das células parietais do estômago que transportam um íon HCO_3^- para cada íon H^+ secretado para o lúmen. Ao passo que os íons H^+ (10-100 mmol/L de suco gástrico) são perdidos com o vômito e, assim, não utilizam qualquer HCO_3^- para tamponá-los no duodeno, o HCO_3^- se acumula no organismo. A alcalose torna-se pior pela *hipocalemia*; K^+ é perdido por ambos, vômito (alimento, saliva e suco gástrico) e urina. A hipovolemia leva ao *hiperaldosteronismo*, durante o qual a excreção de K^+ aumenta durante a reabsorção aumentada de Na^+ [→ p. 106 e 132 e segs.].

O ato de vomitar e o vômito causam lesões adicionais, tais como *ruptura gástrica*, *lacerações na parede esofagiana* (síndrome de Mallory-Weiss), *cáries* dentárias (devido ao ácido), inflamação da mucosa oral e *pneumonia de aspiração*, que são as consequências possíveis mais importantes.

A. Causas e consequências do vômito

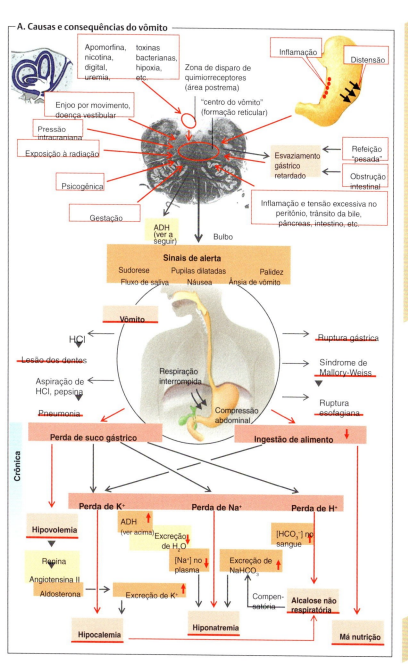

Figura 6.4 Náusea e vômito

Gastrite (gastropatia)

Para simplificar a situação, pode-se diferenciar três tipos principais de gastrite:
- *gastrite* erosiva e *hemorrágica*;
- *gastrite* crônica ativa, não erosiva;
- *gastrite* atrófica (*glândulas fúndicas*).

(Como uma reação inflamatória completa está, em geral, ausente em muitos casos de gastrite, o termo *gastropatia* é atualmente utilizado com frequência.)

A **gastrite erosiva** e **hemorrágica** ($\rightarrow$ **A1**) pode ter muitas causas, por exemplo:
- ingestão de fármacos anti-inflamatórios não esteroides (AINEs), cujo efeito local e sistêmico de dano à mucosa é descrito com mais detalhes na p. 158;
- isquemia (p. ex., vasculite ou durante corrida de maratona);
- estresse (falência de múltiplos órgãos, queimaduras, cirurgia, trauma do sistema nervoso central), no qual a gastrite é provavelmente causada, em parte, pela isquemia;
- abuso de álcool, produtos químicos corrosivos;
- trauma (gastroscópio, deglutição de corpo estranho, ânsia, vômitos, etc.);
- trauma por radiação.

Esse tipo de gastrite pode rapidamente produzir uma **úlcera aguda** (p. ex., via estresse ou AINEs; ($\rightarrow$ p. 158), com o risco de grande *sangramento gástrico* ou *perfuração* da parede do estômago ($\rightarrow$ **A1**).

A **gastrite crônica ativa, não erosiva** (tipo B; $\rightarrow$ **A2**) em geral é restrita ao *antro*. Tornou-se progressivamente claro, na última década, que sua causa determinante é uma colonização bacteriana do antro por **Helicobacter pylori**, a qual pode ser tratada de modo efetivo com antibióticos (ver também úlcera; $\rightarrow$p. 156 e segs.). A colonização por *Helicobacter* não apenas diminui a proteção da mucosa, mas também estimula a liberação antral de gastrina e, assim, a secreção de suco gástrico no fundo, uma constelação que favorece o desenvolvimento de **úlcera crônica**.

Um quarto tipo, **gastrite reativa** ($\rightarrow$ **A4**), ocorre em torno da gastrite erosiva (ver acima), de úlceras ou de feridas operatórias. As últimas podem ser parcialmente causadas por refluxo enterogástrico após cirurgias no antro ou piloro (**gastrite de refluxo**), resultando em ataque da mucosa gástrica por enzimas pancreáticas, intestinais e sais biliares. Ao mesmo tempo, o meio alcalino do suco intestinal se contrapõe à liberação de gastrina, também sendo um meio hostil para o *Helicobacter pylori*. Por razões similares, a colonização por *Helicobacter* é menos comum na gastrite atrófica.

A **gastrite** atrófica (**glândulas fúndicas**) (tipo A; $\rightarrow$ **A3**), com mais frequência limitada ao fundo, tem causas completamente diferentes. Nessa condição, o suco gástrico e o plasma em geral contêm **autoanticorpos** (sobretudo imunoglobulina G, infiltrados de plasmócitos e linfócitos B) contra partes e produtos das **células parietais** ($\rightarrow$ **A**, superior à direita), tais como lipoproteínas microssomais, receptores de gastrina, anidrase carbônica, H^+/K^+-ATPase e fator intrínseco (FI). Como resultado, as células parietais atrofiam, e a secreção de ácido e de FI cai acentuadamente (*acloridria*). Os anticorpos contra FI também bloqueiam a ligação de cobalaminas ao FI ou a captação de complexos FI-cobalamina pelas células do íleo, resultando, por fim, em deficiência de cobalamina com **anemia perniciosa** ($\rightarrow$ sangue, p. 38). Na gastrite atrófica, mais gastrina é liberada em resposta a isso, e as *células formadoras de gastrina hipertrofiam*. *A hiperplasia das células enterocromafins* (ECL) ocorre provavelmente como uma consequência dos altos níveis de gastrina. Essas células possuem receptores para gastrina e são responsáveis pela produção de histamina na parede gástrica. Essa hiperplasia das células ECL pode, algumas vezes, progredir para um **carcinoide**. Porém, o principal perigo na gastrite atrófica é a *metaplasia* extensa da mucosa, a qual, como uma condição pré-cancerosa, pode levar ao **carcinoma do estômago**.

Exceto pelo *Helicobacter pylori*, a **gastrite** é apenas raramente causada **por um microrganismo específico**, como *Mycobacterium tuberculosis*, citomegalovírus, herpesvírus ou por fungos (p. ex., *Candida albicans*). Contudo, tais gastrites não são incomuns em pacientes imunocomprometidos (aids, imunossupressão em transplante de órgãos, etc.).

A. Gastrite

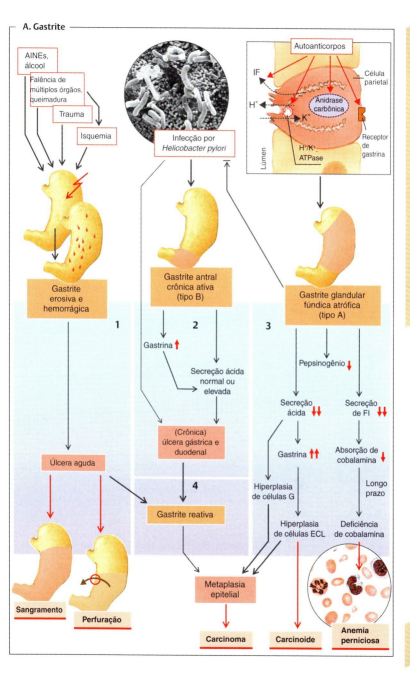

Figura 6.5 Gastrite

Úlcera

Os **íons H⁺** no suco gástrico são secretados pelas células parietais que contêm H⁺/K⁺-ATPase na sua membrana luminal, enquanto as células principais enriquecem a secreção glandular com *pepsinogênio* (→ **A**). A alta concentração de H⁺ (pH 1,0 –2,0) desnatura as proteínas dos alimentos e ativa pepsinogênios a *pepsinas*, que são endopeptidases e clivam certas ligações peptídicas das proteínas dos alimentos.

A **regulação da secreção gástrica** (→ **A1**) é realizada por mecanismos neurais, endócrinos, parácrinos e autócrinos. A **estimulação** é promovida pela *acetilcolina*, transmissor pós-ganglionar das fibras vagais parassimpáticas (receptores muscarínicos M₁ e via neurônios que estimulam a liberação do peptídeo liberador de gastrina [GRP]), *gastrina* (endócrino), originada nas células G do antro, e *histamina* (parácrino, receptores H₂), secretada pelas células ECL e mastócitos da parede gástrica. Os **inibidores** são *secretina* (endócrino) do intestino delgado e *somatostatina* (SIH; parácrino), bem como *prostaglandinas* (especialmente E₂ e I₂), fator de crescimento transformante α (TGF-α) e adenosina (todos parácrinos e autócrinos). A inibição da secreção gástrica por uma alta concentração de íons H+ no lúmen gástrico é também um mecanismo regulatório importante (*feedback* negativo; → **A1**, à esquerda).

Proteção da mucosa gástrica e duodenal. Devido à mistura ácido-pepsina da secreção gástrica desnaturar e digerir proteínas, as paredes do estômago e do intestino que contêm proteínas têm de ser protegidas da ação lesiva do suco gástrico. Os seguintes mecanismos estão envolvidos nisso (→ **A2**):

a Um **filme de muco** semelhante a um gel, de 0,1– 0,5 mm de espessura, protege a superfície do epitélio gástrico. O muco é secretado pelas células epiteliais (e despolimerizado por pepsinas, de maneira que pode ser dissolvido assim).

b O epitélio secreta **íons HCO₃–** que enriquecem não apenas a camada líquida diretamente sobre o epitélio, mas também difundem-se para dentro do filme de muco, onde eles tamponam íons H⁺ que penetraram a partir do lúmen gástrico. As *prostaglandinas* são estimuladores importantes desta secreção de HCO₃⁻.

c Além disso, o **próprio epitélio** (membrana apical da célula, junções oclusivas) tem *propriedades de barreira* que impedem amplamente a penetração de íons H⁺ ou podem remover de modo efetivo aqueles íons que já penetraram (trocador de Na⁺/H⁺ apenas baso-lateralmente). Essas propriedades são reguladas, dentre outros, pelo *fator de crescimento epidérmico* (EGF) contido na saliva e ligado a receptores da membrana apical epitelial. Os mecanismos antioxidativos dependentes de glutationa são também parte dessa *citoproteção*.

d Por fim, o bom **fluxo sanguíneo da mucosa** atua como a última "linha de defesa" que, entre outras ações, remove rapidamente íons H⁺ e fornece um suprimento de HCO₃– e substratos do metabolismo energético.

Reparo epitelial e cicatrização de lesões. Os seguintes mecanismos reparam defeitos epiteliais que ocorrem apesar dos fatores protetores listados antes (→ **B**, inferior, à esquerda):

♦ As células epiteliais adjacentes ao defeito são achatadas e fecham a fenda pela migração lateral (→ p. 4) junto à membrana basal. Essa **restituição** leva cerca de 30 min.

♦ O fechamento da fenda por **crescimento celular** leva mais tempo (proliferação; → p. 4). EGF, TGF-α, fator de crescimento semelhante à insulina (IGF-1), peptídeo liberador de gastrina (GRP) e gastrina estimulam esse processo. Quando o epitélio é lesado, sobretudo os tipos de células que secretam um fator de crescimento semelhante ao EGF proliferam rapidamente.

♦ Se, por fim, a membrana basal também é destruída, **processos de cicatrização aguda** são iniciados: atração de leucócitos e macrófagos; fagocitose das células residuais necróticas; revascularização (angiogênese); regeneração da matriz extracelular, bem como, após reparo da membrana basal, fechamento epitelial por restituição e divisão celular.

O perigo de *erosão epitelial* e subsequente formação de **úlcera** existe sempre que os *mecanismos protetores e reparadores estão enfraquecidos* e/ou o *ataque químico* pela mistura de ácido-pepsina é forte demais e persiste por muito tempo (→ **A3** e **B**, superior). As úlceras gástricas e duodenais podem ter **causas** bem diferentes.

A **infecção por *Helicobacter pylori*** (*H. pylori*) é a causa *mais comum* de úlcera. Em consequência, a administração de antibióticos tem demonstrado ser o tratamento mais eficaz, na maioria dos pacientes com úlcera que não recebem fármacos anti-inflamatórios não esteroides (AINEs; ver a seguir). A bactéria *H. pylori* provavelmente sobrevive no ambiente ácido da camada de muco porque possui uma urease especial. Ela usa isso para produzir CO_2 e NH_3, e HCO_3^- e NH_4^+, respectivamente, podendo, assim, ela mesma tamponar os íons H⁺ das proximidades. Essa

A. Secreção de suco gástrico, proteção da mucosa e risco de úlcera

1 Formação de suco gástrico

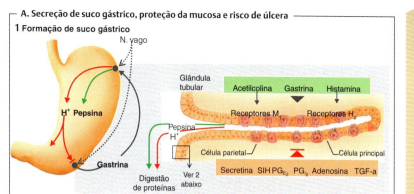

2 Proteção da mucosa

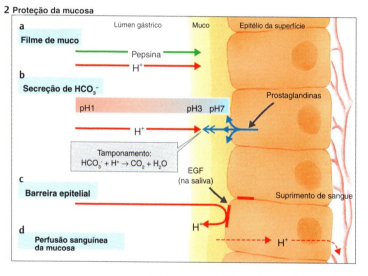

a **Filme de muco**

b **Secreção de HCO_3^-**

Tamponamento:
$HCO_3^- + H^+ \rightarrow CO_2 + H_2O$

c **Barreira epitelial**

d **Perfusão sanguínea da mucosa**

3 Perigo de úlcera

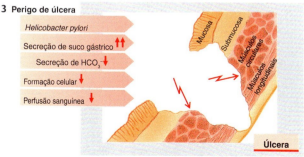

- *Helicobacter pylori*
- Secreção de suco gástrico ↑↑
- Secreção de HCO_3^- ↓
- Formação celular ↓
- Perfusão sanguínea ↓

Úlcera

Figura 6.6 Úlcera I

bactéria é transmitida de pessoa a pessoa, causando inflamação da mucosa gástrica (gastrite, especialmente no antro; → p. 154). Uma úlcera gástrica ou duodenal é dez vezes mais provável de desenvolver-se em tais casos do que em uma pessoa que não sofre de gastrite desse tipo. A causa primária de tal tipo de úlcera é um distúrbio na *função de barreira* do epitélio, que ocorre pela infecção (→ **B**).

É provável que, junto a essa formação de úlcera devido à infecção, haja também um ataque químico aumentado, seja por *radicais de oxigênio* que são formados pelas próprias bactérias, como pelos leucócitos e macrófagos que participam da resposta imunológica, ou por *pepsinas*, pois o *H. pylori* estimula a secreção de pepsinogênio.

O fato de que a infecção do antro gástrico também leve, com frequência, à **úlcera duodenal** está provavelmente relacionado com o fato de a *secreção de gastrina ser aumentada* pela infecção. Como resultado, a liberação de ácido e pepsinogênio é aumentada, e o epitélio duodenal é exposto a um ataque químico maior. Isso causa *metaplasia* do epitélio, que, por sua vez, favorece a implantação do *H. pylori*, levando à *duodenite* e ao aumento da metaplasia, etc.

Uma outra causa comum de úlcera é a ingestão de AINEs (→ p. 154), por exemplo, indometacina, diclofenaco, aspirina® (especialmente em altas doses). Sua ação anti-inflamatória e analgésica tem como base sobretudo o efeito inibitório sobre a cicloxigenase, *bloqueando*, desse modo, a *síntese de prostaglandinas* (a partir do ácido araquidônico). Um efeito indesejado dos AINEs é que eles sistemicamente bloqueiam a síntese de prostaglandinas também no epitélio gástrico e duodenal. Isso *diminui a secreção de* HCO_3^-, por um lado (proteção da mucosa enfraquecida: → **B**, superior, à esquerda), e *cessa a inibição da secreção de ácido*, por outro (→ **A1**). Além disso, esses fármacos lesam a mucosa localmente por difusão não iônica para dentro das células da mucosa (pH do suco gástrico << pK_a' dos AINEs). Durante a ingestão de AINEs, pode desenvolver-se uma úlcera aguda após dias ou semanas, a ação inibitória desses fármacos sobre a agregação plaquetária aumenta o perigo de sangramento da úlcera.

As **úlceras agudas** também ocorrem se há **estresse** muito grave sobre o organismo (úlcera de estresse), como após grandes cirurgias, queimaduras extensas e falência múltipla de órgãos ("choque"). A causa principal, nesses casos, é, provavelmente, o *fluxo sanguíneo diminuído* através da mucosa correlacionado com altas concentrações plasmáticas de *cortisol*.

Em geral, **fatores psicogênicos** favorecem o desenvolvimento de úlcera. O forte estresse emocional sem uma "válvula de segurança" aparente (altos níveis de cortisol) e/ou habilidade perturbada para lidar com o estresse "normal", por exemplo, no trabalho, são as causas comuns. A secreção de ácido gástrico e de pepsinogênio psicogenicamente aumentada, bem como maus hábitos relacionados ao estresse (fumo excessivo, medicamentos para cefaleia [AINEs], álcool de alto grau), com frequência têm participação.

O **fumo** é um fator de risco para o desenvolvimento de úlcera. Vários fatores isolados moderadamente efetivos parecem estar somados nesse caso (→ **B**). O **álcool** em grandes quantidades ou em altas concentrações lesa a mucosa, enquanto o uso moderado de vinho e cerveja aumenta a secreção gástrica por meio de seus componentes não alcoólicos.

As **causas raras de úlcera** são tumores que autonomicamente secretam gastrina (*gastrinoma*, síndrome de Zollinger-Ellison), *mastocitose* sistêmica ou *basofilia* com uma alta concentração plasmática de histamina.

Fora os antibióticos (ver acima) e a (raramente necessária) intervenção cirúrgica, o **tratamento de úlcera** consiste em diminuir a secreção de ácido bloqueando a H^+/K^+-ATPase (→ p. 155, acima, à direita). O tratamento com antiácidos age de modo parcial, tamponando o pH no lúmen, mas também tem efeitos adicionais, ainda não completamente compreendidos, sobre a mucosa.

A. Formação de úlcera

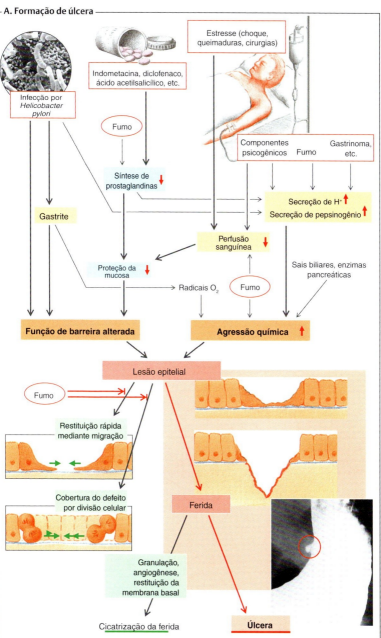

Figura 6.7 Úlcera II

Radiografia: Treichel J. Doppelkontrastuntersuchun des Mages, 2nd ed. Stuttgart: Thieme, 1990

Distúrbios após cirurgia do estômago

Os tumores gástricos são tratados cirurgicamente pela remoção do estômago (**gastrectomia** [GE]) e sua substituição por alças de jejuno, ou pela **ressecção gástrica** (Billroth I ou II, ou Roux). As úlceras pépticas resistentes ao tratamento também têm sido tratadas com **vagotomia** (VT) seletiva. A VT não seletiva é frequentemente inevitável em cirurgias de tumores ou quando ocorre sangramento. Tais procedimentos podem resultar em **distúrbios funcionais** indesejáveis (→ **A**).

A redução cirúrgica do volume gástrico e os distúrbios dos reflexos de acomodação e de relaxamento receptivo após VT aumentam a tensão na parede gástrica durante a ingestão de uma refeição normal; isso causa sensação de *plenitude*, *náuseas* e *vômitos*, bem como *saciedade prematura*. Uma consequência séria é o **esvaziamento gástrico muito rápido**. Isso é devido a: 1) ausência de um reflexo de acomodação, o que aumenta o gradiente de pressão entre o estômago e o intestino delgado; 2) "partição" do antro e do piloro que está ausente; e 3) esvaziamento gástrico para o intestino delgado que não é mais inibido. O último é, especialmente, verdadeiro após VT (sem reflexo vagovagal) e após ressecção gástrica Billroth II ou Roux, nas quais o quimo é desviado dos quimiossensores duodenais.

Consequências do esvaziamento gástrico muito rápido (→ **A**, inferior):

◆ O **volume de quimo muito grande**, por unidade de tempo, distende a parede intestinal e, mediante hormônios e neurotransmissores, causa *náusea*, *vômitos*, *cãibras* e *dor*, assim como reações vasomotoras com dilatação vascular cutânea (*rubor*), taquicardia, palpitações e regulação ortostática anormal. Essa **síndrome de esvaziamento precoce** (ocorrendo 30-60 min após a ingestão de alimentos) é também em parte devido a:

◆ **Hipertonicidade** do quimo que é esvaziado com muita rapidez. Pela *secreção de água* forçada osmoticamente para o lúmen intestinal, este quimo também: 1) aumenta a distensão intestinal, 2) resulta em *diarreia* e 3) leva a reações cardiovasculares adicionais, que são desencadeadas pela *hipovolemia* resultante.

◆ Além disso, a água secretada *dilui* as *enzimas* e os *sais biliares* no lúmen intestinal. Essa diluição pode ser crítica, por exemplo, para a liberação de ferro heme a partir da hemoglobina dos alimentos ou para a absorção de gorduras, incluindo a vitamina D lipossolúvel (ver a seguir).

◆ Altas concentrações de carboidratos e, principalmente, açúcar (p. ex., geleia de frutas) no quimo também causam sintomas, pois a absorção rápida de glicose causa um grande *pico de hiperglicemia* que 90–180 minutos após a ingestão de alimentos, é seguido por *hipoglicemia reativa* devido à liberação de insulina (confusão, perda de consciência), assim chamada de **síndrome de esvaziamento tardio**.

◆ O esvaziamento gástrico rápido também excede a capacidade digestória do intestino delgado superior. Além disso, após VT, a secreção pancreática reduz-se pela metade, e, na Billroth II, o duodeno superior não recebe fluxo de quimo, de forma que não há estímulo fisiológico para a secreção de secretina e CCK. Como resultado, o *intestino delgado distal* participa na digestão e absorção de nutrientes. Seus quimiossensores são intensamente envolvidos na iniciação de reflexos e sinais hormonais que ocasionam a sensação de **saciedade prematura** (ver acima), de modo que esses pacientes comem muito pouco e **perdem peso**. A **preparação deficiente do quimo** é parcialmente responsável pelo deslocamento distal da digestão e da absorção. Após a ressecção gástrica distal, os pedaços de alimentos que saem do estômago são muito grandes (> 2 mm). Como um terço do ferro dos alimentos vem da hemoglobina (na carne), a digestão incompleta de partículas de alimento de grande tamanho diminui a disponibilidade de ferro heme.

A gastrectomia de Billroth II (mas não Y de Roux) pode levar à *síndrome da alça cega* (→ p. 38 e 164).

A **secreção reduzida de H⁺** no estômago diminui a liberação de ferro dos alimentos e a absorção de Fe (II). A perda das fontes de ferro, por fim, leva à **anemia por deficiência de ferro** (→ p. 42).

Além disso, quando o número e a atividade das células parietais estão diminuídos, a secreção de fator intrínseco é também reduzida. Se ela cai abaixo de 10% de seu valor normal, a *absorção de cobalamina* é afetada de maneira que (a longo prazo) possa ocorrer **deficiência de cobalamina**, e a anemia é agravada ainda mais (→ p. 38). Por fim, a **osteomalacia** resultará da *deficiência de Ca²⁺ e de vitamina D* (→ p. 144).

A. Distúrbios após cirurgia de estômago

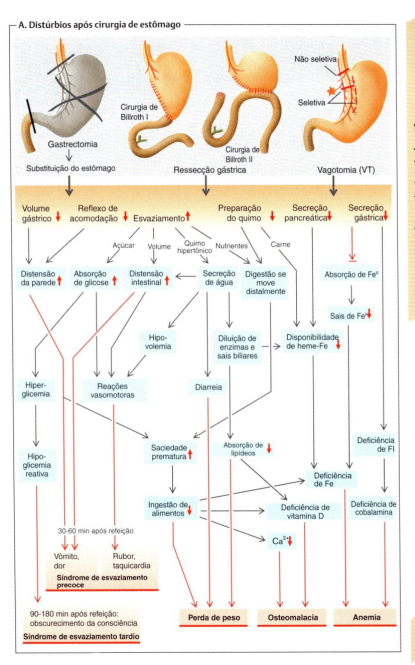

Figura 6.8 Distúrbios após cirurgia do estômago

Diarreia

O termo diarreia é utilizado quando as fezes perdem sua consistência firme normal. Isso é, em geral, associado ao aumento em seu peso (em homens > 235; em mulheres > 175 g/dia) e sua frequência (> 2 por dia). A diarreia pode ter várias causas.

A **diarreia osmótica** resulta da ingestão de um grande número de substâncias que são pouco (ou não são) absorvíveis, mesmo normalmente, ou na **má absorção** ($\rightarrow$ p. 164 e segs.). No primeiro grupo, estão sorbitol (em medicações e doces "sem açúcar" ou certas frutas), *frutose* (em limonadas, frutas diversas, mel), *sais de magnésio* (antiácidos, laxantes), bem como ânions pobremente absorvíveis, como sulfato, fosfato ou citrato.

As substâncias não absorvidas são osmoticamente ativas no intestino delgado e, assim, "sugam" água para o lúmen. (**Secreção de H$_2$O**; $\rightarrow$ **B**, à esquerda.) A Tabela **A** ilustra isso em um experimento simulado. A ingestão de, por exemplo, 150 mmol de uma substância não absorvível (nesse exemplo, polietilenoglicol, PEG), em 250 mL de água (concentração de PEG = [PEG] = 600 mmol/L), inicia a secreção osmótica de água no duodeno, de modo que o volume é aumentado para 750 mL ([PEG] cai para 200 mmol/L). A osmolalidade ajusta-se àquela do plasma (290 mOsm/L), sendo agora 90 mOsm/L dados por Na$^+$, K$^+$ e pelos ânions que os seguem (secreção de íons para o lúmen devido a grandes gradientes químicos). O volume na metade do intestino delgado aumentou para 1.000 mL. A [PEG] caiu para 150 mmol/L, e os íons que entram contribuem com 140 mOsm/L. Devido à alta absorção ativa, especialmente de Na$^+$ (mais ânions –) no íleo e no colo (epitélio mais denso que no jejuno), a osmolalidade produzida pelos íons cai para 90 e 40 mOsm/L, respectivamente. O principal cátion nas fezes é o K$^+$ (marcada absorção de Na$^+$ no íleo e no colo). O resultado é que dado 150 mmol de PEG em 250 mL H$_2$O, o volume da diarreia será de 600 mL. Sem absorção de íons no íleo e no colo (p. ex., após ressecção, doença), o volume da diarreia pode até aumentar para 1.000 mL (PEG é dado, p. ex., para limpeza do intestino antes de uma colonoscopia).

Na **má absorção de carboidratos** ($\rightarrow$ **B**, à direita e p. 164 e segs.), a absorção reduzida de Na$^+$ no intestino delgado superior (simporte diminuído de Na+ com glicose e galactose) leva à absorção reduzida de água. A atividade osmótica de carboidratos não absorvidos resulta, adicionalmente, em secreção de água. Contudo, **bactérias no intestino grosso** podem metabolizar até 80 g/dia (dividido nas quatro refeições) de carboidratos não absorvidos em *ácidos orgânicos* úteis para fornecer energia, que são absorvidos com a água no colo ($\rightarrow$ **B**, meio). É apenas a grande quantidade de gás marcado produzido (**flatulência**) que fornece evidências da má absorção de carboidratos. Todavia, se > 80 g/dia (i.e., > 1/4 do fornecimento normal de carboidratos) não é absorvido, ou se as bactérias intestinais são dizimadas por antibióticos, ocorre diarreia.

A **diarreia secretora** (no sentido estrito) ocorre quando a secreção de Cl$^-$ da mucosa do intestino delgado é ativada ($\rightarrow$ **C**). Dentro das células da mucosa, o Cl$^-$ é secundariamente aumentado de forma ativa por um carreador basolateral do tipo simporte de Na$^+$-K$^+$– 2Cl$^-$, e o Cl– é secretado pelos *canais luminais de Cl*$^-$. Estes abrem-se com mais frequência quando a concentração intracelular de **AMPc** se eleva. O AMPc é formado em quantidades maiores na presença de, por exemplo, certos *laxantes* e certas *toxinas de bactérias* (Clostridium dificile, Vibrio cholerae). A *toxina da cólera* causa diarreia em grande quantidade (até 1.000 mL/h) que pode rapidamente tornar-se um risco de morte pela perda de água, K$^+$ e HCO$_3^-$ (*choque hipovolêmico*, *hipocalemia*, *acidose não respiratória*).

A produção exagerada de VIP (**p**eptídeo **i**ntestinal **va**soativo) por células tumorais das ilhotas pancreáticas também causa aumento dos níveis de AMPc nas células da mucosa intestinal, levando à diarreia copiosa com risco de morte: *"cólera" pancreática* ou *síndrome da diarreia aquosa*.

Há várias razões pelas quais ocorre diarreia após **ressecção do íleo** e de parte do **colo** ($\rightarrow$ **D**). *Sais biliares*, normalmente absorvidos no íleo, causam *trânsito acelerado pelo colo* (absorção de água reduzida). Além disso, os sais biliares não absorvidos são desidroxilados por bactérias no colo. Os metabólitos resultantes dos sais biliares estimulam a *secreção de NaCl e H$_2$O* no colo. Por fim, há também uma falta da absorção ativa de Na$^+$ nos segmentos intestinais ressecionados.

A. Diarreia osmótica

Captação de 150 mmol de uma substância não absorvível, substância osmoticamente ativa (PEG) em 250 mL de H$_2$O

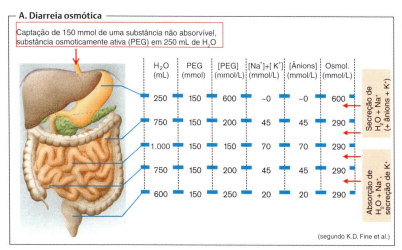

	H$_2$O (mL)	PEG (mmol)	[PEG] (mmol/L)	[Na$^+$]+[K$^+$] (mmol/L)	[Ânions] (mmol/L)	Osmol. (mmol/L)
	250	150	600	~0	~0	600
	750	150	200	45	45	290
	1.000	150	150	70	70	290
	750	150	200	45	45	290
	600	150	250	20	20	290

Secreção de H$_2$O + Na$^+$ (+ ânions + K$^+$)

Absorção de H$_2$O + Na$^+$, secreção de K$^+$

(segundo K.D. Fine et al.)

B. Má absorção de carboidratos

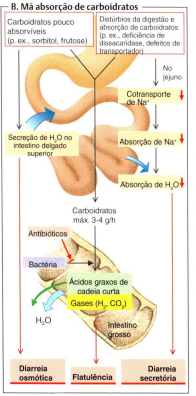

Carboidratos pouco absorvíveis (p. ex., sorbitol, frutose)

Distúrbios da digestão e absorção de carboidratos (p. ex., deficiência de dissacaridase, defeitos de transportador)

No jejuno
Cotransporte de Na$^+$ ↓
Absorção de Na$^+$ ↓
Absorção de H$_2$O ↓

Secreção de H$_2$O no intestino delgado superior

Carboidratos máx. 3-4 g/h

Antibióticos
Bactéria
Ácidos graxos de cadeia curta
Gases (H$_2$, CO$_2$)
H$_2$O
Intestino grosso

Diarreia osmótica — **Flatulência** — **Diarreia secretória**

C. Secreção de Cl$^-$ aumentada

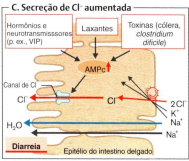

Hormônios e neurotransmissores (p. ex., VIP) — Laxantes — Toxinas (cólera, *clostridium difficile*)

AMPc ↑
Canal de Cl$^-$
Cl$^-$ ← Cl$^-$ ← 2 Cl$^-$ / K$^+$ / Na$^+$
H$_2$O ← Na$^+$

Diarreia — Epitélio do intestino delgado

D. Ressecção parcial do intestino

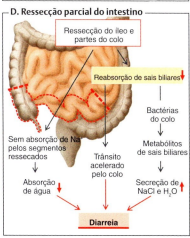

Ressecção do íleo e partes do colo
Reabsorção de sais biliares ↓
Bactérias do colo
Metabólitos de sais biliares
Secreção de NaCl e H$_2$O ↑

Sem absorção de Na pelos segmentos ressecados
Absorção de água ↓

Trânsito acelerado pelo colo

Diarreia

Figura 6.9 Diarreia

Má digestão e má absorção

Um defeito no processamento e na quebra enzimática dentro do trato gastrintestinal é chamado de *má digestão*; um distúrbio da absorção é chamado de *má absorção*. Como ambos são intimamente relacionados, estão agrupados, nesse caso, como má absorção (em um sentido mais amplo).

A má absorção pode afetar os três carreadores de energia dos alimentos, isto é, gorduras, proteínas e carboidratos, bem como vitaminas, ferro, cálcio, magnésio e elementos-traço, por exemplo, zinco (→ **C**). A má absorção de sais biliares da circulação êntero-hepática também é clinicamente significativa (→ **D**). O respectivo local de absorção (→ **A**) dessas substâncias é determinada por: 1) número e duração das etapas precedentes de processamento e degradação; e 2) presença nos segmentos intestinais de mecanismos específicos de absorção.

Assim, monossacarídeos, tais como glicose e galactose, podem ser absorvidos no início do duodeno; dissacarídeos devem primeiro ser clivados por enzimas da borda em escova; polissacarídeos (assim como proteínas e gorduras) devem antes entrar em contato com o suco pancreático, de forma que eles podem não ser absorvidos até que alcancem o jejuno (→ **A**). O esvaziamento rápido do estômago pode significar que o local de absorção é deslocado distalmente (→ p. 160), isto é, segmentos intestinais que ficam mais adiante podem fazer a absorção, o que, a longo prazo, pode levar a uma alteração na mucosa. O íleo, por exemplo, pode assumir propriedades semelhantes ao jejuno. Isso não é possível com substâncias para as quais apenas o íleo terminal possui mecanismos específicos de absorção (cobalamina, sais biliares).

Digestão e absorção normais consistem nos seguintes passos em série (→ **B**):
1. *Processamento* mecânico dos alimentos (mastigação, peristalse gástrica distal);
2. *Digestão luminal* (sucos gástrico, intestinal e pancreático; bile);
3. *Digestão mucosa* por enzimas da borda em escova;
4. *Absorção* pelo epitélio da mucosa;
5. *Processamento* na célula da mucosa;
6. *Transporte* para o sangue e para a linfa, por meio dos quais as substâncias absorvidas chegam ao fígado e à circulação sistêmica, respectivamente. As **causas de má absorção** podem afetar todas essas etapas (→ **C, D**):

◆ **Após ressecção gástrica** e/ou **vagotomia** (ver também p. 160), a estimulação da secreção hormonal entérica (CCK, p. ex.) é reduzida, e a sincronização da distribuição do quimo com a secreção pancreática, o esvaziamento da vesícula biliar e a colerese estão alterados. Além disso, o trânsito pelo intestino delgado é acelerado, e o pH no lúmen duodenal é muito ácido, de forma que o processo digestivo pode ser muito perturbado (inativação enzimática, precipitação de sais biliares). Um **gastrinoma** (*síndrome de Zollinger-Ellison*) pode causar má absorção pela mesma razão.

◆ As **doenças pancreáticas**, por exemplo, pancreatite crônica (→ p. 174), carcinoma de pâncreas, fibrose cística (→ p. 176) ou ressecção do pâncreas, podem levar à má absorção devido à *falta de enzimas importantes* (lipase, colipase, tripsina, quimiotripsina, amilase, etc.), bem como de HCO_3^-, o qual é necessário para o tamponamento do quimo ácido.

◆ A **gastrite atrófica** com **acloridria** (→ p. 154) primeiramente diminuirá a digestão gástrica e, em segundo lugar, favorecerá a *colonização do intestino delgado por bactérias*. Isso pode também ser causado por estase no intestino delgado devido à diverticulose ou a um *shunt* do intestino delgado (síndrome da alça cega, → p. 160). As bactérias desconjugam os sais biliares (→ **D**) e rompem as ligações entre cobalamina e fator intrínseco. A resultante má absorção leva à **deficiência de cobalamina**, como ocorre em uma ingestão reduzida (dieta estritamente vegetariana; é o que ocorre também com crianças amamentadas no peito por mães com esse tipo de alimentação, pois no leite da mãe também falta cobalamina), na deficiência de fator intrínseco (acloridria; ver também p. 154), na falta de liberação enzimática da cobalamina de sua ligação com outras proteínas (pH gástrico alto, deficiência de tripsina) ou na ressecção do íleo terminal, o sítio de absorção do complexo cobalamina-fator intrínseco.

◆ A **falta de dissacaridases na borda em escova** causa má absorção dos dissacarídeos correspondentes. Uma falta de *lactase*, a qual cliva lactose em glicose e galactose, é comum. A deficiência de lactase, que acompanha a intolerância ao leite e a alimentos contendo lactose, raramente é congênita, mas com frequência desenvolve-se após o desmame. Há acentuadas diferenças étnicas.

◆ Os **defeitos de carreadores específicos da mucosa** causam má absorção específica. Na *doença de Hartnup*, por exemplo, há um defeito de um carreador específico para certos aminoácidos

A. Locais de absorção de substâncias potencialmente mal-absorvidas

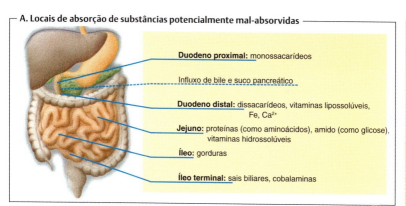

B. Etapas da digestão que, ao falhar, levam à má absorção

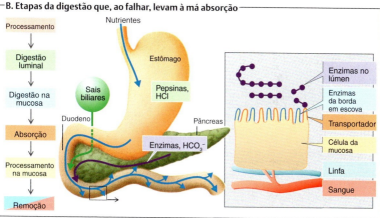

C. Causas e consequências da má absorção (ver também D.)

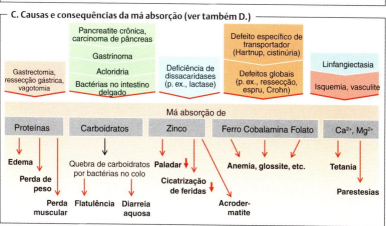

Figura 6.10 **Má digestão e má absorção I**

neutros; na *cistinúria*, para aminoácidos catiônicos (básicos) e cistina (→ p. 104). (A captação dos aminoácidos afetados como dipeptídeos está inalterada, pois a mucosa tem seu próprio transportador para dipeptídeos.)

◆ Os **defeitos globais** da digestão e absorção na mucosa ocorrem em *doenças difusas da mucosa*, tais como doença celíaca, espru tropical, doença de Crohn (→ p. 170), doença de Whipple, aids, infecções (p. ex., por Salmonella), *enterite por radiação*, e após ressecção de grandes porções do intestino delgado.

◆ Além do **álcool** (insuficiência pancreática, doença crônica do fígado), inúmeros **fármacos** causam má absorção: *colchicina* (inibe a divisão das células das criptas e dissacaridases), *neomicina* e antibióticos similares (inibem a divisão das células das criptas e dissacaridases; precipitam sais biliares e ácidos graxos micelares), *metotrexato* (inibe a absorção de folato), *colestiramina* (liga-se aos sais biliares), certos *laxativos*, *biguanidas*, etc.

◆ Especialmente na absorção de gorduras, o **processamento dentro das células da mucosa** (formação de quilomícrons) é uma etapa parcial importante cujo distúrbio na *abetalipoproteinemia* resulta em má absorção de gorduras (→ **D**). Outra causa é o *bloqueio linfático* (linfangiectasia, linfoma, etc.).

◆ Por fim, ocorre má absorção naturalmente se o **fluxo de sangue pelo intestino** estiver alterado (isquemia, p. ex., na vasculite).

As **consequencias da má absorção** são dependentes do tipo de substância mal-absorvida.

◆ A **má absorção de proteínas** (→ **C**) pode levar à *atrofia muscular* e *perda de peso*, enquanto a hipoproteinemia resultante produzirá *edema* (ver também p. 250).

◆ A **má absorção de carboidratos** no intestino delgado (→ **C**) resulta na metabolização de alguns deles a *ácidos graxos de cadeias curtas* e a gases (CO_2, H_2), resultando em **distensão** e **flatulência**. Se mais do que 80 g/dia de carboidratos deixam de ser absorvidos, ocorre diarreia aquosa induzida por osmose (→ p. 162).

◆ A **má absorção de gorduras** (→ **D**) é caracterizada por fezes gordurosas (*esteatorreia*) e leva à perda de peso por perda desses componentes muito calóricos dos alimentos. A **má absorção de vitaminas lipossolúveis A, D, E, e K** ocorre especialmente se a má absorção de gorduras for causada por uma *falta de sais biliares* ou por outras razões de *formação anormal de micelas* (→ **D**). Isso ocorre porque essas vitaminas podem alcançar a mucosa de absorção apenas em um meio lipofílico ininterrupto, para o qual as micelas são essenciais. Se ocorre **deficiência de vitamina K**, os resíduos glutamil da protrombina e outros fatores de coagulação sanguínea não podem ser γ-carboxilados no fígado, e, por isso, pode ocorrer *sangramento*. A **deficiência de vitamina D** causa *raquitismo* em crianças e *osteomalacia* em adultos (→ p. 144). Na **deficiência de vitamina A**, desenvolve-se *hipercerastose* e *cegueira noturna*.

◆ A **má absorção da vitamina hidrossolúvel cobalamina** (B_{12}) (para causas, ver acima) e de **folato** (p. ex., na má absorção global ou na administração de metotrexato) leva à anemia macrocítica (→ p. 34), chamada de *anemia perniciosa* em caso de deficiência de colabamina, e à *glossite* e *úlceras aftosas*. A deficiência de colabamina leva a defeitos neurológicos (degeneração de nervos).

◆ A **má absorção de ferro** (ver também p. 42) leva à anemia hipocrômica.

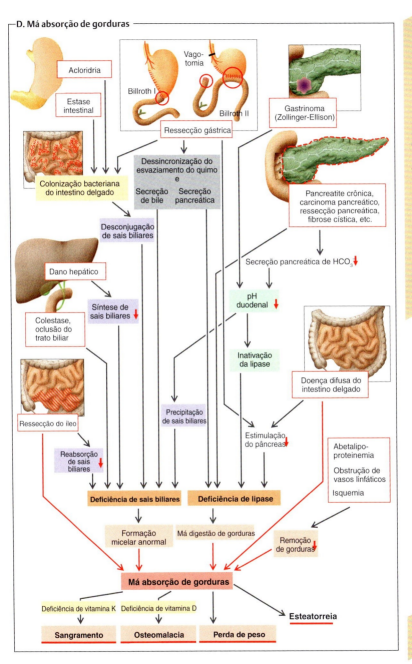

Figura 6.11 Má digestão e má absorção II

Constipação e (pseudo-)obstrução

O sintoma constipação pode significar diferentes coisas em casos individuais, dependendo do que é considerado "normal": muito poucas fezes, muito duras ou raras, defecação difícil ou sensação de esvaziamento incompleto. A constipação frequentemente é inócua, mas pode ser um sinal de inúmeras doenças.

São **causas** de constipação:

◆ **Dieta com poucas fibras**, uma vez que a motilidade intestinal depende do volume dos conteúdos intestinais. Quanto maior o volume, maior a motilidade.

◆ **Distúrbios reflexos** e/ou **psicogênicos**. Estes incluem: 1) **fissura anal**, que é dolorosa e reflexamente aumenta o tônus do esfíncter anal, aumentando a dor, e assim sucessivamente; 2) **anismo** (obstrução de saída), isto é, contração (em vez do relaxamento normal) do assoalho pélvico quando o reto é distendido. Tal "*falso" reflexo* costuma ser encontrado em mulheres que foram abusadas quando crianças, mas também em pacientes com doença de Parkinson; 3) **íleo paralítico** (pseudo-obstrução aguda) que pode ser causado *reflexamente* por cirurgias (em particular no abdome), trauma ou peritonite, podendo persistir no colo por vários dias.

◆ **Distúrbios funcionais de transporte**, causadas por reflexo neurogênico, miogênico (ver acima), por medicamentos (p. ex., opiáceos) ou por isquemia (p. ex., trauma ou arteriosclerose das artérias mesentéricas). A obstrução intestinal funcional é chamada de **pseudo-obstrução**.

◆ **Causas neurogênicas**. A ausência congênita de células ganglionares próximo ao ânus (aganglionose na *doença de Hirschsprung*) resulta em espasmo persistente do segmento afetado devido à falência do relaxamento reflexo (**A**, inferior à direita) e ausência dos reflexos inibitórios retoanais, por exemplo, o esfíncter anal interno falha em abrir quando o reto enche. Na *doença de Chagas*, o organismo causador (*Trypanosoma cruzi*) desnerva os gânglios intestinais, produzindo dilatação do colo (megacolo; ver a seguir). Além disso, *doenças do sistema nervoso* (doença de Parkinson, polineuropatia diabética, neurite viral, tabes dorsal, esclerose múltipla) ou *lesões de nervos ou da medula espinal* que, dentre outros efeitos, interrompem os reflexos intestinais longos e podem causar pseudo-obstrução.

◆ **Causas miogênicas**. Distrofia muscular, esclerodermia (→ p.150), dermatomiosite e lúpus eritematoso sistêmico.

◆ **Obstrução mecânica** no lúmen intestinal (p. ex., corpos estranhos, vermes [Ascaris], cálculos biliares), na parede intestinal (p. ex., tumor, divertículo, estenose, constrição, hematoma, infecção) ou pelo lado externo (p. ex., gestação, aderência, hérnia, volvo, tumor, cisto). O resultado é oclusão intestinal mecânica (**obstrução**).

◆ Por fim, em alguns pacientes, a constipação (alternando com diarreia) pode ocorrer sem que qualquer das causas acima sejam identificadas. O estresse emocional ou físico é com frequência o fator precipitante do que é chamado de **colo irritável**.

Efeitos da obstrução e da pseudo-obstrução. A oclusão completa leva a um acúmulo proximal de gases e líquidos, dilatando o intestino, o qual a princípio contrai dolorosamente a cada poucos minutos. Em especial se o intestino delgado proximal é afetado, o avanço da dilatação prejudica o *fluxo sanguíneo*, causa **vômito** e resulta em desidratação (**hipovolemia**). Isso pode progredir rapidamente porque quantidades aumentadas de líquidos podem ser secretadas no intestino. Assim como a dilatação, as bactérias ascendendo do intestino grosso para o delgado também podem causar isso; suas endotoxinas resultam na liberação de VIP, PGI_2 e PGF_2. A **inflamação** causada por bactérias junto com a formação de edema na parede intestinal e peritoneie, e, possivelmente, a **isquemia** resultante (ver acima) podem logo se tornar uma ameaça à vida. Se a (pseudo-)obstrução está localizada próximo ao ânus, pode desenvolver-se **megacolo** (**A**). Este pode ocorrer agudamente em caso de colite fulminante, volvo ou sem causa reconhecível (síndrome de Ogilvie). A distinção entre este e o íleo paralítico (ver acima) é realizada sobretudo a partir da história do paciente.

A. Causas e consequências da constipação e (pseudo-)obstrução

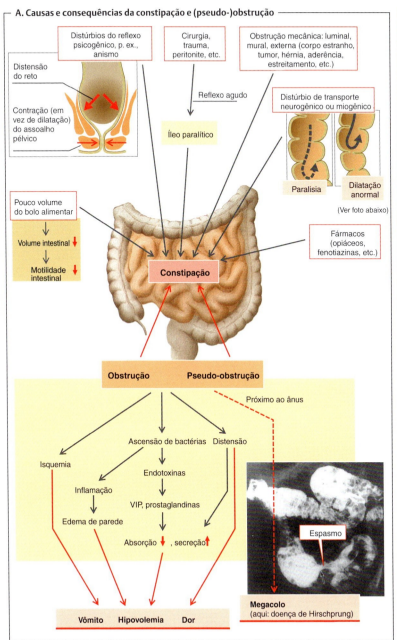

Foto: Sleisenger, Fortran. Gastrointestinal Disease. 5a ed. Philadelphia: WBSaundes; 1993; vol. 1: 892.

Figura 6.12 Constipação e (pseudo-)obstrução

Doença intestinal inflamatória crônica

Doença de Crohn e colite ulcerativa são doenças intestinais inflamatórias (**DII**) com curso clínico de remissão e relapso. O início das doenças normalmente ocorre antes dos 30 anos. As doenças afetam partes intestinais distintas (→ **A1a**, **A2a**). Parentes de primeiro grau dos pacientes que sofrem de DII possuem um risco aumentado em 5 – 20 vezes de desenvolver DII.

A inflamação da **doença de Crohn** é *transmural* (→ **A1b**); está localizada principalmente no íleo (Ileíte) e colo (íleocolite), mas pode afetar outras partes do trato intestinal. Biópsias revelam *granulomas* não caseosos da parede intestinal (→ **A1c**: granuloma com macrófagos, células gigantes e células epitelioides). *Sintomas* incluem diarreia e dor abdominal, complicações incluem abcessos (a partir das criptas), fístula, e adesões com risco de obstrução intestinal. A fístula frequentemente conecta-se à outros órgãos. Existe uma nítida transição entre o tecido intestinal afetado e o não afetado. Os pacientes que sofrem desta doença estão sob um risco maior de desenvolver carcinoma intestinal.

A **colite ulcerativa** é caracterizada por úlceras na mucosa retal, a partir das quais a inflamação pode propagar-se na direção oral, eventualmente afetando por completo o colo. Os pacientes sofrem com diarreia hemorrágica. Em contraste com a doença de Crohn, a colite ulcerativa está confinada nos tecidos mucoso e submucoso (→ **A2b**, **c**: microabcesso purulento com invasão de neutrófilos). A progressão transmural das ulcerações pode ocorrer e levar à peritonite, assim como a extensão inflamatória do colo (megacolo tóxico) e a subsequente perfuração. O risco de desenvolver carcinoma colônico é alto.

A **patogênese** da doença intestinal inflamatória envolve:
◆ a mucosa intestinal com sua função de barreira (incluindo mucinas e proteínas das células das criptas),
◆ receptores tipo Toll (TLR), seus receptores (NLRs) tipo nucleotídeo citosólico ligado a domínios de oligomerização (NOD) e suas quimiocinas e receptores Fc,
◆ bactérias comensais, principalmente do colo, o sistema imune intestinal específico e não específico (inato) (→ p. 46 e segs.), por meio do qual o sistema imune inato envolve os enterócitos,
◆ uma variedade de genes suscetíveis predispondo à DII,
◆ fatores psicossociais (p.ex., morte de parente próximo, divórcio), os quais podem agravar os sintomas de DII, e
◆ apendicectomia, a qual protege contra a colite ulcerativa, mas não contra a doença de Crohn.

Normalmente, mantém-se uma **homeostase** entre a *flora intestinal normal e os mecanismos de defesa intestinais*, levando a uma certa tolerância imune (→ **B1**). Dessa forma, peptídeosglicanos bacterianos (PGNs) ligam-se ao TLR2 e o CpG (citosina-fosfatidil-guanosina, um dinucleotídeo interno do DNA) liga-se ao TLR9 dos enterócitos. A ativação do TLR9 suprime a ativação do complexo cinase-IκB e, assim, a atividade do NFκB (→ p.7). A microflora intestinal é ainda controlada por α-defensinas (→ **B1**).

O contato da parede intestinal com os **antígenos** estranhos patológicos (p.ex., vermes; → **B2**) leva à completa ativação do NFκB. O ataque subsequente aos antígenos envolve β-defensinas ou células dendríticas, as quais são ativadas pela proteína linfopoietina do estroma tímico TSLP, eosinófilos e linfócitos B secretores de IgE (→ **B2** e p. 52).

Certos **defeitos genéticos** resultam em uma homeostase instável entre a flora intestinal e os mecanismos de defesa. Um defeito genético de IKK (→ **B3**), a falta de TSLP ou de β-defensina resulta na ativação patológica de células dendríticas as quais liberam IL-12 e IL-23 e assim desencadeiam uma *reação inflamatória*, que envolve Interferon γ (IFN-γ; → p. 50, **B6**), invasão de neutrófilos (→ **A2c**) e monócitos, assim como apoptose induzida por fator de necrose tumoral (TNF-α). Um defeito genético das *células de Paneth* (mutação com ganho de função do gene nNOD2) leva à sensibilidade aumentada do receptor MDP (muramil-dipeptídeo), o que leva à doença de Crohn e, eventualmente, à inflamação (→ **B4**). Vários mecanismos fisiopatológicos têm sido esclarecidos recentemente, mas a fisiopatologia das DII ainda não é compreendida por completo.

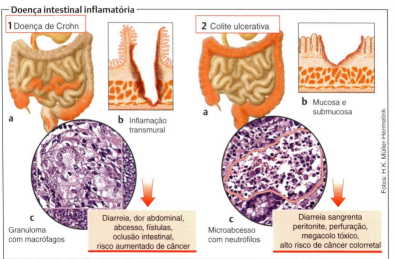

Figura 6.13 Doença intestinal inflamatória crônica

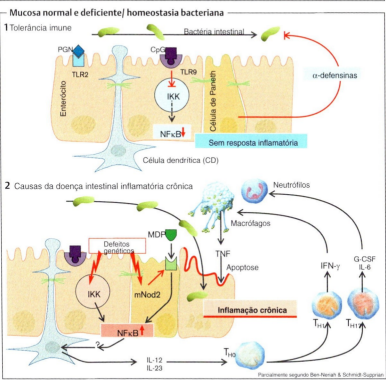

Pancreatite aguda

A maioria das enzimas pancreáticas são ativadas pela enteropeptidase apenas quando elas chegam ao lúmen intestinal. A ativação do tripsinogênio em **tripsina** é um aspecto essencial, pois a tripsina ativa outras enzimas. Se ela for ativada nas células acinares, a *proteína inibitória da tripsina* será responsável por ela não ser efetiva ali. Contudo, se esse mecanismo protetor não acompanhar a ativação da tripsina ou se a tripsina tornar-se ativa no lúmen do ducto pancreático, ocorrerá **autodigestão do pâncreas**. Em consequência disso, neutrófilos são atraídos (pancreatite), os quais aparentemente contribuem com a ativação da tripsina.

Mesmo que haja uma história de grande **consumo de álcool** e **cálculos biliares** em 80% dos casos, o **mecanismo patogênico** não é muito claro. As seguintes possibilidades estão sendo discutidas como tendo uma participação, em combinação ou em separado, dependendo do caso:

◆ A **pressão aumentada no ducto pancreático** (resistência ao fluxo e/ou fluxo muito alto) pode ter uma participação no desenvolvimento de pancreatite aguda (→ **A1**). A *oclusão do ducto* após a fusão do ducto biliar (p.ex., por um cálculo biliar; → **A2**) também leva ao **refluxo de bile para o pâncreas**, no qual ela lesa o epitélio do ducto e acelera a digestão de gorduras.

◆ Apesar de não ser claro como a tripsina é ativada, se ocorrer **refluxo duodeno-pancreático** (na maioria dos casos quando o duodeno é obstruído distalmente), as enzimas ativadas no duodeno voltam para o pâncreas (→ **A3**).

◆ O álcool, o ácido acetilsalicílico, a histamina, etc. aumentam a **permeabilidade do epitélio do ducto pancreático**, de modo que moléculas maiores possam passar através dele. As enzimas secretadas pelas células acinares difundem-se para o tecido intersticial periductal e o lesam (→ **A4**). Além disso, o álcool no sistema ductal parece precipitar proteínas, causando um aumento na pressão proximal (→ **A4**).

◆ Pesquisas em modelos animais com pancreatite aguda indicam que, sob algumas circunstâncias, as enzimas pancreáticas também podem ser **ativadas intracelularmente**. O processo de separação das enzimas lisossomais e da H^+-ATPase, por um lado, e as proenzimas pancreáticas a serem secretadas, por outro, como normalmente ocorre no aparelho de Golgi, parece estar alterado (→ **A5**). Assim, as proenzimas, junto às proteases lisossomais, serão incorporadas dentro das mesmas vesículas, de forma que a tripsina será ativada ali. Quantidades mínimas são suficientes para isso, pois a tripsina pode ativar a si mesma autocataliticamente.

A **tripsina ativa** outras **enzimas** (fosfolipase A2, elastase, etc.), **fatores de coagulação** (protrombina a trombina), **hormônios teciduais** (bradicinina e calidina são ativadas via calicreína), e **proteínas citotóxicas** (sistema do complemento). No **pâncreas** (→ **A6**; P na tomografia computadorizada), há, inicialmente, edema celular generalizado (*edema pancreático*; → **A7, P+E**). A ativação da elastase, em particular, causa *erosão dos vasos* com sangramento (pancreatite hemorrágica) e zonas isquêmicas no órgão. Tais áreas isquêmicas são ainda mais aumentadas pela formação de trombos causada por ativação da trombina, resultando em *necrose*. As células das ilhotas endócrinas são também destruídas, causando deficiência de insulina e, assim, *hiperglicemia* (→ p. 308 e segs.). A necrose gordurosa desenvolve-se ao **redor do pâncreas** com concomitante saponificação, um processo que consome Ca^{2+} (sequestro de Ca^{2+}) e também causa hipocalcemia (ver a seguir). Os íons Mg^{2+} do plasma ligam-se aos ácidos graxos liberados e causam *hipomagnesemia* (→ p. 136). Todos esses danos podem se espalhar para os **órgãos retroperitoneais vizinhos**, isto é, baço, mesentério, omento, duodeno, etc.

À medida que as enzimas ativadas aparecem no plasma, onde sua presença é de significância diagnóstica, ocorre **hipoalbuminemia** com resultante **hipocalcemia**, bem como vasodilatação sistêmica e exsudação plasmática (desencadeada por bradicinina e calidina), terminando, finalmente, em **choque circulatório**. A fosfolipase A_2 e os ácidos graxos livres (devido à lipólise aumentada) no plasma destroem o surfactante sobre o epitélio alveolar, causando **hipoxia** arterial. Por fim, os rins serão também danificados (perigo de **anúria**).

A. Causas e consequências da pancreatite aguda

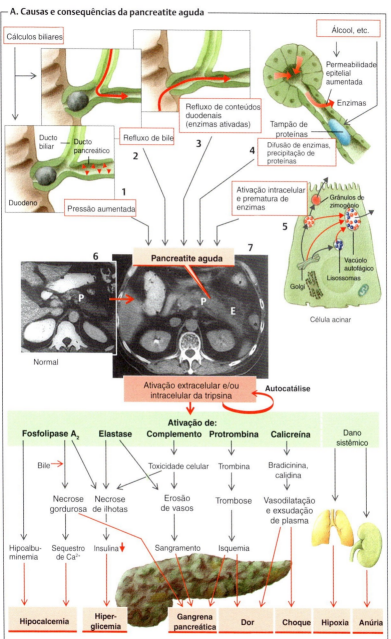

TCs de: Sleisenger, Fortran. Gastrointestinal Disease. 5th ed. Philadelphia: WBSaunders; 1993; Vol. 2: 1641 (fornecido por E.T. Steward, M.D.)

Figura 6.14 Pancreatite aguda

Pancreatite crônica

Pancreatite crônica é um processo inflamatório que destrói os tecidos endócrinos e exócrinos e leva à fibrose do órgão. Há várias formas de pancreatite crônica.

● **Pancreatite crônica calcificante** (→ **A**, à esquerda) é a forma mais comum (70-80% dos casos), causada por **abuso crônico de álcool** (> 80 g/dia por muitos anos) e é caracterizada por lesões teciduais irregularmente distribuídas, com tampões intraductais de proteínas e cálculos, bem como atrofia e estenose do sistema ductal. Três mecanismos participam em sua patogênese:

1. Enquanto, normalmente, em paralelo com a estimulação dos ácinos (secreção rica em enzimas), há uma secreção maior nos ductos (HCO_3^-, água), na pancreatite crônica, ela é reduzida. Como resultado, a concentração de proteínas no suco pancreático aumenta, especialmente quando a secreção acinar é estimulada. Isso leva à precipitação de proteínas nos lúmens ductais e, desse modo, são formados **tampões de proteínas** e **depósitos**.

2. Sais de cálcio são depositados sobre as proteínas precipitadas, resultando na **formação de cálculos** no lúmen de ductos pequenos, e depósitos concêntricos de cálcio nas paredes dos ductos maiores. A causa de tudo isso pode ser que, na pancreatite crônica, dois componentes do suco pancreático estejam diminuídos: aqueles que normalmente impedem a precipitação de sais de cálcio do suco pancreático. Um desses componentes é o **citrato**, o qual liga-se ao cálcio, formando complexos; o outro é a proteína de 14 kDa, **litostatina** (= proteína do cálculo pancreático, [**PCP**]), a qual mantém os sais de cálcio em solução durante a hipersaturação (fisiológica).

3. Semelhante à pancreatite aguda (→ p. 172), ocorre **ativação da tripsina** intraductal. Isso não apenas contribui para a autodigestão do tecido pancreático, mas também ativa outras enzimas agressivas, tais como elastase e fosfolipase A_2, no sistema ductal e, em algumas circunstâncias, também intersticialmente. É possível que a causa da ativação prematura de enzimas seja o fato de que a drenagem diminuída tenha aumentado a pressão intraductal, resultando em lesões epiteliais, junto a aumento do conteúdo de proenzimas (enquanto a concentração da proteína inibidora da tripsina permanece inalterada; → p. 172).

● A **pancreatite crônica-obstrutiva**, menos comum (→ **A**, à direita), é causada por *oclusão do(s) ducto(s) excretor(es) principal(is)* por tumores, estreitamento por cicatriz ou estenose da papila, entre outros. Não há calcificação, mas o **sistema ductal está** acentuadamente **dilatado** proximal à estenose (→ **A**; pancreatografia endoscópica retrógrada [PER], na qual o meio de contraste é injetado para visualização radiológica). Se a obstrução for removida a tempo, essa forma de pancreatite crônica (em contraste com a forma calcificante) será reversível.

● Outras formas de pancreatite crônica incluem a forma **idiopática**, não alcoólica, em jovens mal-nutridos nos trópicos, e a forma vista na **hipercalcemia** causada por hiperparatireoidismo.

A **exacerbação aguda** da pancretatite crônica é, em geral, difícil de distinguir da pancreatite aguda, especialmente quando há uma história de grande ingestão de álcool. Em ambos os casos, a ativação prematura das enzimas pancreáticas é uma característica proeminente (ver acima e p. 172). Ela pode levar, mediante edema pancreático, à hemorragia pancreática e necrose, bem como a pseudocistos agudos, abscessos, e/ou dano de órgãos vizinhos tais como duodeno, antro, ducto colédoco e colo.

Os **resultados** da pancreatite crônica são atrofia tecidual, estenose ductal e fibrose periductal com cicatrização. Isso gradualmente leva à perda de parênquima, o que causará **insuficiência pancreática** exócrina e, mais tarde, também endócrina. A *dor* intermitente ou contínua, a *má absorção* (→ p. 164 e segs.), a diarreia (→ p. 162) e a *perda de peso*, bem como o *diabetes melito* (→ p. 308 e segs.) e a *lesão de órgãos vizinhos* (ascite pancreática, trombose da veia esplênica e porta, icterícia obstrutiva, etc.), estão associadas a esse quadro.

A. Causas e consequências da pancreatite crônica

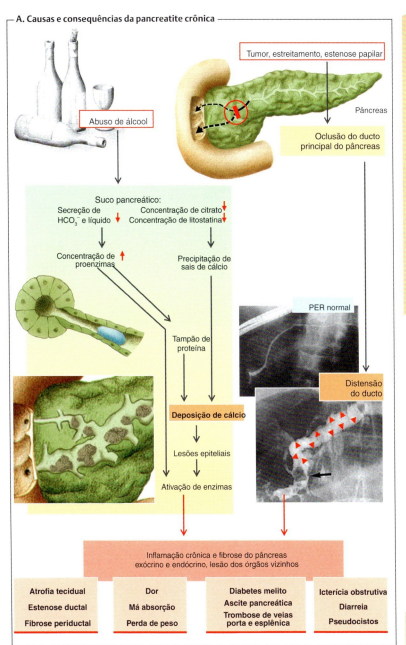

Figura 6.15 Pancreatite crônica

Foto do ducto dilatado: de Thurn, P. et al. Einfürung in die radiologische Diagnostik. 10th ed. Stuttgart: Thieme; 1998

Fibrose cística

A fibrose cística (FC) é uma *síndrome genética* na qual a **secreção** epitelial dos pulmões, do pâncreas, do fígado, do trato genital, do intestino, da mucosa nasal e das glândulas sudoríparas está alterada. Entre caucasianos, a FC é o defeito genético letal (após uma média de 40 anos) mais frequente (1 em cada 2.500 nascimentos).

O defeito é autossômico recessivo (→ **A1**) e afeta a proteína de transporte epitelial **CFTR** (regulador da condutância transmembrana da fibrose cística). O CFTR, em pessoas saudáveis, consiste em 1.480 aminoácidos que formam 12 domínios transmembrana, dois domínios de ligação a nucleotídeos (NBD_1, NBD_2) e um domínio regulador. No último, o CFTR é regulado por uma proteína cinase A dependente de AMPc (→ **A2**; CFTR é mostrado aberto frontalmente). O CFTR é um **canal de cloreto** que abre-se quando a concentração intracelular de AMPc está aumentada e, além disso, ATP é ligado ao NBD_1 (e clivado?). Em adição, o CFTR intacto inibe certos **canais de Na^+** (tipo ENaC). O fato de que mais deles abrem na FC resulta em absorção aumentada de Na^+ e água, por exemplo, no epitélio brônquico, a partir do muco secretado no lúmen, de forma que este último torna-se espesso (ver a seguir).

Os pacientes com fibrose cística têm várias mutações do CFTR, mas as formas graves são mais frequentemente causadas por dois *defeitos no NBD_1* (→ **A3**): o aminoácido 508, fenilalanina (= F; mutação ΔF508), está faltando ou a glicina (= G), na posição 551, é substituída por aspartato (= D) (mutação G551 D).

O CFTR é incorporado na membrana celular apical (luminal) de muitas células epiteliais. Ele tem uma função importante nos ductos excretores do **pâncreas**, nos quais está envolvido na secreção de um líquido rico em $NaHCO_3$. O HCO_3^- é trocado por Cl^- nessas células por meio de um transportador antiporte (→ **A4**). A abertura do CFTR – por exemplo, por secretina, a qual aumenta a concentração intracelular de AMPc – permite que o Cl^- que entrou na célula possa ser *reciclado*, de modo que o cloreto esteja novamente disponível para a secreção de HCO_3^-, seguido de Na^+ e água. Quando a concentração de AMPc diminui, o CFTR é fechado, e a secreção resseca.

Em pacientes com FC, o CFTR não abre mesmo quando a concentração de AMPc está alta. Como resultado, principalmente quando a secreção acinar é estimulada, os pequenos ductos pancreáticos contêm uma secreção viscosa rica em proteínas que oclui os ductos transportadores, levando à *pancreatite crônica*, com suas consequências (p. ex., *má absorção* devido à falta de enzimas pancreáticas e HCO_3^- no duodeno; → p. 174).

Entre outros efeitos, o CFTR anormal afeta o **epitélio intestinal** de maneira que o mecônio neonatal torna-se viscoso e pegajoso e, assim, não pode, como é comum, sair do íleo após o nascimento (*íleo meconial*).

Assim como no pâncreas, os **ductos biliares** podem ser obstruídos, e a icterícia neonatal pode ser prolongada. O defeito do CFTR nos **órgãos genitais masculinos** leva à aplasia congênita do ducto deferente (CADV) e, assim, à *infertilidade*; nos órgãos genitais femininos, ele causa fertilidade diminuída. As consequências da secreção anormal na **mucosa nasal** são pólipos e inflamação crônica dos seios nasais. Nas **glândulas sudoríparas**, o defeito aumenta a secreção de suor que, durante febre ou temperatura ambiente elevada, pode levar à *hipovolemia* e mesmo ao choque circulatório. Além disso, a concentração de eletrólitos está aumentada no suor, e a concentração de Na^+ é mais alta do que a de Cl^- (o inverso do normal), um fato que é utilizado no *diagnóstico de FC* (teste do suor).

A morbidade e as complicações da FC com ameaça à vida são causadas sobretudo pelos seus efeitos no **epitélio brônquico**. Seu muco superficial é normalmente mais fino pela secreção de líquido. O defeito do CFTR causa (além do aumento da secreção de muco) a *reabsorção*, em vez de secreção de líquido. Isso resulta em uma camada de muco muito viscosa e rica em proteínas que não apenas dificulta a respiração, mas também cria um ambiente fértil para *infecções*, especialmente por *Pseudomonas aeruginosa* e *Staphylococcus aureus*. A bronquite crônica, a pneumonia, a bronquiectasia e os distúrbios cardiovasculares secundários são as consequências.

A. Causas e consequências da fibrose cística

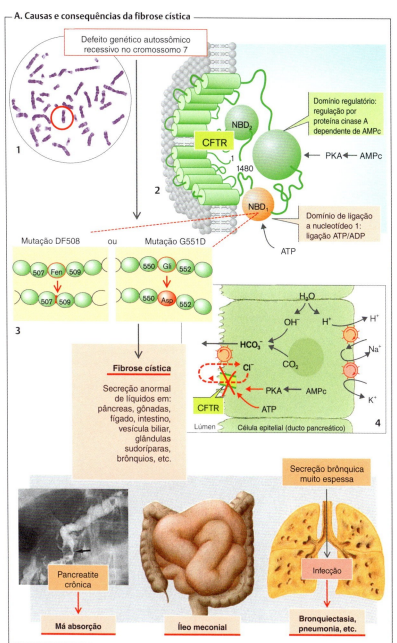

Figura 6.16 Fibrose cística

Cálculos biliares (colelitíase)

Em cerca de 75% dos pacientes, os cálculos biliares são constituídos de colesterol (mais mulheres do que homens são afetadas dessa maneira), o restante são os chamados cálculos de pigmentos que contêm principalmente bilirrubina não conjugada. O que os dois tipos de componentes dos cálculos têm em comum é o fato de serem pouco solúveis em água.

O **colesterol** (**Co**) em geral não é precipitado na bile porque ela contém **sais biliares** (**SB**) conjugados e **fosfatidilcolina** (**Fco = lecitina**) suficientes para que esteja em uma *solução micelar* (→ **A4**, área verde). Se a razão da concentração [Co]/[SB + Fco] aumentar, o Co permanecerá, dentro de uma pequena faixa, em uma solução micelar "supersaturada" (→ **A4**, área laranja). Essa supersaturação aparente provavelmente tem como base o fato de o fígado também secretar colesterol de forma muito concentrada dentro do "núcleo" de uma vesícula unilamelar na vesícula biliar (→ **A2**), no qual a Fco constitui a "casca" auxiliar da solução dessa vesícula, de 50-100 nm de diâmetro. Se o conteúdo relativo de colesterol aumentar ainda mais, serão formadas vesículas multimicelares (até 1.000 nm). Elas são menos estáveis e liberam colesterol, que é então precipitado no ambiente aquoso na forma de **cristais de colesterol** (→ **A2**; → **A4**, área vermelha). Esses cristais são os precursores dos cálculos biliares.

Causas importantes de um aumento da razão [Co]/[SB + Fco] são:

◆ **Secreção de colesterol aumentada** (→ **A2**). Isso ocorre quando há *aumento da síntese de colesterol* (atividade aumentada da 3-hidróxi-3-metilglutaril [HMG]-CoA-colesterol-redutase) ou uma *inibição da esterificação do colesterol*, por exemplo, pela *progesterona* durante a gestação (inibição da acetil-CoA-colesterol-aceltiltransferase [ACAT]).

◆ **Secreção reduzida de sais biliares** (→ **A1**). Isso ocorre devido a uma *diminuição no pool de sais biliares*, como na doença de Crohn ou após ressecção intestinal, ou a *sequestro prolongado de sais biliares* na vesícula biliar, como no *jejum* (possivelmente mesmo se apenas por uma noite) ou na *nutrição parenteral*. A última diminui a circulação êntero-hepática de sais biliares, de maneira que sua secreção na bile é reduzida. Como a secreção de colesterol não é linearmente relacionada com a secreção de sais biliares (→ **B**, à direita), a razão [Co]/[SB + Fco] aumenta quando a secreção de sais biliares está baixa. Essa razão aumenta ainda mais sob a influência de *estrogênios*, pois eles elevam a razão da concentração de colato e quenodesoxicolato (ativação da 12α-hidroxilase; → **B**, à esquerda), de modo que mais colesterol é secretado por mol de sais biliares (→ **B**; → p.180, compare as duas curvas).

◆ A **secreção reduzida de fosfatidilcolina**, como uma causa de cálculos de colesterol, foi encontrada em mulheres chilenas que vivem quase exclusivamente de vegetais.

Os **cálculos de pigmentos** (→ **C**) consistem, em grande parte, (cerca de 50%) em *bilirrubinato de cálcio*, o qual dá a eles sua cor preta ou marrom. Os *cálculos pretos* adicionalmente contêm carbonato e fosfato de cálcio, enquanto os *cálculos marrons* também contêm estearato, palmitato e colesterol. Uma quantidade aumentada de **bilirrubina não conjugada** na bile, a qual "se dissolve" apenas em micelas, é a principal causa da formação de cálculos de pigmentos; normalmente a bile contém apenas 1–2%. As **causas** de uma concentração aumentada de bilirrubina não conjugada são as seguintes (→ **C**):

◆ Liberação aumentada de hemoglobina, por exemplo, na *anemia hemolítica*, na qual há tanta bilirrubina que o processo de conjugação mediado por glicuronidase no fígado não corresponde à demanda (→ p. 183);

◆ Redução da capacidade de conjugação no fígado, por exemplo, na *cirrose hepática* (→ p. 186);

◆ *Desconjugação não enzimática* (especialmente monoglicuronados) de bilirrubina na bile;

◆ Desconjugação enzimática (β-gIicosidase) por *bactérias*.

A última é quase sempre a causa dos *pigmentos marrons nos cálculos*. As bactérias também desconjugam enzimaticamente os sais biliares (formação micelar diminuída com precipitação de colesterol) e, além disso, liberam, via fosfolipase A_2, palmitato e estearato (a partir de fosfatidilcolina), os quais precipitam como sais de cálcio. Os *cálculos pretos*, formados sobretudo pelos três primeiros mecanismos mencionados antes, contêm, além de outros componentes, carbonato e fosfato de cálcio; estes últimos são presumidamente formados pela diminuição da capacidade da vesícula biliar para acidificar.

A **vesícula biliar**, na qual os componentes específicos da bile (Co, SB, Fco) são concentrados muitas vezes pela retirada de água, também tem um papel importante (→ **D**) na formação de cálculos biliares (colelitíase após colecistectomia é raro). Os **distúrbios do esvaziamento da**

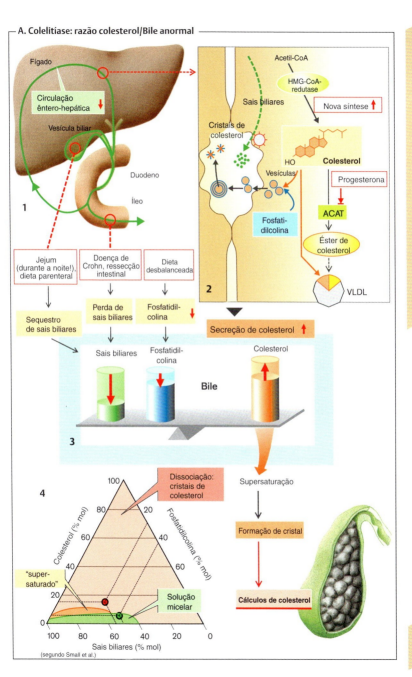

Figura 6.17 Colelitíase I

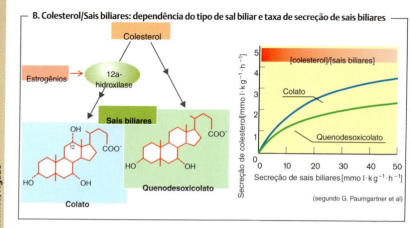

B. Colesterol/Sais biliares: dependência do tipo de sal biliar e taxa de secreção de sais biliares

(segundo G. Paumgartner et al)

---

vesícula biliar podem ocorrer devido à *liberação insuficiente de CCK* (falta de ácidos graxos livres [AGL] liberados no lúmen na insuficiência pancreática), de modo que o principal estímulo para a contração da vesícula biliar é enfraquecido, ou porque, após *vagotomia* não seletiva (→ p.160), o segundo sinal mais importante para a contração, a acetilcolina, está ausente. A contração da vesícula biliar está também enfraquecida na *gestação*. Isso significa que não apenas o esvaziamento ocasional ou ausente (ver acima), mas também o esvaziamento *incompleto* aumenta a **duração da permanência da bile na vesícula biliar**. Como resultado, há tempo suficiente para os cristais precipitados formarem grandes concreções. Assim, uma *secreção de muco* aumentada (estimulada por prostaglandinas) pode levar a um número aumentado de núcleos de cristalização.

Possíveis **consequências** da colelitíase são (→ **E**):

◆ **Cólica**. Quando o ducto cístico ou o ducto biliar comum estão transitoriamente bloqueados por um cálculo, a pressão se eleva nos ductos biliares, e a contração peristáltica aumentada na região do bloqueio causa dor visceral intensa na área epigástrica, possivelmente com irradiação para as costas, bem como *vômito* (→ p. 152).

◆ Na **colecistite aguda**, febre e leucocitose são somadas aos sintomas listados anteriormente. Causas importantes são traumas do epitélio da vesícula biliar devido a cálculos. As prostaglandinas são liberadas pelo epitélio da vesícula biliar, além da fosfolipase A_2. A última cliva fosfatidilcolina formando lisolecitina (i.e., remoção do ácido graxo em C2), o que, por sua vez, causa colecistite aguda. Em algumas circunstâncias, isso pode levar à perfuração da vesícula biliar.

◆ A **colangite** bacteriana costuma se desenvolver quando o fluxo de bile é interrompido devido à colelitíase. O resultado é um aumento na pressão com dilatação dos ductos biliares, podendo também ocorrer colestase pós-hepática e pancreatite biliar.

◆ Em casos relativamente raros, pode desenvolver-se **câncer da vesícula biliar** devido à colelitíase.

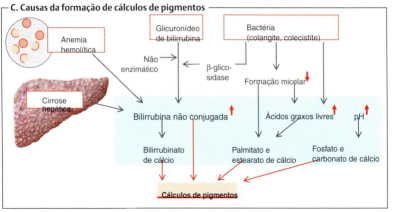

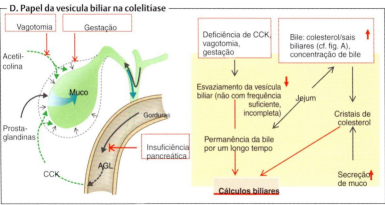

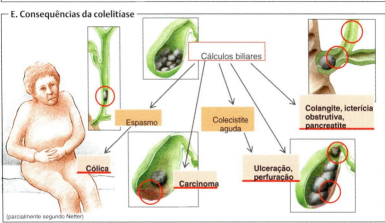

Icterícia

A bilirrubina, amplamente originada a partir da **degradação da hemoglobina** (cerca de 230 mg/dia), é captada pelas células do fígado e conjugada pela *glicuronil-transferase*, formando monoglicuronídeo de bilirrubina e diglicuronídeo de bilirrubina. Essa bilirrubina **conjugada** (reação *direta*) é hidrossolúvel e secretada para os canalículos biliares. Cerca de 85% são excretados nas fezes. Os 15% remanescentes são desglicuronados e absorvidos no intestino pela recirculação êntero-hepática.

A **concentração plasmática normal de bilirrubina** é, no máximo, 17 µmol/L (1 mg/dL). Se ela aumentar para mais do que 30 µmol/L, a esclera torna-se amarela; se a concentração sobe ainda mais, a pele também torna-se amarela (**icterícia**). Pode-se distinguir diversas formas de icterícia (→ **A**).

◆ A **icterícia pré-hepática** é o resultado da produção aumentada de bilirrubina, por exemplo, na *hemólise* (anemia hemolítica [→ p.44] ou toxinas), na eritropoiese inadequada (p. ex., anemia megaloblástica, → p.38), na transfusão em grande quantidade (eritrócitos transfundidos têm vida curta) ou na absorção de grandes hematomas. Em todas essas condições, a *bilirrubina não conjugada* (reação *indireta*) está aumentada no plasma.

◆ A **icterícia intra-hepática** é causada por um **defeito específico** na *captação da bilirrubina* nas células hepáticas (síndrome de Gilbert-Meulengracht), na *conjugação* (icterícia neonatal, síndrome de Crigler-Najjar) ou na *secreção de bilirrubina* nos canalículos biliares (síndrome de Dubin-Johnson, síndrome de Rotor).

Nos primeiros dois defeitos, é principalmente a bilirrubina plasmática não conjugada que está aumentada; no defeito da secreção, é a bilirrubina conjugada. Todas as três etapas podem estar afetadas em **doenças e distúrbios do fígado** (→ p. 184), por exemplo, na hepatite viral, no abuso de álcool, nos efeitos colaterais de fármacos (p. ex., isoniazida, fenitoína, halotano), na congestão hepática (p. ex., insuficiência cardíaca direita, → p. 228), na sepse (endotoxinas) ou no envenenamento (p. ex., cogumelo Amanita phalloides).

◆ Na **icterícia pós-hepática**, os ductos biliares extra-hepáticos estão bloqueados, em particular por cálculos biliares (→ p. 178 e segs.), tumores (p. ex., carcinoma da cabeça do pâncreas) ou na colangite ou pancreatite (→ p. 172). Nessas condições, é particularmente a bilirrubina conjugada que está aumentada.

Colestase

A colestase (→ **A, B**), isto é, o bloqueio do fluxo da bile, ocorre devido a **distúrbios intra-hepáticos**, por exemplo, fibrose cística (→ p. 176), granulomatose, efeito colateral de fármacos (p. ex., alopurinol, sulfonamidas), alta concentração de estrogênio (gestação, pílula contraceptiva), reação de implante-hospedeiro após transplantes ou, secundariamente, **oclusão extra-hepática do ducto biliar** (ver acima).

Na colestase, os canalículos biliares estão dilatados, a *fluidez* da **membrana da célula** canalicular está diminuída (inserção de colesterol, efeitos dos sais biliares), suas bordas em escova estão deformadas (ou totalmente ausentes), e a função do citoesqueleto, incluindo a *motilidade canalicular*, está alterada. Além disso, um dos dois **carreadores de sais biliares** dependentes de ATP, os quais são destinados à membrana canalicular, é erroneamente incorporado na membrana basolateral na colestase. Por sua vez, os sais biliares retidos aumentam a permeabilidade das **junções oclusivas** e reduzem a **síntese mitocondrial de ATP**. Contudo, é difícil definir qual dessas anormalidades é a causa e qual é a consequência da colestase. Alguns fármacos (p. ex., ciclosporina A) têm uma ação colestática pela inibição do carreador de sais biliares, e o estradiol, porque inibe a Na^+-K^+-ATPase e reduz a fluidez da membrana.

A maioria das **consequências da colestase** (→ **B**) são resultado da **retenção de componentes da bile**: a bilirrubina leva à *icterícia* (em neonatos há o perigo de kernicterus*), o colesterol leva à *deposição de colesterol* em dobras de pele e tendões, bem como nas membranas celulares do fígado, dos rins e dos eritrócitos (equinócitos, acantócitos). O *prurido* estressante (coceira) parece ser causado por *endorfinas* e/ou *sais biliares* retidos. A **ausência de bile no intestino** resulta em *fezes gordurosas* e *má absorção* (→ p. 164 e segs.). Enfim, a infecção da bile acumulada leva à *colangite*, a qual tem seu próprio efeito colestático.

---

* N. de T.: Impregnação bilirrubínica de regiões do encéfalo na vigência de altas concentrações sanguíneas de bilirrubina não conjugada.

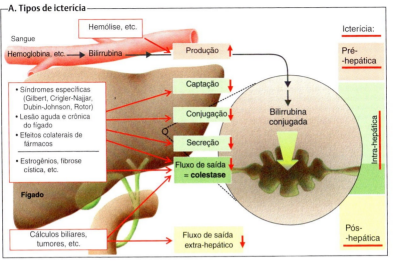
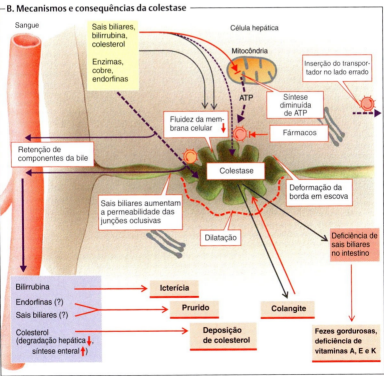

Figura 6.19 **Icterícia, Colestase**

Hipertensão portal

O sangue venoso do estômago, dos intestinos, do baço, do pâncreas e da vesícula biliar passa via veia porta para o fígado, onde, nos *sinusoides*, após mistura com o sangue rico em oxigênio da *artéria hepática*, entra em contato íntimo com os hepatócitos (→ **A1**). Cerca de 15% do débito cardíaco flui através do fígado, porém, sua resistência ao fluxo é tão baixa que a **pressão** normal **na veia porta** é de apenas 4-8 mmHg.

Se a área de secção transversa do leito vascular hepático for restrita, a pressão na veia porta aumenta, e desenvolve-se *hipertensão portal*. As **causas** podem ser uma resistência aumentada nas seguintes áreas vasculares, embora uma separação estrita em três formas de obstrução intra-hepática não seja sempre presente ou possível:
- **pré-hepática** – trombose da veia porta (→ **A2**);
- **pós-hepática** – insuficiência cardíaca direita, pericardite constritiva, etc. (→ **A2** e p. 244);
- **intra-hepática** – (→ **A1**):
  - *pré-sinusoidal* – hepatite crônica, cirrose biliar primária, granuloma na esquistossomose, tuberculose, leucemia, etc;
  - *sinusoidal* – hepatite aguda, **lesão por álcool** (fígado gorduroso, **cirrose**), toxinas, amiloidose, etc;
  - *pós-sinusoidal* – doença oclusiva venosa das vênulas e pequenas veias; síndrome de Budd-Chiari (obstrução das grandes veias hepáticas).

O *aumento de tamanho dos hepatócitos* (deposição de gordura, edema celular, hiperplasia) e a produção aumentada de *matriz extracelular* (→ p. 186) contribuem para a obstrução sinusoidal. Como a matriz extracelular também prejudica a troca de substâncias e gases entre os sinusoides e os hepatócitos, o edema celular é ainda mais aumentado. A *deposição de amiloide* pode ter um efeito obstrutivo semelhante. Por fim, na hepatite aguda e necrose hepática aguda, o espaço sinusoidal pode também ser obstruído por *resíduos celulares*.

Consequências da hipertensão portal. Qualquer que seja o local da obstrução, o aumento da pressão venosa portal levará a distúrbios nos órgãos precedentes (*má absorção*, *esplenomegalia* com anemia e trombocitopenia), bem como no fluxo sanguíneo a partir dos órgãos abdominais através de canais vasculares que se desviam (*bypass*) do fígado. Esses **circuitos de desvio porta** (→ **A3**) utilizam vasos colaterais que em geral têm a parede fina e que, nesse momento, estão muito dilatados (**formação de varizes**; "hemorroidas" do plexo venoso retal; *cabeça de medusa* nas veias paraumbilicais). As *veias esofagianas* dilatadas estão particularmente em **risco de ruptura**. Esse fato, sobretudo se junto a *trombocitopenia* (ver acima) e uma deficiência de *fatores de coagulação* (síntese reduzida em um fígado lesado), pode levar ao **sangramento** excessivo, que pode levar à morte.

Os *vasodilatadores* liberados na hipertensão portal (glucagon, VIP, substância P, prostaciclinas, NO, etc.) também produzem uma *queda da pressão sanguínea sistêmica*. Isso causará um aumento compensatório no débito cardíaco, resultando em **hiperperfusão** dos órgãos abdominais e circuitos colaterais (*bypass*).

A **função hepática** está geralmente mantida na obstrução pré-hepática e pré-sinusoidal, pois o fornecimento de sangue é garantido por meio de um aumento compensatório no *fluxo na artéria hepática*. Contudo, na obstrução sinusoidal, pós-sinusoidal e pós-hepática, a lesão é frequentemente a causa e, em parte, também o resultado da obstrução. Como consequência, a drenagem de linfa hepática rica em proteínas é diminuída, e a pressão portal aumentada, algumas vezes em sinergia com uma redução na pressão osmótica plasmática devido à lesão hepática (*hipoalbuminemia*), empurrando um líquido rico em proteínas para a cavidade abdominal, isto é, desenvolve-se **ascite**. Isso causa *hiperaldosteronismo* secundário (→ p. 188), que resulta em aumento do volume extracelular.

À medida que o sangue do intestino se desvia do fígado, substâncias tóxicas (NH_3, aminas biogênicas, ácidos graxos de cadeia curta, etc.), que são normalmente extraídas do sangue portal pelas células do fígado, atingem o sistema nervoso central, entre outros órgãos, de modo que desenvolve-se **encefalopatia porto-sistêmica** ("hepática") (→ p. 188).

A. Causas e consequências da hipertensão portal

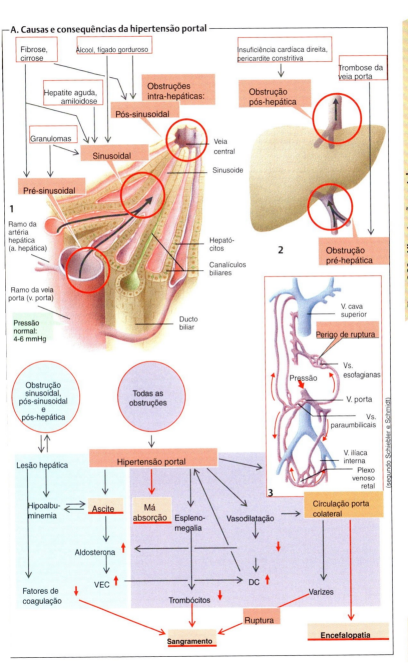

Figura 6.20 **Hipertensão portal**

Fibrose e cirrose hepáticas

A cirrose hepática é uma doença na qual necrose, inflamação, fibrose, regeneração nodular e formação de anastomoses vasculares desenvolvem-se mais ou menos simultaneamente. Em geral, é causada pela ação a longo prazo de fatores nocivos, especialmente **abuso de álcool**, o qual é a causa em 50% dos casos no mundo. Enquanto a probabilidade de desenvolver cirrose após uma ingestão cumulativa de 13 kg etanol/kg de peso corporal é de apenas 20%, ela aumenta para mais de 90% após 40 kg. A substância que é a maior responsável pelo desenvolvimento de fibrose e, consequentemente, cirrose é o metabólito do etanol *acetaldeído*. A cirrose pode também ser o estágio final da **hepatite viral** (20-40% dos casos de cirrose na Europa). Na doença aguda fulminante, ela pode se desenvolver em uma questão de semanas; na doença crônica recorrente, após meses ou anos. Ela pode também ocorrer após uma obstrução ao fluxo sanguíneo de saída (*fígado congestivo*; → p. 184) ou após outras lesões hepáticas como, por exemplo, no estágio final de uma *doença de armazenamento* (hemocromatose, doença de Wilson; → p. 270 e segs.) ou na deficiência enzimática geneticamente determinada.

Fatores envolvidos na **lesão celular hepática**:
- *deficiência de ATP* devido ao metabolismo anormal da energia celular;
- formação aumentada de *metabólitos de oxigênio* extremamente reativos ($\cdot O_2^-$, $\cdot HO_2$, H_2O_2) com
- *deficiência* concomitante *de antioxidantes* (p. ex., glutationa) e/ou *dano das enzimas protetoras* (glutationa peroxidase, superóxido dismutase).

Os metabólitos de O_2 reagem, por exemplo, com ácidos graxos insaturados dos fosfolipídeos (**peroxidação de lipídeos**). Isso contribui para o dano das membranas plasmáticas e organelas celulares (lisossomas, retículo endoplasmático). Como resultado, a concentração citosólica de Ca^{2+} se eleva, ativando proteases e outras enzimas, de modo que as células são, por fim, danificadas irreversivelmente.

A **fibrose** do fígado desenvolve-se em várias etapas (→ **A**). Quando os hepatócitos lesados morrem, enzimas lisossomais, entre outras, vazam e liberam **citocinas** a partir da matriz extracelular. Essas citocinas e os restos das células mortas **ativam as células de Kupffer** nos sinusoides hepáticos (→ **A**, no centro) e atraem células inflamatórias (granulócitos, linfócitos e monócitos). Então, diversos fatores de crescimento e citocinas são liberados pelas células de Kupffer e pelas células inflamatórias recrutadas. Esses *fatores de crescimento* e *citocinas* irão:
- transformar as células de Ito armazenadoras de gordura do fígado em **miofibroblastos**;
- transformar os monócitos que migraram em **macrófagos** ativos;
- desencadeiar a **proliferação de fibroblastos**.

A ação quimiotática do **fator de crescimento transformante β (TGF-β)** e da **proteína quimiotática de monócitos 1 (MCP-1)**, cuja liberação pelas células de Ito (estimulada pelo fator de necrose tumoral α [TNF-α], fator de crescimento derivado de plaquetas [PDGF] e por interleucinas) reforça tais processos, como fazem inúmeras outras substâncias sinalizadoras. Como resultado dessas numerosas interações (detalhes das quais não são ainda inteiramente compreendidos), a **produção de matriz extracelular** por miofibroblastos e fibroblastos aumenta, levando a uma deposição maior de colágenos (tipos I, III e IV), proteoglicanos (decorina, biglicano, lumicano, agrecano) e glicoproteínas (fibronectina, laminina, tenascina, undulina) no *espaço de Dissé*. A fibrose desse espaço prejudica a troca de substâncias entre o sangue dos sinusoides e os hepatócitos e aumenta a resistência ao fluxo nos sinusoides (→ p. 184).

A quantidade excessiva de matriz pode ser degradada (por metaloproteases, em primeira instância), e os hepatócitos podem regenerar. Se as necroses forem limitadas ao centro dos lóbulos hepáticos (→ **A**, superior à esquerda), a restituição completa da estrutura do fígado será possível. Contudo, se as necroses espalharem-se pelo parênquima periférico dos lóbulos hepáticos, serão formados septos de tecido conjuntivo (→ **A**, inferior). Como resultado, a regeneração funcional completa não é mais possível, e são formados nódulos (**cirrose**). A consequência disso é *colestase* (p. 182), *hipertensão portal* (→ p. 184) e *insuficiência metabólica hepática* (→ p. 188).

A. Fibrose e cirrose hepáticas

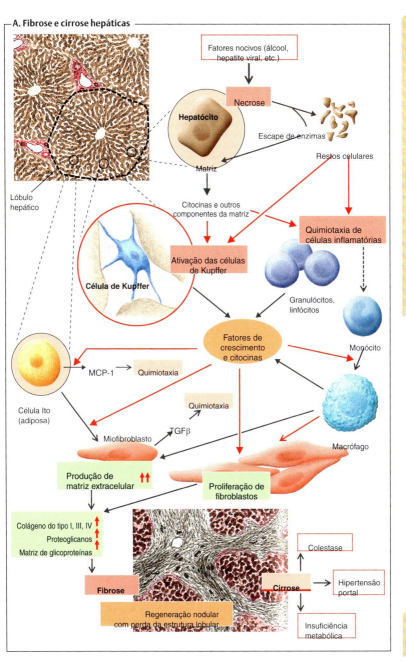

Figura 6.21 Fibrose e cirrose hepáticas

Insuficiência hepática (veja também p.184 e segs.)

As **causas de insuficiência hepática aguda** (→ **A**) são *envenenamento* e *inflamação*, por exemplo, *colangite* fulminante ou *hepatite viral* (especialmente na hepatite B e E). As **causas de insuficiência hepática crônica,** a qual é acompanhada por fibrose (**cirrose**) hepática (→ p. 186), são (→ **A**):
- *inflamação*, por exemplo, hepatite viral crônica persistente;
- *abuso de álcool* (a causa mais comum);
- em pacientes suscetíveis, *efeitos colaterais de fármacos*, por exemplo, antagonistas do ácido fólico, fenilbutazona;
- causas cardiovasculares de *diminuição do retorno venoso*, por exemplo, na insuficiência cardíaca direita (→ p. 184);
- inúmeras *doenças hereditárias* (→ Cap. 8), tais como doenças do armazenamento de glicogênio, doença de Wilson, galactosemia, hemocromatose, deficiência de α1-antitripsina;
- *colestase* intra-hepática ou pós-hepática (→ p. 182) por períodos prolongados, por exemplo, na fibrose cística (→ p. 176), cálculo no ducto biliar comum (→ p. 178 e segs.) ou tumores.

As **consequências mais sérias da insuficiência hepática** são as seguintes:

♦ A **síntese de proteínas** no fígado é **reduzida**. Isso pode levar à *hipoalbuminemia*, podendo resultar em ascite, isto é, acúmulo de líquido extracelular na cavidade abdominal, e outras formas de *edema* (→ p. 250). Como resultado, o volume de plasma é reduzido, desenvolve-se *hiperaldosteronismo* secundário, causando *hipocalemia*, o que, por sua vez, promove alcalose (→ **A**, à esquerda). Além disso, a habilidade reduzida do fígado para sintetizar proteínas causa uma *queda* na concentração plasmática de *fatores de coagulação*.

♦ Ocorre **colestase** (→ p. 182), não apenas produzindo lesão hepática, mas também agravando a tendência ao sangramento, pois a falta de sais biliares diminui a formação de micelas e, com isso, a absorção de *vitamina K* pelo intestino, de forma que a γ-carboxilação de fatores de coagulação dependentes de vitamina K – protrombina (II), VII, IX, e X – é diminuída.

♦ Desenvolve-se **hipertensão portal** (→ p. 184) e pode piorar a ascite devido à *diminuição do fluxo linfático*. Isso pode causar *trombocitopenia*, resultante da esplenomegalia, e pode levar ao desenvolvimento de *varizes esofagianas*. A deficiência de fatores de coagulação ativos, trombocitopenia e varizes são provavelmente a causa de **sangramento** grave. Por fim, hipertensão portal pode causar uma *enteropatia exsudativa*. Isso aumentará a ascite devido à perda de albumina do plasma e, ao mesmo tempo, favorecerá a "alimentação" de bactérias no intestino grosso com proteínas que passaram para o lúmen intestinal, aumentando, assim, a liberação de *amônia*, a qual é tóxica para o cérebro.

♦ A *hiperamonemia*, que é parcialmente responsável pela **encefalopatia** (apatia, falhas de memória, tremor e, por fim, coma hepático, → p. 342) está aumentada devido a:
- *sangramento gastrintestinal*, que também contribui para aumento no fornecimento de proteínas para o colo;
- insuficiência do fígado, que não é mais capaz de converter adequadamente amônia ($NH_3 \rightleftharpoons NH_4^+$) em ureia;
- hipocalemia, antes mencionada, causa uma *acidose intracelular*, a qual ativa a formação de amônia nas células dos túbulos proximais e, ao mesmo tempo, causa **alcalose** sistêmica. Um componente respiratório é adicionado à última se o paciente *hiperventilar* devido à encefalopatia.

Outras substâncias que são tóxicas para o cérebro desviam-se do fígado na hipertensão portal e, dessa forma, não são extraídas por ele, como seria normalmente o caso. Essas substâncias, tais como *aminas, fenóis* e *ácidos graxos de cadeia curta*, são também envolvidos na encefalopatia. Enfim, o cérebro produz "falsos transmissores" (p. ex., serotonina) a partir dos *aminoácidos aromáticos*, dos quais há quantidades aumentadas no plasma quando ocorre insuficiência hepática. Esses neurotransmissores provavelmente têm participação no desenvolvimento da encefalopatia.

A função **renal** é diminuída, dando início à *síndrome hepatorrenal* (→ p. 128).

A. Causas e consequências da insuficiência hepática

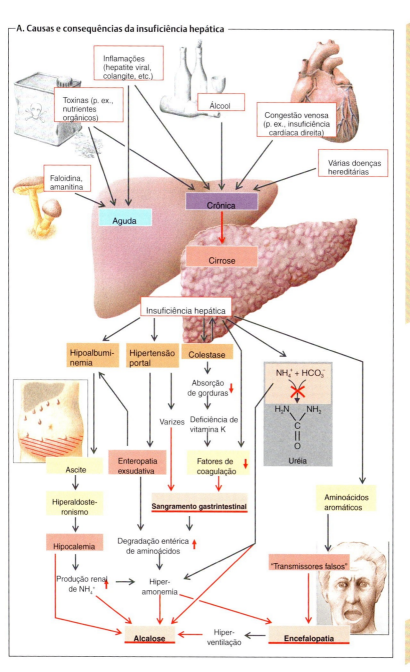

Figura 6.22 Insuficiência hepática

7 Coração e Circulação
S. Silbernagl

Visão geral

O ventrículo esquerdo (VE) do coração bombeia o sangue pelos vasos arteriais da *circulação sistêmica* para os capilares do corpo. O sangue retorna para o coração pelas veias e, então, é bombeado pelo ventrículo direito (VD) para a *circulação pulmonar*, retornando daí para o coração esquerdo (→ **A**).

O **volume de sangue** total é cerca de 4,5-5,5 L (aproximadamente 7% da massa corporal livre de gordura; → p. 32), dos quais cerca de 80% são mantidos no chamado *sistema de baixa pressão*, isto é, nas veias, no coração direito e na circulação pulmonar (→ **A**, esquerda). Devido à sua *alta complacência* e *grande capacidade*, o sistema de baixa pressão serve como um *reservatório de sangue*. Quando o volume normal de sangue é aumentado, por exemplo, por transfusão sanguínea, mais de 98% do volume infundido vai para o sistema de baixa pressão, e menos de 2% para o de *alta pressão*. Entretanto, quando o volume de sangue está diminuído, é quase que exclusivamente o sistema de baixa pressão que está reduzido. Quando a função cardíaca e pulmonar estão normais, a **pressão venosa central** (em geral, 4-12 cm H_2O) é uma boa medida do volume sanguíneo.

O **débito cardíaco (DC)** é o *produto da frequência cardíaca e do volume sistólico* e, em repouso, corresponde a cerca de 70 [min^{-1}]. 0,08 [L], isto é, cerca de **5,6 L/min**, mais precisamente uma média de 3,4 L/min por m^2 de área de superfície corporal, um valor chamado de **índice cardíaco (IC)**. O DC pode ser aumentado muitas vezes por um aumento na frequência cardíaca e/ou no volume sistólico (VS).

O DC é distribuído entre os **órgãos** que são organizados em paralelo na **circulação sistêmica** (→ **A**, valores de Q), e suas partes correspondentes dependem do quão *vital* eles são, por um lado, e das *necessidades momentâneas*, por outro. A manutenção de um suprimento adequado de sangue para o *encéfalo* tem prioridade (cerca de 13% do DC em repouso), não apenas por ele ser um órgão vital, mas também por reagir de modo especialmente sensível à deficiência de oxigênio, e porque as células nervosas, uma vez destruídas, em geral não podem ser substituídas (→ p. 2 e seg.). O fluxo sanguíneo nas artérias coronárias do *músculo cardíaco* (em repouso, cerca de 4% do DC; → p. 230) não deve cair, pois a resultante função anormal de bomba pode prejudicar toda a circulação. Os *rins* recebem cerca de 20-25% do DC. Tal proporção, muito alta em relação ao seu peso (apenas 0,5% do peso corporal), serve amplamente às suas *funções de controle e excreção*. Se há um risco de choque circulatório iminente (→ p. 246), o suprimento de sangue renal pode temporariamente ser reduzido em favor do coração e do encéfalo. Quando o trabalho físico é muito aumentado, o fluxo de sangue nos músculos esqueléticos é aumentado para cerca de 3/4 do DC (maior nesse momento). Durante a digestão, o *trato gastrintestinal* recebe uma proporção relativamente grande do DC. É óbvio que esses dois grupos de órgãos não podem ambos ter perfusão máxima ao mesmo tempo. O fluxo de sangue na pele (cerca de 10% do DC em repouso) serve, em primeira instância, para *remover calor*. É, portanto, aumentado durante o aumento da produção de calor (exercício físico) e/ou em temperatura ambiente elevada (→ p. 24 e segs.), no entanto, pode ser reduzido para favorecimento de órgãos vitais (palidez, p. ex., no choque; →p. 246 e segs.).

Todo o DC flui pela **circulação pulmonar**, já que ela está conectada em série com a circulação sistêmica (→ **A**). Via *artéria pulmonar*, o sangue com pouco oxigênio ("venoso") chega aos pulmões, onde ele é enriquecido com oxigênio ("arterializado"). Além disso, um volume relativamente pequeno de sangue arterializado da circulação sistêmica chega aos pulmões pelas artérias brônquicas, que suprem o próprio tecido pulmonar. Ambos os suprimentos drenam para o átrio esquerdo (AE) pelas *veias pulmonares*.

A **resistência ao fluxo** na circulação pulmonar é apenas 1/6 da resistência *periférica total (RPT)*, de maneira que a pressão média, que tem de ser gerada pelo VD na artéria pulmonar (cerca de 15 mmHg = 2 kPa), é muito menor do que aquela que necessita ser gerada pelo VE na aorta (100 mmHg = 13,3 kPa). A principal resistência na circulação sistêmica ocorre devido às pequenas artérias e arteríolas (→ **A**, superior à direita), as quais, por essa razão, são chamadas de *vasos de resistência*.

A. Sistema cardiovascular

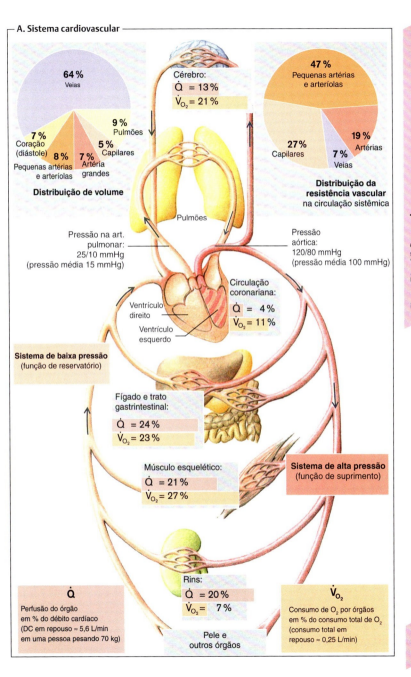

Figura 71. Visão geral

Fases da ação cardíaca (ciclo cardíaco)

A frequência cardíaca em repouso é cerca de 70 batimentos por minuto. Os **quatro períodos da ação ventricular** ocorrem, então, dentro de menos de um segundo (→ **A**): os períodos iso(volu)métrico (I) e de ejeção (II) da *sístole*, e os períodos de relaxamento iso(volu)métrico (III) e de enchimento (IV) da *diástole*, ao final da qual o átrio contrai. Esses períodos mecânicos da atividade cardíaca são precedidos pela excitação elétrica dos ventrículos e átrios, respectivamente.

As **valvas cardíacas** determinam a direção do fluxo saguíneo no coração, dos átrios para os ventrículos (período IV) e dos últimos para as artérias aorta e pulmonar (período II), respectivamente. Durante os períodos I e III, todas as valvas estão fechadas. A abertura e o fechamento das valvas são determinados pela direção do gradiente de pressão entre os dois lados das valvas.

Ciclo cardíaco. No final da diástole (período IVc), o nó sinoatrial transmite seu potencial de ação para o músculo atrial (onda P no eletrocardiograma [ECG]; →**A1**), os átrios contraem, e, imediatamente após, os ventrículos são estimulados (complexo QRS no ECG). A pressão ventricular começa a elevar-se e, quando ela excede aquela no átrio, as valvas atrioventriculares (tricúspide e mitral) fecham. Isso finaliza a diástole, e o *volume diastólico final* (VDF) no ventrículo tem em média cerca de 120 mL (→ **A4**) ou 70 mL/m2 de área de superfície corporal (a.s.c.) em repouso.

Segue-se a sístole com o **período iso(volu)métrico** (período I), durante o qual o miocárdio ventricular se contrai sem alterar o volume da cavidade ventricular (todas as valvas estão fechadas [*contração iso(volu)métrica; primeiro som cardíaco*]; → **A6**) de modo que a pressão intraventricular eleva-se rapidamente. A pressão ventricular esquerda excederá a pressão aórtica quando atingir cerca de 80 mmHg (10,7 kPa), enquanto a pressão ventricular direita excederá aquela da artéria pulmonar em aproximadamente 10 mmHg. Nesse momento, as valvas semilunares (aórtica e pulmonar) abrem-se (→ **A2**).

Isso inicia o **período de ejeção** (período II), durante o qual as pressões ventricular esquerda e aórtica atingem um máximo de cerca de 120 mmHg (16 kPa). A maior proporção do volume sistólico (VS) é rapidamente ejetada durante a fase inicial (IIa; → **A4**), com a velocidade de fluxo na aorta alcançando seu máximo (→ **A5**).

Então, a pressão ventricular começa a cair (o restante do VS é ejetado de modo mais lento, IIb), finalmente para valores mais baixos que nas artérias aorta e pulmonar, quando as valvas semilunares fecham (*segundo som cardíaco*). O VS médio é 80 mL (47 mL/m2 a.s.c.), de modo que a *fração de ejeção* (= VS/VDF) é cerca de 0,67 em repouso. Assim, um volume residual de mais ou menos 40 mL permanece no ventrículo (*volume sistólico final* [VSF]; → **A4**).

A diástole inicia, então, com o **período de relaxamento** iso(volu)métrico (período III). Nesse meio-tempo, os átrios encheram-se novamente, um processo para o qual o efeito de sucção, produzido pelo *abaixamento do nível da valva* (aumentando por um momento o volume atrial) durante o período de ejeção, contribuiu ao máximo (queda na *pressão venosa central* [PVC] de *c* para *x*; → **A3**). A pressão ventricular cai subitamente (→ **A2**), enquanto a pressão atrial aumenta nesse meio-tempo (fluxo de sangue para dentro: onda v na PVC), de maneira que os folhetos das valvas tricúspide e mitral abrem-se novamente.

O **período de enchimento** (período IV) inicia. O sangue flui rapidamente do átrio para os ventrículos (queda na pressão *y* na PVC) de forma que, com frequência cardíaca normal, eles se enchem 80% em apenas um quarto da duração da diástole (fase de enchimento rápido [IVa]; → **A4**). O enchimento então se lentifica ([IVb]; onda a da PVC: → **A2** e **A3**). Em frequências cardíacas normais, a contração atrial contribui com cerca de 15% do enchimento ventricular total. Em frequências cardíacas mais altas, a duração do ciclo cardíaco é diminuída, especialmente da diástole, de modo que a contribuição da contração atrial para o enchimento ventricular torna-se mais importante.

O *terceiro e quarto sons cardíacos* (produzidos pelo influxo de sangue e pela contração atrial durante o início da diástole, respectivamente) ocorrem em geral em crianças, sendo anormais em adultos (→ p. 211 e seg.).

A atividade cardíaca intermitente produz uma **onda de pulso** que se propaga ao longo do sistema arterial na *velocidade da onda de pulso* (aorta: 3-5 m/s; artéria radial: 5-10 m/s). Esta é muito maior do que a *velocidade de fluxo* (na aorta: máximo 1 m/s) sendo também mais rápida quanto mais espessa e mais rígida for a parede vascular (aumenta na hipertensão e com idade avançada) e quanto menor for o raio do vaso.

A. Fases da ação cardíaca (ciclo cardíaco)

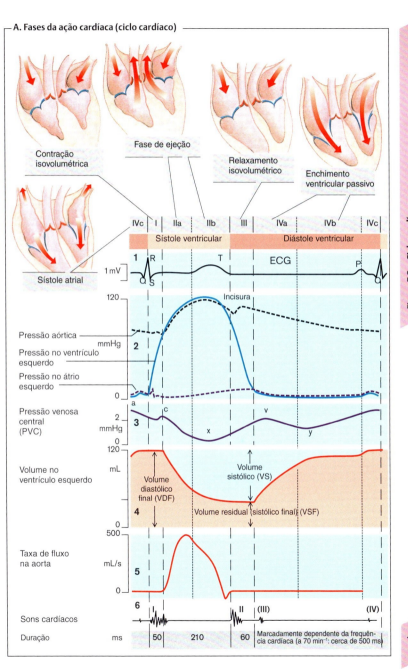

Figura 7.2 Ciclo cardíaco

Origem e propagação da excitação no coração

O coração contém células musculares (fibras) que produzem e distribuem impulsos de excitação (*sistema de condução*), bem como o *miocárdio de trabalho*, o qual responde à excitação com contração. Ao contrário do que ocorre no músculo esquelético, a excitação origina-se dentro do órgão (**autorritmicidade** ou **autonomia** do coração). Os miócitos dos átrios e ventrículos ramificam-se e formam feixes. Eles não estão isolados uns dos outros, mas são conectados por junções comunicantes (nexus). Um estímulo que se origina em qualquer lugar, nos átrios ou ventrículos, dessa maneira, sempre leva à contração completa de ambos os átrios ou de ambos os ventrículos, respectivamente (*contração do tipo tudo ou nada*).

A excitação normal do coração origina-se dentro do *nó sinoatrial*, o **marca-passo** cardíaco. A excitação (→ **A**) se propaga a partir dele, por ambos os átrios, para o nó atrioventricular (nó AV) e, desse local, pelo feixe de His e seus dois ramos (Tawara), alcança as fibras de Purkinje, as quais transmitem a excitação para o miocárdio ventricular. Dentro do miocárdio, a excitação espalha-se de dentro para fora (do endocárdio em direção ao epicárdio) e do ápice em direção à base, um processo que pode ser seguido – mesmo no organismo intacto – por meio do ECG (→ p. 198 e **C**).

O potencial nas células do nó sinoatrial é um **potencial marca-passo** (→ **B1**, superior). Ele *não* tem potencial de repouso constante, mas eleva-se após cada repolarização. O valor mais negativo deste último é chamado de *potencial diastólico máximo* ([PDM], cerca de −70 mV). Ele se eleva progressivamente até o *potencial limiar* ([PL], cerca de −40 mV) ser atingido mais uma vez e um *potencial de ação* (PA) ser novamente disparado.

As seguintes alterações, na *condutância iônica* (g) da membrana plasmática, e, desse modo, das **correntes iônicas** (I), causam esses potenciais (→ **B1**, inferior): iniciando com o PDM, a condutância não seletiva é aumentada, e o influxo (I_f; f = funny) de cátions para as células leva a uma lenta despolarização (pré-potencial = PP). Uma vez que o PL tenha sido atingido, a g_{Ca} eleva-se de modo relativamente rápido, e o potencial eleva-se de modo mais abrupto, de forma que um aumento no influxo de Ca^{2+} (I_{Ca}) produz o traço ascendente do PA. Enquanto o potencial passa para valores positivos, levando a um fluxo de K^+ para fora I_K, o marca-passo é novamente repolarizado em direção ao PDM.

Cada PA no nó sinoatrial resulta, em geral, em um batimento cardíaco, isto é, a **frequência de impulsos** do marca-passo determina a frequência do batimento cardíaco. A frequência é mais baixa se:

- a *ascensão da despolarização lenta* tornar-se menos inclinada (→ **B3a**);
- o PL tornar-se menos negativo (ação batmotrópica negativa, → **B3b**);
- o *PDM* tornar-se mais negativo, de forma que a despolarização espontânea seja iniciada em um nível mais baixo (→ **B3c**); ou
- a *repolarização* do PA iniciar mais tarde ou for mais lenta.

O que os três primeiros processos têm em comum é que o limiar é atingido mais tarde do que antes.

Todas as partes do sistema de excitação/condução têm a capacidade de despolarização espontânea, mas o nó sinoatrial tem o papel principal na excitação cardíaca normal (o ritmo sinusal é cerca de 70–80 batimentos por minuto). A razão para isso é que as outras partes do sistema de condução têm uma frequência intrínseca mais baixa do que o nó sinoatrial (→ Tabela em **C**; as causas são que a despolarização lenta e a repolarização são mais planas; ver acima). A excitação, iniciando no nó sinoatrial, chegará, então, às partes mais distais do sistema condutor, antes de suas despolarizações espontâneas tenham atingido o PL. Contudo, se a condução do impulso sinoatrial for interrompida (→ p. 200 e segs.), a frequência intrínseca de partes mais distais do sistema de condução assume, e o coração bate, então, no ritmo AV (40-60 batimentos por min.) ou, em certas circunstâncias, em uma frequência ainda mais baixa, chamada de marca-passo terciário (ventricular) (20-40 batimentos por min.)

Em contraste com os nós sinoatrial e AV, com seus PAs de ascensão relativamente lentos devidos, em boa parte, ao influxo de Ca^{2+} (→ **A**), há, no **miocárdio de trabalho**, os chamados *canais de Na^+* rápidos regulados por voltagem, que, no início do PA, causam brevemente um grande influxo de Na^+ e, assim, comparado com o potencial marca-passo, uma subida relativamente rápida no traço ascendente do PA (→ **A**). A duração relativamente longa (comparada com a do músculo esquelético) do PA do miocárdio, o que dá a ele a forma de *platô*, tem uma função importante para impedir circuitos de excitação miocárdica (*reentrada*: → p. 200 e segs.). Isso também permanece verdadeiro para frequên-

A. Excitação cardíaca

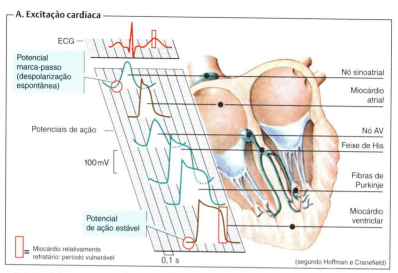

(segundo Hoffman e Cranefield)

B. Potencial marca-passo e frequência de excitação no coração

1 Correntes iônicas e potencial marca-passo
(segundo Francesco)

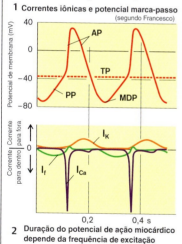

2 Duração do potencial de ação miocárdico depende da frequência de excitação
(segundo Trautwein et al.)

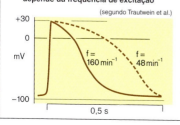

3 Alterações na frequência cardíaca causadas por alterações no potencial marca-passo

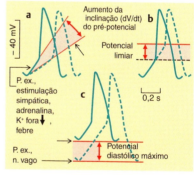

4 Fatores influenciando a condução dos potenciais de ação (nó AV)

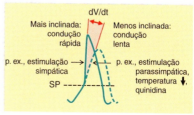

Figura 7.3 Origem e propagação da excitação no coração I

195

cias cardíacas muito altas ou muito baixas, pois a duração do PA adapta-se à frequência cardíaca (→ **B2**).

O PA resulta na captação de **Ca²⁺** do espaço extracelular por meio de canais de Ca^{2+} regulados por voltagem, que são sensíveis à di-hidropiridina. Em consequência, a concentração citosólica de Ca^{2+} aumenta localmente ("pulso" de Ca^{2+}), fazendo com que os canais de Ca^{2+} regulados por ligante e sensíveis à rianodina do retículo sarcoplasmático, que atua como depósito de Ca^{2+}, abram-se (chamado efeito gatilho). O Ca^{2+} que passa para o citosol finalmente desencadeia o acoplamento eletromecânico da contração cardíaca. A concentração citosólica de Ca^{2+} também é determinada pela captação de Ca^{2+} pelos reservatórios de Ca^{2+} (via SERCA = Ca^{2+}-ATPase), bem como pelo transporte de Ca^{2+} para o espaço extracelular. O último é realizado por uma Ca^{2+}-ATPase (troca 1 Ca^{2+} por $2H^+$) e por um trocador $3Na^+/Ca^{2+}$, que é movido pelo gradiente eletroquímico de Na^+ através da membrana celular e, desse modo, indiretamente pela Na^+/K^+-ATPase.

Embora o coração bata de forma autônoma, a **adaptação da atividade cardíaca** às variações das necessidades é efetuada sobretudo pelos *nervos eferentes cardíacos*. As seguintes qualidades da atividade cardíaca podem ser modificadas pelos nervos:

- *Frequência* da formação do impulso pelo marca-passo e, dessa maneira, do batimento cardíaco (cronotropismo);
- *Velocidade* da condução do impulso, especialmente no nó AV (dromotropismo);
- Força da contração miocárdica em um determinado estiramento, isto é, *contratilidade* do coração (inotropismo);
- Velocidade de relaxamento por modificação da atividade da SERCA (lusitropismo);
- *Excitabilidade* do coração, no sentido de alterar seu limiar de excitabilidade (batmotropismo).

Essas alterações na atividade cardíaca são causadas por fibras parassimpáticas do nervo vago e por fibras simpáticas. A **frequência cardíaca** é aumentada pela atividade das fibras simpáticas no nó sinoatrial (efeito cronotrópico positivo mediante receptores β_1) e diminuída por fibras parassimpáticas muscarínicas (efeito cronotrópico negativo). Isso ocorre devido a alterações na ascensão da despolarização lenta e alteração do PDM no nó sinoatrial (→ **B3a** e **B3c**, respectivamente). A diminuição da inclinação da despolarização lenta e o PDM mais negativo sob ação vagal são baseados em um aumento da g_K, enquanto a inclinação aumentada da despolarização lenta sob ação simpática ou influência de adrenalina é baseada em um aumento da g_{Ca} e, em certas circunstâncias, em uma diminuição da g_K. As partes mais subordinadas (mais periféricas) do sistema de condução são acionadas cronotropicamente por fibras simpáticas, o que confere a estas últimas uma influência decisiva sobre qualquer possível função de marca-passo assumida pelo nó AV ou por marca-passos terciários (ver acima).

As fibras parassimpáticas do vago esquerdo retardam, enquanto as fibras simpáticas aceleram a **transmissão do impulso no nó AV** (ação dromotrópica negativa ou positiva, respectivamente). A principal influência é sobre o PDM e a inclinação do traço ascendente do PA (→ **B3c** e **B4**). As alterações na g_K e g_{Ca} também exercem um papel importante.

Em contraste ao cronotropismo e dromotropismo, o sistema nervoso simpático, por ser inotrópico positivo, tem um efeito direto sobre o miocárdio de trabalho. A **contratilidade** aumentada ocorre devido ao *aumento na entrada de Ca^{2+}* a partir do meio extracelular, mediado por receptores adrenérgicos β_1, o que permite o aumento na concentração de Ca^{2+} no citosol das células miocárdicas. Essa entrada de Ca^{2+} pode ser inibida farmacologicamente pelo bloqueio dos canais de Ca^{2+} (chamados *antagonistas do Ca^{2+}*).

A ação adrenérgica no coração ainda leva à fosforilação da fosfolamban, a qual aumenta a atividade da SERCA e, dessa forma, o relaxamento miocárdico (*ação lusitrópica positiva*).

A contratilidade também é aumentada pelo prolongamento do PA (e, consequentemente, o prolongamento da entrada de Ca^{2+}), bem como por inibição da Na^+/K^+-ATPase como, por exemplo, por meio dos *glicosídeos cardíacos* digoxina e digitoxina (menor gradiente de Na^+ através da membrana celular → menor eficiência na troca de $3Na^+/Ca^{2+}$ → extrusão de Ca^{2+} diminuída → aumento da concentração citosólica de Ca^{2+}).

Em uma frequência cardíaca mais baixa, a entrada de Ca^{2+} nesse período é baixa (poucos PAs), de modo que há um período relativamente longo no qual a saída de Ca^{2+} pode ocorrer entre os PAs. Assim, a concentração média de Ca2+ torna-se mais baixa e, como resultado, a contratilidade se mantém baixa. O nervo vago também pode agir por meio desse mecanismo; porém, ele o faz indiretamente mediante o inotropismo negativo (inotropismo de frequência). O inverso é verdadeiro para a estimulação simpática.

C. Propagação da excitação no coração

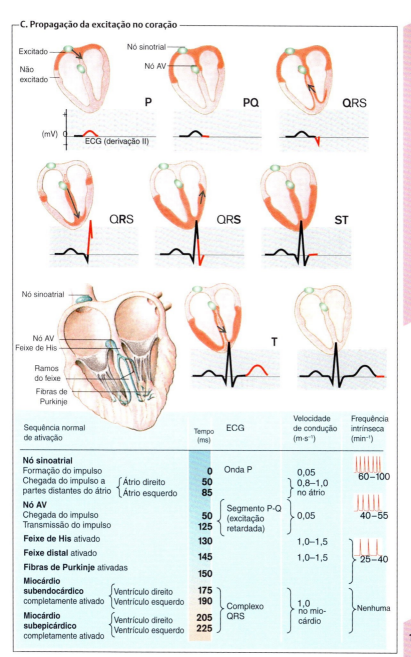

Figura 7.4 Origem e propagação da excitação no coração II

Eletrocardiograma (ECG)

O ECG é um registro das **diferenças de potencial** (em mV) que são geradas pela excitação no coração. Ele pode fornecer informação sobre a posição do coração, sua frequência e seu ritmo, bem como a origem e a propagação do potencial de ação, mas *não* sobre a contração e ação de bomba do coração.

Os potenciais do ECG originam-se no limite entre as partes excitadas e não excitadas do miocárdio. O miocárdio não excitado ou completamente excitado (i.e., despolarizado) não produz qualquer potencial que seja visível no ECG. Durante a **propagação da frente de excitação** pelo miocárdio, múltiplos potenciais ocorrem, diferindo em tamanho e direção. Esses *vetores* podem ser representados por flechas; seu comprimento representa a magnitude do potencial e sua direção indica a direção do potencial (ponta da flecha: +). Os vários vetores individuais, somados, tornam-se um **vetor integral** ou **somado** (→ A, flecha vermelha). Durante a excitação do coração, esse vetor se altera em tamanho e direção, isto é, a ponta da flecha do vetor integral descreve uma trajetória em forma de alça (→ A), que pode ser registrada oscilograficamente no *vetor-cardiograma*.

As **derivações dos membros e pré-cordiais** do ECG registram o curso temporal dos vetores integrais, projetados sobre o respectivo plano (em relação ao corpo) de determinada derivação. Uma derivação paralela ao vetor integral mostra a deflexão total, enquanto uma em ângulo reto a ele não mostra deflexão. As *derivações de Einthoven* (ou *derivações-padrão nos membros*) I, II e III são bipolares (→ C1) e dispostas no plano frontal. Nas derivações *unipolares de Goldberger* (*membros*), aVL, aVR e aVF (a = aumentada) (→ C3), um eletrodo em um membro (p. ex., o braço esquerdo em aVL) é conectado à junção dos dois outros eletrodos dos membros. Tais derivações também são dispostas no plano frontal. As *derivações unipolares pré-cordiais* $V_1 - V_6$ (*derivações de Wilson*; → C4) ficam aproximadamente no plano horizontal (do corpo em posição ereta). Elas registram, em especial, aqueles vetores que são direcionados posteriormente. Como o vetor médio do QRS (ver a seguir) aponta sobretudo para baixo, para a esquerda, e posteriormente, a caixa torácica é dividida em uma metade positiva e uma negativa, por um plano que é vertical a esse vetor. Como resultado, o vetor QRS é em geral negativo em $V_1 - V_3$, e positivo em $V_5 - V_6$.

Um **traçado de ECG** (→ B e p. 197 C) tem *ondas*, *intervalos* e *segmentos* (deflexão para cima +, para baixo –). A *onda P* (normalmente < 0,25 mV, < 0,1 s) registra a despolarização dos dois átrios. Suas repolarizações não são visíveis, pois estão ocultas nas deflexões seguintes. A *onda Q* (mV < 1/4 de R) e as ondas *R* e *S* (R + S > 0,6 mV) em conjunto são chamadas de *complexo QRS* (< 0,1 s), mesmo quando um dos componentes está faltando. Este registra a despolarização dos ventrículos; a *onda T* registra suas repolarizações. Embora os dois processos sejam opostos, a onda T costuma estar na mesma direção que o complexo QRS (frequentemente + na maioria das derivações), isto é, a sequência de propagação da excitação e da repolarização diferem: os PAs nas fibras inicialmente excitadas (próximo ao endocárdio) duram mais do que naquelas excitadas por último (próximo ao epicárdio). O *segmento P-Q* (átrios despolarizados por completo) e o *segmento S-T* (ventrículos despolarizados por completo) estão aproximadamente no nível zero mV (linha isoelétrica). O *intervalo P-Q* (< 0,2 s; → B) é também chamado de *tempo de transmissão* (atrioventricular). O *intervalo Q-T* (→ B) depende da frequência cardíaca, que costuma ser de 0,35-0,40 segundos a 75 batimentos por minuto (tempo gasto para despolarização e repolarização ventricular).

As seis derivações frontais dos membros (padrão e aumentadas) estão incluídas no círculo Cabrera (→ C3). Os vetores integrais simultâneos do plano frontal, por exemplo, o **vetor médio QRS**, podem ser determinados com utilização do triângulo de Einthoven ou do círculo de Cabrera (→ C2, flecha vermelha). Quando a propagação da excitação é normal, sua posição corresponde, aproximadamente, ao eixo anatômico longitudinal do coração (*eixo elétrico do coração*). O potencial do vetor médio QRS é calculado (considerando a positividade e a negatividade das deflexões no cálculo) pela altura das deflexões Q, R e S. A **posição** normal do eixo elétrico do coração estende-se de cerca de +90° a cerca de –30° (para disposição ordenada dos graus, veja→ C3). Os tipos de posição anormais são *desvio do eixo acentuadamente para a direita* (> +120°), por exemplo, na hipertrofia ventricular direita, e *desvio acentuado do eixo para a esquerda* (mais negativo que –30°), por exemplo, na hipertrofia ventricular esquerda. O infarto do miocárdio extenso pode também alterar o eixo elétrico.

A. Alças do vetor na excitação cardíaca

B. Traçado de ECG

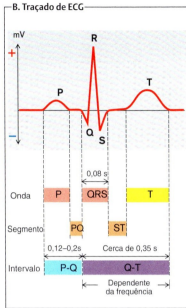

C. Derivações bipolares (Padrão: 1, 2, 3) e unipolares (Goldberg: 3, Pré-cordial: 4)

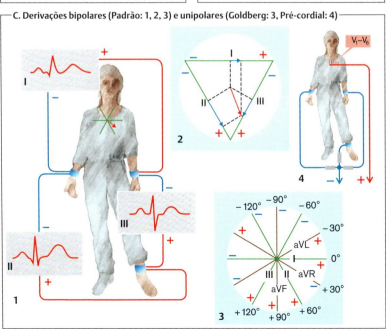

Figura 7.5 **Eletrocardiograma (ECG)**

Anormalidades do ritmo cardíaco

Os distúrbios do ritmo (**arritmias** ou disritmias) são alterações na formação e/ou propagação da excitação, que resultam em uma sequência alterada da excitação atrial ou ventricular ou da transmissão atrioventricular. Elas podem afetar a frequência, a regularidade ou o local de formação do potencial de ação.

A **formação do potencial de ação no nó sinoatrial** ocorre com uma frequência de 60-100 por minuto (normalmente 70-80 por min. em repouso; → **A1**). Durante o sono, em atletas treinados, em repouso (vagotonia) e também no hipotireoidismo, a frequência pode cair para menos de 60 por minuto (*bradicardia sinusal*), enquanto durante exercício físico, excitação, febre (→ p. 24) ou hipertireoidismo, ela pode elevar-se bem acima de 100 por minuto (*taquicardia sinusal*; → **A2**). Em ambos os casos, o ritmo é regular, enquanto a frequência varia na chamada *arritmia sinusal*. Essa arritmia é normal em jovens e varia com a respiração; a frequência aumenta na inspiração e diminui na expiração.

Taquicardia de origem ectópica. Mesmo quando a formação do estímulo no nó sinoatrial é normal (→ **A**), excitações *ectópicas* anormais podem iniciar a partir de um foco em um átrio (atrial), no nó AV (nodal) ou em um ventrículo (ventricular). As despolarizações atriais ectópicas de alta frequência (linha de base em dente de serra, no lugar de ondas P regulares no ECG) causam **taquicardia atrial**, na qual o ventrículo humano pode responder com frequência de até cerca de 200 por minuto. Em frequências mais altas, apenas cada segunda ou terceira excitação pode ser transmitida, já que os impulsos entre estas ocorrem no período refratário do sistema de condução mais distal, sendo que o fator determinante é o componente do sistema de condução com o PA mais longo. Este, em geral, corresponde às fibras de Purkinje (→ **C**, linha do meio), as quais agem como *filtros de frequência*, visto que seu longo potencial de ação permanece refratário por mais tempo, de modo que, em uma certa frequência adicional, a transmissão do estímulo é bloqueada (na Tabela **C** entre 212 e 229 por min., registrado em um cão). Com frequências mais altas de disparo do foco atrial (até 350 por min. = *flutter atrial*; até 500 por min. = *fibrilação atrial*), o potencial de ação é transmitido apenas de modo intermitente. Então, a excitação ventricular é completamente irregular (*absolutamente arrítmica*). A **taquicardia ventricular** é caracterizada por uma rápida sucessão de despolarizações ventriculares. Ela em geral inicia com uma extrassístole ([ES] ver a seguir; → **B3**, segunda ES). O enchimento e a ejeção ventriculares são reduzidos, ocorrendo *fibrilação ventricular* (frequência alta e contrações desordenadas do miocárdio; → **B4**). Se não forem tomadas providências para reverter o quadro, essa condição é tão fatal quanto uma parada cardíaca, devido à falta de fluxo sanguíneo.

Extrassístoles (**ES**). Quando um potencial de ação é transmitido dos ventrículos a partir de um foco ectópico supraventricular (extrassístole atrial ou nodal), ele pode perturbar seu ritmo regular, chamado de sinusal (**arritmia supraventricular**). Uma ES atrial pode ser identificada no ECG por uma onda P anterada (e prematura) seguida de um complexo QRS normal. Quando o potencial de ação se origina no nó AV (ES nodal), os átrios são despolarizados retrogradamente; portanto, a onda P é negativa, em algumas derivações, e oculta no complexo QRS, ou surge logo a seguir (→ **B1**, caixa azul; ver também **A**). Devido ao nó sinoatrial também ser com frequência despolarizado por uma ES supraventricular, o intervalo entre a onda R da ES (R_{ES}) e a próxima onda R normal é geralmente prolongado, devido ao tempo de propagação do foco ectópico até o nó sinoatrial (*pausa pós-extrassistólica*). Os intervalos entre as ondas R são então: R_{ES}-R > R-R e $(R-R_{ES}+R_{ES}-R) < 2R-R$ (→**B1**). Um estímulo ectópico pode também ocorrer em um ventrículo (**extrassístole ventricular**; → **B2, 3**). Nesse caso, o QRS da ES é alterado. Se a frequência sinusal for baixa, o próximo impulso sinusal pode ser normalmente transmitido para os ventrículos (*ES interposta*; → **B2**). Em frequências sinusais mais altas, o seguinte (normal) potencial de ação do nó sinoatrial pode chegar quando o miocárdio ainda está refratário, de modo que apenas um próximo impulso do nó sinoatrial torna-se efetivo (*pausa compensatória*). Os intervalos R-R são: R-R_{ES} + R_{ES}-R = 2 R-R. Para causas de ES, ver a seguir.

Os **distúrbios de condução no nó AV** (*bloqueio AV*) ou nos ramos Tawara do feixe de His podem também causar arritmias. O bloqueio AV de primeiro grau (1º) é caracterizado por uma transmissão AV anormalmente prolongada (intervalo PQ > 0,2 s); o bloqueio AV de segundo grau (2º) por transmissão AV intermitente (cada segunda ou terceira onda P), e o bloqueio AV de terceiro grau (3º) por bloqueio comple-

A. Formação de estímulo normal com transmissão normal

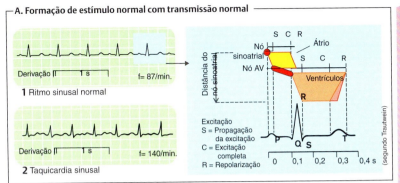

1 Ritmo sinusal normal
2 Taquicardia sinusal

B. Origem ectópica do estímulo (1-5) e condução anormal (5)

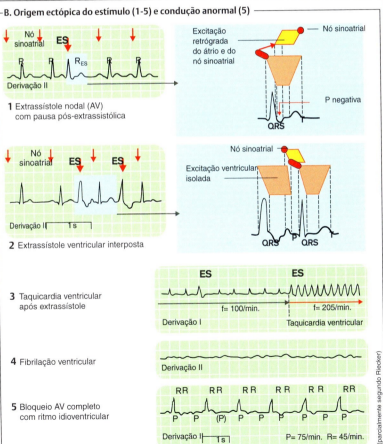

1 Extrassístole nodal (AV) com pausa pós-extrassistólica

2 Extrassístole ventricular interposta

3 Taquicardia ventricular após extrassístole

4 Fibrilação ventricular

5 Bloqueio AV completo com ritmo idioventricular

Figura 7.6 Anormalidades do ritmo cardíaco I

to da transmissão AV (→ **B5**). No último caso, o coração pára temporariamente (*síndrome de Stokes-Adams*), mas marca-passos ventriculares (terciários) assumem, então, a excitação dos ventrículos (bradicardia ventricular com frequência atrial normal). O resultado é a independência temporal parcial ou completa do complexo QRS em relação às ondas P (→ **B5**). A frequência cardíaca (i.e., ventricular) cairá para 40–60 por minuto se o nó AV assumir como marca-passo (→ **B5**), ou para 20-40 por minuto quando um marca-passo terciário (no ventrículo) iniciar a despolarização ventricular. Isso pode ser uma indicação para empregar, se necessário, um *marca-passo artificial* (*eletrônico*). O *bloqueio* completo *de ramo* (direito ou esquerdo) causa deformação acentuada do QRS no ECG, pois a parte afetada do miocárdio terá um padrão anormal de despolarização mediante vias provenientes do lado saudável.

Alterações no potencial celular. Os pré-requisitos importantes para a excitação normal de ambos os miocárdios, atrial e ventricular são: 1) nível normal e estável do potencial de repouso (–80 a –90 mV); 2) traço ascendente inclinado (dV/dt = 200-1.000 V/s), e 3) duração adequadamente longa do PA.

Essas três propriedades são em parte independentes uma da outra. Assim, os canais "rápidos" de Na$^+$ (→ p. 194) não podem ser ativados se o potencial de repouso for menos negativo do que cerca de – 55 mV (→ **H9**). Isso é causado sobretudo por uma concentração extracelular aumentada ou marcadamente diminuída de K$^+$ (→ **H8**), hipoxia, acidose ou fármacos, tais como o digital. Se não há corrente rápida de Na$^+$, a despolarização é dependente da entrada lenta de Ca2+ (canal de Ca^{2+} tipo L; bloqueável por verapamil, diltiazem ou nifedipina). O influxo de Ca^{2+} tem um limiar de ativação de –30 a –40 mV e, sendo assim, gera seu próprio PA, cuja forma lembra o potencial marca-passo do nó sinoatrial. Seu gradiente de ascensão dV/dt é apenas 1-10 V/s, a amplitude é mais baixa, e o platô se apaga muito (→ **H1**). (Além disso, pode ocorrer despolarização espontânea em certas condições, i.e., o influxo de Ca^{2+} se converte em uma fonte de extrassístoles; ver a seguir). Aqueles PAs que são produzidos por uma entrada de Ca^{2+} são amplificados por noradrenalida e estiramento celular. Eles ocorrem predominantemente no miocárdio lesado, naquelas condições em que as concentrações de noradrenalina e K$^+$ extracelular estão elevadas e também no miocárdio atrial dilatado. Alterações similares do PA também ocorrem se, por exemplo, um estímulo ectópico ou um choque elétrico ocorre no *período refratário relativo* do PA precedente (→ **E**). Essa fase da excitação miocárdica é também chamada de *período vulnerável*. Ela é sincrônica com a porção ascendente da onda T no ECG.

Causas de ESs (→ **H4**):

◆ *Potencial diastólico de membrana menos negativo* (ver acima) nas células do sistema de condução ou do miocárdio. Isso ocorre porque a despolarização resulta também de o potencial perder sua estabilidade e despolarizar espontaneamente (→ **H1**);

◆ *Despolarização pós-potencial* (DPP). Nesse caso, é disparada uma ES. As DPPs podem ocorrer durante a repolarização ("precoce") ou após o seu fim ("tardia").

As *DPPs precoces* ocorrem quando a duração do PA é muito prolongada (→ **H2**), o que se registra no ECG como um intervalo Q-T prolongado (síndrome do Q-T longo). As *causas de DPPs precoces* são bradicardia (p. ex., no hipotireoidismo, bloqueio AV de 1º e 2º graus), hipocalemia, hipomagnesemia (diuréticos de alça) e certos fármacos tais como os bloqueadores de canais de Na$^+$ quinidina, procainamida e disopiramida, bem como os bloqueadores de canais de Ca^{2+} verapamil e diltiazem. Certos defeitos genéticos nos canais de Na$^+$ ou em um dos canais de K$^+$ (HERG, KV$_{LQT1}$ ou canal de K$^+$ min) levam a DPPs precoces devido ao prolongamento do intervalo Q-T. Se tal DPP ocorrer nas células de Purkinje, elas disparam ESs ventriculares no miocárdio mais distal (o miocárdio tem um PA mais curto que o das fibras de Purkinje e, assim, já está repolarizado quando a DPP o atinge). Isso pode ser seguido por repetições em salva das DPPs com taquicardia (ver acima). Se, desse modo, a amplitude do complexo QRS (alargado) aumentar e diminuir regularmente, resultará em um traçado do ECG em forma de fuso (*torsades de pointes*).

As *DPPs tardias* em geral são precedidas por pós-hiperpolarização que se transforma em pós-despolarização. Se a amplitude da última alcança o potencial limiar, um novo PA é disparado (→ **H3**). Tais DPPs tardias grandes ocorrem principalmente em frequências cardíacas altas, intoxicação por digitálicos e concentração extracelular de Ca^{2+} aumentada. As oscilações na concentração citosólica de Ca^{2+} parecem ter um papel causador nesses processos.

C. Bloqueio de condução em alta frequência de excitação

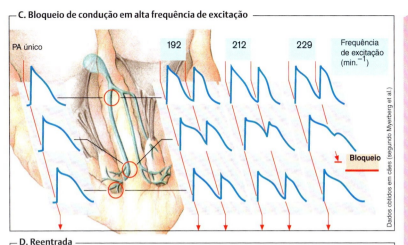

D. Reentrada

1 Propagação rápida da excitação e período refratário longo: proteção contra reentrada

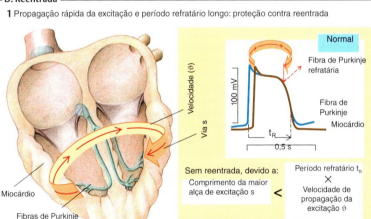

2 Causas básicas da reentrada

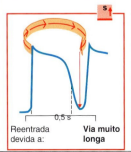

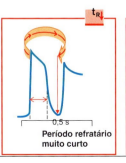

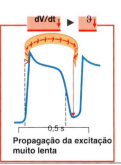

Consequências de uma ES. Quando o potencial de membrana das fibras de Purkinje é normal (filtro de frequência; ver acima), haverá apenas uma ES, ou uma salva de ESs com taquicardia (→ **H6, 7**). Se, contudo, as fibras de Purkinje forem despolarizadas (anoxia, hipocalemia, hipercalemia, digitálicos; → **H8**), os canais rápidos de Na⁺ não poderão ser ativados (→ **H9**), e, como consequência, a dV/dt do traço ascendente e, portanto, a velocidade de condução diminuem abruptamente (→ **H10**), estabelecendo-se fibrilação ventricular como resultado da reentrada (→ **H11**).

Reentrada no miocárdio. Uma diminuição em dV/dt leva à *lenta propagação da excitação* ($\vartheta\downarrow$), e um encurtamento do PA significa um *período refratário mais curto* (t_R). Ambas são causas importantes de **reentrada**, isto é, de excitação circular. Quando o potencial de ação propaga-se das fibras de Purkinje para o miocárdio, a excitação normalmente não atinge qualquer fibra miocárdica ou de Purkinje que possa ser reativada, pois elas ainda estão refratárias. Isso significa que o produto $\vartheta \cdot t_R$ costuma ser maior do que o comprimento s da maior alça de excitação (→ **D1**). Todavia, pode ocorrer reentrada, se:

- a extensão máxima da alça s aumentou, por exemplo, na hipertrofia ventricular;
- o tempo de período refratário t_R diminuiu; e/ou
- a velocidade de propagação da excitação ϑ está diminuída (→ **D2**).

Um estímulo elétrico forte (choque elétrico), por exemplo, ou uma ES ectópica (→ **B3**) que caia no período vulnerável pode disparar PAs com inclinação do traço ascendente (dV/dt) e duração diminuídas (→ **E**), levando, assim, a círculos de excitação e, em certas circunstâncias, à fibrilação ventricular (→ **B4, H11**). Se diagnosticada a tempo, a fibrilação ventricular pode, com frequência, ser interrompida por uma corrente de alta voltagem muito curta (*desfibrilador*). Todo o miocárdio é completamente despolarizado por esse (contra-)choque, de modo que o nó sinoatrial pode assumir de novo como marca-passo.

Reentrada no nó AV. Enquanto o bloqueio AV completo causa bradicardia (ver acima), a anormalidade de condução parcial no nó AV pode levar à *taquicardia*. A transmissão da condução dentro do nó AV costuma ocorrer ao longo de vias paralelas, de células relativamente frouxas que são conectadas umas com as outras apenas por algumas junções comunicantes.

Se, por exemplo, devido à hipoxia ou cicatrização (possivelmente piorada por um aumento do tônus vagal com seu efeito dromotrópico negativo), a condução, já relativamente lenta, do nó AV diminuir ainda mais (→ Tabela, p. 197), a condução anterógrada pode ser interrompida em uma das vias paralelas (→ **F**, bloqueio). A reentrada pode ocorrer apenas se a excitação (também retardada) ao longo de outra via puder circundar o bloqueio por transmissão retrógrada, de forma que a excitação possa entrar novamente, proximal ao bloqueio (→ F, reentrada). Há dois caminhos terapêuticos para interrupção da taquicardia: 1) baixar ainda mais a velocidade de condução ϑ, de modo que a excitação retrógrada não possa ocorrer, ou 2) aumentar ϑ a um nível no qual o bloqueio da condução anterógrada seja superado (→ **Fa** e **b**, respectivamente).

Na **síndrome de Wolff-Parkinson-White (WPW)** (→ **G**), o circuito de excitação tem uma base anatômica: a existência de uma via acessória de condução rápida (além da via normal mais lenta do nó AV e do feixe de His) entre o átrio direito e o ventrículo direito. No *ritmo sinusal normal*, a excitação atingirá partes da parede ventricular direita prematuramente pela via acessória, encurtando o intervalo PR e deformando a parte inicial do complexo QRS (onda δ; → **G1**). Se uma *extrassístole atrial* ocorrer nesse caso, (→ **G2**; onda P negativa), a excitação atingirá primeiro o ventrículo direito pela via acessória, tão cedo que partes do miocárdio ainda estarão refratárias devido ao potencial de ação normal precedente. A maior parte dos ventrículos será despolarizada via nó AV e o feixe deste, de maneira que o complexo QRS para a maior parte pareça normal (→ **G2, 3**). Entretanto, se a propagação normal da excitação (via nó AV) atingir aquelas partes dos ventrículos que estavam previamente refratárias após a despolarização precoce pela via acessória, elas podem ter recuperado sua excitabilidade nesse espaço de tempo. O resultado é que a excitação é, nesse momento, conduzida retrogradamente para os átrios pela via acessória, iniciando um circuito de excitação que leva ao início súbito de taquicardia (paroxística), causada pela reentrada da excitação do ventrículo para o átrio (→ **G3**).

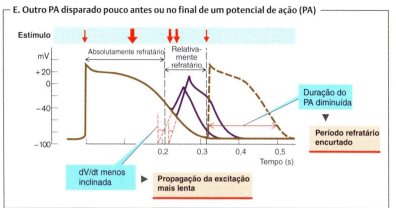
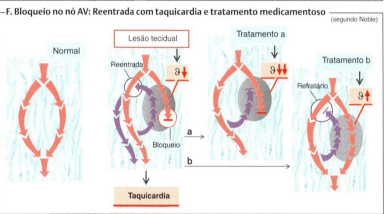
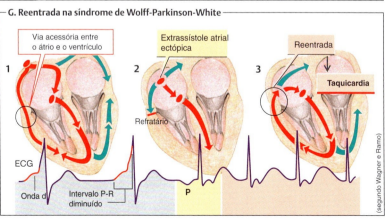

Figura 7.8 Anormalidades do ritmo cardíaco III

H. Causas e consequências de extrassístoles

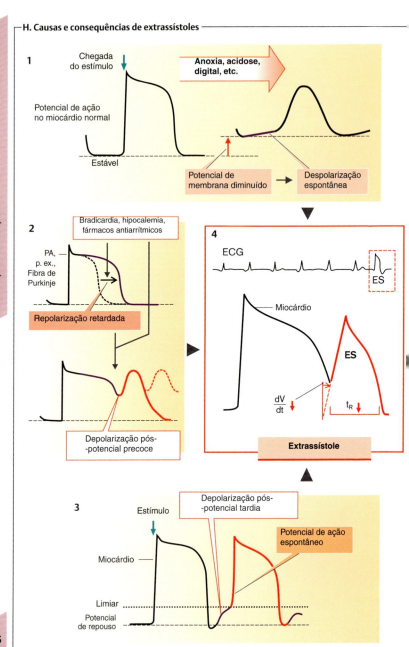

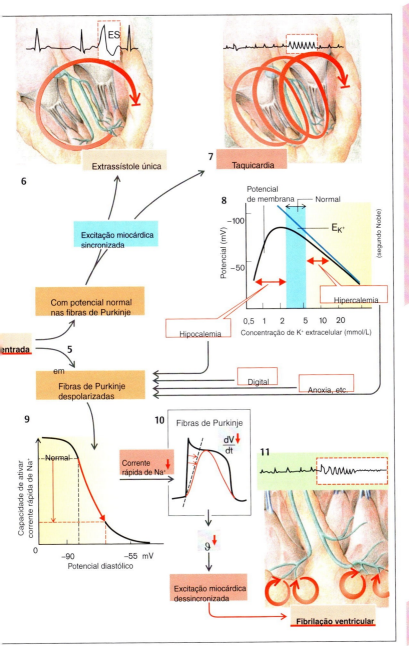

Estenose mitral

A **causa** mais comum de estenose (valvar) mitral (EM) é *endocardite reumática* e, menos frequentemente, tumores, crescimento bacteriano, calcificação e trombos. Muito rara é a combinação de EM congênita ou adquirida com um defeito congênito de septo atrial (→ p. 218; *síndrome de Lutembacher*).

Durante a diástole, os dois folhetos da valva mitral deixam uma abertura principal e, entre as cordas tendíneas, inúmeras aberturas adicionais (→ **A1**). A área de abertura total (AA) do anel valvar é de normalmente 4-6 cm^2. Quando afetadas por endocardite, as cordas fundem-se, a abertura principal encolhe, e os folhetos tornam-se mais espessos e mais rígidos. O *ecocardiograma* (→ **A3**) mostra que o movimento diastólico posterior do folheto anterior torna-se mais lento, a deflexão A diminui ou desaparece, e E-F torna-se mais plano. A amplitude de E-C também torna-se menor. O folheto posterior move-se anteriormente (em geral, move-se posteriormente). Além disso, também é observado espessamento da valva (rosa em **A3**). Um *registro dos sons cardíacos* (→ **A2**) mostra um primeiro som cardíaco alto e retardado em relação ao início do QRS (até 90 ms, em geral 60 ms). O segundo som cardíaco é seguido pelo chamado *estalido de abertura mitral (EAM)*, o qual pode ser melhor ouvido sobre o ápice cardíaco.

Se a AA for menor que aproximadamente 2,5 cm^2, ocorrerão sintomas durante atividade física estenuante (*dispneias, fadiga, hemoptise, etc.*). Esses sintomas surgem durante atividades diárias ordinárias quando a AA for < 1,5 cm^2 e, em repouso, quando a AA for < 1 cm^2. Uma AA < 0,3 cm^2 é incompatível com a vida.

A *resistência aumentada ao fluxo*, causada pela estenose, diminui o fluxo sanguíneo através da valva, do átrio esquerdo para o ventrículo esquerdo durante a diástole e, desse modo, reduz o débito cardíaco. Três mecanismos servem para **compensar** o débito cardíaco diminuído (→ **A**, centro):

◆ A *extração periférica de oxigênio*, isto é, a diferença arteriovenosa de oxigênio (DAV$_{O_2}$) pode aumentar (enquanto o débito cardíaco permanece reduzido).

◆ O *tempo de enchimento diastólico* por unidade de tempo pode ser aumentado pela redução da frequência cardíaca (→ **A4**, flecha verde), de modo que o volume sistólico aumenta mais do que proporcionalmente, elevando assim o débito cardíaco.

◆ O mecanismo compensatório mais efetivo, o qual é obrigatório no exercício físico e com estenose grave, é um *aumento na pressão do átrio esquerdo* (P_{AE}) e, dessa forma, do gradiente de pressão entre o átrio e o ventrículo ($P_{AE} - P_{VE}$; → **A2**, área rosa). Então, a taxa de fluxo diastólico (Q_d) é elevada novamente, apesar da estenose (sinal: murmúrio diastólico médio [MDM]; → **A2**).

Entretanto, o curso posterior da doença é determinado pelos **efeitos** negativos da alta P_{AE}: o *átrio esquerdo hipertrofia e dilata* (P mitral no ECG; → **A2**). Por fim, ele pode estar tão lesado que ocorre *fibrilação atrial*, com desaparecimento do *murmúrio pré-sistólico crescente* (MSC; → **A2**), que era causado pelo influxo rápido (turbulência pós-estenótica) durante a sístole do átrio que bate regularmente. A falta de contração apropriada do átrio em fibrilação estimula a *formação de trombos* (em especial nos apêndices atriais), aumentando o risco de *embolia arterial* com infarto (sobretudo do encéfalo; → **A**, inferior; ver também p. 258). A frequência cardíaca (i.e., ventricular) está também aumentada na fibrilação atrial (*taquiarritmia*; → p. 200), de forma que a duração diastólica do ciclo cardíaco, comparada à sístole, está acentuadamente reduzida (tempo de enchimento diastólico por unidade de tempo muito diminuído; → **A4**, flecha vermelha). A P_{AE} aumenta ainda mais para impedir uma queda no débito cardíaco. Pela mesma razão, mesmo com contração atrial regular, qualquer aumento temporário na frequência cardíaca (*atividade física, febre*) e particularmente qualquer aumento prolongado (*gestação*) causa um grave esforço ($P_{AE} \uparrow \uparrow$).

A pressão retrógrada também é elevada. Tal aumento nas veias pulmonares produz *dispneia* e leva à varicose das veias brônquicas (causando *hemoptise*, pela ruptura das veias). Isso pode levar ao *edema pulmonar* (→ p. 84). Por fim, a *hipertensão pulmonar* pode resultar em *tensão aumentada sobre o coração direito* e *insuficiência cardíaca direita* (→ p. 228).

Sem intervenção (valvotomia cirúrgica, dilatação com balão ou substituição valvar), apenas cerca de metade dos pacientes sobrevivem nos primeiros 10 anos após a EM tornar-se sintomática.

A. Causas e consequências de estenose mitral

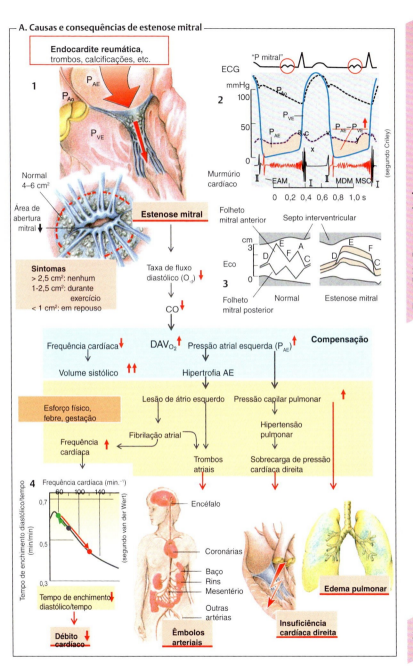

Figura 7.11 Estenose mitral

Regurgitação mitral

Na regurgitação mitral (RM, algumas vezes também chamada de insuficiência mitral), a valva mitral perde sua função, e, assim, algum sangue do ventrículo esquerdo flui de volta ("regurgita") para o átrio esquerdo durante a sístole. Suas **causas**, além do *prolapso da valva mitral* (síndrome de Barlow), a qual é de etiologia desconhecida, são principalmente *endocardite* reumática ou bacteriana, *doença cardíaca coronariana* (→ p. 232 e segs.) ou *síndrome de Marfan* (doença genética generalizada do tecido conjuntivo).

A valva mitral é constituída de um anel (ânulo) ao qual são fixados um *folheto* anterior e um posterior. Estes são conectados por cordas tendíneas (*chordae tendineae*) aos *músculos papilares*, que originam-se da parede ventricular. As paredes posteriores do AE e do VE funcionalmente são parte desse **aparelho mitral**.

A endocardite provoca, sobretudo, encolhimento e espessamento dos folhetos e das cordas, tornando-as mais rígidas e prejudicando o fechamento valvar. Se, contudo, os folhetos e cordas forem muito encurtados, o murmúrio iniciará no começo da sístole (MS; → **A**, esquerda). No *prolapso da valva mitral* (síndrome de Barlow), as cordas são muito longas, e os folhetos são abaulados para dentro do átrio esquerdo como um paraquedas, no qual eles abrem. O prolapso dos folhetos causa um clique no meio da sístole, seguido por um murmúrio sistólico tardio (MST) de refluxo. Na síndrome de Marfan, a situação é funcionalmente semelhante, com cordas alongadas e mesmo rompidas, e um anel dilatado. Na doença cardíaca coronariana isquêmica, alterações no VE podem causar RM devido à ruptura de um músculo papilar e/ou contração fraca. Mesmo se houver isquemia transitória (*angina pectoris*: → p. 232 e segs.), pode ocorrer *regurgitação mitral intermitente* (Jekyll – Hyde) em certas circunstâncias (isquemia envolvendo um músculo papilar ou miocárdio adjacente).

O **efeito da RM** é uma **carga de volume aumentada** sobre o coração esquerdo, pois parte do volume sistólico é bombeada de volta para o AE. Esse *volume de regurgitação* pode corresponder a até 80% do volume sistólico. O volume/tempo da regurgitação é dependente de:
- área de abertura mitral na sístole,
- gradiente de pressão do VE para o AE durante a sístole ventricular, e
- duração da sístole.

A pressão atrial esquerda (P_{AE}) será elevada se houver adicionalmente estenose aórtica ou hipertensão, e se a proporção da sístole ventricular no ciclo cardíaco (duração/tempo sistólico) estiver aumentada na taquicardia (p. ex., na atividade física ou taquiarritmia devido à lesão atrial esquerda). Tais fatores acentuam os efeitos de qualquer RM.

Para manter um volume sistólico efetivo normal para a aorta, apesar da regurgitação, o enchimento ventricular esquerdo durante a diástole tem de ser maior do que o normal (onda de enchimento rápido [OER], com terceiro som cardíaco de fechamento; → **A**). A ejeção desse volume diastólico final aumentado (VDF) pelo ventrículo esquerdo requer um aumento da tensão da parede (*lei de Laplace*), o que produz uma sobrecarga crônica sobre o ventrículo (→ insuficiência cardíaca, p. 238). Além disso, o átrio esquerdo está sujeito a uma pressão maior durante a sístole (→ **A**, esquerda; onda v alta). Isso causa uma distensão acentuada do átrio esquerdo (300-600 mL) enquanto a P_{AE} está apenas moderadamente elevada, devido a um aumento gradual a longo prazo na distensibilidade (complacência) do átrio esquerdo. Como resultado, a **RM crônica** (→ **A**, esquerda) causa edema e hipertensão pulmonares (→ p. 228) muito menos comumente do que a estenose mitral (→ p. 208) ou a RM aguda (ver a seguir). A distensão do átrio esquerdo também causa deslocamento do folheto posterior da valva mitral, de modo que a regurgitação é agravada ainda mais (i.e., cria-se um ciclo vicioso). Outro ciclo vicioso pode também descompensar a RM rapidamente: RM → aumento da carga do coração esquerdo → insuficiência cardíaca → dilatação ventricular → **RM** ↑↑.

Se há **RM aguda** (p. ex., ruptura do músculo papilar), o átrio esquerdo não pode ser muito distendido (baixa complacência). Portanto, P_{AE} será elevada quase a níveis ventriculares durante a sístole (→ **A**, direita; onda v muito alta), de maneira que o gradiente de pressão entre o VE e o átrio esquerdo está diminuído, e a regurgitação é reduzida no final da sístole (murmúrio sistólico na forma de fuso; → **A**, direita; MS). O átrio esquerdo é também capaz de contrações fortes (→ **A**, direita; quarto som cardíaco), pois está apenas um pouco aumentado. A alta P_{AE} pode, em certas circunstâncias, causar rapidamente edema pulmonar que, além da queda do débito cardíaco (→ choque, p. 246 e segs.), coloca o paciente em grande perigo.

A. Causas e consequências de regurgitação mitral

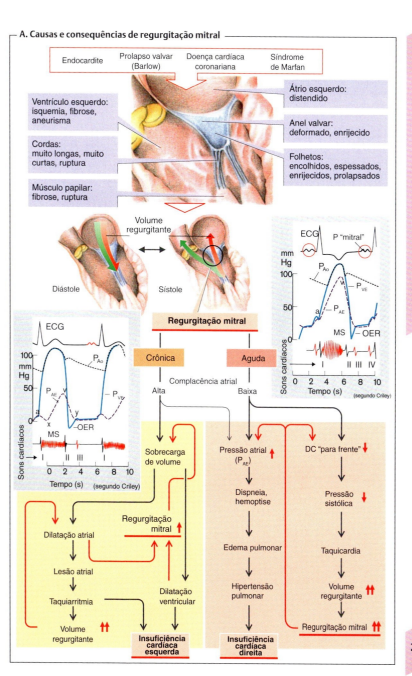

Figura 7.12 **Regurgitação mitral**

Estenose aórtica

A área de abertura normal da valva aórtica é de 2,5–3,0 cm². Tal abertura é suficiente para ejetar sangue, não apenas em repouso (cerca de 0,2 L/s de sístole), mas também no exercício físico, com uma diferença de pressão relativamente baixa entre o ventrículo esquerdo e a aorta ($P_{VE} - P_{Ao}$; → **A1**, área azul). Na estenose aórtica ([EA] 20% de todos os defeitos valvares crônicos), o esvaziamento do ventrículo esquerdo está prejudicado. As **causas** da EA (→ **A**, superior à esquerda) podem ser, além das estenoses subvalvar e supravalvar, *malformações congênitas estenosantes* da valva (a idade de manifestação é < 15 anos). Quando aparece mais tarde (até 65 anos de idade), ela ocorre geralmente devido à *malformação bicúspide* congênita da valva, que se torna estenótica muito mais tarde por *calcificação* (vista em radiografia de tórax). Também pode ser causada por estenose *reumática inflamatória* de uma valva tricúspide normal. Uma EA que se torna sintomática após 65 anos é frequentemente causada por *alterações degenerativas* junto com a calcificação.

Em contraste com a estenose mitral (→ p. 208), é possível **compensação** a longo prazo da EA, visto que a grande resistência ao fluxo através da valva estenótica é superada por uma contração ventricular mais vigorosa. A pressão no ventrículo esquerdo (P_{VE}) e, assim, o gradiente $P_{VE} - P_{Ao}$ (→ **A1, 2**) é aumentado em tal extensão que pode ser mantido um débito cardíaco normal durante muitos anos (P_{VE} até 300 mmHg). Apenas se a área da valva estenosada for menor do que aproximadamente 1 cm², desenvolvem-se sintomas de EA, em especial durante esforço físico (débito cardíaco ↑ → P_{VE} ↑↑).

As **consequências** da EA incluem *hipertrofia concêntrica do ventrículo esquerdo* como resultado do aumento da carga de pressão pré-estenótica (→ p. 238). Isso torna o ventrículo menos distensível, de modo que a pressão no ventrículo e no átrio está elevada mesmo durante a diástole (→ **A2**, P_{VE}, P_{AE}). A forte contração do átrio esquerdo, que gera a alta pressão diastólica final para o enchimento ventricular, causa um quarto som cardíaco (→ **A2**) e *uma grande onda a* na pressão atrial esquerda (→ **A2**). A pressão atrial média é aumentada principalmente durante o esforço físico, provocando *dispneia*. Após a estenose, a amplitude da pressão e, mais tarde, também a pressão média estão diminuídas (*palidez*, devido à centralização da circulação; → p. 248). Além disso, o período de ejeção é prolongado, causando uma elevação de pulso pequena e lenta (*pulsus parvus et tardus*). Na auscultação, há, além do som criado pela forte contração atrial, um murmúrio forte de fluxo sistólico na forma de fuso (→ **A2**, MS) e, se a valva não estiver calcificada, um clique de abertura aórtica (→ **A2**).

A pressão transmural das *artérias coronárias* pode estar diminuída na EA por duas razões:
- Pressão ventricular esquerda aumentada, não apenas na sístole, mas também durante a diástole, o que é muito importante para a perfusão coronariana (→ p. 230).
- Pressão nas artérias coronárias afetada pela diminuição da pressão pós-estenótica (aórtica).

O fluxo coronariano de sangue (→ p. 230 e segs.), portanto, é reduzido ou, pelo menos durante o esforço físico, não aumentará. Como o miocárdio hipertrofiado utiliza quantidades exageradamente grandes de oxigênio, hipoxia miocárdica (*angina pectoris*) e dano miocárdico são consequências da EA (→ p. 232 e segs.).

Além disso, no exercício físico, uma queda crítica na pressão sanguínea pode levar a tontura, perda transitória da consciência (*síncope*) ou mesmo morte. Como o débito cardíaco deve ser aumentado durante o trabalho físico devido à vasodilatação nos músculos, a pressão ventricular esquerda aumenta fora de proporção (função quadrática; → **A1**). Além disso, provavelmente em resposta à estimulação de barorreceptores no ventrículo esquerdo, pode ocorrer vasodilatação adicional reflexa "paradoxal" em outras partes do corpo. A resultante *queda da pressão sanguínea* que ocorre rapidamente pode, por fim, ser agravada por um esgotamento do já crítico suprimento de oxigênio para o miocárdio (→ **A**). A *insuficiência cardíaca* (→ p. 238 e segs.), o *infarto miocárdico* (→ p. 234) ou a *arritmia* (→ p. 200 e segs.) diminuem o enchimento ventricular, contribuindo para esse ciclo vicioso.

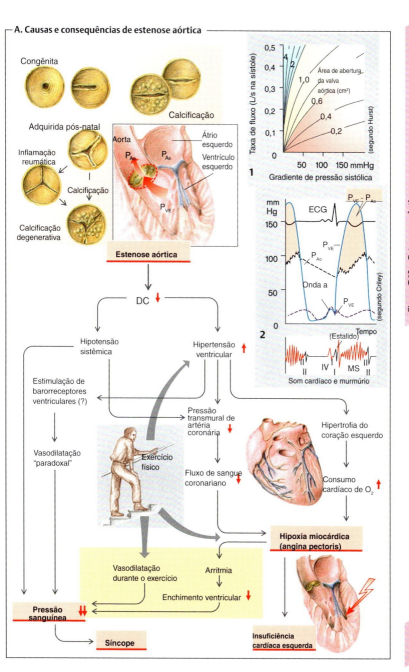

A. Causas e consequências de estenose aórtica

Figura 7.13 Estenose aórtica

Regurgitação aórtica

Após o fechamento da valva aórtica, a pressão aórtica (P_{Ao}) cai de modo relativamente lento, enquanto a pressão no ventrículo esquerdo (P_{VE}) logo cai para apenas alguns mmHg (→ p. 193), isto é, nesse momento, há um gradiente de pressão reverso ($P_{Ao} > P_{VE}$). Na regurgitação da valva aórtica (RA, também chamada de insuficiência), a valva não é firmemente fechada, de forma que, durante a diástole, uma parte do que foi ejetado do ventrículo esquerdo, durante a sístole ventricular precedente, flui de volta para o VE devido ao gradiente de pressão reverso (*volume regurgitante*; → **A**).

Causas. A RA pode ser o resultado de uma anomalia congênita (p. ex., valva bicúspide com calcificação secundária) ou (mais comumente) de alterações inflamatórias dos folhetos ou cúspides (febre reumática, endocardite bacteriana), doença da raiz da aorta (sífilis, síndrome de Marfan, artrite como na síndrome de Reiter), hipertensão ou aterosclerose.

As **consequências** da RA dependem do volume regurgitante (frequentemente 20-80 mL, máximo 200 mL por batimento), o qual é determinado pela *área de abertura* e pela *diferença de pressão* durante a diástole ($P_{Ao} - P_{VE}$), bem como pela *duração da diástole*. Para alcançar um volume sistólico *efetivo* adequado (= volume de fluxo para frente), o volume sistólico total (→ **A2**, VS) deve ser *aumentado* pela quantidade do volume regurgitante, o que é possível apenas pela elevação do volume diastólico final (→ **A2**, área laranja). Isso é realizado em casos agudos até um certo grau pelo mecanismo de Frank-Starling. Em casos crônicos, é realizado por uma *transformação miocárdica* de dilatação muito mais efetiva (RA *aguda* é, portanto, relativamente pouco tolerada: débito cardíaco ↓; P_{AE} ↑). O volume sistólico final (→ **A2**, VSF) é também muito aumentado. De acordo com a lei de Laplace (→ p. 239), a dilatação ventricular requer maior força miocárdica, já que de outro modo a P_{VE} diminuiria. A dilatação é, dessa forma, acompanhada por **hipertrofia ventricular esquerda** (→ p. 238 e seg.). Devido ao fluxo reverso na aorta, a pressão aórtica diastólica cai abaixo do normal. Para manter uma pressão média normal, isso é compensado por um aumento na pressão sistólica (→ **A1**). Esse *aumento da amplitude de pressão* pode ser observado na pulsação capilar sob as unhas dos dedos e no balanço sincrônico da cabeça com a pulsação (sinal de Quincke e de Musset, respectivamente). Na *ausculta*, um murmúrio decrescente diastólico final (MDF) pode ser escutado sobre a base do coração, produzido pela regurgitação, bem como um clique e um murmúrio sistólico, devidos ao grande volume de ejeção forçada (→ **A1**, MS).

Os mecanismos antes mencionados permitem ao coração **compensar** a RA crônica por várias décadas. Em contraste com a EA (→ p. 212), os pacientes com RA são, em geral, capazes de um bom nível de atividade física, pois a taquicardia associada à atividade diminui a duração da diástole e, portanto, o volume regurgitante. A dilatação vascular periférica do trabalho muscular também tem um efeito positivo, visto que reduz o gradiente de pressão diastólica média ($P_{Ao} - P_{VE}$). Ao mesmo tempo, bradicardia ou vasoconstrição periférica podem ser prejudiciais para o paciente.

Os mecanismos compensatórios, contudo, cobram um preço. A demanda de oxigênio aumenta como consequência do *trabalho cardíaco aumentado* (= pressão × volume; → **A2**, área laranja). Além disso, a pressão diastólica, que é tão importante para a *perfusão coronariana* (→ p. 230), é reduzida e, ao mesmo tempo, a tensão na parede do ventrículo esquerdo é relativamente alta (ver acima) – ambas causam uma redução da pressão arterial coronariana transmural e, portanto, subperfusão, a qual, na presença de aumento simultâneo das necessidades de oxigênio, lesa o ventrículo esquerdo por hipoxia. A *insuficiência ventricular esquerda* (→ p. 238) e a *angina pectoris* ou o *infarto miocárdico* (→ p. 34) são os resultados.

Por fim, ocorre **descompensação**, e a situação piora de forma relativamente rápida (*ciclo vicioso*): como consequência da insuficiência ventricular esquerda, o volume sistólico final eleva-se, enquanto, ao mesmo tempo, o volume sistólico total diminui às custas do volume sistólico final efetivo (→ **A2**, área vermelha), de modo que a pressão sanguínea cai (*insuficiência cardíaca esquerda*) e a condição miocárdica deteriora ainda mais. Devido ao VSF alto, ambas as pressões diastólicas P_{VE} e P_{AE} elevam-se. Isso pode causar edema pulmonar e hipertensão pulmonar (→ p. 228), especialmente quando a dilatação do ventrículo esquerdo resulta em *regurgitação mitral funcional*.

A. Causas e consequências da regurgitação aórtica

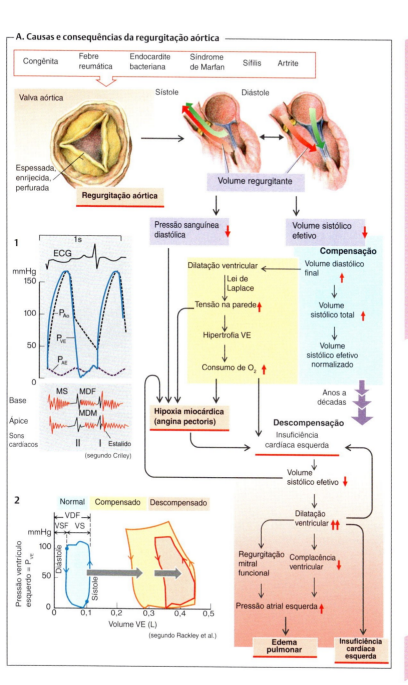

Figura 7.14 Regurgitação aórtica

Defeitos das valvas tricúspide e pulmonar

Em princípio, as **consequências** das valvas estenóticas ou regurgitantes do coração direito assemelham-se às do coração esquerdo (→ p. 208 – 215). Há diferenças que são causadas pelas propriedades das circulações anterógrada e retrógrada (artérias pulmonares e veia cava, respectivamente).

A **causa** da rara *estenose tricúspide* (ET) é, em geral, febre reumática, na qual, como na *regurgitação tricúspide* (RT) de mesma etiologia, normalmente coexiste envolvimento da valva mitral. A RT pode também ser congênita, por exemplo, pela *anomalia de Ebstein*, na qual o folheto septal da valva tricúspide é implantado muito para dentro do ventrículo direito (atrialização do VD). Contudo, frequentemente a RT tem uma causa funcional (dilatação e insuficiência do ventrículo direito). Os *defeitos da valva pulmonar* também são incomuns. A estenose pulmonar (EP) costuma ser congênita, em geral combinada com um desvio ou *shunt* (→ p. 218), enquanto a regurgitação pulmonar (RP) é mais frequentemente funcional (p. ex., na hipertensão pulmonar avançada).

Consequências. Na **ET**, a pressão no átrio direito (P_{AD}) é elevada, e o fluxo diastólico através da valva é diminuído. Como resultado, o débito cardíaco cai (área de abertura da valva, frequentemente, cerca de 7 cm², reduzido para < 1,5-2,0 cm²). O baixo débito cardíaco limita a atividade física. Um aumento na P_{AD} média para mais de 10 mmHg leva a aumento da pressão venosa (onda a alta no pulso venoso central; → p. 193), edema periférico e, possivelmente, fibrilação atrial. A última aumenta a P_{AD} média e, assim, a tendência ao edema. Os edemas podem também ocorrer na **RT**, pois a P_{AD} está aumentada pela regurgitação sistólica (onda *v* alta no pulso venoso central). Com exceção da situação da anomalia de Ebstein, sintomas graves de RT ocorrem apenas quando há também hipertensão pulmonar ou insuficiência cardíaca direita (→ p. 228). A **RP** aumenta a carga de volume no ventrículo direito. Como a RP é quase sempre de natureza funcional, o efeito sobre o paciente é principalmente determinado pelas consequências da hipertensão pulmonar subjacente (→ p. 228). Embora a **EP**, de forma semelhante à EA, possa ser compensada por hipertrofia ventricular concêntrica, a atividade física estará limitada (débito cardíaco ↓), podendo ocorrer fadiga e síncope.

À **ausculta**, as alterações causadas por defeitos valvares do coração direito são geralmente mais audíveis durante a inspiração (retorno venoso aumentado).

- *ET*: o primeiro som cardíaco se desdobra, som de abertura tricúspide diastólica precoce seguido por murmúrio diastólico (murmúrio de fluxo triscúspide), que aumenta na pré-sístole durante o ritmo sinusal (contração atrial);
- *RT*: murmúrio holossistólico de fluxo regurgitante; presença (em adultos) ou acentuação (em crianças) do terceiro som cardíaco (devido ao enchimento diastólico aumentado) e do quarto som cardíaco (contração atrial forçada);
- *EP*: ocorrência ou acentuação do quarto som cardíaco, estalido de ejeção (não na estenose subvalvar ou supravalvar); murmúrio de fluxo sistólico;
- *RP*: murmúrio diastólico de regurgitação precoce (murmúrio de Graham-Steell).

Shunts circulatórios

Um *shunt esquerda-direita* ocorre quando o sangue arterializado flui de volta para o sistema venoso sem ter primeiro passado pelos capilares periféricos. Nos *shunts* venosos sistêmicos *direita-esquerda*, o sangue (em parte desoxigenado) flui diretamente para o sistema arterial sem passar primeiro pelos capilares pulmonares.

Existe, na **circulação fetal** (→ **A**):

- baixa resistência na circulação sistêmica (placenta!),
- alta pressão na circulação pulmonar (→ **B2**),
- alta resistência na circulação pulmonar (pulmões não expandidos e vasoconstrição hipóxica; →**C**),
- *shunt* direita-esquerda através do forame oval (FO) e ducto arterial de Botalli (DA).

Ao nascimento, ocorrem as seguintes importantes alterações:

1. O pinçamento ou a constrição espontânea das artérias umbilicais, que dirigem-se à placenta, aumenta a resistência periférica de modo que a *pressão sistêmica se eleva*.
2. A expansão dos pulmões e o aumento da P_{O_2} alveolar diminui a resistência vascular pulmonar (→ **C**), resultando em um aumento no fluxo de sangue pelos pulmões e em uma queda na *pressão nas artérias pulmonares* (→ **B1, 2**).

A. Circulação fetal

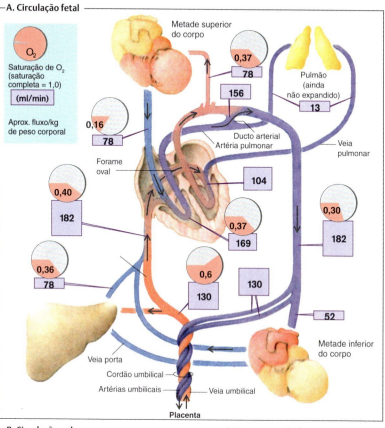

B. Circulação pulmonar

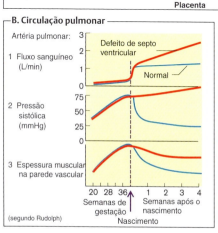

(segundo Rudolph)

C. Vasoconstrição hipóxica fetal

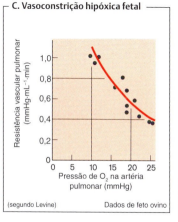

(segundo Levine) Dados de feto ovino

Figura 7.15 **Shunts circulatórios I**

3. Como resultado, há uma *reversão fisiológica do shunt* através do forame oval (FO) e do ducto arterial (DA), de direita-para-esquerda para esquerda-para-direita (átrio esquerdo para átrio direito e aorta para artéria pulmonar).
4. Esses *shunts* normalmente *fecham* no nascimento ou logo após, de modo que as circulações sistêmica e pulmonar, a partir desse momento, estão *em série*.

Os **shunts** anormais podem ser causados por *persistência* do ducto (DA patente ou persistente [DAP]; → **E**) ou do FO (FOP), devido a defeitos no *septo atrial* ou *ventricular* (DSA ou DSV) ou *fístula arteriovenosa*, etc. O **tamanho** e a **direção do shunt**, em princípio, dependem da: 1) *área de secção transversal* da abertura do *shunt* e 2) da *diferença de pressão* entre vasos ou câmaras conectados (→ **D**). Se a abertura é relativamente pequena, 1) e 2) são os principais fatores determinantes (→ **D1**). Todavia, se o *shunt* entre espaços vasculares funcionalmente similares (p. ex., aorta e artéria pulmonar; átrio e átrio; ventrículo e ventrículo) ocorre através de uma grande área transversal, as pressões nos dois vasos ou câmaras tornam-se (quase) iguais. Nesse caso, a direção e o volume do *shunt* são determinados por 3) *resistência ao fluxo de saída* dos vasos e das câmaras conectados pelo *shunt* (→ **D2**; p. ex., DAP), bem como por 4) sua *complacência* (= *distensibilidade de volume*; p.ex., das paredes ventriculares no DSV; → **D3**).

O **ducto arterial** (DA) normalmente fecha dentro de horas após o nascimento, no máximo em duas semanas, devido à concentração diminuída das prostaglandinas vasodilatadoras. Se ele permanece patente (DAP), o *shunt* fetal direita-para-esquerda torna-se *shunt* esquerda-para-direita (→ **E**, superior), pois as resistências nos circuitos sistêmico e pulmonar se modificaram em direções opostas. Na ausculta, um murmúrio de fluxo característico pode ser escutado, mais alto na sístole do que na diástole ("*murmúrio de maquinaria*"). Se a **área de secção transversal da conexão do shunt for pequena**, a pressão aórtica é e permanece muito mais alta do que na artéria pulmonar (→ **D1**, ΔP), o volume do *shunt* será menor e a pressão na artéria pulmonar será quase normal. Se a **área de secção transversal da conexão do shunt for grande**, o volume deste também será grande e adicionado ao volume de ejeção normal do ventrículo direito, resultando em fluxo sanguíneo pulmonar e influxo para as câmaras cardíacas esquerdas muito aumentado (→ **E**, esquerda). Em compensação, o volume de ejeção do ventrículo esquerdo é aumentado (mecanismo de Frank-Starling; possivelmente hipertrofia ventricular), e haverá uma permanente *elevação da carga de volume no ventrículo esquerdo* (→ **E**, esquerda), em especial quando a resistência vascular pulmonar for muito baixa no período pós-natal (p. ex., recém-nascidos pré-termo). Como a habilidade do coração do neonato de hipertrofiar é limitada, a alta carga de volume pode, frequentemente, levar à insuficiência ventricular esquerda no primeiro mês de vida.

Se, por outro lado, a resistência vascular pulmonar (R_{pulm}) permanecer relativamente alta no período pós-natal (→ **E**, direita), e, portanto, o volume do *shunt* através do ducto for relativamente pequeno apesar da grande área de secção transversal, um aumento moderado na carga ventricular esquerda pode ser compensado durante um longo período. Contudo, nessas circunstâncias, o nível de pressão da artéria pulmonar será semelhante ao da aorta. Ocorre *hipertensão (arterial) pulmonar* (→ **E**, direita e p. 228). Esta, se prolongada, levará ao dano e à hipertrofia das paredes dos vasos pulmonares e, assim, a um aumento adicional na pressão e na resistência. Por fim, pode ocorrer um **shunt reverso**, com *shunt* direita-para-esquerda através do ducto (→ **E**, inferior à esquerda). O sangue aórtico distal ao DAP conterá agora uma mistura de sangue arterial pulmonar (i.e., hipóxico) (cianose da metade inferior do corpo; dedos dos pés com aspecto de baquetas de tambor, mas não os dedos das mãos). A *carga de pressão sobre o coração direito*, após um período de compensação por hipertrofia do ventrículo direito, finalmente levará à *insuficiência ventricular direita*. Se ocorrer regurgitação funcional na valva pulmonar (causada por hipertensão pulmonar), isso poderá acelerar o desenvolvimento, devido à carga de volume adicional ao ventrículo direito. O fechamento precoce do DAP, por inibição farmacológica da síntese de prostaglandinas, ligadura cirúrgica ou fechamento via transcateter, prevenirá a hipertensão pulmonar. Contudo, o fechamento do ducto após *shunt* reverso agravará a hipertensão.

Um grande **defeito no septo atrial** inicialmente causa um *shunt* esquerda-direita, pois o ventrículo direito é mais distensível que o ventrículo esquerdo e oferece menos resistência ao enchimento durante a diástole, podendo, portanto, acomodar um volume maior do que o ventrículo esquerdo. Entretanto, quando essa carga de volume causa hipertrofia do ventrículo direito, sua complacência é diminuída, a pressão atrial direita se eleva, e pode ocorrer *shunt* reverso.

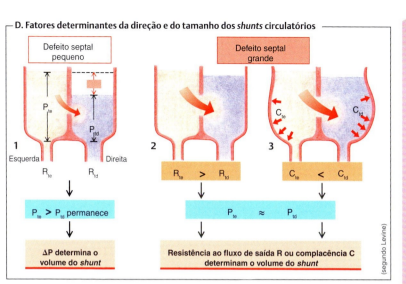

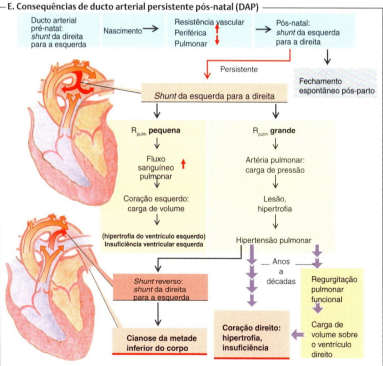

Figura 7.16 **Shunts circulatórios II**

Pressão sanguínea arterial e sua medição

A pressão sanguínea arterial se eleva a um máximo (**pressão sistólica**, [P_S]) durante o período de ejeção, caindo para um mínimo (**pressão diastólica**, [P_D]) durante a diástole e o período iso(volu)métrico da sístole (valva aórtica fechada) (→ **A**). A P_D em repouso (sentado ou deitado) ótima varia de 60-80 mmHg (8-10,7 kPa); a P_S ótima varia de 100-130 mmHg (13-17,4 kPa) (→ p. 222). A diferença entre P_S e P_D é a **amplitude da pressão sanguínea** ou **pressão de pulso**.

A **pressão sanguínea média** é decisiva para a perfusão arterial periférica. Ela pode ser determinada graficamente (→ **A**) a partir da curva de pressão sanguínea medida de forma invasiva (p. ex., cateter arterial) ou durante o registro de tal curva pelo achatamento das oscilações até que apenas a pressão média seja registrada.

No sistema vascular, as flutuações do fluxo em grandes artérias são atenuadas pelo efeito *windkessel* (câmara de compressão) em uma extensão em que o sangue pré-capilar periférico não flui mais em jatos, mas continuamente. Esse sistema, consistindo de condutos muito complacentes e terminais de alta resistência, é chamado de *filtro hidráulico*. As artérias tornam-se mais rígidas com a idade, de forma que a elevação da P_S por aumento de volume (ΔP/ΔV = elasticidade) torna-se maior, e a complacência diminui. Isso aumenta sobretudo a P_S (→ **C**), sem necessariamente aumentar a pressão média (a forma da curva de pressão é modificada). A redução farmacológica imprudente de uma P_S elevada nos idosos pode resultar, desse modo, em perigosa subperfusão (p. ex., do encéfalo).

Medição da pressão sanguínea. A pressão sanguínea (no nível do coração) é rotineiramente medida de acordo com o método *Riva-Rocci*, por esfigmomanômetro (→ **B**). Um manguito inflável é ajustado confortavelmente em torno do braço (sua largura deve ter pelo menos 40% da circunferência do braço) e sob controle manométrico é inflado cerca de 30 mmHg (4 kPa) acima do valor no qual o pulso radial palpável desaparece. Tendo sido colocado um estetoscópio sobre a artéria braquial, próximo ao cotovelo, na borda inferior do manguito, a pressão do manguito é então lentamente diminuída (2-4 mmHg/s). A ocorrência do primeiro som sincrônico ao pulso (claro, som de batimento; fase 1 de Korotkoff) representa a P_S e é registrado. Em geral, esse som primeiro é mais suave (fase 2) antes de ficar mais alto (fase 3), tornando-se abafado na fase 4 e desaparecendo completamente na fase 5. Hoje em dia, esse último é tomado para representar a P_D e é registrado como tal.

Fontes de erro na medição da pressão sanguínea. O desaparecimento completo do som algumas vezes ocorre em pressões muito baixas. A diferença entre as fases 4 e 5 (normalmente cerca de 10 mmHg) é aumentada por condições e doenças que favoreçam a turbulência do fluxo (atividade física, febre, anemia, tireotoxicose, gestação, regurgitação aórtica, fístula AV). Se a pressão sanguínea for medida novamente, a pressão do manguito deve ser zerada por um ou dois minutos, pois a congestão venosa pode produzir uma falsa leitura de pressão diastólica alta. O manguito deve ser 20% maior que o diâmetro do braço. Um manguito que é muito pequeno (p. ex., em obesos e atletas, ou se a medida tem de ser feita na coxa) também produz valores diastólicos falsamente altos, como ocorre com um manguito colocado de modo muito frouxo. Uma leitura falsa também pode ser obtida quando os sons auscultatórios são, algumas vezes, não audíveis no espectro de amplitudes mais altas (hiato auscultatório). Nesses casos, a PS verdadeira é obtida somente se a pressão do maguito for alta o suficiente no início (ver acima).

É suficiente, na monitoração de acompanhamento da hipertensão sistêmica (p. ex., na hipertensão lábil, a partir da qual pode frequentemente se desenvolver hipertensão mantida ou fixa; → **D** e p. 222), medir a pressão sanguínea em apenas um braço (o mesmo todas as vezes, se possível). Contudo, nos casos de estenose em um dos grandes vasos, pode haver diferenças consideráveis, de importância diagnóstica, **entre a pressão sanguínea do braço direito e a do esquerdo** (pressão no direito > esquerdo, exceto na dextrocardia). Isso ocorre na *estenose supravalvar aórtica* (sobretudo em crianças) e na *síndrome do roubo da subclávia*, causada por estreitamento da artéria subclávia proximal, geralmente de etiologia aterosclerótica (pressão sanguínea ipsilateral reduzida). As **diferenças na pressão sanguínea entre braços e pernas** pode ocorrer em estenoses congênitas ou adquiridas (normalmente ateroscleróticas), da aorta distal até a origem das artérias dos braços.

— **A. Curva de pressão aórtica (medição invasiva)** —

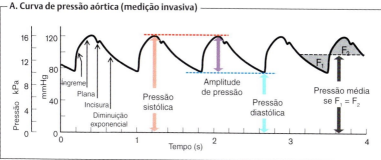

— **B. Medição da pressão sanguínea com esfigmomanômetro (segundo Riva-Rocci)** —

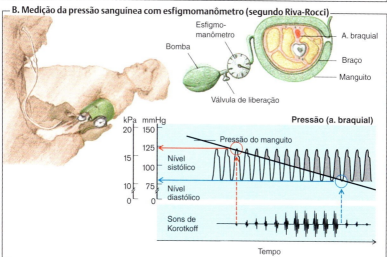

— **C. Pressão sanguínea relacionada com a idade** —

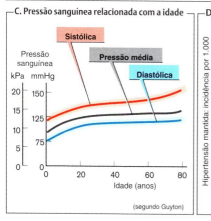

(segundo Guyton)

— **D. Incidência de hipertensão mantida ou fixa** —

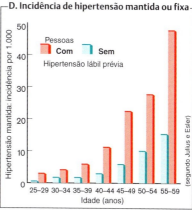

(segundo Julius e Esler)

Figura 7.17 Medição da pressão sanguínea arterial

Hipertensão

A hipertensão (H.), usada como um termo em si, refere-se à pressão arterial anormalmente alta na circulação sistêmica (para hipertensão pulmonar, → p. 228). Ela afeta cerca de 20% da população em países industrializados. Como a H. quase sempre inicia insidiosamente, para que possa ser tratada de modo efetivo, o *limite máximo da pressão sanguínea normal* precisa ser determinado. Os seguintes valores são aplicáveis para todos os grupos de idade (mmHg/7,5 = kPa):

	Ótima	Pré-hipertensão	Hipertensão limítrofe	Hipertensão
Pressão diastólica (P_D [mmHg])	60-80	80-89	90-95	> 95
Pressão sistólica (P_S [mmHg])	100-130	130-139	140-160	> 160

Casos de níveis alternantes entre normal e elevado (*H. lábil*) estão incluídos na coluna "hipertensão limítrofe". Os pacientes com *H. lábil* com frequência desenvolvem posteriormente H. mantida ou fixa (→ p. 221 D). A avaliação da pressão sanguínea deve ser baseada em valores médios de pelo menos três leituras obtidas em dois dias (ver também p. 220).

O produto do *débito cardíaco* (= volume sistólico [VS], frequência cardíaca) e da *resistência periférica total* (RPT) determina a pressão sanguínea (lei de Ohm). Assim, a H. desenvolve-se após um aumento no débito cardíaco ou RPT, ou ambos (→ **A**). No primeiro caso, denomina-se *H. hiperdinâmica* ou *H. de débito cardíaco*, com o aumento na P_S sendo muito maior do que aquele na P_D. No segundo caso, denomina-se *H. de resistência*, o tipo de hipertensão em que ambas as P_S e P_D estão aumentadas, na mesma proporção, ou (mais frequentemente) a P_D mais do que a P_S. O último caso ocorre quando a RPT aumentada retarda a ejeção do volume sistólico.

O aumento do débito cardíaco na **hipertensão hiperdinâmica** ocorre devido ao *aumento na frequência cardíaca* ou no *volume extracelular*, levando ao aumento do retorno venoso e, assim, ao *volume sistólico aumentado* (mecanismo de Frank-Starling). De modo similar, um aumento na *atividade simpática* do sistema nervoso central origina e/ou *aumenta a responsividade às catecolaminas* (p. ex., causada por cortisol ou hormônio tireóideo), o que pode causar elevação do débito cardíaco (→ **A**, esquerda).

A **hipertensão de resistência** é causada sobretudo por *vasoconstrição periférica* (arteríolas) anormalmente alta ou por algum outro estreitamento dos vasos periféricos (→ **A**, direita), mas pode também ocorrer devido à viscosidade sanguínea aumentada (elevação do hematócrito). A vasoconstrição resulta, principalmente, de *atividade simpática aumentada* (de origem nervosa ou da medula suprarrenal), responsividade aumentada a catecolaminas (ver acima) ou maior concentração de angiotensina II. Os *mecanismos autorregulatórios* também incluem vasoconstrição. Se, por exemplo, a pressão sanguínea for aumentada por um aumento no débito cardíaco (ver acima), vários órgãos (p. ex., rins, trato gastrintestinal) "protegem" a si próprios contra essa alta pressão (→ **A**, centro). Isso é responsável pelo componente vasoconstritor frequentemente presente na H. hiperdinâmica, que pode então ser transformada em H. de resistência (→ **A**). Além disso, haverá *hipertrofia* da musculatura vasoconstritora. Por fim, a H. causará *lesão vascular* que elevará a RPT (*fixação da H.*).

Algumas das **causas de hipertensão** são conhecidas (p. ex., anormalidade renal ou hormonal; → B**2, 3**), mas essas formas constituem apenas cerca de 5-10% de todos os casos. Em todos os outros, o diagnóstico por exclusão é de **hipertensão primária** ou **essencial** (→ **B1**). Independentemente do *componente genético*, mais mulheres do que homens e mais moradores urbanos do que rurais são afetados pela H. primária. Além disso, o *estresse psicológico* crônico, seja relacionado ao trabalho (piloto, motorista de ônibus) ou à personalidade (p. ex., tipo "lutador frustrado"), pode induzir hipertensão. Especialmente nas pessoas "sensíveis ao sal" (cerca de 1/3 dos pacientes com H. primária; incidência aumentada quando há história familiar), a *alta ingestão de NaCl* (cerca de 10-15 g/dia = 170-250 mmol/dia), nos países ocidentais industrializados, pode ter um papel importante. Enquanto o organismo é bem protegido contra a perda de Na^+ (ou volume extracelular diminuído), p.ex., mediante um aumento na aldosterona, aqueles com uma sensibilidade aumentada ao sal parecem ser desprotegidos contra uma ingestão elevada de NaCl. Nesses pacientes, a liberação de aldosterona é tão fortemente inibida, mesmo com uma ingestão "normal" de Na^+ (> 5,8 g/dia), que ela não pode ser diminuída ainda mais. Nesse caso, uma die-

A. Princípios do desenvolvimento da hipertensão

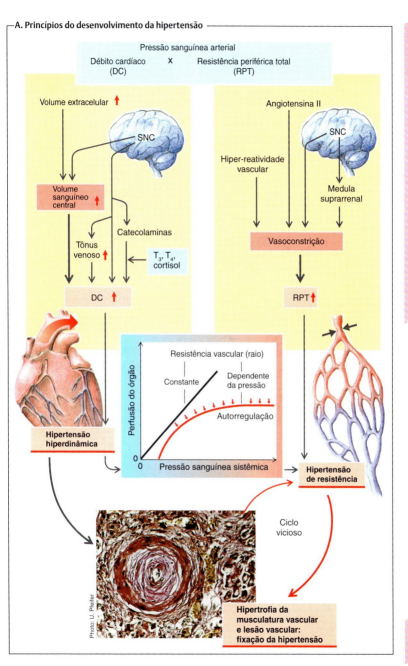

Figura 7.18 Hipertensão I

ta com baixa ingestão de NaCl traria o balanço do NaCl para a faixa regulatória da aldosterona.

A real **conexão entre sensibilidade ao NaCl e H. primária** não foi completamente elucidada, mas está sendo considerada a possibilidade de que a responsividade às catecolaminas esteja aumentada em pessoas sensíveis ao NaCl. Isso resulta, por exemplo, no estresse psicológico, em uma elevação maior do que a normal na pressão sanguínea, por um lado, devido diretamente ao efeito de aumento da estimulação cardíaca (→ **B**, superior à direita) e, por outro lado, indiretamente, como um resultado da reabsorção renal elevada e, portanto, retenção de Na$^+$ (aumento no volume extracelular leva à H. hiperdinâmica). A pressão sanguínea aumentada leva à *diurese por pressão* com excreção aumentada de Na$^+$, restabelecendo o balanço de Na+ (Guyton). Tal mecanismo também existe em pessoas saudáveis, mas o aumento de pressão necessário para a excreção de grandes quantidades de NaCl é muito menor (→ **C**, a ➤ b). Na H. primária (como em distúrbios da função renal), o aumento da pressão sanguínea dependente de NaCl é maior do que o normal (→ **C**, c ➤ d). Uma dieta pobre em NaCl pode, desse modo, diminuir a H. (ainda não fixada) nesses casos (**C**, c ➤ e). Um suprimento de K$^+$ simultaneamente elevado acentua esse efeito por razões desconhecidas. O mecanismo celular da sensibilidade ao sal ainda precisa ser melhor esclarecido. É possível que alterações no transporte celular de Na$^+$ sejam importantes. De fato, a concentração celular de Na$^+$ está elevada na H. primária, o que diminui a força propulsora para o trocador 3Na$^+$/Ca^{2+} na membrana celular, resultando no aumento da concentração de Ca^{2+} intracelular o que, por sua vez, aumenta o tônus dos músculos vasoconstritores (Blaustein). É possível que *inibidores da Na$^+$-K$^+$-ATPase* tipo digitálicos estejam envolvidos (ouabaína?). Eles podem estar presentes em grandes quantidades, ou pode haver uma sensibilidade especial a eles na H. primária. Atriopeptina (= peptídeo atrial natriurético [PAN]), o qual tem efeitos vasodilatadores e natriuréticos, provavelmente não está envolvido no desenvolvimento da H. primária. Embora a concentração de *renina* não esteja elevada na H. primária, a pressão sanguínea pode ser reduzida, mesmo na H. primária, pela inibição da enzima conversora da angiotensina (inibidores da ECA; ver a seguir) ou por antagonistas do receptor de angiotensina.

As várias formas de **hipertensão secundária** constituem apenas 5-10% de todos os casos de hipertensão (→ **B2, 3, 4**), mas, ao contrário da H. primária, sua causa normalmente pode ser tratada. Devido às consequências tardias da H. (→ **E**), tal tratamento deve ser iniciado o mais cedo possível. A **hipertensão renal**, forma mais comum de H. secundária, pode ter as seguintes causas, com frequência sobrepostas parcialmente (→ **B2**, ver também p. 124): toda *isquemia renal*, por exemplo, resultante de coarctação da aorta ou estenose da artéria renal, mas também de estreitamento das arteríolas e dos capilares renais (glomerulonefrite, aterosclerose induzida por hipertensão, doença do rim policístico, ver também p. 110), leva à liberação de *renina* pelos rins. Ela produz o decapeptídeo angiotensina I a partir do angiotensinogênio no plasma. Uma peptidase (enzima conversora da angiotensina, ECA), muito concentrada, especialmente nos pulmões, remove dois aminoácidos para formar *angiotensina II*. Este octapeptídeo tem uma forte ação vasoconstritora (RPT se eleva) e também libera *aldosterona* do córtex da suprarrenal (retenção de Na$^+$ e aumento no débito cardíaco), e ambas ações aumentam a pressão sanguínea (→ **B2**). Na doença renal com uma significativa *redução da massa funcionante renal*, entretanto, pode ocorrer retenção de Na$^+$ mesmo durante suprimento normal de Na$^+$. A curva da função renal é mais íngreme que a normal, de modo que o balanço do Na$^+$ é restabelecido apenas em níveis hipertensivos de pressão sanguínea (→ **C**, c ➤ d). A glomerulonefrite, a insuficiência renal e a nefropatia da gestação são algumas das causas da forma primariamente hipervolêmica da H. renal. A H. renal também pode ser causada por um *tumor produtor de renina*. Os rins são também fundamentais em outras formas de hipertensão que não se originaram primariamente deles (H. primária, hiperaldosteronismo, síndrome adrenogenital, síndrome de Cushing). Além disso, em todos os casos de H. crônica, ocorrerão alterações secundárias nos rins mais cedo ou mais tarde (hipertrofia da parede vascular, aterosclerose): elas mantêm a H. mesmo com tratamento efetivo da causa primária. Se a estenose da artéria renal unilateral for reparada cirurgicamente muito tarde, por exemplo, o outro rim, lesado nesse período pela hipertensão, persistirá a H.

A **hipertensão hormonal** pode ter diversas causas (→ **B3**):

◆ Na *síndrome adrenogenital* (→ **B3a**), a formação de cortisol no córtex da suprarrenal está bloqueada, e, assim, a liberação de hormônio adrenocorticotrópico (ACTH) não é inibida. Como resultado, quantidades excessivas de precursores mineralocorticoides ativos de cortisol

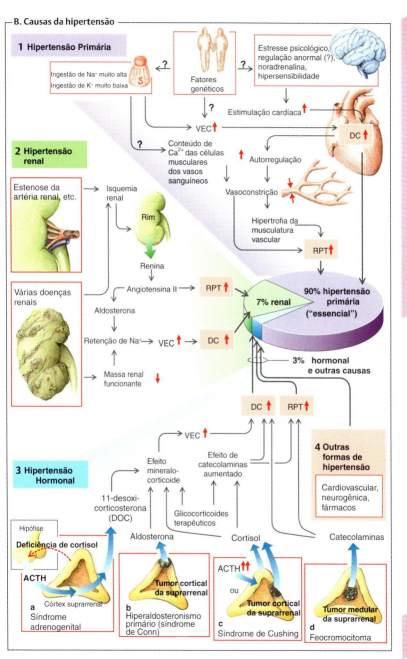

Figura 7.19 Hipertensão II

e aldosterona, por exemplo, 11-desoxicorticosterona (DOC), são produzidos e liberados (→ p. 286 e segs.). Isso leva à retenção de Na⁺, ao aumento do volume extracelular (VEC) e, portanto, da H. por débito cardíaco.

◆ *Hiperaldosteronismo primário* (síndrome de Conn; → **B3b**). Nessa condição, um tumor suprarrenal cortical libera grandes quantidades de aldosterona sem regulação. Também, nesse caso, a retenção de Na⁺ pelos rins leva à H. por débito cardíaco.

◆ *Síndrome de Cushing* (→ **B3c**). A liberação inadequada de ACTH (causa neurogênica; tumor hipofisário) ou um tumor suprarrenal cortical autônomo aumentam a concentração plasmática de glicocorticoide, resultando em um efeito aumentado das catecolaminas (elevação do débito cardíaco), e a ação mineralocorticoide dos altos níveis de cortisol (retenção de Na⁺) levam à H. (→ p. 286 e segs.). Um efeito similar ocorre quando se come grandes quantidades de *alcaçuz*, devido ao conteúdo de ácido glicirrízico que inibe a 11β-hidroxiesteroide-desidrogenase. Como resultado, o cortisol não é metabolizado à cortisona nos rins e exerce seu efeito total sobre o receptor mineralcorticoide renal.

◆ O *feocromocitoma* (→ **B3d**) é um tumor adrenomedular que produz catecolaminas, resultando em altos níveis não controlados de adrenalina e noradrenalina e, desse modo, em ambas hipertensões, por débito cardíaco e por resistência.

◆ As *pílulas contraceptivas* podem causar retenção de Na⁺ e, dessa forma, hipertensão por débito cardíaco.

Hipertensão neurogênica. A encefalite, os edemas ou as hemorragias cerebrais e os tumores cerebrais podem levar ao aumento da pressão sanguínea via estimulação nervosa central do sistema nervoso simpático. Uma estimulação central anormalmente alta da ação cardíaca, como parte da síndrome cardíaca hipercinética, também pode causar H.

As **consequências da hipertensão** (→ **E**) resultam, de modo mais importante, de *lesões ateroscleróticas* nos vasos arteriais (→ p. 252 e segs.), as quais podem ser observadas mediante fundoscopia. Devido ao aumento da resistência ao fluxo, toda forma de hipertensão cria, por fim, um ciclo vicioso. A lesão vascular, finalmente, leva à *isquemia* de vários órgãos e tecidos (miocárdio, encéfalo, rins, vasos mesentéricos, pernas) e à isquemia renal, acelerando o ciclo vicioso. A lesão das paredes vasculares junto à hipertensão pode levar, por exemplo, à hemorragia cerebral (AVC), à formação de aneurismas em grandes artérias (p. ex., aorta) e, por fim, à sua ruptura (→ p. 254). Assim, a *expectativa de vida* é acentuadamente reduzida. As companhias americanas de seguro de vida, monitorando o destino de 1 milhão de homens cujas pressões sanguíneas tinham sido normais, leve ou moderadamente elevadas aos 45 anos (→ **D**), encontraram que, daqueles homens que tinham pressão sanguínea normal (cerca de 132/85 mmHg), por volta de 80% ainda estavam vivos 20 anos mais tarde, enquanto menos de 50% daqueles com pressão sanguínea inicialmente elevada (cerca de 162/100 mmHg) sobreviveram.

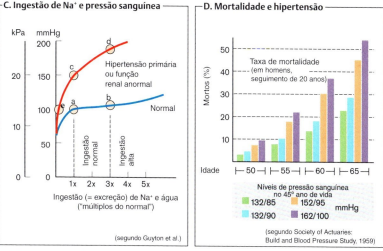
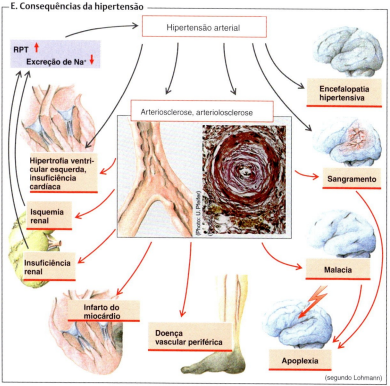

Figura 7.20 **Hipertensão III**

Hipertensão pulmonar

A pressão média na artéria pulmonar $P_{AP} \approx 15$ mmHg = 2 kPa) é determinada por três variáveis: resistência vascular pulmonar (RVP), débito cardíaco e pressão atrial esquerda (P_{AE} = cerca de 5 mmHg = 0,7 kPa).

De acordo com a lei de Ohm, ΔP = RVP. DC

Como $\Delta P = P_{AP} - P_{AE}$,

P_{AP}= RVP. DC + P_{AE}

A hipertensão pulmonar (HTP) desenvolve-se quando uma (ou várias) das variáveis acima está tão aumentada que, em repouso, a P_{AP} está *acima de 20 mmHg* e, no exercício, está acima de 32 mmHg (ver edema pulmonar, p. 84). Inicialmente, HTP pode ter três **causas** (→ **A**):

◆ **RVP elevada**, chamada *HTP obstrutiva*, causada, por exemplo, por embolia pulmonar ou enfisema. A RVP pode aumentar ainda mais devido à hipoxemia resultante e suas consequências (vasoconstrição pulmonar hipóxica, hematócrito elevado).

◆ **P_{AE} elevada**, chamada de *HTP passiva*, por exemplo, na estenose mitral (→ **A**, superior à direita e p. 208).

◆ **Débito cardíaco aumentado**, exceto no *shunt* esquerda-direita (→ p. 218). Uma elevação isolada no débito cardíaco levará à *HTP (hipercinética)* apenas em casos extremos, pois a vasculatura pulmonar é muito distensível, e podem ser recrutados vasos sanguíneos adicionais. Uma elevação no débito cardíaco (febre, hipertireoidismo, esforço físico) pode, contudo, agravar uma HTP existente devida a outras razões.

A **HTP aguda** quase sempre resulta de uma redução na área de secção transversa do leito vascular (de pelo menos 50%, devido à alta distensibilidade vascular), como pela *embolia pulmonar*, isto é, migração de *trombos* ou de outros êmbolos (raramente) a partir de seu sítio de origem para as artérias pulmonares (→ **A**, superior e p. 258). Se ocorrer embolia, é provável que se desenvolva vasoconstrição (hipóxica?) adicional, a qual reduzirá a área da seção transversa ainda mais. A obstrução vascular súbita causa *cor pulmonale agudo* (sobrecarga cardíaca direita aguda). Na *HTP aguda*, a pressão sistólica ventricular direita pode elevar-se para mais de 60 mmHg (8 kPa), mas pode ser normalizada novamente dentro de 30-60 minutos em certas circunstâncias, por exemplo, se o trombo moveu-se mais distalmente, aumentando a área da secção transversa vascular. A pressão pode também ser reduzida por trombólise ou, possivelmente, por diminuição da vasoconstrição. A embolia pode resultar em *infarto pulmonar*, sobretudo quando vasos de tamanho médio são obstruídos e, ao mesmo tempo, o suprimento de sangue para as artérias brônquicas está reduzido (p. ex., na congestão pulmonar venosa ou hipotensão sistêmica). Contudo, embolia pulmonar grave pode também levar à *insuficiência cardíaca direita* (→ **A**, abaixo à direita), de modo que o fluxo para o ventrículo esquerdo e, portanto, seu débito caem. Isso, por sua vez, leva a uma diminuição na pressão sanguínea sistêmica e ao *choque* circulatório e suas consequências (→ p. 246).

Entre as **causas de HTP crônica** estão as seguintes:

a *Doenças pulmonares* (asma, enfisema, bronquite obstrutiva crônica [fumo!] ou fibrose, contando em conjunto para > 90% dos casos crônicos de *cor pulmonale*);

b *Tromboembolia crônica* e *doença vascular* sistêmica;

c Causas extrapulmonares de função pulmonar anormal (deformidade torácica, doença neuromuscular, etc.);

d Remoção de tecido pulmonar (tuberculose, tumores);

e *Hipoxia de altitude* crônica com constrição hipóxica que pode também, em alguma extensão, estar envolvida nas causas a-c;

f HTP primária idiopática de etiologia desconhecida.

As causas "b" e "e" levam à *HTP pré-capilar*; a causa "a" em geral leva à *HTP capilar*. Em todos esses distúrbios, a resistência na circulação pulmonar está cronicamente aumentada, devido à exclusão de grandes segmentos do pulmão ou à obstrução vascular generalizada. A **consequência da HTP generalizada** é hipertrofia ventricular direita (*cor pulmonale crônico*: ECG!; → **A**, inferior à esquerda) e, por fim, *insuficiência ventricular direita* (→ **A**, inferior à direita). Ao contrário de "*a-f*", a causa da *HTP passiva* não está primariamente no pulmão, mas no *coração esquerdo* (*HTP pós-capilar*). Assim, quase todos os pacientes com *doença de valva mitral* (→ p. 208 e segs.) ou *insuficiência cardíaca esquerda* (→ p. 238 e segs.) desenvolvem HTP.

A. Causas e consequências da hipertensão pulmonar

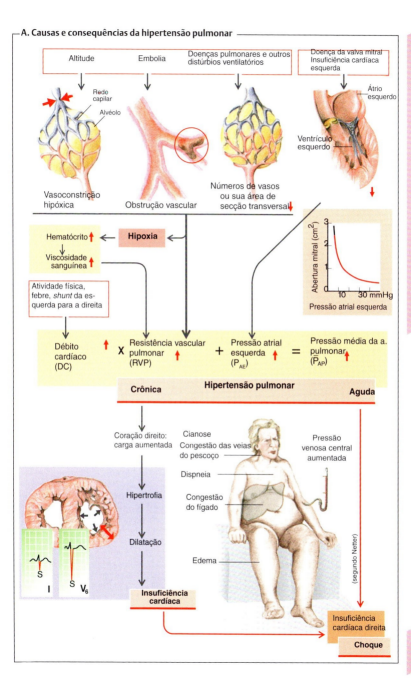

Figura 7.21 Hipertensão pulmonar

Circulação coronariana

O suprimento sanguíneo miocárdico provém de duas artérias coronárias que se originam na raiz da aorta (→ **B, D**). Em geral, a artéria coronária direita supre a maior parte do ventrículo direito, e a esquerda, a maioria do ventrículo esquerdo. A contribuição das duas artérias para o suprimento do septo interventricular e da parede posterior do ventrículo esquerdo varia.

O fluxo sanguíneo coronariano, Q_{cor}, tem algumas características especiais:

1. Fluxo fásico. Q_{cor} altera-se acentuadamente durante o ciclo cardíaco (→ **A**), sobretudo devido à alta pressão tecidual durante a sístole que, em áreas próximas às regiões endocárdicas do ventrículo esquerdo, alcança cerca de 120 mmHg (→ **B**). Enquanto os principais ramos epicárdicos das artérias coronárias e o fluxo nas regiões subepicárdicas não são muito afetados por isso (→ **B**), os vasos próximos ao endocárdio do ventrículo esquerdo são "espremidos" durante a sístole, pois, durante essa fase, a pressão extravascular (≈ pressão ventricular esquerda) ultrapassa a pressão na luz das artérias coronárias. O suprimento sanguíneo para o ventrículo esquerdo é consequentemente muito limitado na diástole (→ **A**). Ao mesmo tempo, a alta pressão tecidual sistólica pressiona o sangue para fora do seio coronariano e outras veias, de forma que a maior parte do fluxo de sangue, na sístole, direciona-se para o átrio direito.

2. A adaptação à demanda de O_2 é obtida principalmente por *alterações na resistência vascular*. A demanda de O_2 de um órgão pode ser calculada a partir da quantidade de sangue que flui através dele, Q, multiplicado pela diferença da concentração de O_2 arteriovenoso $(C_a - C_v)_{O_2}$. Se a demanda de O_2 do miocárdio eleva-se, por exemplo, por atividade física ou hipertensão (→ **C**, à direita e p. 232), ambas as variáveis podem, a princípio, estar aumentadas, mas $(C_a - C_v)_{O_2}$ e, portanto, a extração de oxigênio (= 100. [$(C_a - C_v)/C_a]_{O_2}$ ≈ 60%) estão muito altas mesmo em repouso. Durante esforço físico, o suprimento de O_2 do miocárdio, e, consequentemente, o trabalho cardíaco, pode ser elevado apenas por um aumento no Q_{cor} (= pressão aórtica P_{Ao}/resistência coronariana R_{cor}). Se P_{Ao} permanecer inalterada, R_{cor} deve ser reduzida (vasodilatação; → **C**, esquerda), o que é normalmente possível até cerca de 20-25% do valor de repouso (*reserva coronariana*). Dessa maneira, Q_{cor} pode ser aumentado até quatro a cinco vezes o valor de repouso, isto é, será capaz de corresponder ao aumento de quatro a cinco vezes na demanda de O_2 do coração no trabalho físico máximo (→ p. 233 A, normal).

3. Q_{cor} é intimamente relacionado à demanda miocárdica de O_2. O miocárdio trabalha de modo aeróbico, isto é, deve haver uma relação rápida e próxima entre a demanda momentânea de energia e Q_{cor}. Diversos fatores estão envolvidos nessa autorregulação:

◆ *Fatores metabólicos*. Antes de tudo, o O_2 atua como um vasoconstritor, isto é, a *deficiência de O_2* dilata as artérias coronárias. O AMP, um produto da degradação metabólica do ATP, não pode ser suficientemente regenerado a ATP durante a hipoxia. Assim, a concentração de AMP e seu produto de degradação adenosina aumentam no miocárdio. A adenosina age como um vasodilatador sobre a musculatura vascular via receptores A_2 (aumento de AMPc). Por fim, o acúmulo de lactato e íons H^+ (ambos produtos do metabolismo anaeróbico do miocárdio; → p. 233 C), bem como de prostaglandina I_2, causará vasodilatação local.

◆ *Fatores mediados pelo endotélio*. ATP (p. ex., dos trombócitos), ADP, bradicinina, histamina e acetilcolina são vasodilatores. Eles agem indiretamente pela liberação de *óxido nítrico* (*NO*) que, de modo secundário, difunde-se para as células dos músculos vasculares, nas quais aumenta a atividade da guanililciclase e, consequentemente, a concentração intracelular de guanosina monofosfato cíclico (GMPc). Por fim, GMPc ativa a proteína cinase G, que relaxa a musculatura vascular.

◆ *Fatores neuro-humorais*. A adrenalina e a noradrenalina, circulantes e liberadas de terminações de fibras nervosas simpáticas, respectivamente, agem como vasoconstritores em α_1-adrenorreceptores, que prevalecem em *vasos epicárdicos*, e como vasodilatadores em β-adrenorreceptores, que predominam em *vasos subendocárdicos*.

Se o suprimento de O_2 não puder mais acompanhar a demanda de oxigênio, por exemplo, na alta frequência cardíaca com uma sístole longa, ou em obstrução aterosclerótica das artérias coronárias, o resultado será **insuficiência coronariana** (hipoxia) (→ **C, D** e p. 232 e segs.).

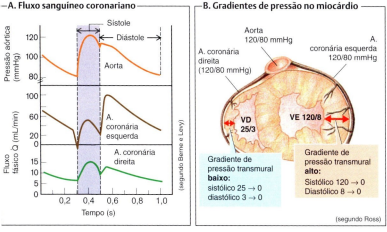

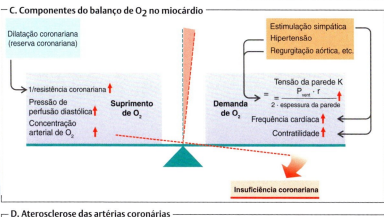

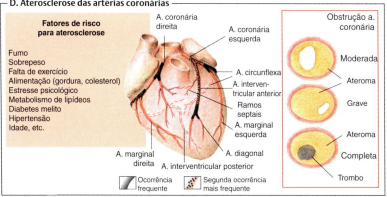

Figura 7.22 Circulação coronariana

Doença cardíaca coronariana

Durante trabalho físico ou estresse psicológico, a demanda de oxigênio do miocárdio eleva-se, particularmente porque a frequência cardíaca e a contratilidade miocárdica terão sido aumentadas por estimulação *simpática*. Em resposta a isso, no coração normal, a resistência vascular coronariana pode cair cerca de 20% de seu nível de repouso, de tal modo que, com o aumento correspondente na perfusão coronariana, o balanço de O_2 será restabelecido mesmo durante este período de demanda aumentada. A capacidade de elevar a perfusão até cinco vezes o valor de repouso é chamada *reserva coronariana*. A ampla variação no fluxo coronariano é devida ao fato de os vasos coronários distais serem contraídos em repouso e dilatados apenas sob demanda (→ **A**; normal *vs.* 1/4 resistência).

A **reserva coronariana diminuída** é característica de doença cardíaca coronariana (DCC) e leva o suprimento de O_2 a não corresponder ao aumento da sua demanda. Essa **anoxia isquêmica** se manifesta por dor, principalmente no tórax esquerdo, braço e pescoço, durante trabalho físico ou estresse psicológico (*angina pectoris*; ver a seguir).

A **principal causa** de DCC é o estreitamento das grandes artérias coronárias proximais por **aterosclerose** (→ p. 231 D e 252 e segs.). A pressão sanguínea pós-estenótica (P_{PE}) é, portanto, significativamente mais baixa do que a pressão aórtica diastólica média (P_{Ao}; → **A**). Para compensar essa resistência elevada ou pressão reduzida, a reserva coronariana é consumida, mesmo em repouso. O preço pago por isso é uma diminuição na faixa de respostas compensatórias, as quais podem, por fim, ser todas utilizadas. Quando o diâmetro luminal das grandes artérias coronárias está reduzido em mais de 60-70% e a área de secção transversal é, assim, reduzida para 10-15% do normal, ocorre isquemia miocárdica com dor hipóxica mesmo com trabalho físico ou estresse leves. Se, simultaneamente, o suprimento de O_2 estiver reduzido, por exemplo, por uma pressão sanguínea diastólica diminuída (hipotensão, regurgitação aórtica), hipoxemia arterial (estar em grandes altitudes) ou redução da capacidade de oxigênio (anemia), o balanço de O_2 estará prejudicado, mesmo quando houver apenas estenose arterial coronariana leve (→ p. 231 C).

Se a dor cessar quando o estresse físico ou psicológico termina, a condição é chamada de **angina de peito estável**. Quando um paciente com angina de peito estável crônica subitamente tem dor anginosa mais forte e mais frequente (**angina de peito instável**), isso costuma ser é um sinal premonitório de infarto agudo do miocárdio, isto é, oclusão completa de uma artéria coronária relevante (ver a seguir).

Contudo, a oclusão coronariana completa não necessariamente leva ao infarto (ver a seguir), pois, em certas circunstâncias, pode desenvolver-se um *suprimento sanguíneo colateral* como uma adaptação a longo prazo, de forma que a demanda de O_2 pode ser atingida, pelo menos em repouso (→ **B**). A região afetada estará, contudo, particularmente em perigo nos casos de hipoxemia, queda na pressão sanguínea ou aumento da demanda de O_2.

A dor resultante da falta de O_2 pode também ocorrer em repouso devido a um **espasmo** (α_1-adrenorreceptores; → p. 230) na região de um estreitamento aterosclerótico do lúmen apenas moderado (**angina vasoespástica**, de **Prinzmetal** ou **angina variante**). Enquanto o encurtamento do anel muscular arterial em 5%, por exemplo, aumenta a resistência de uma artéria coronária normal em cerca de 1,2 vezes, o mesmo encurtamento em uma região de um ateroma que está ocluindo 85% do lúmen aumentará 300 vezes o valor normal da resistência (→ **D**). Existem casos nos quais é, principalmente (ou, de modo mais raro, até exclusivamente), um espasmo coronariano e não uma oclusão ateromatosa que leva a um episódio de angina vasoespástica.

Outra causa de reserva coronariana diminuída é um aumento da **demanda de O_2** mesmo **em repouso**, por exemplo, na hipertensão ou quando há um aumento da carga de volume ventricular. A *tensão na parede ventricular*, isto é, a força que o miocárdio deve gerar por área de secção transversa da parede (N. m^{-2}), para vencer uma pressão aórtica elevada ou ejetar um volume de enchimento elevado, é, portanto, significativo. De acordo com a *lei de Laplace*, a tensão da parede (K) de um órgão oco aproximadamente esférico pode ser calculada pela razão (pressão transmural. raio)/(2. espessura da parede) (→p. 231 C). Assim, se, sem alteração na espessura da parede, a pressão ventricular (P_{vent}) elevar-se (estenose da valva aórtica, hipertensão; → p. 212 e 222) e/ou o raio ventricular aumentar (enchimento maior na regurgitação mitral ou aórtica; → p. 210 e 214), a tensão na parede necessária para manter o débito cardíaco normal, e, portan-

A. Reserva coronariana

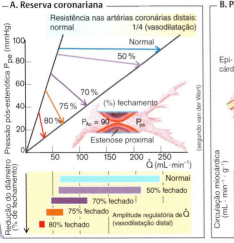

B. Perfusão miocárdica colateral

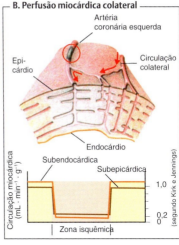

C. Metabolismo energético do miocárdio

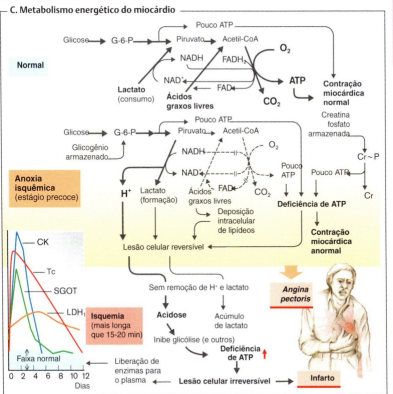

Figura 7.23 **Doença cardíaca coronariana I**

to, a demanda de O_2 do miocárdio, é aumentada. Caso isso continue por um longo período de tempo, o miocárdio ventricular irá hipertrofiar (→ p. 238 e segs.). Isso reduz a tensão na parede, pelo menos por um tempo (compensação). Ocorre descompensação quando o peso do coração atinge o valor crítico de 500g, momento no qual o *ventrículo dilata* (→ p. 238 e segs.) e o raio da cavidade ventricular e a tensão na parede aumentam, de modo que a demanda de O_2 se *eleva subitamente* para valores muito altos.

Consequências e sintomas da isquemia miocárdica. O miocárdio cobre suas necessidades energéticas metabolizando ácidos graxos livres, glicose e lactato. Esses substratos são utilizados para a formação de ATP dependente de O_2 (→ **C**, normal). Quando o fornecimento de sangue é interrompido (isquemia), esse ganho aeróbico de energia cessa, de maneira que o ATP pode ser formado apenas de modo não aeróbico. Nesse momento, é produzido ácido lático, que dissocia-se em íons H^+ e lactato. Nessas circunstâncias, não apenas o lactato não é utilizado, como é, na verdade, produzido (→ **C**, "anoxia isquêmica" inicial). A produção de ATP é, portanto, muito pequena e, além disso, os íons H^+ acumulam-se devido ao fluxo sanguíneo interrompido. Ambos os eventos são responsáveis pela contração ventricular anormal (lesão celular reversível; → **C**). Quando a isquemia persiste, a glicólise é também inibida pela acidose tecidual, ocorrendo lesão celular irreversível (infarto; ver a seguir) com liberação de enzimas intracelulares e troponina cardíaca (Tc) para o sangue (→ **C**, à esquerda).

Deficiência de ATP leva a:

◆ Diminuição da *ação de bombeamento sistólico* do ventrículo (disfunção sistólica; → p. 238 e segs.), assim como a

◆ *Diminuição da complacência* do miocárdio durante a diástole (disfunção diastólica; → p. 238 segs.), de modo que as pressões diastólicas atrial e ventricular são elevadas.

◆ Congestão na circulação pulmonar (*dispneia e taquipneia*). Imediatamente antes da sístole ventricular, a complacência diminuída na diástole produz um quarto som cardíaco que se origina da contração atrial aumentada ("galope atrial"). Se os músculos papilares forem afetados pela isquemia, isso pode resultar em

◆ *Regurgitação mitral aguda* (→ p. 210).

◆ Por fim, o distúrbio da excitação miocárdica causada pela isquemia (→ **E**) pode dar origem a *arritmias* perigosas (ECG; → p. 200 e segs.). Durante o período de isquemia, o **ECG** mostrará uma elevação ou depressão (dependendo da derivação) do segmento ST, bem como achatamento ou inversão da onda T (similar àquela em **F4**). Se o ECG de um paciente em repouso com angina for normal, essas alterações no ECG podem ser provocadas por exercício físico controlado (frequência cardíaca, pressão sanguínea).

A estimulação de **nociceptores** (por cininas?, serotonina?, adenosina?) levará a

◆ *Dor anginosa* (ver acima), e

◆ *Ativação* generalizada *do sistema nervoso simpático* com taquicardia, sudorese e náuseas.

As **tentativas terapêuticas** de restaurar o equilíbrio de O_2 (→ p. 231 C) em pacientes com angina são as seguintes:

◆ Diminuir o consumo miocárdico de O_2 (bloqueadores β-adrenérgicos; nitratos orgânicos que reduzem a pré-carga por vasodilatação generalizada; bloqueadores de canais de Ca^{2+}).

◆ Aumentar o suprimento de O_2 (nitrato orgânico e bloqueadores de canais de Ca^{2+} que funcionam ambos se contrapondo ao espasmo e dilatando vasos coronários). Além disso, o tamanho e a posição das artérias coronárias ateroticamente estenosadas torna possível dilatá-las mediante angioplastia com balão ou *stent* vascular ou por revascularização com um *bypass* aortocoronariano criado por cirurgia.

Infarto miocárdico

Causas. Se a isquemia miocárdica permanecer por algum tempo (mesmo em repouso [angina instável]; ver acima), ocorrerá necrose tecidual, isto é, infarto miocárdico (IM) dentro de cerca de uma hora. Em 85% dos casos, isso é devido à **formação** aguda de **trombo** na região de estenose coronariana aterosclerótica.

Isso ocorre por

◆ *turbulência* e

◆ *ruptura de ateroma* com exposição do colágeno. Ambos os eventos

◆ ativam *trombócitos* (agregação, adesão e vasoconstrição pela liberação de tromboxana). A trombose é também estimulada por

◆ *funções anormais do endotélio*, de forma que seus vasodilatadores (NO, prostaciclina) e suas substâncias antitrombóticas não estão presentes (ativador de plasminogênio tecidual [t-PA], antitrombina III, sulfato de heparina, proteína C, trombomodulina e prostaciclina).

As causas raras de IM são doenças vasculares inflamatórias, embolia (endocardite; prótese valvar), espasmo coronariano grave (p. ex.,

D. Isquemia aguda na aterosclerose coronariana

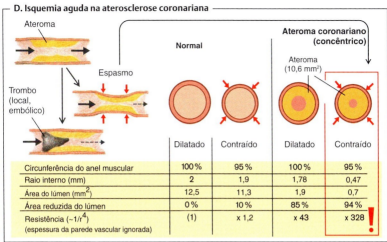

E. Excitação da célula miocárdica na isquemia

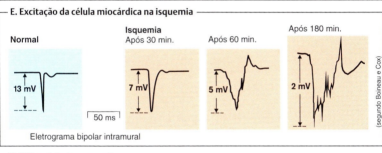

F. ECG no infarto coronariano

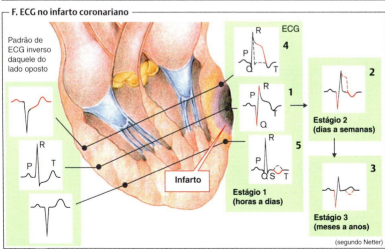

Figura 7.24 Doença cardíaca coronariana II

após uso de cocaína), aumento da viscosidade sanguínea, bem como demanda muito aumentada de O_2 em repouso (p. ex., na estenose aórtica).

ECG (→ **F**). Uma das característica do *infarto transmural* (Itm) é a **onda Q anormal** (→ **F1**), de > 0,04 segundos e uma voltagem que é > 25% da voltagem total do QRS. Isso ocorre dentro de um dia e é devido ao fato de que o miocárdio necrótico não fornece mais um sinal elétrico, de modo que, quando esse segmento do miocárdio deveria estar despolarizado (dentro dos primeiros 0,04 s), o vetor de excitação da porção oposta, normal do coração domina o vetor resultante. Como consequência, esse "vetor 0,04" "aponta para longe" do local do infarto de forma que, por exemplo, um infarto da parede anterior é registrado particularmente nas derivações V_5, V_6, I e aVL como uma grande onda Q (e pequena R). (Em um infarto transmural da parede posterior, tais alterações da onda Q não podem ser registradas nas derivações convencionais.) As ondas Q anormais ainda estarão presentes anos mais tarde (→ **F2, 3**), isto é, elas não são diagnósticas de um *infarto agudo*. Um infarto que *não* é *transmural* geralmente não causa alterações na onda Q.

A **elevação no segmento ST** do ECG é um sinal de isquemia, mas não (ainda) de tecido cardíaco morto.

Ela ocorre:
◆ durante um ataque de angina (ver acima);
◆ no infarto não transmural;
◆ bem no início do infarto transmural;
◆ na margem de um infarto transmural que ocorreu horas ou dias antes (→ **F4**).

O segmento ST retorna ao normal em um ou dois dias após um IM, mas as **ondas T** permanecerão invertidas nas próximas poucas semanas (→ **F5, F2**).

Quando porções consideráveis do miocárdio morrem, **enzimas** e outros componentes intracelulares dos cardiomiócitos são liberados na corrente sanguínea. Não é tanto o nível das concentrações das enzimas, mas o curso temporal de sua concentração máxima que é importante no diagnóstico de IM. A creatinina-cinase miocárdica (CK-MB [MB = músculo, cérebro]) atinge seu pico no dia 1, aspartato aminotransferase (ASAT) no dia 2, e lactato-desidrogenase miocárdica (LDH_1) nos dias 3 a 5 (→ **C**, inferior). Entretanto, como as concentrações plasmáticas dessas enzimas podem aumentar sem o infarto cardíaco, hoje em dia a concentração no plasma de troponina cardíaca (Tc) é considerada como um parâmetro diagnóstico: Tc eleva-se dentro de aproximadamente 3 horas, atinge seu valor máximo dentro de 20 horas, e reduz-se de modo gradual para valores normais dentro de 10-14 dias após o infarto cardíaco (→ **C, inferior**).

As possíveis **consequências** do IM dependem do local, da extensão e da cicatrização do infarto. Além de várias **arritmias**, entre elas a fibrilação ventricular que ameaça a vida (→ p. 200 segs.), há risco de ocorrerem inúmeras **complicações morfológicas/mecânicas** (→ **G**):
◆ ruptura das cordas tendíneas, resultando em regurgitação mitral aguda (→ **G1** e p. 210);
◆ perfuração do septo interventricular com *shunting* esquerda-para-direita (→ **G2** e p. 218);
◆ queda no débito cardíaco (→ **G, a**) que, junto com
◆ partes enrijecidas da parede ventricular (*acinesia*), devido à cicatrização (→ **G, b**),
◆ resultará em uma alta pressão diastólica final (→ **G3** e p. 238). Ainda mais prejudicial que uma cicatriz rígida de infarto é
◆ uma área de infarto distensível, pois ela é abaulada para fora durante a sístole (*discinesia*; → **G4**) o que – em uma área de cicatriz comparavelmente grande – provavelmente reduzirá o débito cardíaco para níveis mais perigosos (*choque cardiogênico*) do que uma cicatriz enrijecida o faria (→ **G5**);
◆ por fim, a parede ventricular no local do infarto pode romper para o lado externo, de modo que ocorra, de forma acentuada, *tamponamento pericárdico* com risco de morte (→ **G6** e p. 244).

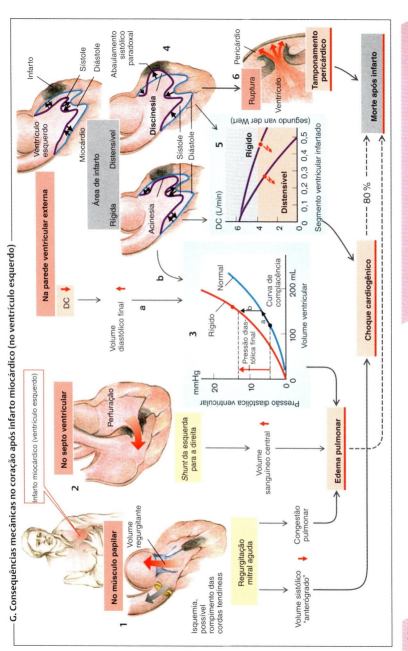

Figura 7.25 **Doença cardíaca coronariana III**

Insuficiência cardíaca

A insuficiência cardíaca (IC) é o estado de redução do desempenho miocárdico e afeta principalmente o *ventrículo esquerdo* (VE). Suas causas mais comuns são (→ **A**) doença cardíaca coronariana (→ p. 232 e segs.) e hipertensão (→ p. 222 e segs.), as quais constituem cerca de 3\4 dos casos. Entretanto, quase todas as outras formas de doença cardíaca (defeitos valvares, cardiomiopatias; → **A**), bem como algumas doenças extracardíacas, podem resultar em IC. Em particular, a *insuficiência ventricular direita* pode resultar de hipertensão pulmonar (→ p. 228), além de defeitos no coração direito e *shunts* (→ p. 216 e segs.). O ventrículo direito (VD) pode também ser afetado secundariamente pela função reduzida do ventrículo esquerdo (estenose mitral, IC esquerda). Em geral, a IC a princípio se manifesta apenas em *esforço físico intenso* (quando a captação máxima de O_2 e o débito cardíaco máximo estão diminuídos, mas sem sintomas; estágio I da classificação NYHA [New York Heart Association]). Contudo, mais tarde os sintomas desenvolvem-se de forma progressiva, primeiramente apenas em atividade física comum, e mais tarde mesmo em repouso (estágios II – IV, NYHA).

A princípio, é feita uma distinção entre IC com *disfunção sistólica* e IC com *disfunção diastólica*. Na **disfunção sistólica**, a contratilidade ventricular está reduzida (→ **A, C1**: U → U´), os ventrículos não esvaziam-se suficientemente durante a contração, o volume diastólico final (VDF) aumenta e o volume sistólico (VS) diminui (→ **C1**). Como resultado, a *fração de ejeção* (FE=VS\VDF → p.192) diminui. A causa mais **frequente** de disfunção sistólica é o *infarto cardíaco*. Dependendo de sua localização, é afetado o VE ou o VD, sendo que a IC do VE frequentemente resulta em IC do VD secundária. A insuficiência sistólica envolve distúrbios no suprimento e utilização de energia, na excitação cardíaca, no aparelho contrátil e na regulação do Ca^{2+} citosólico.

O **enchimento ventricular** é função da magnitude e velocidade do **relaxamento** ventricular, o qual é um processo dependente de ATP. O tempo de relaxamento depende, em parte, do declínio do Ca^{2+} citosólico, isto é, da rapidez de captação do **Ca^{2+}** para o retículo sarcoplasmático (SERCA$_{2A}$) e para o interstício (Ca^{2+}-ATPases sarcolêmicas). Além disso, a rigidez passiva do miocárdio é modulada pela fosforilação das "molas de tensão" de titina, através da proteína cinase G (PKG). Adicionalmente, o relaxamento é acelerado pela fosforilação da fosfolamban durante a estimulação miocárdica β-adrenérgica (lusitropia positiva).

Na **disfunção diastólica**, o enchimento ventricular está diminuído, o que frequentemente (♀ > ♂) resulta de *relaxamento insuficiente*, por exemplo, devido à reduzida taxa de bombeamento de Ca^{2+} por deficiência de ATP durante a isquemia. Outras causas de disfunção diastólica incluem rigidez aumentada da parede ventricular e distensão ventricular prejudicada por:
◆ *hipertrofia cardíaca* devido à cardiomiopatia hipertrófica, ou devido à: a) hipertensão pulmonar ou sistêmica e b) pressão ventricular aumentada na estenose das valvas aórtica ou pulmonar (distúrbios de ejeção, pp. 212, 216);
◆ deposição miocárdica intersticial de colágeno durante o envelhecimento, de *amiloide* na amiloidose (→ p. 274), ou de Fe na hemocromatose (→ p. 270);
◆ *cardiomiopatia restritiva*;
◆ *pericardite constritiva* ou pericárdio tamponado (→ p. 244).

Uma **consequência** da disfunção diastólica é a redução tanto do volume sistólico como do volume diastólico final (VDF) (→ **C3**), enquanto a fração de ejeção (FE) permanece constante ou até aumenta, para manter o débito cardíaco mesmo com o enchimento ventricular insuficiente. Apesar disso, uma redução significativa do enchimento do VE pode levar a uma redução do débito cardíaco, com suas respectivas consequências clínicas (ver a seguir). A elevação da pressão no respectivo átrio aumenta o enchimento ventricular, mas pode, da mesma forma, levar ao edema no respectivo leito capilar retrógrado (ver a seguir).

IC causada por doença miocárdica. na *doença cardíaca coronariana* (isquemia; → p. 232) e após *infarto miocárdico* (→ p.234), a carga sobre o miocárdio não infartado aumenta, causando uma dis*função sistólica* (ver acima) com redução da contratilidade cardíaca e do volume sistólico (→ **A**). A hipertrofia do miocárdio remanescente, uma cicatriz miocárdica enrijecida, assim como a diminuição da taxa de bombeamento do Ca^{2+} no miocárdio isquêmico podem ainda levar à *disfunção diastólica*. Por fim, uma cicatriz de infarto complacente pode abaular-se para fora durante a sístole (discinesia, → p.237, **G4**), resultando em carga de volume adicional (volume regurgitante). *Cardiomiopatias* também podem levar à IC, sendo que, nas formas hipertrófica e restritiva, a disfunção diastólica prevalece.

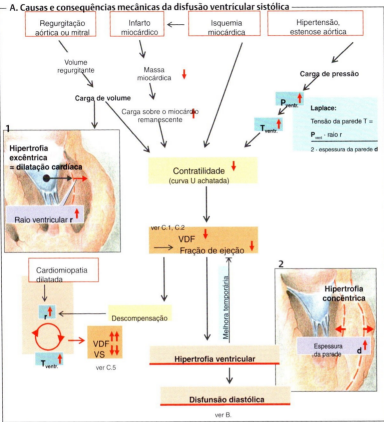

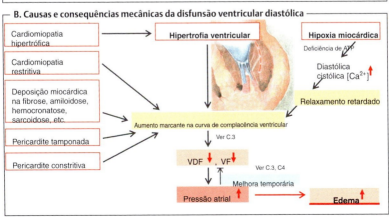

Figura 7.26 Insuficiência cardíaca I

IC causada por carga de volume. A regurgitação aórtica e pulmonar, por exemplo, são caracterizadas pelo *volume regurgitante* (→ p. 214 e segs.) que é adicionado ao volume sistólico efetivo. O volume diastólico final (VDF) e, portanto, o raio (**r**) do ventrículo esquerdo fica aumentado de maneira que, de acordo com a *lei de Laplace* (→ **A**), a *tensão da parede* (**T**), isto é, a força que tem de ser gerada por área de secção transversa miocárdica, deve aumentar para atingir um volume sistólico efetivo normal. Quando isso ocorre inadequadamente, o volume sistólico e, assim, o DC (= frequência cardíaca. volume sistólico) diminuem, e a pressão sanguínea cai. Caso ocorra carga crônica de volume, o ventrículo dilatado reage com **hipertrofia** para compensar com um aumento na espessura da parede (**d**). Todavia, r permanece elevado (**hipertrofia excêntrica**; → **A1**, esquerda), e essa forma de IC normalmente tem um curso menos favorável do que uma com hipertrofia concêntrica (ver a seguir). Se a condição subjacente (p. ex., defeito valvar) não for removida logo, a IC piora relativamente rápido devido ao *remodelamento miocárdico* resultante (ver a seguir). Um círculo vicioso inicia, no qual a parede ventricular dilatada cede ainda mais (*dilatação com reestruturação miocárdica*) e r eleva-se abruptamente. Essa *descompensação* é caracterizada por uma queda ameaçadora no volume sistólico, apesar de um volume diastólico final muito elevado (→ **C5**). Considerações semelhantes aplicam-se à *cardiomiopatia dilatada*.

IC devido à carga de pressão. A tensão na parede (**T**) do ventrículo esquerdo também aumenta na hipertensão sistêmica ou pulmonar, assim como na estenose aórtica ou pulmonar, pois é necessário um aumento da pressão ventricular esquerda (P_{VE}) (lei de Laplace; → **A**, direita). Uma disfunção sistólica desenvolve-se com *hipertrofia* compensatória. A hipertrofia é "*concêntrica*" (→ **A2**), porque, nesse caso, o volume ventricular não está aumentado e pode, em algumas circunstâncias, realmente estar diminuído. A hipertrofia melhora a disfunção sistólica, mas, ao mesmo tempo, causa uma disfunção diastólica. O volume diastólico final e o volume sistólico são reduzidos (→ **B** e **C3, 4**). Quando há grande carga de pressão, o remodelamento miocárdico (ver a seguir) e o suprimento de sangue capilar desfavorável (isquemia coronariana relativa) podem levar a um "peso cardíaco crítico" de cerca de 500g, no qual a estrutura miocárdica cede, causando *descompensação* (→ **A** inferior à direita e **C5**).

Os principais sintomas da **insuficiência ventricular esquerda (ICve)** incluem fadiga, pois o *débito cardíaco diminui*, e dispneia, pois a *pressão venosa pulmonar aumenta* (→ **D**). Se a pressão capilar pulmonar exceder a pressão oncótica do plasma, fluído sai dos capilares e entra no espaço intersticial, ou eventualmente no lúmem alveolar, resultando em *edema pulmonar* alveolar e intersticial (→ **D**, direita e pp. 84, 250). O edema aumenta a dispneia e diminui a complacência dos pulmões (que ficam mais rígidos), o trabalho respiratório aumenta, a relação ventilação-perfusão (→ p.76) diminui, e a pressão parcial de O_2 arterial fica reduzida. A ICve grave continuada é seguida por efusões pleurais e a ventilação aumenta, o que pode eventualmente levar à alcalose respiratória.

Na **insuficiência ventricular direita (ICvd)**, a pressão venosa sistêmica aumenta, levando ao *edema periférico* (em especial nos membros inferiores durante o dia; à noite, há excreção de água com *diurese noturna*) e nos órgãos abdominais (especialmente fígado e trato gastrintestinal) ocorre entrada de fluído na cavidade peritoneal (*ascite*). A *função hepática* fica comprometida (aumento de bilirrubina, enzimas hepáticas e tempo de protrombina no sangue). A congestão venosa pode ainda levar à má-absorção, enteropatia com perda proteica e caquexia (→ **D**, esquerda).

Consequências neuro-humorais da IC. Junto aos efeitos mecânicos cardíacos (→ **A - D**), a IC induz a inúmeros mecanismos compensatórios que estão primariamente direcionados para restaurar o débito cardíaco e a pressão sanguínea (→ **E**, "melhora temporária"). Os mecanismos compensatórios envolvem os baroceptores no VE, seio carotídeo e arco aórtico, com as aferências desses levando a uma maior *liberação de ADH* e estimulação do *tônus simpático*, com maior liberação de noradrenalina. Esses mecanismos resultam em:

♦ retenção de água pelo ADH (aumenta o enchimento cardíaco) e vasoconstrição periférica;
♦ aumento noradrenérgico da *frequência cardíaca* (taquicardia sintomática) e recuperação da contratilidade cardíaca (*inotropismo positivo*), e, consequentemente, do débito cardíaco.
♦ relaxamento acelerado (lusitropismo positivo);
♦ vasoconstrição adrenérgica α_1 e, assim, redução da perfusão do músculo esquelético (fadiga sintomática), da pele (palidez sintomática) e dos rins, objetivando a redistribuição do débito cardíaco reduzido à perfusão das artérias que suprem o coração e o encéfalo (centralização);

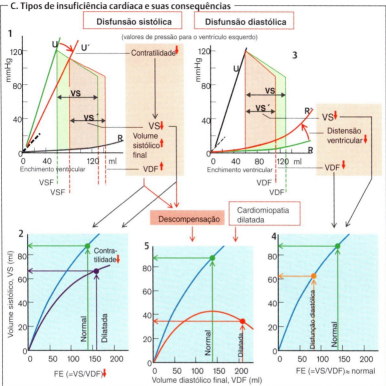
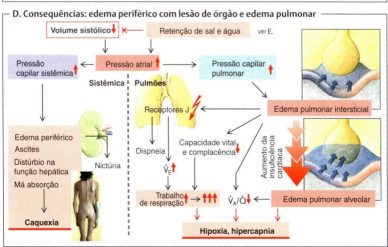

Figura 7.27 Insuficiência cardíaca II

- ativação do sistema renina-angiotensina-aldosterona (devido ao aumento da atividade neural simpática renal e à redução da perfusão renal), levando à retenção de Na^+ com consequente aumento do volume do líquido extracelular (VLEC), e aumento do enchimento diastólico do coração (pré-carga) na tentativa de elevar o débito cardíaco.

Esses **mecanismos compensatórios** podem evitar os sintomas clínicos da IC crônica por muitos anos (grau I, NYH), mas, a longo prazo, possuem **consequências negativas**. A vasoconstrição devido a inervação simpática, angiotensina II e ADH (→ **E**), aumenta tanto a pré-carga como a pós-carga dos ventrículos, levando à apoptose e fibrose miocárdicas (ver a seguir). Além disso, a retenção de líquido e Na^+ pelos rins impõe uma carga crônica de volume aos ventrículos.

A pressão atrial aumentada estimula os peptídeos natriuréticos atriais (**PNA**), e a tensão aumentada da parede ventricular desencadeia a liberação de peptídeo natriurético cerebral (BNP) (→ **E**). Entretanto, o efeito dos peptídeos natriuréticos não pode reverter por completo a excessiva retenção de Na^+. As concentrações plasmáticas de **BNP** ou NT-BNP, um peptídeo produzido paralelamente com o BNP, pela clivagem de pro-BNP, representam indicadores diagnósticos valiosos no acompanhamento do curso da IC.

Remodelamento miocárdico. O remodelamento do miocárdio ocorre logo no início da IC (estágio I, NYHA) mediante estímulos mecânicos e neuro-hormonais. Isso influenciará decisivamente a progressão da IC. As **causas** de remodelamento são:
1) *Tensão aumentada na parede* (→ **A**) que, entre outros efeitos, aumenta a concentração citosólica de Ca^{2+};
2) *Sinais de crescimento sistêmico* (noradrenalina, ADH, angiotensina II; insulina no diabetes tipo II);
3) *Sinais de crescimento local* (endotelina, CTGF [fator de crescimento do tecido conjuntivo], TGF [fator de crescimento transformante], PDGF [fator de crescimento derivado de plaquetas], FGF [fator de crescimento de fibroblastos]) e redução de inibidores do crescimento [NO e PGI_2]).
4) *Sinais inflamatórios* (TNF-α, interleucina 6, geração de radicais de oxigênio pela aldosterona cardíaca; ver a seguir). As células miocárdicas aumentam (*hipertrofia*), porém desenvolve-se *refratariedade às catecolaminas* (regulação para baixo dos $β_1$-adrenorreceptores, elevação nas proteínas G_i antagonistas, desacoplamento dos receptores) e queda na *atividade da Ca^{2+}-ATPase*.

Como **consequência**, o potencial de ação do miocárdio é prolongado (devido a correntes de repolarização diminuídas), e o *potencial de repouso* é menos negativo. Essa situação pode resultar em *arritmias* (reentrada, pós-potenciais, marca-passos ectópicos; → p. 200 e segs.) e, em algumas circunstâncias, até em fibrilação ventricular (esta última ocorre em cerca de 50% dos pacientes com IC, causando *morte cardíaca súbita*). De modo geral, haverá *contratilidade fraca* (entre outros fatores, devido ao desacoplamento funcional parcial entre a di-hidropiridina e os canais de Ca^{2+} sensíveis à rianodina; → p. 196), assim como *capacidade de relaxamento reduzida* do miocárdio. A ativação de fibroblastos (FGF e outros) resulta em uma deposição aumentada de colágeno na parede ventricular e em *fibrose* do miocárdio.

A **terapia da IC** objetiva reduzir a ação cardíaca da noradrenalina (*bloqueadores dos receptores β-adrenérgicos*), a formação de angiotensina II (*enzima conversora de angiotensina [ECA] e antagonistas do receptor [tipo I] de angiotensina*), assim como os efeitos da aldosterona, que, além de suas ações retentoras de Na^+ e eliminadoras de K^+ (risco de arritmias!), gera radicais de oxigênio no coração e vasos, e assim contribui para a resposta inflamatória com fibrose e remodelamento. A liberação de aldosterona é apenas em parte afetada pelos inibidores da ECA, visto que sua produção (parcialmente cardíaca) durante a IC em parte depende da angiotensina II. Dessa forma, *antagonistas* específicos da *aldosterona* (p. ex., eplerenon) influenciam favoravelmente na sobrevivência de pacientes com IC.

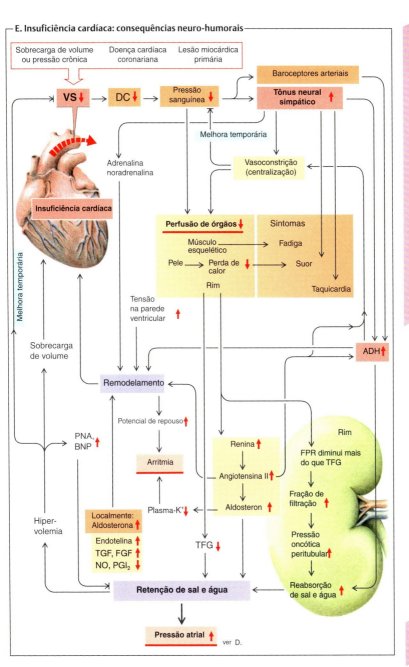

Figura 7.28 Insuficiência cardíaca III

Doenças pericárdicas

O pericárdio envolve o coração como um saco flexível de camada dupla: 15-50 mL de um líquido seroso funciona como película lubrificante entre as duas camadas pericárdicas. A pressão intrapericárdica (P_{PER}) é dependente da respiração e varia entre + 3,5 e –3,5 mmHg.

A causa da **pericardite aguda** (**P.**) pode ser *infecciosa* (p. ex., ecovírus, tuberculose) ou *não infecciosa* (p. ex., uremia, infarto transmural, tumor, radioterapia). Os *estágios* usuais da P. são: 1) vasodilatação com aumento do acúmulo de líquido (P. serosa); 2) permeabilidade vascular aumentada, de modo que o conteúdo de proteínas no líquido aumenta, incluindo fibrinogênio ou fibrina, (P. serofibrinosa); e 3) migração de leucócitos (P. purulenta). O sangramento é também uma causa possível (P. hemorrágica).

Os *sintomas* de uma P. aguda são dor torácica (agravada durante inspiração e tosse), febre, atrito pericárdico na ausculta e um *ECG anormal* (elevação do segmento S-T causada por resposta inflamatória associada ao miocárdio subendocárdico; depressão do segmento P-R devido à despolarização atrial anormal).

O **derrame pericárdico** (> 50 mL de líquido que pode ser avaliado por ecocardiografia) pode se desenvolver em qualquer P. aguda. Se mais do que cerca de 200 mL se acumular *em casos agudos* (p. ex., hemorragia), a P_{PER} aumenta agudamente devido à rigidez do saco pericárdico (para as consequências, ver a seguir). Porém, se o derrame acumular-se *em casos crônicos*, o saco pericárdico se distende gradualmente, de modo que, em determinadas circunstâncias, pode se acumular 1-2 L sem aumento significativo na P_{PER}.

As **complicações** graves da P. aguda e do derrame pericárdico são *tamponamento pericárdico* e *pericardite constritiva*, as quais prejudicam o enchimento cardíaco (→ **A**). As *causas* de **tamponamento pericárdico** (**TP**) incluem infiltração tumoral e viral ou P. urêmica, bem como ruptura ventricular após infarto miocárdico ou trauma do tórax. Uma *consequência do tamponamento pericárdico* é a elevação na pressão ventricular durante a sístole para o nível da P_{PER}. A "queda (ou depressão) y" normal na pressão venosa central (PVC; → p. 193 A3), a qual representa a queda na pressão após abertura da valva tricúspide, é achatada de forma que essa queda não é registrada (ver a seguir).

Pode ocorrer cicatrização e calcificação das membranas pericárdicas após P. viral ou tuberculosa, causando **pericardite constritiva** (**P. con**). Isso resulta em elevação muito mais abrupta da curva de complacência ventricular (→ **A2**), de maneira que a pressão diastólica no ventrículo eleva-se outra vez agudamente após uma breve queda (→ **A1**, depressão com enchimento diastólico inicial curto e rápido) para um platô (→ **A1**). A descendente *y* da PVC é mais acentuada na pericardite constritiva, porque – em contraste com o tamponamento pericárdico – há um maior gradiente de pressão entre o átrio e o ventrículo no início da diástole. É importante, no diagnóstico diferencial, que, no tamponamento pericárdico (mas não na pericardite constritiva), a pressão sanguínea sistólica caia mais que 10 (normalmente 5) mmHg durante a inspiração, pois o retorno venoso aumentado durante a inspiração produz um abaulamento do septo interventricular em direção ao ventrículo esquerdo, diminuindo, assim, seu volume sistólico mais do que o normal, resultando em "*pulso paradoxal*". Já o sinal de Kussmaul, uma elevação inspiratória na pressão venosa central, em vez da queda normal, é característico da pericardite constritiva.

Tanto na pericardite constritiva quanto no tamponamento pericárdico, o **enchimento ventricular diastólico está diminuído**, causando, entre outros sintomas, uma **elevação na pressão venosa**. Nas *veias pulmonares*, isso causa dispneia e estertores (edema pulmonar). A *pressão venosa sistêmica aumentada* (veias do pescoço congestionadas; → **A**) causa hepatomegalia, ascite e edema periférico.

O **débito cardíaco fica diminuído** na pericardite constritiva e no tamponamento pericárdico como resultado do enchimento ventricular diminuído (→ **A**, área laranja). Devido ao aumento da atividade simpática, ocorre taquicardia e centralização da circulação (choque; p. 246 e segs.). A combinação de queda na pressão sanguínea, taquicardia e compressão das artérias coronárias resultam em isquemia miocárdica com alterações características no ECG (→ **A,5**; → p. 235 F). Se o tamponamento pericárdico (especialmente se for agudo) não for removido por um dreno pericárdico, a pressão ventricular diastólica eleva-se ainda mais devido a um círculo vicioso, e o bombeamento cardíaco cessa (→ **A3**). A pericardite constritiva é tratada por meio de ressecção cirúrgica do pericárdio (pericardiectomia).

A. Tamponamento e constrição pericárdica

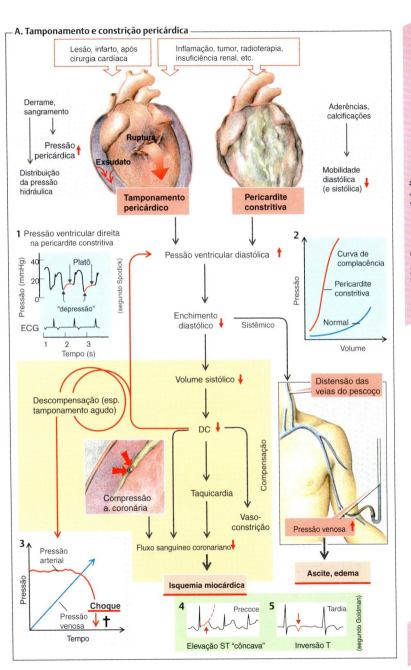

Figura 7.29 Doenças pericárdicas

Choque circulatório

Choque (circulatório) é o termo dado para **insuficiência circulatória generalizada** aguda ou subaguda progressiva, com uma microcirculação anormal e **subperfusão** de órgãos vitais. Em um sentido mais amplo, choque também inclui distúrbios do *suprimento* e *utilização de O_2 com perfusão* (inicialmente) não diminuída.

A causa do choque é, em geral, **redução do débito cardíaco**, com as seguintes possíveis causas:
◆ Na hipovolemia (**choque hipovolêmico**), a pressão venosa central está reduzida e, portanto, o *retorno venoso diminuído*. Como resultado, o volume sistólico cai (mecanismo de Frank-Starling). A causa da hipovolemia pode ser sangramento (*choque hemorrágico*) ou alguma outra **perda de líquido** para o exterior, tanto pelo trato gastrintestinal (sangramento grave, vômito extremo, diarreia persistente), como pelos rins (p. ex., diabetes melito ou insípido, alta dosagem de diuréticos, poliúria após insuficiência renal aguda) ou pela pele (queimaduras extensas, sudorese profusa sem ingestão de líquidos). A perda de sangue *internamente* pode também ser uma razão para o choque hipovolêmico, como a hemorragia para tecidos moles (p. ex., em fraturas, em especial da coxa e pelve, ou na região do retroperitônio), para o tórax (p. ex., ruptura de um aneurisma de aorta) ou para o abdome (p. ex., ruptura do baço), bem como sequestro de grandes quantidades de líquido no íleo, peritonite, cirrose hepática (ascite) ou pancreatite aguda.

◆ **Choque cardiogênico.** A *insuficiência cardíaca* primária ou secundária pode ser causada por infarto agudo do miocárdio, descompensação aguda de insuficiência cardíaca, arritmias malignas, cardiomiopatias, regurgitação valvar aguda, obstrução de grandes vasos (p. ex., embolia pulmonar) ou por diminuição do enchimento cardíaco (estenose mitral, tamponamento pericárdico, pericardite constritiva). Nessas condições, em contraste com o choque hipovolêmico, a *pressão venosa central está elevada* (choque congestivo).

◆ As **causas hormonais** de choque incluem hipofunção adrenal (crise de Addison; → p. 292), coma diabético (→ p. 310 e segs.), choque hipoglicêmico (superdosagem de insulina, insulinoma; → p. 314), coma hipotireóideo ou hipertireóideo (→ p. 304), e coma no hipoparatireoidismo ou hiperparatireoidismo (→ p. 138).
◆ As **causas metabólico-tóxicas** são cirrose hepática descompensada, insuficiência hepática aguda, uremia, várias formas de envenenamento, etc.

◆ O débito cardíaco reduzido pode também ser causado pela *distensão vascular periférica* (sem palidez) com retenção venosa de sangue (diminuição do retorno venoso), como pode ocorrer no **choque anafilático** (alergia a alimentos ou fármacos), no qual são liberadas substâncias vasoativas (histamina, etc).

◆ No **choque séptico-tóxico**, o débito cardíaco primeiramente é elevado pela ação de toxinas de bactérias, em geral gram-negativas (taquicardia e resistência periférica total diminuída). Então, a pressão sanguínea inicialmente normal cai, ocorre insuficiência respiratória, e, por fim, desenvolve-se um estágio tardio com redução do débito cardíaco e alta resistência periférica total, coagulação intravascular disseminada (CID), etc. (ver a seguir).

◆ O **choque neurogênico** é raro, mas pode ocorrer nos casos em que trauma do tronco encefálico ou da medula espinal ou intoxicação (barbituratos, narcóticos) alteram a regulação do sistema nervoso autônomo sobre o coração e a circulação, e o retorno venoso é acentuadamente reduzido.

Sintomas (→ **B**, esquerda). O choque hipovolêmico e hemorrágico está frequentemente associado à *pressão sanguínea reduzida* (amplitude de pulso diminuída), *frequência cardíaca aumentada*, *palidez* com suor frio (não em choque devido à distensão vascular), débito urinário diminuído (*oligúria*) e *sede* aumentada. O déficit de volume (de sangue) resultante pode ser estimado por meio do **índice de choque** (frequência cardíaca por min/pressão sistólica em mmHg):
◆ 0,5 = normal ou perda de sangue < 10%;
◆ 1,0 = perda de sangue < 20-30% (choque incipiente);
◆ 1,5 = perda de sangue > 30-50% (choque manifesto).

A maioria dos sintomas acima são expressões de **mecanismos** contrarregulatórios do organismo *contra o choque incipiente*: **choque compensado** (→ **A**). Os mecanismos rapidamente ativos suplementam uns aos outros para *aumentar a pressão sanguínea diminuída*, enquanto os mais lentos atuam para se *contrapor ao déficit de volume*.

◆ **Compensação da pressão sanguínea** (→ **A**, esquerda). A queda na pressão sanguínea leva à diminuição dos sinais aferentes dos pressorreceptores arteriais. Isso resulta na ativação de

A. Mecanismos compensatórios quando há risco de choque hipovolêmico

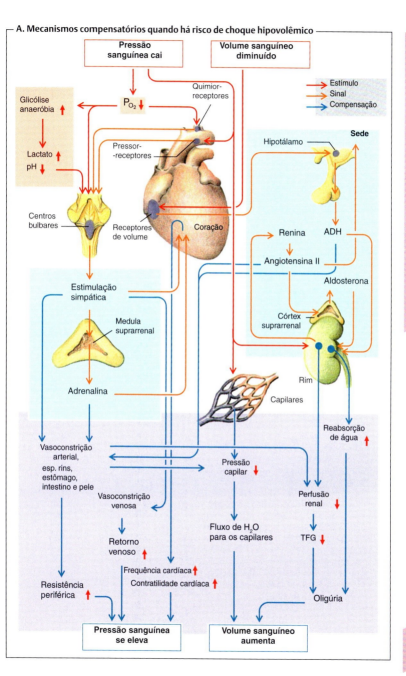

Figura 7.30 Choque circulatório I

áreas pressoras no sistema nervoso central e em *aumento no tônus simpático*. A *vasoconstrição arterial* (não no choque causado por distensão vascular) direciona o reduzido débito cardíaco a partir da pele (palidez), dos órgãos abdominais e dos rins para órgãos vitais (artérias coronarianas, cérebro), causando **centralização da circulação**. A *vasoconstrição dos vasos venosos de capacitância* (enchimento cardíaco aumentado), a *taquicardia* e o *inotropismo positivo* são resultado da atividade nervosa simpática e aumentam levemente o débito cardíaco antes reduzido. A *adrenalina* liberada da medula suprarrenal suplementa esses mecanismos do sistema nervoso.

◆ **Compensação de volume** (→ **A**, direita). A queda na pressão sanguínea e a constrição arteriolar com choque incipiente *diminuem a pressão efetiva de filtração capilar* (→ p. 250), e, assim, o líquido intersticial flui para o compartimento sanguíneo. Além disso, os receptores atriais de pressão reconhecem o déficit de volume (*pressão atrial diminuída*), o que inibe a secreção de atriopeptina e reflexamente causa *secreção de ADH* (reflexo de Henry-Gauer). O ADH age como um vasoconstritor (receptores V_1) e retém água (receptores V_2). A redução da pressão sanguínea renal aumenta a liberação de *renina*, e mais *angiotensina II* é formada, esta última estimulando a sede e também tendo um efeito vasoconstritor. Além disso, a angiotesina II aumenta a secreção de *aldosterona*, a qual, por sua vez, diminui a eliminação de sal e, dessa forma, a eliminação de água pelos rins (→ p. 132 e segs.). Se o risco de choque for afastado, a perda de eritrócitos será reposta mais tarde (*formação de eritropoietina* renal aumentada; → p. 34 e segs.), e as proteínas plasmáticas serão reabastecidas no fígado pelo aumento da síntese.

Caso o organismo não for capaz, *sem auxílio externo* (infusões, etc.), de impedir o choque com os mecanismos homeostáticos compensatórios antes mencionados, será desenvolvido **choque manifesto** (ou **descompensado**) (→ **B**). Caso a pressão sanguínea sistólica permaneça < 90 mmHg ou a pressão média < 60 mmHg por um período prolongado (o que pode ocorrer apesar da reposição do volume [*choque protraído*]), as **consequências** da hipoxia levarão à *lesão de órgãos* que culminará em **falência múltipla de órgãos** extremamente crítica. Danos frequentes de órgãos incluem *insuficiência respiratória aguda* (= choque pulmonar = síndrome da angústia respiratória aguda [SARA], → p. 88) com hipoxemia, *insuficiência renal aguda* (taxa de filtração glomerular [TFG] < 15 mL/min, apesar da normalização da pressão sanguínea e do volume), *insuficiência hepática* (bilirrubina plasmática elevada, protrombina diminuída), *lesão cerebral* (perda da consciência, graus progressivos de coma), *coagulação intravascular disseminada* e úlceras agudas no trato gastrintestinal com sangramento.

Vários *mecanismos* podem estar envolvidos no choque, sendo que alguns deles se *autorreforçam*. Eles agravam o choque até que não possa mais ser favoravelmente influenciado, quaisquer que sejam as medidas terapêuticas (**choque irreversível** ou **refratário**). Os seguintes círculos viciosos se desenvolvem, entre outros:

1. Vasoconstrição ⇒ velocidade de fluxo ↓ ⇒ viscosidade do sangue ↑ ⇒ resistência ao fluxo ↑ ⇒ velocidade do fluxo ↓↓ etc. até parada completa do fluxo (estase com fênomeno de "barro") (→ **C1**).
2a. Volume ↓ ⇒ pressão sanguínea ↓ ⇒ vasoconstrição periférica → hipoxia → dilatação arteriolar → perda de líquido para os espaços intersticiais → volume ↓↓ ⇒ pressão sanguínea ↓↓ ⇒ hipoxia ↑(→ **C2a**).
2b. Volume ↓ ⇒ hipoxia ⇒ lesão capilar ⇒ formação de coágulo → coagulação intravascular disseminada ⇒ sangramento para os tecidos ⇒ volume ↓↓ (→ **C2b**).
2c. Hipoxia ⇒ lesão capilar ⇒ formação de trombo ⇒ hipoxia ↑ (→ **C2c**).
3. Débito cardíaco ↓ ⇒ pressão sanguínea ↓ ⇒ perfusão coronariana ↓ ⇒ hipoxia miocárdica ⇒ acidose miocárdica e deficiência de ATP ⇒ contratilidade cardíaca ↓ ⇒ débito cardíaco ↓↓ (→**C3, 4**).
4a. Contratilidade cardíaca ↓ ⇒ fluxo sanguíneo ↓ ⇒ trombose ⇒ embolia pulmonar ⇒ hipoxia ⇒ contratilidade cardíaca ↓↓ (→ **C4a**).
4b. Hipoxia ⇒ contratilidade cardíaca ↓ ⇒ edema pulmonar ⇒ hipoxia ↑↑ (→ **C4b**).
4c. Contratilidade cardíaca ↓ → pressão sanguínea ↓ ⇒ perfusão coronariana ↓ ⇒ contratilidade cardíaca ↓↓ (**C4c**).

— B. Causas, sintomas e consequências do choque

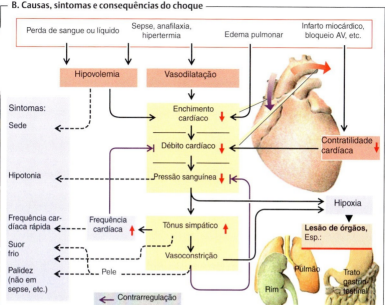

— C. Círculos viciosos (1-4) que levam ao choque irreversível

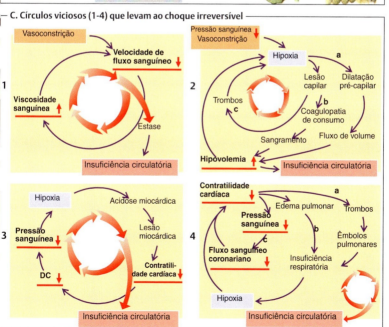

Figura 7.31 Choque circulatório II

Edemas

Os poros funcionais no endotélio capilar permitem que seja **filtrado** líquido plasmático livre de proteínas para os espaços intersticiais. Cerca de 20 L/dia são filtrados através de todos os capilares do corpo (excluindo os rins), dos quais 90% são imediatamente **reabsorvidos**. Os 2 L/dia restantes alcançam o compartimento sanguíneo apenas via linfa (**A**).

A taxa de filtração ou reabsorção Q_f é determinada pelo **coeficiente de filtração K_f** (= permeabilidade à água. área de troca) da parede capilar, assim como pela **pressão de filtração efetiva P_{ef}** ($Q_f = P_{ef} \cdot K_f$). A P_{ef} é a resultante entre a *diferença de pressão hidrostática* ΔP e a *diferença de pressão oncótica* (*coloidosomótica*) $\Delta \pi$ através da parede capilar (*lei de Starling*), na qual ΔP = pressão sanguínea nos capilares (P_{cap}) – pressão intersticial (P_{int}, normalmente ≈ 0 mmHg). $\Delta \pi$ surge devido à concentração de proteína ser mais alta no plasma do que no espaço intersticial, ΔC_{prot} (≈ 1 mmol/L), e é maior quanto mais próximo de 1,0 for o coeficiente de reflexão das proteínas plasmáticas (σ_{prot}), isto é, quanto menor a permeabilidade endotelial a proteínas plasmáticas ($\Delta \pi = \sigma_{prot} \cdot R.T. \cdot \Delta C_{prot}$). No nível do coração, ΔP na extremidade arterial dos capilares é cerca de 30 mmHg; na extremidade venosa, cai para cerca de 22 mmHg. $\Delta \pi$ (cerca de 24 mmHg; → **A**, à direita) se contrapõe a essas pressões de modo que a filtração inicialmente alta (P_{ef} = +6 mmHg) é transformada em reabsorção por um curto período de tempo. Em geral, isto resulta em aumento da pressão oncótica no interstício pericapilar. Assim, $\Delta \pi$ diminui paralelamente à ΔP ($P_{ef} \approx 0$; → **A**).

Abaixo do nível do coração, a pressão *hidrostática* da coluna de sangue é adicionada à pressão no lúmen do capilar (cerca de +90 mmHg no nível dos pés). É especialmente ao ficar parado em pé que a pressão de filtração torna-se muito alta nas pernas. Ela é compensada pela *autorregulação*, na qual, devido à saída de água, a concentração de proteínas, e, portanto, $\Delta \pi$, aumenta ao longo dos capilares. Também é parte da autorregulação que a P_{int} se eleve quando a filtração aumenta (complacência limitada do espaço intersticial) e, como resultado, ΔP diminui.

Quando a quantidade de filtrado excede a soma do volume reabsorvido mais o fluxo de saída linfático, desenvolvem-se **edemas**, e ocorre *ascite* na região de suprimento da veia porta, bem como edemas nos pulmões (→ p. 84). As possíveis **causas** de edema são (→ **B**) as seguintes:

◆ Pressão sanguínea elevada na extremidade arterial devido à vasodilatação pré-capilar (P_{cap} ↑), especialmente durante um aumento simultâneo na permeabilidade às proteínas (σ_{prot} ↓, e assim $\Delta \pi$ ↓), por exemplo, na inflamação ou anafilaxia (histamina, bradicinina, etc.).

◆ Elevação da pressão venosa (P_{cap} ↑ na extremidade capilar), a qual pode ser causada localmente por trombose venosa, ou sistemicamente (*edema cardíaco*), por exemplo, por insuficiência ventricular direita (→ p. 238 e segs.). A congestão da veia porta leva à ascite (→ p. 184).

◆ Concentração reduzida de proteínas plasmáticas (sobretudo albumina) causa queda excessiva da $\Delta \pi$. Isso pode ser o resultado da perda renal de proteínas (proteinúria; → p. 114), de pouca síntese de proteínas plasmáticas (p. ex., na cirrose hepática; → p. 186 e segs.) ou de uma degradação aumentada das proteínas plasmáticas, para corresponder à demanda de aminoácidos se houver uma deficiência de proteínas (*edema nutricional*).

◆ O fluxo linfático diminuído pode também causar edemas locais por compressão (tumores), transecção (cirurgias), fibrose (radioterapia) ou oclusão (bilharzíase*) dos vasos linfáticos.

Quando forma-se edema, o espaço intersticial fica aumentado até que um novo equilíbrio seja estabelecido (filtração = absorção + fluxo de saída linfático). Uma complacência aumentada do espaço intersticial favorece a formação de edema tanto quanto um aumento da pressão hidrostática nas partes afetadas do corpo (p. ex. edema de tornozelos).

Como o líquido do edema origina-se do sangue, a **consequência** do edema sistêmico (→ **B** inferior) será uma diminuição no volume sanguíneo e, assim, no débito cardíaco. A perfusão renal é reduzida não apenas diretamente pela queda no DC, mas também como resultado da estimulação simpática. A fração de filtração renal aumenta, e o mecanismo renina-angiotensina é iniciado. A *retenção de Na⁺* resultante aumenta o volume do líquido extracelular o qual, aumentando o volume sanguíneo, na verdade, piora o edema. A retenção de Na⁺ na insuficiência renal também resulta na formação de edema.

---

* N. de T.: Esquistossomose.

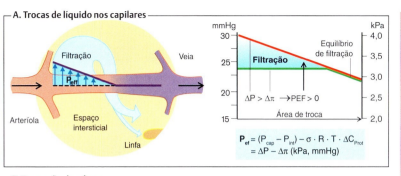
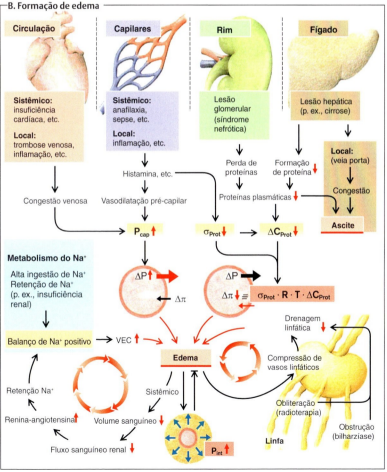

Figura 7.32 Edemas

Aterosclerose

A aterosclerose (At.; arteriosclerose) é a causa de mais da metade de todas as mortes nas nações ocidentais industrializadas. É uma doença arterial lentamente progressiva na qual a íntima (→ **A1**) é espessada por depósitos fibrosos que estreitam de modo gradual o lúmen e tornam-se o local de sangramento e formação de trombos (→ **B**).

As estrias de gordura são os primeiros sinais visíveis de At. (tão precoces quanto na infância). Elas são acúmulos subendoteliais de grandes células contendo lipídeos (células espumosas [*foam cells*]; → **A2**). Mais tarde, formam-se **placas fibrosas** ou **ateromas** (→ **A3**), que são a causa da manifestação clínica de At. Essas placas consistem em um acúmulo de monócitos, macrófagos, células espumosas, linfócitos T, tecido conjuntivo, restos teciduais e cristais de colesterol. As placas são frequentemente infectadas com a bactéria *Chlamydia pneumoniae*.

Os **locais** mais comuns de formação dessas placas são a aorta abdominal, as artérias coronárias, as artérias poplíteas e o círculo arterial do cérebro (em ordem de frequência).

Dos **fatores de risco** importantes para At. (→ **C1**), cinco podem ser modificados; são eles *hiperlipidemia*, *hipertensão*, *tabagismo*, *diabetes melito* e *hiper-homocisteinemia*. Não é claro se a *infecção por clamídia* tem um papel importante na patogênese da At. ou se, talvez, ela até inicie seu desenvolvimento. Os fatores de risco que não podem ser modificados são *idade*, *sexo masculino* e *predisposição genética* (→ p. 264 e segs.). Outros fatores incluem sobrepeso e estilo de vida sendentário ou estressante (ver também síndrome metabólica, → p. 256 e segs.).

◆ **Hiperlipidemia**. *Níveis de colesterol sérico* maiores que 265 mg/dL (6,85 mmol/L), naqueles com idade entre 35-40 anos, aumentam cinco vezes o risco de doença coronariana cardíaca comparados com valores < 220 mg/dL (5,7 mmol/L). Setenta por cento desse colesterol é transportado em lipoproteínas de baixa densidade (LDLs), e o desenvolvimento de At. correlaciona-se estreitamente com a elevação dos níveis de LDL. Um defeito nos receptores de LDL leva à At. muito precoce (→ p. 264 e segs.). Um fator de risco especial parece ser a *lipoproteína*(a) (= LDL que contém apolipoproteína Apo(a)). Apo(a) assemelha-se ao plasminogênio e liga-se à fibrina de modo que pode ter um efeito antifibrinolítico e, dessa maneira, trombogênico. (Sobre o papel de *triglicerídeos* e lipoproteínas de alta densidade, [HDL], → p. 264 e segs.)

◆ O **fumo** aumenta o risco de morte devido aos efeitos da doença coronariana cardíaca em 1,4 a 2,4 vezes (mesmo fumo leve) e, em fumantes extremos, em até 3,5 vezes. O consumo de cigarros com baixos níveis de alcatrão e nicotina não diminui o risco, mas este é reduzido de modo significativo se o tabagismo for interrompido totalmente. Não está claro como o fumo promove At. As causas possíveis são estimulação do sistema nervoso simpático pela nicotina, deslocamento de O_2 da molécula de Hb pelo monóxido de carbono, aderência aumentada de plaquetas e aumento da permeabilidade endotelial induzido pelos constituintes da fumaça.

◆ A **hiper-homocisteinemia** (> 14 µg/L plasma, p. ex., devido à falta da metilenotetraidrofolato-redutase [MTFR]) aumenta o risco de At.; um aumento de 5 µmol/L de homocisteína produz um risco que corresponde ao aumento de 20 mg/dL na concentração de colesterol. A homocisteína (HoCys) favorece a formação de placas, provavelmente de diversas maneiras (ver a seguir). No polimorfismo gênico termolábil da MTFR, que costuma ocorrer, há *deficiência de folato* (→ p. 38). Se a última for removida, os níveis de HoCys são normalizados.

A **patogênese da At.** permanece inexplicada, mas a *lesão endotelial* (e infecção por *clamídia* ?, ver acima) poderia ser o evento primário, e a *reação* à ela pode, eventualmente, levar à formação de placas (*hipótese da resposta à lesão*; → **C**). As placas em geral desenvolvem-se em locais de alto estresse mecânico (bifurcação de vasos); nesse aspecto, a *hipertensão* também se torna um fator de risco. Entre as reações, estão o aumento da *captação de lipídeos* na parede do vaso, bem como a *adesão de monócitos e trombócitos* (→ **C2, 3**), auxiliada pela HoCys. Os monócitos penetram na íntima e são transformados em *macrófagos* (→ **C4**). Estes liberam radicais de O_2 reativos, especialmente o ânion superóxido $\cdot O_2^-$ (também auxiliado pela HoCys), o qual tem um efeito nocivo geral sobre as células endoteliais, inativando o **NO** formado no endotélio, no seu caminho para o endotélio, e a musculatura vascular: $\cdot NO + \cdot O_2^- \rightarrow \cdot ONOO^-$ (→ **C5**). Isso

A. Alterações da parede vascular na aterosclerose

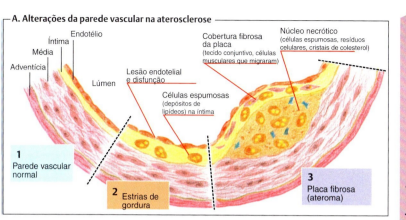

B. Consequências da aterosclerose

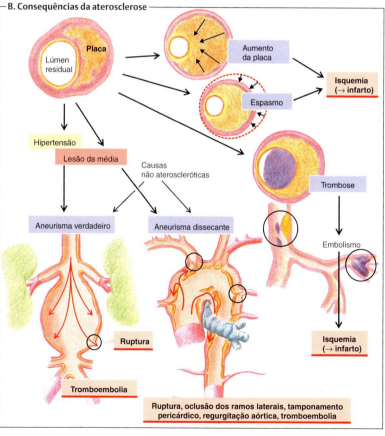

Figura 7.33 Aterosclerose I

253

resulta na *perda da ação do NO*, ou seja, inibição da adesão de plaquetas e monócitos ao endotélio, assim como dos efeitos antiproliferativos e vasodilatadores sobre a musculatura vascular. O último favorece *espasmos* (→ **B** e **C7**). Mesmo nos estágios precoces da At., os radicais de O_2 *modificam por oxidação* aquelas *LDLs* que entraram no endotélio (→ **C8**). As LDLs oxidadas danificam o endotélio e ali induzem à expressão de moléculas de adesão, as quais permitem a proliferação da musculatura vascular. A oxidação também resulta na ligação alterada das LDLs. Elas não podem mais ser reconhecidas pelos receptores de ApoB 100 (→ p. 264 e segs), mas são reconhecidas pelos chamados *receptores scavengers** que se encontram em grande quantidade nos macrófagos. Em consequência, esses agora fagocitam grandes quantidades de LDLs e são transformados em células espumosas sedentárias (→ **C9**). A lipoproteína (a) pode ser oxidada e fagocitada de modo similar. Simultaneamente, fatores quimiotáticos de monócitos e trombócitos provocam a *migração de células musculares lisas da média para a íntima* (→ **C6**). Ali, elas são estimuladas a proliferar pelo PDGF e outros fatores promotores de crescimento (de macrófagos, trombócitos, endotélio lesado, e das próprias células musculares). Elas também são transformadas em células espumosas pela captação de LDLs oxidadas (→ **C10**) e formam uma matriz extracelular (colágeno, elastina, proteoglicanos) que também contribui para a formação do ateroma.

Uma das **consequências** da deposição da placa (→ **B**) é o *estreitamento do lúmen* que pode levar à isquemia. A doença coronariana cardíaca (→ p. 232 e segs.) e a doença arterial oclusiva crônica dos membros com isquemia dolorosa ao exercício (*claudicação intermitente*) são exemplos disso. Outras consequências da formação de placa são *enrijecimento* da parede vascular (calcificação), formação de *trombo* que obstrui o lúmen residual e pode produzir *êmbolo* periférico (p. ex., infarto cerebral, acidente vascular cerebral), bem como *sangramento* para dentro das placas (estreitamento adicional pelo hematoma) e para a parede do vaso. Assim enfraquecida, a parede do vaso pode ser distendida (*aneurisma*; ver a seguir) e mesmo rompida, com perigoso *sangramento* para os tecidos adjacentes, por exemplo, da aorta (ver a seguir) ou dos vasos encefálicos (sangramento intracerebral excessivo, acidente vascular cerebral; → p. 354).

Aneurisma é a dilatação circunscrita de um vaso arterial devido a alterações congênitas ou adquiridas da parede vascular. Ele assume as seguintes **formas**:

◆ *Aneurisma verdadeiro* (→ **B**, à esquerda), com extensão a todas as três camadas da parede (íntima, média e adventícia). Em 90-95% dos casos, ele é causado por *aterosclerose* com *hipertensão*. Com frequência, a *aorta abdominal* é afetada. Em raros casos, ele pode ser congênito ou causado por trauma, necrose cística medial (síndrome de Marfan, de Ehlers-Danlos ou de Gsell-Erdheim) ou infecção (sífilis, micose em pacientes imunodeficientes);

◆ *Aneurisma falso* (*pseudoaneurisma*), o qual consiste em um hematoma perivascular sobre uma laceração na íntima e na média, conectado com o lúmen do vaso. Ele é causado por trauma ou infecção (acidente, cirurgia, cateterização arterial);

◆ *Aneurisma dissecante* (→ **B**, ao centro), normalmente na aorta ascendente, na qual, após a perfuração da íntima, o sangue sob alta pressão (arterial) "escava" um caminho (em geral degenerativo) dentro da média, de modo que a íntima e a adventícia separam-se ao longo de uma determinada extensão da parede;

◆ *Aneurisma arteriovenoso* quando um aneurisma se rompe dentro de uma veia, produzindo uma fístula arteriovenosa.

Uma das grandes **complicações de um aneurisma** é a ruptura. Se ela ocorre em um grande vaso, o *choque hemorrágico* dominará o quadro clínico (→ p. 246 e segs.). A ruptura de uma artéria intracraniana (frequentemente a artéria comunicante anterior) junto com sangramento subaracnoide é um risco agudo para a função cerebral. A ruptura de um aneurisma próximo ao coração (especialmente um aneurisma dissecante) pode causar tamponamento pericárdico agudo (→ p. 244) e regurgitação aórtica, se a raiz da aorta estiver envolvida (→ p. 214). Outras complicações são trombose no aneurisma, oclusão na origem de uma artéria e *embolia* para vasos distais (*isquemia ou infarto*, respectivamente; **B** à direita).

---

* N. de T.: Receptores varredores ou de remoção.

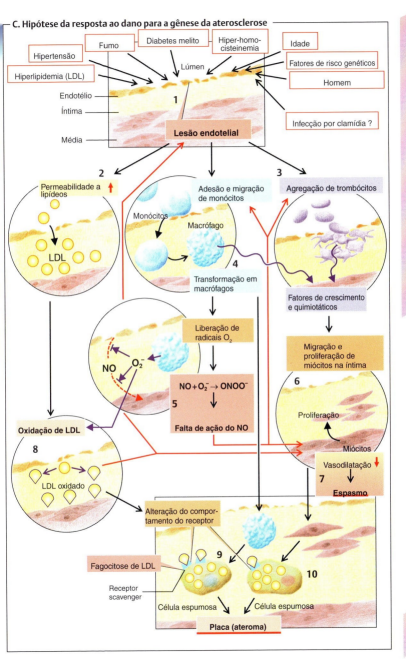

Figura 7.34 Aterosclerose II

Síndrome metabólica

O tecido adiposo branco serve como depósito eficiente de energia e também é necessário para a manutenção da homeostase da glicose sistêmica e de lipídeos. A falta de tecido adiposo leva a distúrbios metabólicos (lipoatrofia com diabetes melito e hipertrigliceridemia), assim como o faz o excesso de tecido adiposo. Um distúrbio comum resultante do **excesso de tecido adiposo** (**obesidade**), especialmente do excesso de gordura abdominal e visceral, leva à **síndrome metabólica** (SMe; → A).

Fatores de risco metabólicos adicionais, tais como distúrbios do metabolismo lipídico independente do peso corporal, defeitos genéticos que afetam a liberação ou ação da insulina, diferenças metabólicas étnicas e individuais, disfunção mitocondrial, assim como a idade avançada aumentam o risco de desenvolvimento de síndrome metabólica (→ **A1**).

A síndrome metabólica caracteriza-se por uma combinação de vários fatores de risco. São eles:

◆ *Sobrepeso*: circunferência corporal aumentada (→ **A2**) e índice de **massa corporal aumentado** (IMC= peso corporal [Kg]/(altura [m])^2 → **A3**) (>25: sobrepeso leve; > 30: obesidade).
◆ *Dislipidemia aterogênica*: Hipertrigliceridemia, apolipoproteína B aumentada, nível de colesterol não HDL aumentado e nível de colesterol HDL reduzido no plasma (→ p. 264 e segs.).
◆ *Hipertensão*: Pressão sanguínea ≥ 130/85 mmHg (→ p.222 e segs.).
◆ *Hiperglicemia* (glicemia de jejum ≥ 100 mg/dl) associada a *resistência insulínica*.
◆ Condição *pró-trombótica* (fibrinogênio e inibidor do ativador de plasminogênio-1 [PAI-1] aumentados).
◆ Condição *pró-inflamatória* (p.ex., proteína C-reativa [PCR] aumentada).

A ligação entre obesidade e esses fatores de risco tem sido entendida com a descoberta de vários produtos e moléculas sinalizadoras (**adipocinas**), as quais são liberadas pelos adipócitos (→ **A4**). Na obesidade, a *secreção* desses mediadores está tanto diminuída, como no caso da adiponectina, quanto *aumentada*, como no caso dos ácidos graxos livres (AGL, → p. 278 e segs.), citocinas inflamatórias (tais como MCP-1), PAI-1 (→ p. 67), leptina (→ p. 30) e vários outros.

A **adiponectina** (30 KDa) é liberada exclusivamente pelos adipócitos. Existe uma forte correlação negativa entre a concentração plasmática de adiponectina e o IMC, isto é, quanto mais obeso for um indivíduo, menor será sua concentração plasmática de adiponectina. A nutrição rica em gordura diminui, e a redução de peso em pacientes obesos aumenta a concentração plasmática de adiponectina. Concentrações plasmáticas reduzidas de adiponectina estão associadas com, e de fato precedem, a *resistência insulínica*, indicando que realmente existe uma relação causal entre adiponectina e redução na sensibilidade à insulina. A adiponectina é efetiva sobretudo no músculo esquelético (AdipoR[eceptor]-1) e fígado (AdipoR-2), nos quais ela reduz o conteúdo triglicerídico; Além disso, o hormônio reduz a gliconeogênese hepática, diminuindo assim a concentração de glicose no plasma. Ela aumenta a oxidação de AGL no músculo, reduzindo a concentração plasmática de AGL. A adiponectina é necessária para os efeitos *sensibilizantes à insulina* dos agonistas dos PPARγ (receptores γ ativados por proliferadores de peroxissoma) (tal como a glitazona), substâncias atualmente utilizadas na terapia oral do diabetes melito tipo 2.

O **PAI-1** (inibidor do ativador de plasminogênio-1) é uma protease serina produzida no tecido adiposo. O PAI-1 inativa ativadores do plasminogênio (urocinase, tPA; → p. 67) e, dessa forma, inibe a fibrinólise. A obesidade aumenta os níveis plasmáticos de PAI-1, o que eleva o risco de eventos aterotrombóticos.

A **MCP-1** (=proteína quimioatrativa de monócitos-1) é similarmente produzida por adipócitos. Após o aumento da liberação de MCP-1 no tecido adiposo obeso, os monócitos migram para o tecido adiposo e estimulam a liberação de citocinas pró-inflamatórias, tais como o FNT-α e IL-6. A subsequente resposta inflamatória provavelmente contribui para a resistência insulínica na obesidade.

Resumindo, a síndrome metabólica representa – de forma similar à hipertensão e ao fumo – um importante fator de risco para a *doença cardiovascular aterogênica*, que aumenta cada vez em várias partes do mundo (→ **A5** e pp. 232 e segs. e 252 e segs.).

A. Síndrome metabólica como fator de risco para doenças cardiovasculares

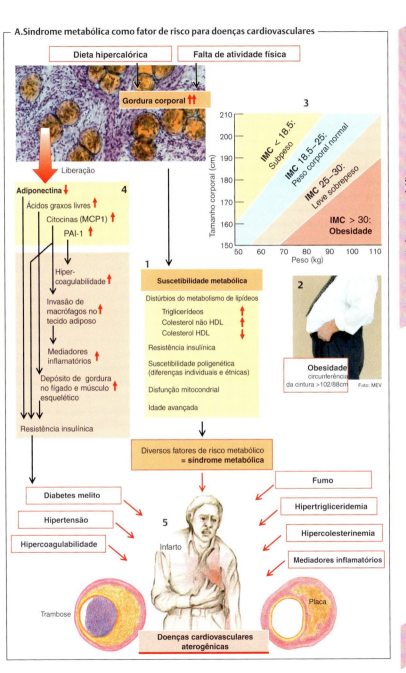

Figura 7.35 Síndrome metabólica

Doenças vasculares não ateroscleróticas

Como na aterosclerose (→ p. 252 e segs.), a **tromboembolia** de outra etiologia pode causar oclusão aguda de artérias. Os êmbolos frequentemente originam-se *no coração*, por exemplo, no átrio esquerdo (na fibrilação atrial; estenose mitral, → p. 208), no ventrículo esquerdo (cardiomiopatia dilatada, infarto do miocárdio) ou nas valvas cardíacas (endocardite, estenose mitral, prótese valvar). Os *shunts* intracardíacos (→ p. 216) permitem a passagem de trombos venosos (ver a seguir) para o sistema arterial (*êmbolos paradoxais*).

Diversas formas de **vasculite** são iniciadas pela deposição de complexos imunes ou por reações imunes mediadas por células na parede arterial. Na *poliarterite nodosa* (que afeta as artérias de tamanho pequeno e médio), são principalmente os rins, o coração e o fígado que são danificados pela isquemia resultante. Na *arterite temporal* ou de *células gigantes* (grandes artérias, em especial na região da cabeça), pode ocorrer dor facial e cefaleias, "claudicação" dos músculos da mastigação e, em algumas circunstâncias, cegueira. A *arterite de Takayasu* (grandes artérias na região do tórax e do pescoço) pode levar à isquemia cerebral, angina de peito ou "claudicação" nos braços (doença sem pulso). A *tromboangeíte obliterante* (doença de Buerger, que afeta artérias de tamanho médio e pequeno dos membros) ocorre principalmente em homens fumantes. Além da oclusão arterial e da tromboflebite superficial migratória, ocorre fenômeno de Raynaud, espasmos vasculares dolorosos (p. ex., precipitados por frio) com perda da sensibilidade dos dedos das mãos e dos pés que, a princípio, ficam pálidos (isquemia), depois tornam-se cianóticos (hipoxemia) e, então, tornam-se cor-de-rosa novamente (hiperemia reativa). O fenômeno de Raynaud também ocorre em algumas doenças do tecido conjuntivo (esclerodermia, lúpus eritematoso sistêmico, artrite reumatoide). Esse fenômeno pode ocorrer em mulheres mais jovens como doença primária, na ausência de qualquer outra condição (*doença de Raynaud*).

Doença venosa

Devido a suas paredes finas com poucos músculos, as veias tendem à distensão, principalmente nas pernas, onde a pressão hidrostática da coluna de sangue aumenta a pressão transmural. As pernas têm veias profundas e superficiais que são conectadas por veias perfurantes (→ **A**, superior à direita). As válvulas venosas garantem o fluxo ortógrado contra a força da gravidade. A alternância entre contração e relaxamento da musculatura das pernas e os movimentos das articulações são forças propulsoras essenciais para o retorno venoso pelas veias profundas ("bomba músculo-articulação"). Quando os músculos da perna estão relaxados, as válvulas nas veias perfurantes garantem o fluxo de sangue da superfície para as veias profundas e também impedem o fluxo de sangue na direção oposta quando os músculos contraem (→ **A1**).

Em geral, com base em uma *predisposição genética* (distensibilidade aumentada das veias), o trabalho em *posição de pé ou sentada* durante muitos anos (falta do efeito de "bomba") leva, dependendo das idade, à distensão e a um enrolamento das **veias superficiais**, bem como a uma incompetência das válvulas venosas e ao fluxo reverso (movimento do sangue para frente e para trás) em ambas veias **superficiais** e **perfurantes** (**doença varicosa primária**; → **A2**). Com frequência, elas se desenvolvem ou pioram durante a *gestação* ou na *obesidade*. Além de problemas cosméticos, uma sensação de peso, queimação, dor e edema ocorre nas pernas. A inflamação (*varicoflebite*) e sua disseminação para as veias profundas pode levar à *insuficiência venosa crônica* (→ **A5**).

Consequência: Se um trombo é formado nas *veias profundas das pernas* (**flebotrombose aguda**; → **A3**), as válvulas das veias perfurantes são rompidas, e o sangue é drenado via veias superficiais, causando doença **varicosa secundária**. As **causas** de flebotrombose são veias lesionadas, imobilização (permanecer sentado durante viagens longas, confinamento ao leito, paralisia), defeito da inibição da coagulação, cirurgias, trauma ou (frequentemente não detectados) tumores. As pílulas contraceptivas (inibidores da ovulação) aumentam o risco de flebotromboembolia. Uma **complicação aguda** muito perigosa ocorre quando um trombo se desprende de onde estava aderido, resultando em *embolia* pulmonar com *infarto pulmonar* (→ **A4**). **A longo prazo**, desenvolve-se *insuficiência venosa crônica* (→ **A5**) que, mediante edema periférico com exsudação e deposição de proteínas (incluindo um manguito pericapilar de fibrina) na pele, resulta em *fibrose*, *dermatosclerose*, *hipoxia tecidual* e, finalmente, em *úlcera de membro inferior* (→ **A6**).

A. Doença varicosa e flebotrombose

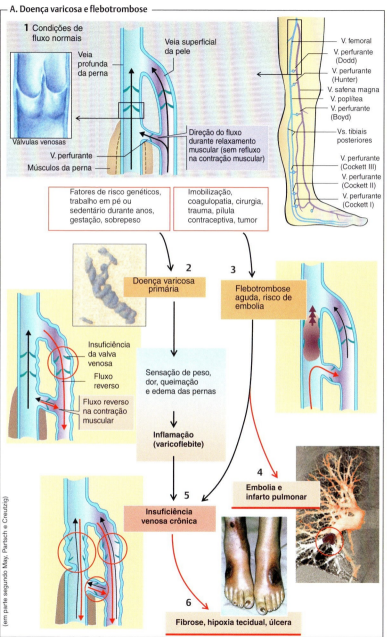

Figura 7.36 Doenças vasculares não ateroscleróticas

Foto: Siegenthaler W. Differentialdiagnose innerer Krankheiten. 16th Aufl. Stuttgart: Thieme, 1988.

8 Metabolismo

S. Silbernagl

Visão geral

As anormalidades metabólicas são frequentemente causadas por *defeito na regulação endócrina* (p. ex., diabetes melito; → 308 e segs.), *defeitos genéticos* de *enzimas* (enzimopatias) ou do *transporte de proteínas*; o último, por exemplo, na fibrose cística (→ p. 176) e na cistinose (ver a seguir). A endocitose e a exocitose de lipoproteínas podem também ser afetadas por defeitos de apolipoproteínas ou de receptores de membrana (→ p. 264 e segs.).

Quando há um **defeito enzimático** (→ **A**, enzima X), o substrato (A) a ser metabolizado **acumula-se**, de tal maneira que a concentração de A na organela celular, na célula e/ou no corpo se eleva. Isso pode resultar em:

- "armazenamento" de substrato A, o que se torna um problema, no mínimo, em termos de espaço (p. ex., doenças do armazenamento de glicogênio, lipidoses; → p. 262);
- efeitos tóxicos das altas concentrações ou precipitação do substrato devido a sua baixa solubilidade, causando, dessa forma, dano (p. ex., cistina na cistinúria ou ácido úrico/urato na gota; → pp. 130 e 268);
- conversão do substrato, por meio de outra via metabólica (enzima Z), a um metabólito que é prejudicial em concentração aumentada (metabólito E);
- inibição da conversão metabólica de outra enzima (enzima Y) ou de um transportador que é essencial para o transporte de outras substâncias (substrato C).

Além disso, o defeito enzimático primário leva a uma **deficiência** da substância formada por essa via metabólica (→ **A**, metabólito B). Na doença do armazenamento do glicogênio, por exemplo, ele causa deficiência de glicose ou ATP (→ p. 262). A falta do metabólito B pode, também, aumentar a taxa metabólica de outras reações enzimáticas (→ **A**, enzima Y).

Os distúrbios metabólicos participam dos processos tratados em quase todos os capítulos deste livro. Este capítulo descreve exemplos adicionais de anormalidades metabólicas, sendo sua seleção feita principalmente de acordo com a gravidade, possibilidade de tratamento (com diagnóstico precoce) e prevalência de anormalidades.

Aminoácidos

Os aminoácidos (AA) são blocos constituintes e produtos da degradação de proteínas. Eles são precursores de hormônios e transmissores, purinas, aminas, heme, etc., e servem como fontes de energia. A amônia, produzida durante o catabolismo, é principalmente incorporada em ureia e excretada dessa forma. A carência ou o excesso de aminoácidos, um defeito no carreador (→ p. ex., p. 104 e segs.) ou uma formação anormal de ureia (→ p. 188) em geral levam a **distúrbios** importantes. A falta de aminoácidos essenciais pode ocorrer devido à ingestão inadequada (dieta desbalanceada).

Na **fenilcetonúria** (**PKU**), a conversão de fenilalanina (Phe) em tirosina (Tyr) está bloqueada (→ **B1**). Se, como resultado, a concentração de Phe no plasma elevar-se acima de 1 mmol/L, a Phe é degradada por vias secundárias, aparecendo especialmente *fenilpiruvato* na urina (= PKU). Além disso, a Phe bloqueia o transporte de alguns outros aminoácidos, de modo que estes não deixam as células parenquimais (sequestração), nem são capazes de entrar nas células cerebrais (→ **B**). O resultado são *defeitos graves do desenvolvimento* do cérebro. Uma falta de *melanina* (→ **B**), formada a partir da tirosina, também altera a pigmentação (sensibilidade à luz). O diagnóstico precoce e uma dieta pobre em Phe podem prevenir esses distúrbios do desenvolvimento. As formas raras de PKU ocorrem devido a defeitos da di-hidropteridina-redutase (→ **B2**).

Distúrbios metabólicos adicionais de aminoácidos incluem (o defeito enzimático correspondente é dado entre parênteses) *hiperglicinemia* (propionilCoA-carboxilase), *hiperoxalúria* (tipo I: alaninaglioxilato-aminotransferase; tipo II: D-glicerato-desidrogenase), *doença do xarope de bordo* (complexo multienzimático da degradação de aminoácidos de cadeias ramificadas), *homocistinúria* (tipo I: cistationina-β-sintase; tipo II: ressíntese de metionina a partir da homocisteína; → p. 38, A2), *cistinose* (defeito no carreador → acúmulo lisossomal de cistina), *alcaptonúria* (ácido homogentísico dioxigenase), *albinismo* óculo-cutâneo (fenoloxidase = tirosinase) e *hiperprolinemia* (tipo I: prolina-desidrogenase; tipo II: enzimas seguintes), tipo I sendo uma forma parcial da *síndrome de Alport*.

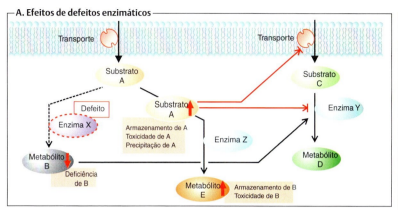
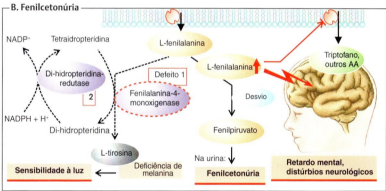
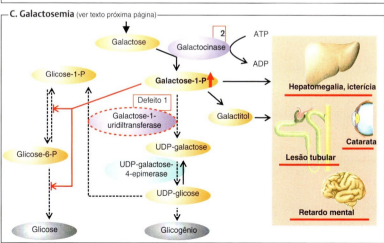

Figura 8.1 Visão geral, aminoácidos

Distúrbios do metabolismo de carboidratos

As anormalidades do metabolismo dos carboidratos são normalmente causadas por enzimopatias ou regulação anormal (ver também *anemia*, → p. 34 e segs. ou *diabetes melito*,→ p. 308 e segs.).

Na **galactosemia** (→ p. 261 C), a galactose é originada da lactose no intestino e pode ser transformada em glicose ou glicogênio, principalmente no fígado. No caso de uma deficiência de *galactose-1– uridil-transferase* (→ p. 261 C1), a galactose– 1-fosfato acumula-se em muitos órgãos com o início da amamentação. Os órgãos são lesados à medida que a galactose-1-fosfato inibe enzimas que são ativas no metabolismo da glicose. Também pode ser causado dano pelo *galactitol*, formado a partir da galactose-1- -fosfato. O diagnóstico precoce e uma dieta livre de galactose pode impedir esse dano (ainda pode ser formada uridina-difosfato-galactose). A deficiência de *galactocinase* (→ p. 261 C2) associada a hipergalactosemia e hipergalactosúria é menos grave.

Na **intolerância hereditária à frutose** (→ A, ao centro), há um defeito da frutose-1-fosfato- -aldolase. A degradação da frutose (frutas, sacarose) é bloqueada, e a frutose-1-fosfato acumula-se. Isso inibe a fosforilase e a frutose-1,6-difosfato-aldolase no fígado, causando *hipoglicemia hepatogênica, insuficiência hepática aguda* ou *cirrose* (→ p. 186 e segs.). Se diagnosticada de modo precoce, e o paciente for submetido a uma dieta livre de frutose, a expectativa de vida é normal, enquanto a infusão de frutose pode ser rapidamente fatal devido à insuficiência hepática.

Doenças do armazenamento do glicogênio. A glicose é armazenada nos músculos e no fígado como *glicogênio*. Sua degradação fornece *glicose*, que é utilizada localmente ou levada a outros órgãos (→ **A, B**). Se a degradação de glicogênio for bloqueada, ocorre *sobrecarga de glicogênio* e *hipoglicemia*. Isso é causado por **deficiência de enzimas**.

Diversos tipos são distinguidos (→ **A**): tipo Ia (von Gierke; deficiência de glicose-6-fosfatase); tipo Ib (deficiência de glicose-6-fosfato-translocase microssomal [não-mostrada no diagrama]); tipo II (Pompe; deficiência de α-glicosidase lisossomal); tipo III (Forbes, Cori; deficiência da enzima desramificadora, tipo mais comum); tipo V (McArdle; deficiência de fosforilase muscular); tipo VI (Hers; deficiência de fosforilase hepática), e tipo VIII (Huijing; deficiência de fosforilase- -b-cinase hepática). Uma deficiência (muito rara) da *síntese de glicogênio* (tipo IV; Andersen; deficiência de enzima ramificadora) resulta em glicogenose porque um tipo anormal de glicogênio é armazenado no cérebro, coração, músculo e fígado. No tipo VII (Tauri; deficiência de fosfofrutocinase no músculo), entretanto, a glicose é impedida de ser utilizada para fornecer energia para os músculos.

Dependendo dos **efeitos** primários das deficiências das enzimas, pode-se simplificar a classificação dividindo as doenças do armazenamento do glicogênio em *tipos hepáticos* (I, III,VI,VIII), *tipos musculares* (V,VII) e outros tipos (II, IV) (→ **B**). Nos tipos hepáticos, *hepatomegalia* (devido ao excesso de deposição de glicogênio) e *hipoglicemia* são as características proeminentes, enquanto nos tipos musculares, a *deficiência de energia* se destaca. O esforço físico não aumenta o lactato plasmático e leva rapidamente à fadiga, a cãibras e a dores musculares, bem como à mioglobinúria (no tipo V), a qual pode causar insuficiência renal. Os efeitos do tipo II (cardiomegalia, fraqueza dos músculos respiratórios) e tipo IV (insuficiência hepática) frequentemente levam à morte na infância.

Lipidoses

As lipidoses são distúrbios do metabolismo das gorduras, nas quais os defeitos das enzimas e outras proteínas causam acúmulo (e, portanto, deposição) de lipídeos.

Na **doença de Gaucher**, há uma deficiência de β-glicocerebrosidase (β-glicosidase) lisossomal, na qual glicocerebrosídeos acumulam-se (forma adulta) no baço, no fígado, no pulmão e na medula óssea (células de Gaucher), sendo algumas das consequências o hiperesplenismo (trombocitopenia), as fraturas espontâneas, a pneumonia e o *cor pulmonale*. Na **doença de Niemann- -Pick** (cinco fenótipos, A-E), há um acúmulo de esfingomielina e colesterol nos lisossomas. Nos tipos A (80% de todos os casos da doença) e B, há uma deficiência de esfingomielinase, enquanto, no tipo C1, a deficiência é de uma proteína (NPC1) que tem um papel importante na distribuição intracelular do colesterol. Os efeitos do tipo A são aumento de diversos órgãos e anormalidades neurológicas graves que podem ser fatais já na infância. Uma deficiência de lipase ácida é a causa da **doença de armazenameno do éster de colesterol** (cirrose hepática e aterosclerose) e da **doença de Wolman** (a forma infantil da deficiência de lipase ácida). As **gangliosidoses** (p. ex., doenças de Tay-Sachs e Sandhoff) são causadas por vários defeitos de hexosaminidases e seus ativadores ou de β-galactosidase. Na maioria das formas, os gangliosídeos acumulados tornam a distúrbios cerebrais muito graves e à morte no início da infância. Na **doença de Refsum**, a degradação de ácido fitânico é bloqueada (defeito na ácido fitânico-α-hidroxilase) e, como resultado, ele se acumula e é incorporado à mielina, levando a uma polineuropatia.

A. Causas de doenças de armazenamento do glicogênio I – VIII e intolerância à frutose

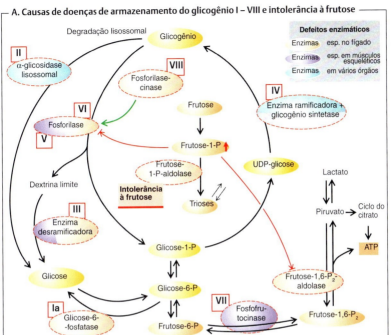

B. Efeitos das doenças de armazenamento do glicogênio

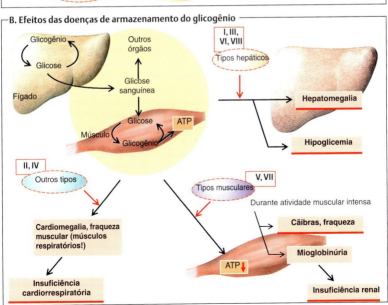

Figura 8.2 **Carboidratos, lipidoses**

Anormalidades do metabolismo de lipoproteínas

Entre os distúrbios do metabolismo das gorduras, há, além das lipidoses (→ p. 262), sobretudo aquelas doenças nas quais as concentrações de lipoproteínas no soro e, assim, o **transporte de lipídeos no sangue** estão anormais. Os lipídeos são transportados no sangue em complexos moleculares globulares (microemulsões): as **lipoproteínas** (LPs). Sua superfície consiste, principalmente, em lipídeos anfifílicos (fosfolipídeos e colesterol não esterificado), enquanto seu "núcleo" contém lipídeos não polares (hidrofóbicos), isto é, triglicerídeos (TGs) e éster de colesterol (Col-E), a forma de transporte e armazenamento do colesterol. As LPs também contêm certas apolipoproteínas (Apos) e diferem em tamanho, densidade (o que confere a elas seu nome, ver a seguir), composição lipídica e sítio de origem, bem como em suas **apo(lipo) proteínas** (ver tabela). As últimas servem como *elementos estruturais* da LP (p. ex., ApoAII e ApoB$_{48}$), como ligantes (p. ex., ApoB$_{100}$ e ApoE) para receptores LP da membrana das células-alvo e como *ativadores enzimáticos* (p. ex., Apo-AI, ApoCII).

Os **quilomícrons** transportam lipídeos do intestino (via linfáticos intestinais) para a periferia (musculatura esquelética, tecido adiposo), onde suas ApoCII ativam a *lipase lipoproteica* (LLP) endotelial; assim, são liberados ácidos graxos livres (AGLs), os quais são captados pelas células dos músculos e do tecido adiposo (→ **A2**). No fígado, os *quilomícrons remanescentes* ligam-se a receptores (proteína relacionada ao receptor de LDL [LRP]?) (→ **A9**) via ApoE, sofrem endocitose e, dessa maneira, liberam seus TGs, bem como o colesterol e ésteres de colesterol. Tais TGs importados, assim como TGs e colesterol sintetizados, são exportados do fígado (→ **A4**), em **LPs de muito baixa densidade** (**VLDL**), para a periferia, onde elas ativam LLP com sua ApoCII, levando também à liberação de ácidos graxos (→ **A3**). A ApoCII é perdida nesse processo, e a ApoE é exposta. Isso deixa remanescentes de VLDL ou LPs de **densidade intermediária** (**IDL**), metade das quais retorna para o fígado (ligando principalmente com ApoE aos receptores de LDL). Elas são carregadas com novos lipídeos no fígado, deixando o fígado como VLDL (→ **A4**). A outra metade das IDL é transformada (com perda de ApoE e exposição de ApoB$_{100}$) em LP de **baixa densidade** (**LDL**) no contato com a lipase hepática. Dois terços dessas LDLs entregam seu colesterol e Col-E para o fígado (→ **A7**) e um terço para os tecidos extra-hepáticos (→ **A14**); ambos os processos necessitam da ligação de ApoB$_{100}$ aos *receptores de LDL*. Pela ligação aos receptores, mediada por clatrina nas regiões das depressões revestidas da superfície celular, as LDLs sofrem endocitose, e os receptores de LDL retornam para a membrana celular. Após a fusão dos endossomas com lisossomas, as apolipoproteínas são "digeridas" e quebram Col-E, de maneira que o colesterol livre chega ao citosol (→ **A5**). Como resultado dessa *elevação na concentração de colesterol intracelular*, 1) a enzima chave para a síntese de colesterol é inibida (3-*HMG-CoA-redutase*); 2) o colesterol é novamente esterificado em sua forma de armazenamento (ativação da *acil-CoA-colesterolacil--transferase* [*ACAT*]), e 3) a síntese do receptor de LDL é inibida.

As **LPs de alta densidade** (**HDLs**) trocam certas apolipoproteínas com quilomícrons e VLDLs e também captam o excesso de colesterol das células extra-hepáticas (→ **A10**) e do sangue. Pela sua ApoAI, elas ativam a enzima plasmática lecitina-colesterol-acil-transferase ([LCAT] que, em parte, esterifica o colesterol) e transportam

Classe de lipoproteínas*	TG	% de Colest.	Apolipoproteínas	Formação no ou a partir do	Função de transporte
Quilomícrons	90	3	Al, B$_{48}$, CII + III, E	Intestino	TG, etc.: intestino → periferia
Quilomícrons remanescentes				[Quilomícron]	Lipídeos: intestino → fígado
VLDL	65	15	B$_{100}$, CII + III, E	Fígado	TG, etc.: fígado → periferia
IDL			B$_{100}$, CIII, E	[VLDL, HDL]	Lipídeos: →fígado, LDL
LDL	10	45	B$_{100}$	[IDL]	Colesterol: IDL → fígado, periferia
HDL	5	20	Al, III + IV, CIII, D	Periferia	Colesterol: periferia → IDL

*Separação eletroforética distingue entre α-lipoproteínas (= HDL), pré-lipoproteínas (= VLDL) e β-lipoproteínas (= LDL).

colesterol e Col-E para o fígado, entre outros órgãos, e para as glândulas produtoras de hormônios esteroides (ovários, testículos, suprarrenais) que possuem receptores para HDL (→ **A6**).

O **aumento dos lipídeos sanguíneos** pode afetar o colesterol, os triglicerídeos ou ambos (hipercolesterolemia, hipertrigliceridemia ou hiperlipidemia combinada). A **hiperlipoproteinemia** é atualmente o termo que engloba todos.

Na maioria dos pacientes que têm **hipercolesterolemia** (> 200-220 mg/dL no soro), há uma prevalência familiar aumentada da condição, mas a causa permanece desconhecida (**hipercolesterolemia poligênica**). Contudo, *sobrepeso* e *dieta* têm um papel importante. A LDL-colesterol pode ser diminuída de modo mais importante por uma preferência na dieta por gorduras vegetais (insaturadas). As gorduras animais (saturadas), entretanto, aumentam a síntese de colesterol no fígado e, como consequência, diminuem sua densidade de receptores de LDL (→ **A7**), de modo que a concentração de LDL rica em colesterol no soro é aumentada (LDL-colesterol > 135 mg/dL). Como resultado, há uma ligação aumentada de LDL ao *receptor scavenger* que media a incorporação de colesterol em macrófagos, pele e parede dos vasos (→ **A8**). Assim, hipercolesterolemia é um fator de risco para *aterosclerose* (→ p. 252 e segs.) e *doença coronariana cardíaca* (→ p. 232).

Na **hipercolesterolemia familiar** (hiperlipoproteinemia **tipo IIa**; incidência de homozigotos é 1:10^6; de heterozigotos 1:500), o colesterol plasmático está marcadamente aumentado desde o nascimento (duas vezes mais alto em heterozigotos; seis vezes mais alto em homozigotos, de tal modo que pode ocorrer infarto do miocárdio até mesmo em crianças. As causas primárias são *defeitos no gene para o receptor de LDL de alta afinidade*, o que impede a captação celular de LDL (→ **A7, 14**). O defeito pode causar: 1) redução da transcrição do receptor; 2) permanência no retículo endoplasmático de proteínas do receptor; 3) incorporação reduzida do receptor na membrana celular; 4) diminuição da ligação de LDL, ou 5) endocitose anormal. O colesterol sérico aumenta como resultado, a princípio, de uma redução na captação de LDL rica em colesterol e, secundariamente, de tecidos extra-hepáticos sintetizarem mais colesterol, devido à captação reduzida de LDL nesses tecidos deixar de inibir a ação da 3– HMG-CoA-redutase (→ **A5**). O *tratamento* consiste, além de uma dieta apropriada (ver anteriormente), na administração de resinas trocadoras de íons (colestiramina) que ligam sais biliares no intestino e, assim, impedem sua recirculação êntero-hepática (→ **A1**). Isso aumenta a síntese nova de sais biliares a partir de colesterol no fígado, reduzindo a concentração intracelular de colesterol. Em heterozigotos, isso aumenta a densidade de receptores de LDL (→ **A5**).

Todavia, isso também estimula a síntese de colesterol, o que, por sua vez, pode ser evitado pela administração de inibidores da 3-HMG-CoA-redutase (p. ex., lovastatina) (→ **A5**). O tratamento de homozigotos inclui a remoção de LDL do plasma por *plasmaferese*.

Em outro defeito de gene-único, **hiperlipidemia combinada** (hiperlipoproteinemia **tipo IIb**), os TGs e o colesterol estão um pouco elevados. A causa é, possivelmente, uma superprodução de ApoB, de modo que ocorre uma síntese aumentada de VLDL (→ **A4**), e mais LDL é também formado. A **dislipoproteinemia-β familiar** predispõe à hiperlipoproteinemia **tipo III**. Nessa condição, no lugar da ApoE$_3$ normal, é expressa uma variante ApoE$_2$ que não é reconhecida pelo receptor E. Como resultado, a captação hepática de remanescentes de quilomícrons e de IDL é alterada (→ **A9,13**), de forma que sua concentração plasmática se eleva (alto *risco de aterosclerose*; → p. 252 e segs.).

A **hipertrigliceridemia** primária ocorre devido ao *aumento da síntese de TGs* no fígado (→ **A11**) ou (raramente) a *anormalidades na degradação de quilomícrons e VLDL* (hiperlipoproteinemia **tipo I**), resultado de uma deficiência de LLP ou ApoCII (→ **A2, 3**). Elas predispõem uma pessoa à, por exemplo, *pancreatite* (→ p. 172 e segs.). Além disso, as HDLs diminuem, e o *risco de aterosclerose* é aumentado (remoção reduzida de colesterol da parede de vasos?).

Defeitos genéticos podem também resultar em concentrações subnormais de LPs (**hipolipoproteinemia**). *Hipolipoproteinemia-α familiar* (doença de Tangier) ocorre devido a um defeito da ApoA e uma deficiência de HDL (→ **A10**), aumentando o risco de aterosclerose. Na *abetalipoproteinemia*, não há LDLs no plasma (hipocolesterolemia). Isso é causado por uma síntese anormal de ApoB, de modo que os quilomícrons não podem ser exportados da mucosa intestinal, nem VLDL do fígado. Isso produz acúmulo de TG em ambos os órgãos.

A. Metabolismo de lipoproteínas e suas anormalidades

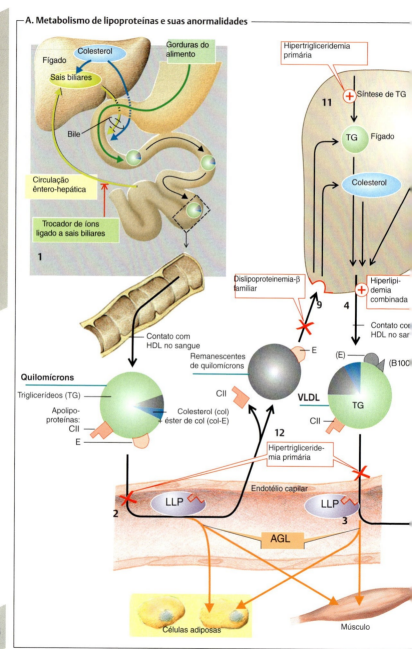

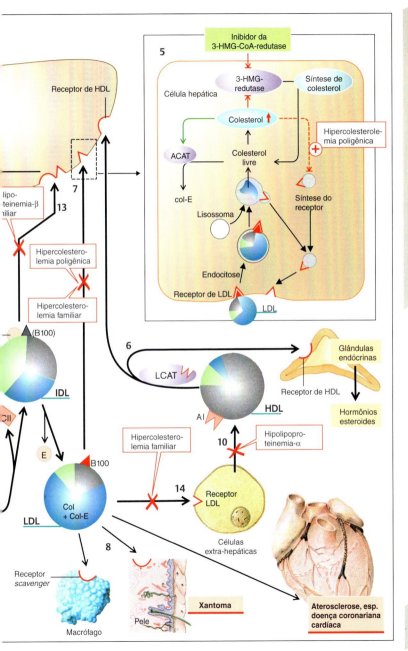

Figuras 8.3 + 8.4 **Metabolismo de lipoproteínas I + II**

Gota

A gota é o resultado da concentração cronicamente elevada de ácido úrico/urato no plasma (hiperuricemia: > 7 mg/dL).

Formação de ácido úrico. O ácido úrico (AU) é o produto final do *metabolismo das purinas* (→ **A1**). Porém, normalmente 90% dos metabólitos resultantes dos nucleotídeos adenina, guanina e hipoxantina são *reutilizados*, visto que eles são regenerados a AMP, IMP e GMP pela adenina-fosfo-ribosiltransferase (AFRT) e hipoxantina-guanina-fosfo-ribosil-transferase (HGFRT), respectivamente. Apenas o restante é convertido em *xantina* e ácido úrico pela xantina-oxidase (XO) (→ **A1**). A *baixa solubilidade* do urato e, especialmente, do ácido úrico diminui ainda mais no frio e em pH baixo (pK_a' do urato/ácido úrico ≈ 5,4), sendo a razão de a gota desenvolver-se a partir da hiperuricemia.

A **excreção** renal **de ácido úrico** (→ **A2**) é cerca de 10% da quantidade filtrada, isto é, a concentração de AU/urato na urina final é cerca de 10-20 vezes mais alta do que no plasma. Os *fármacos com atividade uricosúrica* (p. ex., benzobromarona) podem aumentar a excreção de AU/urato e, assim, diminuir sua concentração plasmática.

A **hiperuricemia** ocorre em cerca de 10% da população dos países ocidentais industrializados; um em cada 20 desenvolve gota (homens > mulheres). Noventa por cento dos pacientes com essa condição têm **gota primária** (→ **A3**) com uma predisposição genética. A hiperuricemia primária subjacente ocorre devido ao fato de que a excreção renal de AU pode igualar-se à produção normal de AU apenas quando a concentração deste no plasma e no filtrado glomerular está aumentada (*hiperuricemia assintomática*). Este é o caso quando há uma ingestão mais *alta de purinas* (especialmente em vísceras, extrato de carne, peixe, mexilhão, etc.) e, a longo prazo, *cristais de urato de sódio são precipitados* muitas vezes. Em raras ocasiões, a hiperuricemia é causada por uma falta **parcial de HGFRT**, caso no qual a proporção de metabólitos de nucleotídeos reutilizados (ver acima) cai e, assim, mais AU é formado (→ **A1**). Na *síndrome de Lesch-Nyhan*, há ausência completa de HGFRT. Nessa doença da infância, a gota é acompanhada por anormalidades graves do sistema nervoso central.

A solubilidade do urato é especialmente baixa no *líquido sinovial* e em baixas temperaturas. Como os *dedos* são mais frios do que o centro do corpo, frequentemente formam-se cristais de urato nas articulações acrais dos pés (*microtofos*). O álcool aumenta o metabolismo do nucleotídeo adenina e favorece a deposição de cristais, assim como faz a obesidade, certos fármacos (p. ex., diuréticos) e uma grande sobrecarga de chumbo. A concentração urinária em geral aumentada de AU/urato na hiperuricemia resulta na formação de cálculos urinários (→ **A5** e p.130).

Uma **crise de gota** (→ **A4**) ocorre quando cristais de urato (talvez como resultado de trauma) são subitamente liberados dos microtofos e são reconhecidos pelo sistema imune como corpos estranhos. Uma **inflamação** asséptica da articulação desenvolve-se (*artrite*, → **A4**; ver também p. 52 e segs.), atraindo neutrófilos que fagocitam os cristais de urato. Quando os neutrófilos subsequentemente são destruídos, os cristais de urato são novamente liberados, o que mantém o processo. Forma-se um edema vermelho escuro muito doloroso na articulação, e 70-90% das primeiras crises afetam uma das articulações proximais dos dedos dos pés.

Nefropatias agudas por urato (→ **A5**). Quando a concentração de AU no plasma e na urina primária eleva-se súbita e acentuadamente (em geral na gota secundária; ver a seguir) e/ou (devido à baixa ingestão de líquidos) a urina é muito concentrada e o pH da urina está baixo (p. ex., na dieta rica em proteínas), grandes quantidades de AU/urato podem ser precipitadas no ducto coletor com oclusão do lúmen. Isso pode resultar em insuficiência renal aguda (→ p.118).

As crises repetidas de gota (**gota crônica**) podem lesar as articulações (também mãos, joelhos, etc.) em tal extensão que, sob dor constante, ocorrerão deformidades articulares acentuadas com destruição da cartilagem e atrofia óssea (→ **A4**, fotografia). Pode haver também depósitos circunscritos de urato (*tofos*) em torno da articulação ou nas bordas da orelha, bem como nos rins (*nefropatia crônica gotosa*).

A chamada **hiperuricemia secundária** ou **gota** é iniciada, por exemplo, por leucemia, tratamento de tumores (metabolismo de nucleotídeos elevado) ou por insuficiência renal com outras causas (excreção reduzida de AU).

A. Gota aguda primária

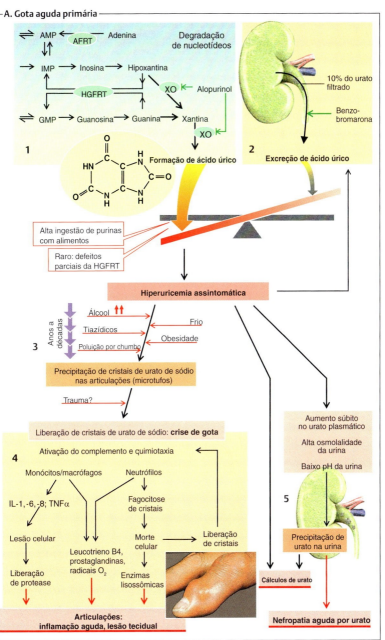

Figura 8.5 Gota

Foto: Siegenthaler W. Differentialdiagnose innerer Krankheiten. 16 thAufl. Sttutgart: Thieme, 1988.

Metabolismo do ferro, hemocromatose

O **ferro (Fe)** é um elemento essencial necessário para as moléculas de hemoglobina (Hb) ligantes de O_2, nos eritrócitos, mioglobina no músculo, bem como para citocromos e outras enzimas. Além disso, o Fe possui papel importante na virulência de bactérias. O *sequestro* de Fe por proteínas (lactoferrina, sideroacalina, lipocalina, várias proteínas de fase aguda) participa da defesa contra patógenos.

Cerca de 25% do Fe acumulam-se em depósitos (→ p.42): *ferritina* (na mucosa intestinal, fígado, medula óssea, eritrócitos e plasma), a qual possui um "bolso" para 45000 íons Fe^{3+}, fornece Fe rapidamente disponível (cerca de 600 mg), enquanto a *hemossiderina* armazena o Fe recrutável de modo menos rápido (250 mg de Fe em macrófagos do fígado e medula óssea).

Como a *deficiência de Fe leva à anemia* (→ p. 42) e o excesso de Fe pode causar lesão celular oxidativa, a **homeostase do Fe** está sob estrita regulação, a qual envolve a absorção intestinal de Fe, a reciclagem de Fe e o enchimento ou esvaziamento dos depósitos de Fe. O hormônio peptídico **hepcidina** é o regulador decisivo de tais processos (→ p.42). Sua expressão aumenta quando há excesso de Fe, e sofre *down-regulation* quando há deficiência de Fe. Os mecanismos envolvidos na regulação da expressão de hepcidina incluem a proteína HFE, o receptor de transferrina 2 (TFR2) e hemojuvelina (HJV) (→ **A1**). A *produção de hepcidina aumenta* durante a inflamação (estimulada pela interleucina-6) e no excesso de Fe (estimulada pela Fe transferrina), e é diminuída pela hipóxia (eritropoiese estimulada) e deficiência de Fe. A estimulação da expressão de hepcidina realiza-se pela protease serina ligada à membrana celular matriptase-2 (=TMPRSS6), a qual cliva a HJV. A **hemocromatose** é uma condição com acúmulo progressivo e excessivo de ferro (Fe) no corpo, depositado nas células parenquimais do fígado, pâncreas e outros órgãos. Os homens são 5-10 vezes mais afetados do que as mulheres.

A **hemocromatose primária** (= idiopática, = hereditária) (→ **A1**) é uma doença comum (1 em 500), herdada como um traço autossômico recessivo. Em 80-90% dos casos, a causa subjacente é uma mutação Cys282Tyr homozigota dentro do gene *HFE* (tipo 1, → **A2**), impedindo a *síntese de hepcidina intacta*. Cerca de 4-5% dos pacientes com hemocromatose são heterozigotos para a mutação Cys282Tyr, mas, ao mesmo tempo heterozigotos para uma mutação His63Asp (→ **A3**) do gene *HFE* (heterozigosidade composta). Raramente, a hemocromatose resulta de defeitos genéticos na própria *hepcidina* (tipo 2A), no gene *HJV* (tipo 2B; → **A1**), no gene *TRF2* (tipo 3, → **A1**), ou da molécula alvo da hepcidina: *ferroportina* (tipo 4, → **A4**). Em cada um dos defeitos genéticos, o intestino absorve quantidades excessivas de Fe, visto que a falta de função da hepcidina mimetiza a deficiência grave de Fe (→ **A5, 6**). O Fe sérico, ferritina e saturação de transferrina estão aumentados (→ p. 42). Se diagnosticado precocemente, o conteúdo de Fe aumentado (25-50g, comparados com 2-5g em indivíduos saudáveis) pode ser normalizado por meio de *sangrias semanais* durante um a dois anos (ferritina sérica < 50 μg/L; saturação de transferrina < 50%).

A **hemocromatose secundária** (→ **A7**) ocorre quando há uma *utilização anormal do Fe* (p.ex., absorção de Fe aumentada com eritropoiese inefetiva, na talassemia-β ou anemia sideroblástica; → p. 40), na *doença hepática* (p. ex., cirrose alcoólica, *shunt* porto-cava), na atransferrinemia (→ p. 42) e porfiria cutânea tarda (→ p. 276), bem como no *suprimento excessivo de Fe*, por via oral ou parenteral (transfusões de sangue frequentes, as quais são uma segunda causa em condições de utilização anormal de Fe; hemodiálise a longo prazo; injeção de preparações de Fe).

Uma **consequência** da deposição aumentada de Fe (em especial na forma de hemossiderina [siderose]) é a **lesão tóxica das células** (→ **A3**). Os mecanismos subjacentes incluem: (a) formação de radicais de O_2 mediada por Fe (peroxidação de lipídeos das membranas celulares); (b) dano do DNA, e (c) formação aumentada de colágeno, iniciada por Fe. Assim que o acúmulo de Fe no fígado alcança cerca de 20 vezes o seu valor normal, desenvolve-se fibrose com subsequente *cirrose* (→ p.186 e segs.). Desse modo, o risco de morte por carcinoma hepatocelular aumenta 200 vezes. A fibrose pancreática induzida por siderose resulta em lesão das células β-pancreáticas, deficiência de insulina e *diabetes melito*. O acúmulo de melanina e hemossiderina na pele (principalmente exposta ao sol) leva à *pigmentação* acentuada ("diabetes bronzeada"). A siderose no coração causa uma *cardiomiopatia*, a qual, através de arritmia e insuficiência cardíaca, representa uma causa frequente de morte em pacientes jovens. O Fe acelera a degradação de ácido ascórbico (vitamina C), e a deficiência de vitamina C promove o desenvolvimento de lesões articulares (*pseudogota*).

A. Hemocromatoses

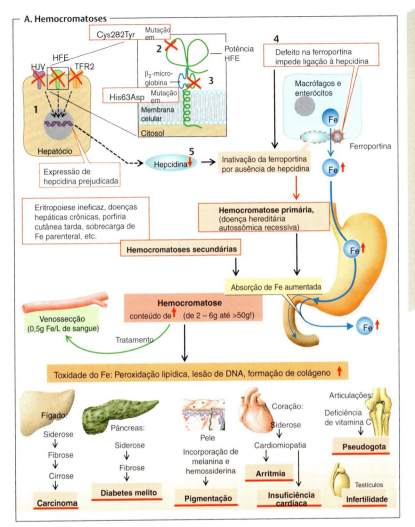

Figura 8.6 Metabolismo do ferro, hemocromatose

Metabolismo do cobre, doença de Wilson

O cobre é um elemento-traço essencial que é incorporado a muitas enzimas (p.ex., citocromo oxidase, tirosinase, superóxido dismutase, etc.).

Metabolismo do cobre (Cu) (→ **A**). A *captação* normal de *Cu* é de cerca de 2-5 mg diariamente, dos quais 40-60% são absorvidos no estômago e no duodeno proximal. No fígado, o Cu é captado pelo *transportador de Cu Ctr1*, ligado a proteínas ou incorporado à *ceruloplasmina* ferrosidase multicobre (**Cp**), a qual liga 6 átomos de Cu de forma relativamente firme. Ligado à ceruloplasmina, o Cu é secretado no plasma (cerca de 93% do Cu plasmático; → A1), onde ele contribui significativamente com a oxidação do Fe^{2+} para Fe^{3+} (→ p.42). Apenas um pouco de Cu ligado à Cp é liberado aos tecidos. A excreção de Cu na bile é realizada pela ATPase do tipo-P **ATP7B**. CP velha (desialisada) é degradada no fígado, e o Cu liberado é excretado, firmemente ligado a proteínas biliares (→ **A2**), na bile e nas fezes (cerca 1,2 mg/dia).

A **doença de Wilson** (degeneração hepatolenticular) é um **distúrbio** autossômico recessivo do **metabolismo do Cu** no qual fígado, sistema nervoso central, olhos e outros órgãos são *sobrecarregados com Cu*. O desequilíbrio é causado por defeitos genéticos na *Cu-ATPase* transportadora de Cu *ATP7B*. O defeito resulta em insuficiência para excretar Cu suficiente via bile, a rota normal, e a habilidade em incorporar Cu nas CPs está diminuída (→ **A**). Como resultado, o Cu livre ou frouxamente ligado acumula-se no fígado e, então, no plasma (em uma concentração subnormal) e em outros órgãos (→ **A3**). Nessa forma, ele é citotóxico porque liga-se a proteínas, especialmente nos grupos sulfidril, e promove a formação de radicais oxigênio (peroxidação de lipídeos). O Cu^{2+} também induz à apoptose de hepatócitos, pois ativa a esfingomielinase ácida (Asm) e, dessa forma, libera ceramida (→ p.14).

Os **efeitos** (→ **A4**) são *anemia hemolítica* e *hepatite crônica ativa*, que podem mais tarde se transformar em *cirrose*. Se a hepatite seguir um curso fulminante, grandes quantidades de Cu são subitamente liberadas do fígado necrótico, possivelmente desencadeando uma crise hemolítica. O acúmulo de Cu no SNC pode causar inúmeras e diversas anormalidades neurológicas, neuromusculares e psicogênicas. A deposição de Cu granular na lâmina limitante posterior* do olho pode produzir um *anel de Kayser-Fleischer* em torno da periferia da córnea. Os rins, o esqueleto e o coração podem também ser afetados. Como a causa subjacente da sobrecarga de Cu é a ATP7B hepática defeituosa, a doença de Wilson pode ser curada pelo transplante de fígado.

Deficiência de α_1-antitripsina

A **α_1-antitripsina (AAT)** pertence às *"proteínas de fase aguda positivas"*, isto é, aquelas proteínas cuja produção é estimulada por inflamação aguda (resposta de fase aguda, → PP. 54 e 274). A AAT é uma inibidora de protease de serina (IP-serina = serpina), a qual é sintetizada no fígado e pulmões, mas encontrada em todos tecidos e no plasma. Na eletroforese sérica, a AAT é o principal componente do pico-α_1. A AAT inibe a ação da tripsina e da elastase de neutrófilos. É particularmente importante nos pulmões, onde ela protege o tecido da degradação pela elastase de neutrófilos.

A **deficiência de AAT** (= síndrome de Laurell-Eriksson) resulta de mutações no gene AAT no cromossomo 14 (→ **B**). Isso resulta em um distúrbio recessivo autossômico, no qual, em vez do alelo normal M (fenótipo PI*MM), os alelos patológicos S ou Z são produzidos (prevalência da forma homozigota: 1:1500 a 1:5000). A forma com o maior risco é o fenótipo homozigoto PI*ZZ. A deficiência de AAT resulta em uma atividade proteinase pulmonar excessiva, levando à destruição tecidual (enfisema, bronquiectasias) e eventualmente à insuficiência respiratória, com hipoxemia e hipercapnia. O *fumo* e infecções recorrentes aceleram a deterioração da função pulmonar (→ **B**). A síntese hepática da variante AAT mais comum (PI*ZZ) resulta em agregação da proteína defeituosa a polímeros, com subsequente acúmulo no retículo endoplasmático (RE) hepatocelular. Consequências incluem **lesão hepática**, com icterícia colestática em crianças, hepatite crônica, cirrose hepática e desenvolvimento frequente de carcinoma hepatocelular (→ **B**). Assim como na doença de Wilson, o transplante de fígado cura a deficiência de AAT.

---

* N. de T.: Membrana de Descemet (córnea).

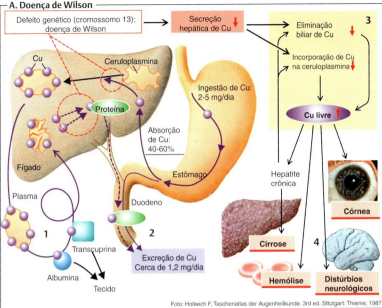

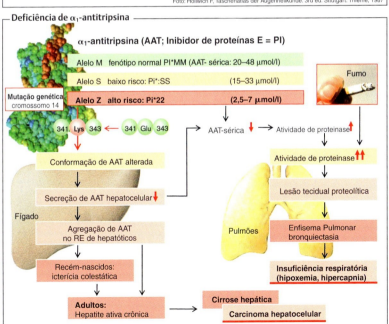

Figura 8.7 Metabolismo do cobre, doença de Wilson

Disproteinemias

Proteínas de fase aguda. *Infecções agudas* e crônicas com recorrência aguda, assim como *queimaduras e lesões traumáticas*, desencadeiam uma **reação de fase aguda** (ver também p. 54), através da qual as concentrações plasmáticas de cerca de 30 **proteínas de fase aguda (PFA)** distintas *aumentam* de 5 horas a 2 dias (→ **A**, esquerda). As PFA incluem α_1-antitripsina (→ p. 272), amiloide A sérica (ver a seguir), proteína C reativa (PCR), ceruloplasmina (→ p. 270), haptoglobina, ferrina (→ p. 42), plasminogênio e fibrinogênio (→ p. 64 e segs.). Durante uma reação de fase aguda, a concentração plasmática de outras PFA *diminui* (→ **A**, direita), incluindo albumina, transtiretina (pré-albumina), uma proteína fixadora de tiroxina), transferrina (→ p. 42) e antitrombina III (→ p. 64). A eletroforese de proteínas séricas (→ **B1**) causa, durante a reação de fase aguda, um aumento do pico de α-globulina (→ **B2**, "PFA positivas"), enquanto os picos de albumina e transferrina são diminuídos ("PFA negativas"). As alterações na abundância de PFA resultam da liberação de citocinas (interleucina-1 e 6, fator de necrose tumoral-α, etc.) a partir de macrófagos. As citocinas inflamatórias regulam a formação hepática das PFA pela ligação a receptores específicos e indução da ativação de fatores de transcrição STAT (→ **A**).

O *significado funcional das* **PFA** (→ p. 54) deve-se à sua efetividade anti-infecciosa. Elas contrabalançam a propagação da inflamação e auxiliam o sistema imune na limpeza do tecido inflamado. A PCR, por exemplo, opsoniza patógenos (→ p. 48), as antiproteases limitam a atividade proteolítica de proteases liberadas no tecido inflamado (→ p. 272), e a diminuição da transferrina reduz a disponibilidade de ferro para os patógenos no sangue (→ pp. 42 e 270), etc. (→ **A**).

Paraproteínas. Paraproteínas são *globulinas imunes* homogêneas (ou suas cadeias L ou H), as quais são produzidas excessivamente por um clone simples de linfócitos-B descontrolados, e aparecem na eletroforese de proteínas séricas como uma banda estreita, sobretudo dentro das γ- ou β-globulinas (→ **B3**). Paraproteínas aparecem no plasma após transformação maligna de plasmócitos, como:

◆ no *plasmocitoma* (=*mieloma múltiplo*), uma proliferação descontrolada de um clone simples de plasmócitos na medula óssea, com múltiplos defeitos ósseos e síntese de globulinas imunes patológicas sem função de anticorpo;

◆ na *doença de Waldenström*, um linfoma maligno de linfócitos-B com formação excessiva de uma macroglobulina-IgM monoclonal;

◆ na relativamente rara *doença de cadeia pesada (ou H-)*, com formação aumentada de cadeias pesadas incompletas de IgG, IgA ou IgM.

As *paraproteínas de cadeia-L* são tão pequenas e, por isso, são filtradas de modo amplo no filtro glomerular renal, e subsequentemente excretadas com a urina (*proteinúria Bence-Jones*). Elas acumulam-se no plasma apenas na insuficiência renal avançada.

Crioglobulinas. Crioglobulinas são globulinas imunes ou fragmentos dessas no plasma, as quais, em *baixas temperaturas*, formam géis reversíveis ou precipitam-se reversivelmente como (crio-)precipitados ou cristais.

O tipo I é causado por anticorpos não funcionais monoclonais e é encontrado no plasmocitoma (ver acima) e outros linfomas malignos; O *tipo II* é devido a anticorpos funcionais monoclonais contra a região Fc das globulinas imunes, enquanto o tipo III, mais comum, é devido a anticorpos policlonais. O *tipo III* é encontrado na artrite reumatoide, lúpus eritematoso sistêmico e infecções crônicas (p.ex., hepatite C).

No sangue, as crioglobulinas (*crioglobulinemia*) aumentam a viscosidade, agregam eritrócitos, prejudicam a função dos trombócitos, alteram a permeabilidade da parede vascular e causam lesão glomerular. As **consequências** incluem cãibras vasculares periódicas induzidas pelo frio, as quais afetam os dedos (síndrome de Raynaud secundária) com palidez, cianose e hiperemia reativa dolorosa, bem como infartos de órgãos internos, sangramento petequial, trombose vascular retiniana, etc.

Amiloidose. A agregação de proteínas com estrutura de folha-β às fibrilas insolúveis (*amiloide*) leva à amiloidose. As proteínas envolvidas incluem a PFA *amiloide A sérica* (*amiloidose AA*) nos processos inflamatórios crônicos, *cadeias-L de globulinas imunes* (*amiloidose AL*) na paraproteinemia monoclonal ou pré-albumina (*amiloidose AH*) em pacientes com variantes hereditárias dessa proteína, a qual contém estruturas folha-β amplas. No tratamento prolongado com hemodiálise pode ocorrer deposição de microglobulina-β_2 (*amiloidose AB*). As consequências da amiloidose dependem do tecido e da localização dos depósitos e incluem cardiomiopatia, insuficiência renal, polineuropatia, hepatomegalia, etc.

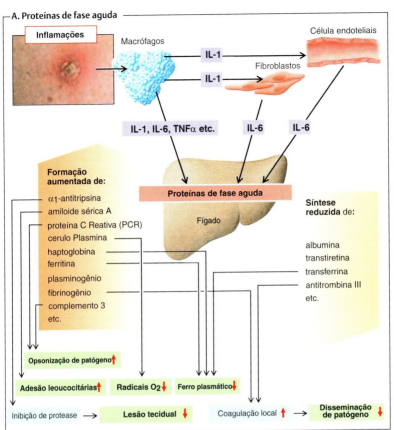
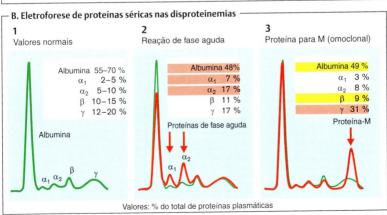

Figura 8.8 Disproteinemias

Síntese do heme, porfirias

O **heme** é sintetizado em uma cadeia de oito reações (→ **A**). Além de sua incorporação à *hemoglobina* nos eritroblastos (→ p. 40), o heme é sintetizado em praticamente todos os órgãos e inserido na mioglobina, no citocromo P_{450}, na catalase, na peroxidase ou no citocromo da cadeia respiratória. Como essas *hemoproteínas* são indispensáveis, a ausência completa da síntese do heme é incompatível com a vida. Os defeitos parciais, geralmente heterozigotos, de uma das enzimas participantes têm consequências graves.

A **síntese do heme** inicia com a formação de α-amino-β-cetoadipato, que é espontaneamente transformado em δ-*aminolevulinato* (*ácido δ-amino-levulínico* [δ-*ALA*]). Essa etapa, que ocorre na mitocôndria, é a etapa limitante da taxa de síntese do heme; ela é catalisada nos eritroblastos pela δ-*ALA sintase-2* (→ **A1**) e no fígado pela δ-*ALA-sintase-1*. A atividade de ambas isoenzimas é reduzida pelo heme, o produto final da síntese (*feedback* negativo; → **A**, esquerda). Isso ocorre, em parte, pelo fato de o heme ser ligado, no citosol, ao *elemento regulado pelo heme* da pró-enzima, impedindo o último de passar para a mitocôndria.

Os efeitos de **anormalidades** da síntese do heme diferem. Isso depende do *feedback* e se o *turnover* do substrato da δ-ALAsintase-2 ou de uma das reações enzimáticas subsequentes está reduzido. No primeiro caso (→ **A1**), a deficiência de heme pode apenas elevar inadequadamente a atividade da δ-ALA-sintase-2 deficiente, de modo que uma *anemia sideroblástica* se desenvolverá (→ p. 40).

Em deficiências das enzimas seguintes (→ **A2**-**8**), uma disponibilidade aumentada de δ-ALA (desinibição da δ-ALA-sintase) desenvolve-se devido a um *feedback* negativo intacto. Como resultado, as concentrações dos substratos de todas as reações subsequentes estão aumentadas e, assim, o *turnover* é aumentado até que tenha sido produzido heme suficiente. São as *altas concentrações de substâncias intermediárias* que levam a anormalidades (**porfirias primárias;** → **A2-8**). Dependendo de sua solubilidade em água ou lipídeos, os produtos intermediários são *excretados* na *urina* (δ-ALA, porfobilinogênio [PBG], uroporfirina) ou, de modo adicional, via bile nas *fezes* (coproporfirinas, protoporfirinas), respectivamente. As porfirinas são produzidas a partir dos respectivos porfinogênios; seu padrão de excreção é de significância diagnóstica.

A concentração de δ-ALA é aumentada por uma *deficiência de δ-ALA-desidratase* (= *PBG--sintetase*)(→ **A2**), bem como por uma hipofunção da porfobilinogênio desaminase (também chamada de hidroximetilbilano-sintetase), a causa de **porfirias agudas intermitentes** (→ **A3**), na qual a concentração de PBG está também aumentada. Isso resulta em *disfunções neuroviscerais* (taquicardia, náusea, vômitos, constipação) e *distúrbios neuropsicogênicos* (paralisias, convulsões, coma, alucinações). Uma das causas dessas disfunções pode ser a competição entre δ-ALA e o neutrotransmissor, estruturalmente semelhante, γ-aminobutirato (GABA).

Na **porfiria eritropoiética congênita** (→ **A4**), o uroporfirinogênio será formado não enzimaticamente a partir de hidroximetilbilano e convertido enzimaticamente a coproporfirinogênio I (de forma análoga a A5). O coproporfirinogênio I não pode mais ser utilizado metabolicamente e, excretado na urina, em crianças ele causa manchas vermelhas nas fraldas e mais tarde nos dentes. Outros efeitos são reações da pele à luz e anemia hemolítica.

Na **porfiria cutânea tarda** (a mais frequente) (→ **A5**), as porfirinas causam lesões da pele (bolhas de difícil cicatrização; → **A**, fotografia) como resultado da absorção da luz (especialmente em λ = 440 nm). Os *radicais de O_2* estão envolvidos na geração de lesões de pele.

Na **coproporfiria hereditária** (→ **A6**), bem como na **porfiria variegata** (→ **A7**) (particularmente comum na África do Sul [cerca de três em cada 1.000 brancos]), δ-ALA, PBG e coproporfirinas estão todos elevados, causando sintomas neuropsicogênicos e dermatológicos nas crianças afetadas. Na **protoporfiria** (aumento de protoporfirina; → **A8**), queimaduras, prurido e dor na pele devido à fotossensibilidade são proeminentes após exposição a raios ultravioleta.

As **porfirias adquiridas** ocorrem no *envenenamento por chumbo* (→ **A2**, **8**; altos níveis de δ-ALA e PBG) e em *doenças hepatobiliares*, nas quais a excreção de coproporfirina na bile está reduzida.

A. Anormalidades da síntese do heme

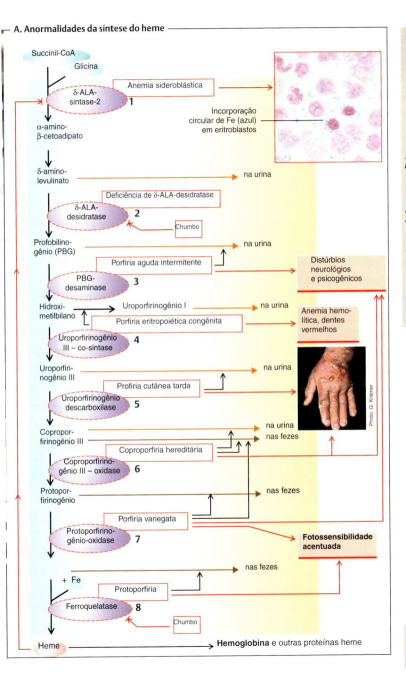

Figura 8.9 Síntese do heme, porfirias

9 Hormônios

F. Lang

Fisiopatologia geral dos hormônios

Os hormônios servem para *regular* e *controlar* as funções dos órgãos. Sua liberação é dependente de estimulação (ou inibição) mediante fatores específicos. Eles agem sobre as próprias células produtoras de hormônios (**autócrino**), influenciam as células vizinhas (**parácrino**) ou atingem células-alvo em outros órgãos por via sanguínea (**endócrino**). Em senso mais estrito, os hormônios realizam seus efeitos predominantemente pela via endócrina. Para a ação endócrina ser efetiva, os hormônios não devem ser inativados antes de atingirem suas células-alvo. Alguns hormônios necessitam ativação (ver a seguir). A transição de hormônios endócrinos para mediadores parácrinos e transmissores é fluida.

Nas células-alvo, os hormônios ligam-se a receptores e exercem seus efeitos através de vários mecanismos de **transdução celular do sinal** (→ p. 6 e segs.). Em geral, é por uma redução de fatores estimulantes que esses efeitos levam à liberação reduzida do hormônio particular, isto é, há um **circuito de regulação com *feedback* negativo** (→ **A6**). Em poucos casos, há *feedback* **positivo** (de duração limitada), isto é, os hormônios intensificam seus estímulos e, assim, promovem sua própria liberação. O termo **controle** (→ **A1**) é utilizado quando a liberação do hormônio é influenciada independentemente dos seus efeitos. Diversos estímulos independentes de controle e regulação podem agir sobre as glândulas produtoras de hormônio.

Um **efeito hormonal diminuído** (flechas azuis) pode ocorrer devido à *síntese e ao armazenamento anormais do hormônio* (p. ex., devido a um defeito genético). Outras causas podem ser anormalidades do transporte dentro das células sintetizadoras ou da liberação (→ **A5**). A deficiência do hormônio pode também ocorrer quando as glândulas hormonais não estão suficientemente estimuladas para corresponder às necessidades do organismo (→ **A1**), quando as células produtoras de hormônio não reagem ao estímulo com sensibilidade suficiente (→ **A4**) ou quando não há células produtoras de hormônios suficientes (hipoplasia, aplasia; → **A2**), por exemplo, devido à destruição por doença autoimune, infecções ou isquemia.

Outras causas possíveis são *inativação rápida demais* ou *degradação acelerada* dos hormônios. No caso dos hormônios que estão ligados a proteínas do plasma (→ **A7**), a duração da ação depende da proporção de hormônios ligados. Na sua forma ligada, eles não podem exercer seus efeitos, porém escapam de ser degradados ou excretados pelos rins.

Alguns hormônios devem primeiro ser convertidos em sua forma ativa no local de sua ação (→ **A8**). Contudo, se tal conversão não for possível, por exemplo, devido a defeitos enzimáticos, o hormônio não terá efeito. A ação hormonal pode também não ocorrer porque o *órgão-alvo está não responsivo* (p. ex., devido a receptores hormonais defeituosos ou inibidos [p.ex., por anticorpos] ou à falha na transmissão intracelular) ou porque existe *incapacidade funcional das células* ou dos *órgãos-alvo* (→ **A9**).

As causas de **efeitos hormonais aumentados** (flechas violeta) incluem, antes de tudo, *aumento da liberação hormonal*. Isso pode ser devido à influência excessiva de estímulos individuais (→ **A1**), sensibilidade aumentada (→ **A4**) ou um número muito grande de células produtoras de hormônios (hiperplasia, adenoma; → **A2**). O excesso hormonal pode também ser causado pela produção em células de tumores indiferenciados, fora da glândula hormonal (produção ectópica de hormônios; → **A3**). O carcinoma brônquico de pequenas células é, em particular, com frequência ativo endocrinamente.

A ação hormonal aumentada pode também ser esperada se um hormônio é *degradado ou inativado muito lentamente* (→ **A7**; p. ex., na disfunção do órgão inativador [rim ou fígado]). A degradação pode ser retardada pela ligação a proteínas plasmáticas, mas a porção ligada a proteínas não exercerá qualquer ação (ver acima).

Por fim, os efeitos dos hormônios podem ser aumentados por *hipersensibilidade do órgão-alvo* (excesso de receptores hormonais ou receptores que são muito sensíveis), por transmissão intracelular aumentada ou hiperfunção das células sensíveis ao hormônio (→ **A9**). Por exemplo, receptores hormonais podem ser estimulados por anticorpos.

As **características clínicas**, isto é, a soma das alterações fisiopatológicas no organismo, são o resultado de efeitos hormonais específicos reduzidos ou aumentados.

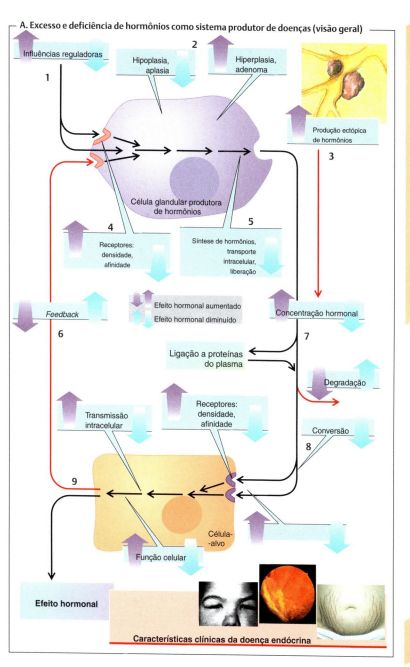

Figura 9.1 Fisiopatologia geral dos hormônios

Anormalidades do circuito regulatório endócrino

Os hormônios são normalmente parte de circuitos regulatórios. A desordem de um elemento em um desses circuitos leva a alterações características em seus outros elementos.

A **liberação de hormônios independente da hipófise** é geralmente regulada por aqueles parâmetros que são influenciados pelo hormônio particular. A influência do hormônio nos órgãos-alvo costuma levar a uma redução no estímulo de liberação deste (*circuito regulatório com feedback negativo*). A liberação de insulina serve como exemplo (→ **A1**): concentração elevada de glicose plasmática estimula a liberação de insulina, efeito que, no órgão-alvo, por exemplo, o fígado (aumento da glicólise; inibição da gliconeogênese e formação de glicogênio), leva a uma redução na concentração de glicose plasmática.

Se a **liberação de insulina é inapropriadamente alta** para uma determinada concentração de glicose plasmática (**hiperinsulinismo**), isso levará à *hipoglicemia*. Além de um tumor produtor de insulina, a causa pode ser uma sobreposição de circuitos regulatórios, na qual alguns aminoácidos também estimulam a liberação de insulina, e alguns dos efeitos da insulina (estimulação da síntese proteica, inibição da proteólise) podem produzir uma redução nas concentrações plasmáticas de aminoácidos. Uma degradação anormal de aminoácidos, por exemplo, devido a um defeito enzimático, pode produzir hipoglicemia pela elevação na concentração de aminoácidos no sangue e subsequente estímulo da liberação de insulina (→ **A2**).

Quando há uma **glândula hormonal defeituosa** (→ **A3**), o nível do hormônio e o efeito hormonal podem ser reduzidos. No exemplo ilustrado, uma insuficiência de células β resulta em *hiperglicemia*.

Além disso, quando a **responsividade dos órgãos-alvo está reduzida** (→ **A4**), o efeito hormonal fica diminuído. Desse modo, a insuficiência hepática pode resultar em hiperglicemia, a qual elevará a concentração plasmática de insulina. Entretanto, a degradação anormal de aminoácidos na insuficiência hepática pode causar hipoglicemia, pela hiperaminoacidemia e pela estimulação subsequente da liberação de insulina (ver acima; → **A2**).

Liberação hormonal regulada pelo hipotálamo e hipófise. A concentração plasmática de hormônios que estão sob a influência do hipotálamo e da glândula hipófise é sempre regulada (→ **B1**). As *liberinas* (hormônios liberadores), formadas no hipotálamo, causam a liberação de trofinas na hipófise. Estas estimulam a liberação dos hormônios respectivos na periferia. O hormônio e, em alguma extensão, também o efeito produzido pelo hormônio, inibem a liberação de liberinas no hipotálamo e de trofinas na hipófise. O exemplo ilustra a regulação da liberação do cortisol do córtex da suprarrenal pelo hormônio liberador de corticotropina (CRH) e hormônio adrenocorticotrópico (ACTH) (→ **B1**).

A liberação reduzida de hormônios periféricos pode ocorrer devido a uma perda de função do hipotálamo, da hipófise ou da glândula hormonal periférica. A causa primária da liberação aumentada de hormônios periféricos pode ser uma liberação inadequadamente alta ortotópica ou ectópica (→ p. 278 A3) de liberinas, trofinas ou hormônios periféricos.

Se houver uma **liberação aumentada de liberina** (→ **B2**), as concentrações de liberina, trofina e hormônio periférico estarão aumentadas.

Se houver um **aumento primário na liberação de trofinas**, as concentrações de trofinas e de hormônios periféricos estarão aumentadas, mas a de liberinas reduzida (→ **B3**).

Se houver um **aumento** primário **na liberação periférica do hormônio**, a liberação de liberinas e trofinas será suprimida (→ **B4**).

De uma maneira análoga, a **deficiência** primária de liberinas levará à deficiência de trofina e hormônio periférico, enquanto a falta primária de trofinas resultará em liberação reduzida de hormônios periféricos, com liberação aumentada de liberinas; uma deficiência primária de hormônios periféricos levará à liberação aumentada de liberinas e trofinas.

A. Anormalidades do circuito regulatório endócrino simples

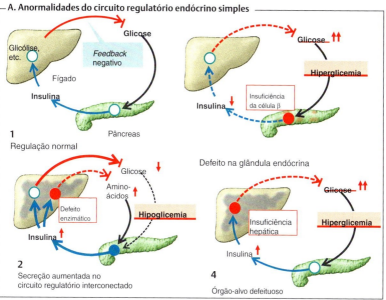

B. Anormalidades dos hormônios regulados pelo hipotálamo

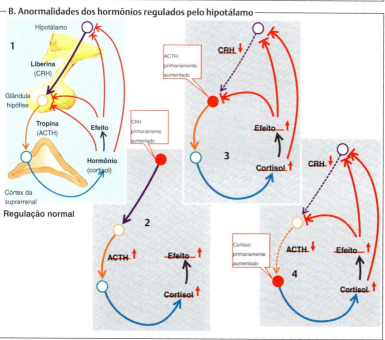

Figura 9.2 Circuito regulatório endócrino

O hormônio antidiurético

O **hormônio antidiurético** ([**ADH**] **adiuretina, vasopressina**) é formado nos núcleos supraóptico e paraventricular do hipotálamo e é transportado para o lobo posterior da glândula hipófise pelos axônios dos neurônios produtores do hormônio.

A liberação de ADH é estimulada pela hiperosmolaridade extracelular (ou retração celular), enchimento diminuído dos átrios cardíacos (hipovolemia), hipotensão arterial, náusea, hipoglicemia, falta de glicocorticoides, dor, medo, estresse, excitação (sexual), angiotensina II, dopamina e algumas drogas ou toxinas (p. ex., nicotina, morfina, barbitúricos). A distensão atrial aumentada, assim como o ácido γ-aminobutírico (GABA), o álcool e a exposição ao frio têm um efeito inibitório.

O ADH causa a incorporação, via receptores V_2 e AMPc, de canais de água (aquaporinas 2) na membrana luminal dos túbulos distais e ducto coletor do rim e, assim, promove a *reabsorção de água* nos rins. O ADH também estimula a reabsorção tubular de Na^+ e ureia. Uma alta concentração de ADH também leva à *vasoconstrição, glicogenólise hepática* e *liberação de corticotropina (ACTH)* (via receptores V_1).

O **excesso de ADH** (→ **A1**) é frequentemente causado pela formação aumentada de ADH no *hipotálamo*, por exemplo, por estresse. Além disso, o ADH pode ser formado ectopicamente em *tumores* (sobretudo carcinoma brônquico de pequenas células) ou por doença pulmonar. Isso leva à redução da excreção de água (**oligúria**). A concentração aumentada resultante de constituintes urinários pouco dissolvidos pode levar à formação de *cálculos urinários* (urolitíase). Ao mesmo tempo, haverá uma queda na osmolaridade extracelular (**hiper-hidratação hipotônica**), e as células irão inchar. Isso é especialmente perigoso se levar ao *edema cerebral* (→ p. 380). O ADH ainda contribui para a retenção de volume e formação de edema (→ p. 250), por exemplo, na gestação (→ p. 126), insuficiência cardíaca (→ p. 238) e cirrose hepática (→ p. 128).

A **deficiência de ADH** (→ **A2**) ocorre quando a liberação é reduzida, como no *diabetes insípido central* geneticamente determinado, na destruição de neurônios, por exemplo, por *doença autoimune*, ou outra lesão da glândula hipófise. As causas exógenas incluem álcool ou exposição ao frio. Porém, o ADH pode falhar em ter ação sobre os rins, mesmo se ele é normalmente excretado, por exemplo, devido a canais de água ou receptores geneticamente defeituosos, ou se a capacidade de concentração dos rins estiver de outra forma impedida (→ p. 100), como na deficiência de K^+, no excesso de Ca^{2+} ou na inflamação da medula renal (*diabetes insípido renal*). A liberação ou o efeito de ADH diminuídos resulta na excreção de grandes quantidades de urina pouco concentrada e em **desidratação hipertônica** (ver também p. 132), levando à *retração celular*. Os pacientes serão forçados a compensar a perda renal de água bebendo grandes quantidades (polidipsia). Se os osmorreceptores no hipotálamo estiverem destruídos, a deficiência de ADH será acompanhada de hipodipsia, e a desidratação hipertônica será especialmente acentuada. Na *polidipsia psicogênica*, a liberação de ADH é inibida devido ao excesso de água e, assim, ao contrário da deficiência primária de ADH, o resultado será *hiper-hidratação hipotônica*.

Prolactina

A **prolactina** (→ **B**) é formada no lobo anterior da glândula hipófise. A liberação de prolactina é estimulada pelo toque do mamilo de uma mulher em fase de amamentação, pelo orgasmo, estrógenos (gestação), tireoliberina (hormônio liberador do hormônio estimulador da tireoide [TRH]), endorfinas, peptídeo intestinal vasoativo (VIP), ocitocina e angiotensina II, bem como por estresse, fase do sono sem movimentos rápidos dos olhos (NREM) ou hipoglicemia. A dopamina (receptores D_2) inibe a liberação de prolactina. Como a prolactina aumenta o metabolismo da dopamina no hipotálamo, ela inibe sua própria liberação (*feedback* negativo "curto"). Glicocorticoides e T_3/T_4 são inibidores fracos da liberação de prolactina.

A prolactina estimula o crescimento e a diferenciação da glândula mamária, bem como a *produção de leite*. Ela inibe a liberação pulsátil, mas não a basal, de gonadotrofinas (hormônio luteinizante [LH] e hormônio folículo-estimulante [FSH]; → p. 296). Ela também inibe a captação celular de glicose e a defesa imune celular.

O **excesso de prolactina** (→ **B**) pode ser causado por *tumores* produtores de hormônios, estresse, ou pela administração de *fármacos antidopaminérgicos*. A insuficiência renal (degradação prejudicada) e cirrose hepática (depleção de dopamina) também podem resultar em um excesso de prolactina. O *hipotireoidismo* aumenta a liberação de prolactina pela secreção correspondentemente aumentada de TRH. Os efeitos do excesso de prolactina são **fluxo de leite** (galactorreia), tendência à **hiperglicemia** e inibição da liberação de gonadotrofinas, acompanhada por **hipogonadismo**, amenorreia, perda de libido e impotência.

A. Excesso e deficiência de hormônio antidiurético (vasopressina, ADH)

B. Excesso de prolactina

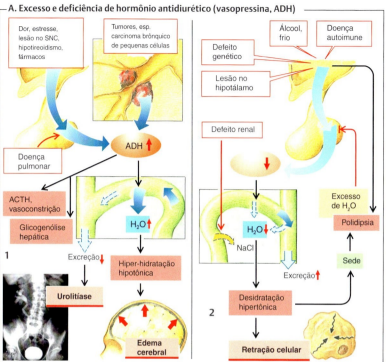
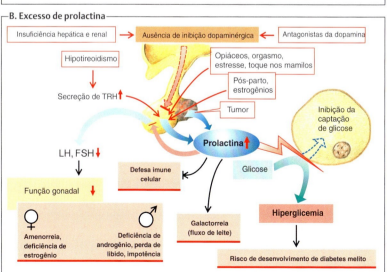

Figura 9.3 **O hormônio antidiurético, prolactina**

Somatotropina

A liberação normalmente pulsátil de **somatotropina** (**hormônio do crescimento [GH]**) pelo lobo anterior da glândula hipófise é estimulada pela *somatoliberina** (GHRH) e inibida pela *somatostatina* (SRIF). A liberação de somatotropina é estimulada por aminoácidos (particularmente arginina), hipoglicemia, grelina, glucagon, estrógenos, dopamina, estimulação α-adrenérgica e estresse. Ela é inibida pela hiperglicemia, hiperlipidacidemia**, glicocorticoides, estimulação β-adrenérgica, IGF1 (fator de crescimento semelhante à insulina 1), obesidade e frio. A liberação de somatotropina reduz-se significativamente na idade avançada.

A somatotropina é efetiva, em parte, pela estimulação da liberação de fatores de crescimento semelhantes à insulina IGF-1 (sobretudo no fígado). A somatotropina estimula a síntese proteica e a lipólise e *inibe a captação de glicose* em células adiposas e musculares. Ela estimula a *formação de eritropoietina* e a retenção renal de Na⁺ e K⁺, bem como aumenta a concentração plasmática de fosfato. Ela também estimula o crescimento ósseo (antes do final da fusão das epífises e, assim, do crescimento longitudinal) e o *crescimento de tecidos moles*. A somatotropina promove proliferação de células T, formação de interleucina 2 (IL-2) e atividade de células *natural killer*, células T citotóxicas e macrófagos. Dessa maneira, fortalece a defesa imunológica. Estrógenos inibem a formação de IGF1 e, assim, reduzem os efeitos da somatotropina.

O **excesso de somatotropina** é, em geral, devido à *formação descontrolada do hormônio*, por exemplo, por um adenoma hipofisário ou, em casos raros, por um tumor ectópico. A *estimulação aumentada da síntese do hormônio* pela somatoliberina é igualmente rara. A *administração terapêutica não controlada* de somatotropina pode também resultar em excesso iatrogênico de somatotropina (→ **A1**).

O excesso de somatotropina antes de a fusão das epífises estar completa leva ao **gigantismo** (altura até 2,6 m). Em adultos, resulta em **acromegalia** (aumento do zigomático, mandíbula, pés e mãos, e protuberância supraorbital), **hipertrofia de cartilagens** com artropatia e **calcificação de cartilagens e discos intervertebrais** (→ **A2**). Ao mesmo tempo, há um aumento de tamanho dos tecidos moles, por exemplo, língua, coração, fígado, rins, tireoide, glândulas salivares e pele (→ **A3**). Esse **aumento no tamanho dos órgãos pode levar a mais complicações**. Se, por exemplo, a vascularização não aumentar com a hipertrofia miocárdica, ocorrerá redução do fornecimento coronariano de oxigênio (**angina pectoris**; → p. 232). A **hipertensão arterial** ocorre com relativa frequência (em 30% dos casos). O espessamento da pele está associado ao aumento da sudorese e secreção sebácea. A compressão do nervo mediano pode levar à **síndrome do túnel do carpo**.

A captação diminuída da glicose em células periféricas favorece o desenvolvimento de **hiperglicemia** (→ **A4**), em alguns casos de *diabetes melito*. A absorção intestinal aumentada resulta em **excesso de cálcio** seguido de *hipercalciúria* (→ **A5**). O último pode causar precipitação de sais de cálcio na urina (nefrolitíase; → p. 130). O excesso de somatotropina também promove o desenvolvimento de pólipos colônicos e **tumores**.

Um tumor hipofisário produtor de somatotropina frequentemente causa aumento da sela túrcica; a pressão sobre o quiasma óptico (→ **A6**) pode originar **defeitos no campo visual** (em geral hemianopsia bitemporal, como se o paciente estivesse usando antolhos; → p. 348). O deslocamento de outras células endócrinas pode levar à deficiência de gonadotropina e, assim, à amenorreia, bem como à perda da libido e à impotência (→ **A7**). Inversamente, tumores produtores de somatotropina podem também liberar outros hormônios, tais como a prolactina (→ p. 282).

A deficiência de somatotropina pode ser *determinada geneticamente* (p.ex., defeitos dos fatores de transcrição reguladores de GH Pit-1 e Prop-1) ou ser consequência de *lesão nas células produtoras de hormônio* (p. ex., tumor, hemorragia, radiação), *estimulação hipotalâmica diminuída* ou *inibição da liberação* (cortisol, hipotireoidismo). O efeito da somatotropina pode também ser enfraquecido por *estrogênios, má nutrição, hipoinsulinismo, insuficiência renal* e *mediadores inflamatórios*. Ele pode ser abolido por defeitos genéticos do receptor (*síndrome de Laron*). Se a deficiência de somatotropina ocorrer antes da fusão das epífises, resultará em **nanismo hipofisário** com voz aguda, micropênis, gordura aumentada e propensão à hipoglicemia. Uma deficiência que ocorre após o final do crescimento longitudinal resultará em massa muscular reduzida, tecido adiposo aumentado, hiperlipidemia, aterosclerose, *enfraquecimento do sistema imune*, desmineralização óssea e distúrbios psicológicos (depressão e isolamento social).

---

* N. de T.: GHRH = hormônio liberador do hormônio do crescimento.

** N. de T.: Aumento de ácidos graxos no plasma.

A. Excesso de somatotropina

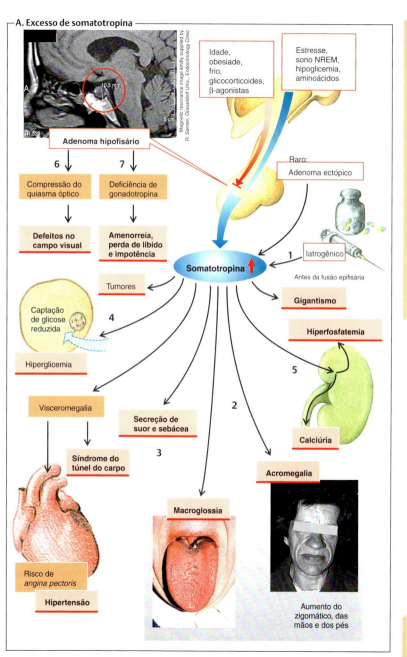

Figura 9.4 **Somatotropina**

Hormônios adrenocorticais: defeitos enzimáticos na formação

Os hormônios adrenocorticais (*corticoides*) incluem os **glicocorticoides** (principalmente cortisol, produzido na zona fascicular), os **mineralocorticoides** (sobretudo aldosterona, da zona glomerulosa), os **androgênios** (principalmente desidroepiandrosterona), **progestogênios** e **estrogênios** (produzidos na zona reticular). Os hormônios são degradados principalmente no fígado.

Todos os hormônios adrenocorticais (ver também p. 294 e segs.) são formados a partir do **colesterol**. O transporte de colesterol para a mitocôndria e a subsequente transformação em pregnenolona pode ser prejudicada por uma deficiência na proteína regulatória aguda esteroidogênica (StAR). Diversas enzimas, as quais podem estar ausentes em defeitos genéticos, são necessárias para a formação dos vários hormônios.

Os defeitos enzimáticos levam à diminuição da síntese dos produtos da enzima e, assim, também dos hormônios formados pelas suas ações. Porém, a síntese reduzida de glicocorticoide **desinibe a formação de corticoliberinas*** (CRH) e **corticotropina** (hormônio adrenocorticotrófico [ACTH]). A corticotropina, por sua vez, estimula o crescimento do córtex da suprarrenal, a liberação de colesterol e a expressão de diversas enzimas envolvidas na síntese de hormônios adrenocorticoides. Como resultado dessa ação, há uma elevação na concentração dos substratos das enzimas, seus precursores e metabólitos, isto é, de esteroides que precedem o defeito enzimático da cadeia metabólica. Esses esteroides têm parcialmente efeitos hormonais do tipo glicocorticoide (azul), mineralocorticoide (verde), androgênico (vermelho), progestogênico (laranja) e estrogênico (violeta), como ilustrado nas Figuras 9.**7**-9.**10**. Dependendo da atividade que aqueles produtos, substratos, precursores e metabólitos possuem, os efeitos hormonais podem, então, ser reduzidos (↓) ou aumentados (↑) (ver tabela).

Utilizando ACTH para estimular a produção hormonal adrenocorticoide, a produção de glicocorticoide pode ser (praticamente) normalizada, apesar de um defeito enzimático. Com maior frequência, entretanto, a ação glicocorticoide diminui (→ p. 292). Se houver um excesso de metabólitos gestagênicos, seu efeito antimineralocorticoide fraco pode produzir natriurese (→ p. 298). Alguns defeitos enzimáticos aumentam as concentrações de metabólitos androgênicos, com as correspondentes consequências para o desenvolvimento sexual (→ p. 294.). Se houver um defeito da 3 β-hidroxidesidrogenase (→ **A3**), são formadas quantidades insuficientes de androgênios para que o desenvolvimento sexual masculino normal ocorra; também são formados androgênios demais para o desenvolvimento sexual feminino normal. A limitação da produção de hormônios sexuais no córtex da suprarrenal, contudo, em geral não impede o desenvolvimento sexual, uma vez que os hormônios sexuais são normalmente formados sobretudo nas gônadas.

O defeito enzimático mais comum é uma deficiência da 21β-hidroxilase (citocromo P450c21). Essa deficiência diminui a transformação de progesterona em 11-desoxicorticosterona e de 17-hidroxiprogesterona em 11-desoxicortisol (→ **A5**). Dependendo da extensão em que a atividade enzimática é diminuída, haverá deficiência de cortisol de moderada a grave. A formação aumentada de androstenediona e testosterona leva à *virilização de meninas* e desenvolvimento prematuro de características sexuais masculinas (*puberdade precoce incompleta*) em meninos (**síndrome adrenogenital**; ver também p. 294). Esses defeitos podem ser detectados já ao nascimento, uma vez que o excesso de androgênios é formado intrauterinamente. Uma 11β-hidroxiesteroide desidrogenase (11β-HD) tipo I na periferia (sobretudo fígado) pode converter a cortisona inativa à cortisol. Inversamente, uma 11β-HD tipo II pode inativar o cortisol a cortisona. A 11β-HD tipo II em geral impede a ativação de receptores mineralocorticoides pelo cortisol. Se ela estiver defeituosa, o cortisol exerce efeitos mineralocorticoides (→ p. 292).

* N. de T.: CRH = hormônio liberador de corticotrofina.

Defeito enzimático (→ A1-A8)	Ação androgênica	Ação glicocorticoide	Ação mineralocorticoide
❶ 20,22-desmolase (CYP11A1, StAR)	↓	↓	↓
❷ 17α-hidroxilase (CYP17)	↓	↓	↑
❸ 3β-hidroxidesidrogenase	↑ (♀) ↓ (♂)	↓	↓
❹ Aromatase (CYP19)	↑	–	–
❺ 21β-hidroxilase (CYP21A2)	↑	↓	↓
❻ 11 β-hidroxilase (CYP11B1)	↑	↓	↑
❼ Aldosterona sintase (CYP11B2)	–	–	↓

A. Defeitos enzimáticos na formação de hormônios adrenocorticais

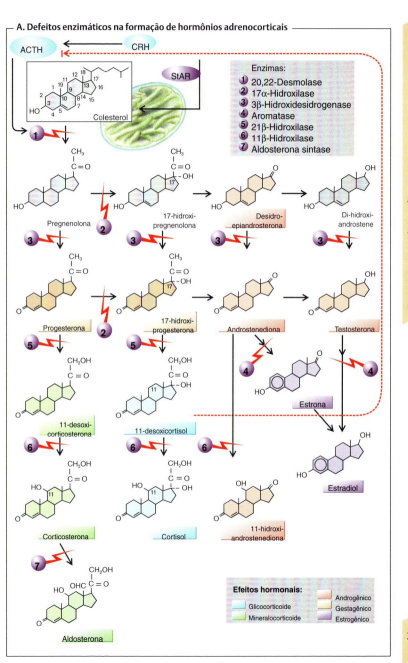

Figura 9.5 Hormônios adrenocorticais

Hormônios adrenocorticoides: causas de liberação anormal

Os **glicocorticoides** atuam, em primeiro lugar, na adaptação do metabolismo, da circulação, do sangue, do sistema imune, etc. ao estresse físico e emocional. Os **mineralocorticoides** agem sobre o balanço mineral e da água (para mecanismo de ação, ver p. 290), auxiliando na retenção renal de Na^+ e na eliminação de K^+ e outros íons.

A **liberação de glicocorticoides** (p. ex., cortisol) é regulada pelo ACTH, da glândula hipófise, o qual está, por sua vez, sob controle da corticoliberina (hormônio liberador de corticotropina [CRH]), do hipotálamo (→ **A**). O estímulo mais importante para a liberação de CRH, ACTH e cortisol é o estresse. Outros estímulos são adrenalina, ADH, histamina, pirogênios, dor, queda da pressão sanguínea e hipoglicemia (→ **A1**). A liberação de cortisol é mais alta nas primeiras horas da manhã e cai lentamente durante o dia (→ **A2**). A liberação é inibida por morfina.

Um **excesso de glicocorticoides** pode resultar da administração terapêutica de glicocorticoides para imunossupressão (→ **A4**), de um *tumor* produtor de hormônios na glândula suprarrenal ou em outros órgãos (especialmente carcinoma brônquico de células pequenas; → **A3**) (doença de Cushing; → p. 290), ou de uma *estimulação* excessiva *da adrenal* pelo ACTH (síndromes de Cushing secundárias, por exemplo, devido a um tumor de hipófise, outras causas de liberação de CRHs ou formação ectópica de ACTH ou, raramente, de CRH).

O estímulo mais importante para a **liberação do mineralocorticoide** aldosterona é a angiotensina II, a qual é formada pelo sistema renina-angiotensina quando a perfusão renal é reduzida (p.ex., na hipovolemia; → **A5**). A liberação de aldosterona também é estimulada por ADH, cuja secreção é estimulada por angiotensina II. A liberação de aldosterona é aumentada pela hipercalemia e, em menor extensão, pelo ACTH, serotonina e endotelina. Ela é diminuída pela dopamina e pelo fator natriurético atrial (FNA).

Um **excesso seletivo de mineralocorticoides** resulta, na maioria dos casos, da liberação aumentada de renina (*hiperaldosteronismo secundário*). Na hipovolemia (p. ex., na desidratação), a liberação aumentada de aldosterona é adequada para controlar o volume, mas geralmente muito alta para o balanço do K^+. Quando ocorre hipovolemia, a "interconexão" resultante dos circuitos regulatórios do volume plasmático e do potássio (→ p. 280) regularmente leva à hipocalemia. Mesmo se o volume sanguíneo estiver normal ou aumentado, a perfusão renal pode estar diminuída, e, assim, a liberação de renina aumentada em várias doenças renais (→ p. 124). Se a ação bombeadora do coração estiver reduzida (→ p. 238) ou huver vasodilatação periférica (p. ex., na sepse ou insuficiência hepática; → p.128), a pressão sanguínea poderá ser mantida apenas por ativação maior do sistema nervoso simpático, o que resultará em vasoconstrição renal, liberação de renina e hiperaldosteronismo. Outra causa pode ser um *tumor* da suprarrenal produtor de aldosterona (síndrome de Conn). Além disso, um defeito genético da 11β-hidroxiesteroide-desidrogenase (*excesso de mineralocorticoide aparente*; → p. 124) pode resultar em um efeito mineralocorticoide aumentado. A enzima é normalmente formada nas células-alvo da aldosterona e inativa o cortisol. Este se encaixa no receptor de mineralocorticoide, e sua ação é normalmente interrompida apenas por inativação enzimática. Devido à concentração de cortisol no sangue ser 100 vezes mais alta do que a de aldosterona, se a 11β-hidroxisteroide desidrogenase (11 β –HSD) estiver defeituosa, o cortisol causará um efeito mineralocorticoide excessivo. Concentrações excessivas de cortisol saturam a 11 β-HSD, e a degradação incompleta do cortisol leva à estimulação do receptor mineralocorticoide. Em um raro defeito genético (hiperaldosteronismo tratável com glicocorticoides), a expressão de enzimas produtoras de aldosterona é estimulada por um promotor sensível ao ACTH, levando à produção aumentada de aldosterona, se o ACTH estiver alto. O tratamento dos pacientes com glicocorticoides suprime a liberação de ACTH e, assim, o hiperaldosteronismo. Ainda em outra doença genética, o receptor de mineralocorticoide é sensível à progesterona, levando ao pseudo-hiperaldosteronismo, que é exacerbado na gestação.

Uma **deficiência de hormônios suprarrenais** (→ **B**) pode ser a consequência de insuficiência suprarrenal (doença de Addison; → p. 292; p. ex., em defeitos genéticos, doença suprarrenal autoimune, tuberculose, metástases, remoção cirúrgica) ou de defeitos enzimáticos na síntese de hormônios suprarrenais (→ p. 286). Além disso, pode haver estimulação insuficiente por ACTH, como na lesão da glândula hipófise ou hipotálamo. A liberação de aldosterona pode também ser reduzida como resultado de hipocalemia ou diminuição da formação de angiotensina II.

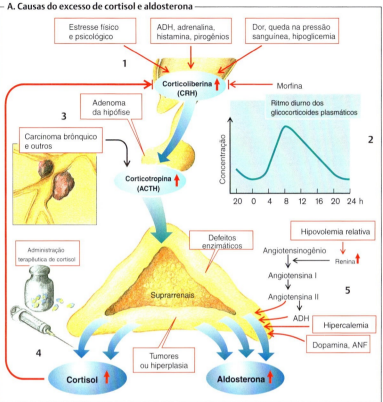

A. Causas do excesso de cortisol e aldosterona

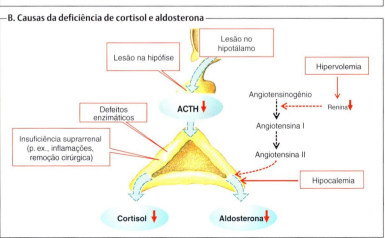

B. Causas da deficiência de cortisol e aldosterona

Figura 9.6 **Hormônios adrenocorticoides**

Excesso de hormônios adrenocorticoides: doença de Cushing

Os **glicocorticoides** (especialmente cortisol) *estimulam a gliconeogênese* no fígado e *inibem a captação de glicose* em células periféricas. Eles também estimulam a lipólise, a degradação de proteínas na periferia e a formação de proteínas plasmáticas (p. ex., angiotensinogênio, fatores de coagulação) no fígado. Eles aumentam o número de neutrófilos e plaquetas, reduzem o número de eosinófilos e monócitos, e estimulam a apoptose de linfócitos T. Parcialmente pela supressão dos fatores de transcrição AP1 e NFκB, eles inibem a liberação de mediadores inflamatórios, tais como interleucina 1 e 6, fator de necrose tumoral α(TNF-α), bradicinina, serotonina, histamina e fator ativador plaquetário (FAP). Pela inibição da fosfolipase A_2, eles suprimem a formação de prostaglandinas e leucotrienos. Eles ainda diminuem a migração de leucócitos e macrófagos. Eles agem, portanto, como *imunossupressores* e *anti-inflamatórios*, mas, ao mesmo tempo, impedem a síntese de colágeno e o reparo. Eles estimulam a coagulação e a produção de surfactante pulmonar, a secreção de ácidos e de pepsina no estômago e lentificam a produção de muco. Nos olhos, eles estimulam a secreção de fluído e a pressão intraocular. Além disso, diminuem a absorção intestinal de cálcio e favorecem a reabsorção óssea. Eles também sensibilizam os vasos sanguíneos e o coração às catecolaminas, parcialmente por inibir a síntese de prostaglandinas; eles estimulam a liberação de noradrenalina, aumentam a excitabilidade do sistema nervoso e influenciam as emoções.

Os **mineralocorticoides** (especialmente aldosterona) estimulam ainda mais a retenção de Na^+ e água. Assim, facilitam o aumento da pressão sanguínea. Eles também estimulam a eliminação renal de K^+, Mg^{2+} e H^+ e, simultaneamente, a captação celular de potássio. Com excesso simultâneo de sal, os mineralocorticoides estimulam a formação de TGF-β e PAI-1 (inibidor do ativador de plasminogênio 1) e, dessa forma, estimulam a formação de proteína matriz. Em níveis plamáticos altos, o cortisol também exerce um efeito mineralocorticoide significativo, ainda que seja amplamente inativado nas células-alvo dos mineralocorticoides (→ p. 288).

A **desidroepiandrosterona** (**DHEA**), um fraco precursor androgênico dos hormônios sexuais esteroides, é também formado nas suprarrenais, além dos mineralocorticoides e glicocorticoides.

Os efeitos metabólicos do **excesso de glicocorticoides** favorecem o desenvolvimento de diabetes melito (→ p. 308 e segs.), isto é, **diabetes esteroide** (→ **A2**). Os ácidos graxos livres formados pela lipólise estimulada são utilizados no fígado para gerar lipoproteínas de densidade muito baixa (VLDL) que passam para o sangue (→ **A3**). Além disso, o fígado forma corpos cetônicos a partir dos ácidos graxos. Uma **redistribuição do tecido adiposo** ocorre devido às diferentes sensibilidades do tecido adiposo periférico aos glicocorticoides e à insulina. Isso resulta em depósito centrípeto de gordura, face arredondada ou em lua, e depósito de gordura no pescoço (giba de "búfalo"), enquanto os membros são notadamente finos. A degradação periférica de proteínas (→ **A5**) causa **perda muscular**, **osteoporose** (perda de matriz óssea), **estrias** (degradação de tecido conjuntivo subcutâneo) e **púrpura** (fragilidade vascular aumentada). Devido à redução do reparo, a **cicatrização de feridas é demorada**. O efeito sobre o osso é agravado por deficiência de $CaHPO_4$ e inibição da liberação de somatotropina. Em crianças, isso resulta em **crescimento retardado**. Os efeitos sobre o sangue aumentam a **coagulabilidade** (→ **A6**). As defesas imunológicas enfraquecidas favorecem as **infecções** (→ **A4**). A sensibilização da circulação às catecolaminas causa um aumento da contratilidade cardíaca, bem como vasoconstrição periférica, levando à **hipertensão** (→ **A7**), a qual, junto a hiperlipidemia e coagulabilidade sanguínea aumentada, promove o desenvolvimento de *aterosclerose*, *trombose* e *oclusões vasculares* (→ **A6**). Devido à estimulação da secreção de ácido clorídrico e pepsina e à inibição da secreção de muco no estômago, desenvolvem-se úlceras (**pépticas**) **gástricas e/ou duodenais** (→ **A8**). Os efeitos sobre o sistema nervoso podem desencadear uma **síndrome endócrina psicogênica**.

Um **efeito mineralocorticoide aumentado** causa hipervolemia, a qual, por sua vez, leva à *hipertensão*; ele também causa hipocalemia, hipomagnesemia e alcalose, o que leva ao *aumento da excitabilidade cardíaca e neuromuscular* (→ **A10**). A formação excessiva de TGF-β e PAI-1 danifica os glomérulos renais (proteinúria) e estimula a fibrose renal e cardiovascular.

O **excesso de andrógenos** (→ **A9**) pode levar à masculinização e amenorreia (*virilismo*) em mulheres, e a um início acelerado das características sexuais em meninos (*puberdade precoce incompleta*; → p. 294).

A. Efeitos e sintomas do excesso de hormônios adrenocorticais

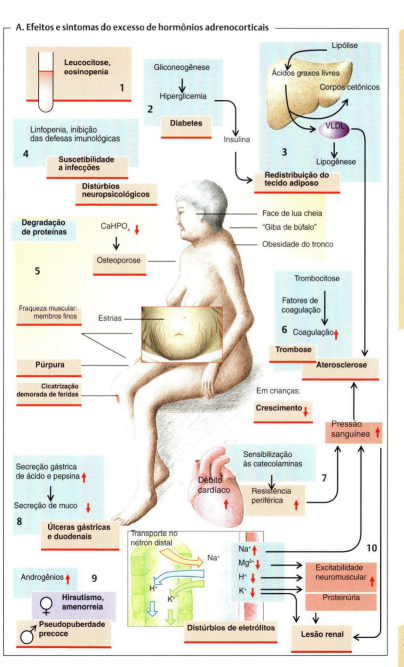

Figura 9.7 Doença de Cushing

Deficiência de hormônios adrenocorticoides: doença de Addison

Para os efeitos dos hormônios adrenocorticoides, ver p. 290.

A **deficiência de glicocorticoides** com frequência leva à **hipoglicemia** como resultado da glicolise desinibida e gliconeogênese reduzida (→ **A1**). Isso é especialmente acentuado na *deficiência secundária* de hormônios adrenocorticoides devido à insuficiência hipofisária, pois ela está associada à secreção diminuída de somatotropina, e seu efeito hiperglicêmico estará ausente (→ p. 284). A hipoglicemia ativa o sistema nervoso simpático e inibe a liberação de insulina, e, assim, também sua influência sobre a lipólise e a degradação de proteínas. A ação lipolítica e proteolítica reduzida do cortisol é mais do que compensada pelo efeito diminuído da insulina e aumentado da adrenalina. A **lipólise** e a **degradação de proteínas** são estimuladas, resultando em perda de peso corporal. Outros efeitos da liberação aumentada de adrenalina são taquicardia e sudorese (→ **A2**). A sensibilidade reduzida do coração e dos vasos sanguíneos às catecolaminas leva a uma **queda na pressão sanguínea** apesar da liberação de adrenalina. Devido à secreção diminuída de ácido clorídrico, patógenos que tenham sido deglutidos serão destruídos de modo menos efetivo no estômago e mais comumente causarão **infecções gastrintestinais** (→ **A6**). Diarreia e vômitos ocorrem com perda correspondente de água e eletrólitos. A falta do efeito glicocorticoide sobre a células formadoras do sangue resulta em *neutropenia, eosinofilia* e *linfocitose* (→ **A4**). Outros sintomas são fadiga e fraqueza. Entretanto, enquanto a deficiência de cortisol persiste, a sensibilidade das células-alvo fica elevada, o que retarda o início dos sintomas.

Na **insuficiência adrenocorticoide primária** (**doença de Addison**), a redução do *feedback* negativo do cortisol leva ao aumento significativo da síntese de *pró-opiomelanocortina* (*POMC*), o precursor de ACTH. Este aumenta não apenas a formação de ACTH, mas também a de α-melanotropina (α-MSH ou melanocortina). α-MSH bem como o próprio ACTH causam **pigmentação marrom da pele** (→ **A3**), razão da doença de Addison ter sito chamada de "doença do bronzeado". Se um córtex suprarrenal estiver ausente, o ACTH causará hipertrofia do córtex suprarrenal intacto. Quando ambas as suprarrenais estiverem ausentes, o ACTH pode até causar formação ectópica de hormônios adrenocorticoides, mas isso é geralmente inadequado. Na **insuficiência adrenocorticoide secundária**, a pigmentação da pele está diminuída pela falta de α-MSH e ACTH.

A **deficiência de mineralocorticoides** leva a perda renal de sal e retenção renal de K^+, Mg^{2+} e H^+ (→ **A5**). A reabsorção de Na^+ nas glândulas sudoríparas e no intestino também fica diminuída. Isso resulta em deficiência de sal, **desidratação hipotônica**, **hipovolemia**, **queda da pressão sanguínea** e aumento do volume intracelular (→ p. 132 e segs.), podendo levar à diminuição da perfusão renal e da taxa de filtração glomerular, causando um aumento na concentração plasmática de creatinina. Também devido à perfusão renal diminuída, a liberação de renina e angiotensina I – II aumentará. Como a angiotensina II estimula a liberação de ADH, e este leva à retenção renal de água, a liberação de angiotensina II contribui para a hipoosmolaridade. A retenção de K^+, Mg^{2+} e H^+ leva à redução da excitabilidade neuromuscular e a anormalidades na formação do potencial de ação e condução no coração devido a hipercalemia, hipermagnesemia e acidose (→ **A8** e segs.). A perda de líquido causa **perda de peso**, e a hipotensão arterial diminui o condicionamento físico.

A **falta de androgênios** manifesta-se principalmente por pelos púbicos esparsos, bem como por enfraquecimento muscular e perda da libido (→ **A7**). Contudo, a perda dos androgênios suprarrenais não tem consequências em homens enquanto a produção de testosterona nos testículos for normal.

A piora aguda dos sintomas leva à **crise de Addison** com fraqueza extrema, queda na pressão sanguínea, taquicardia, diarreia, hipoglicemia, hiponatremia, hipercalemia e oligúria. Ela é, com frequência, a consequência de uma infecção que normalmente, exceto em pacientes com doença de Addison, leva ao aumento da liberação de cortisol.

A. Efeitos e sintomas da deficiência hormonal adrenocortical

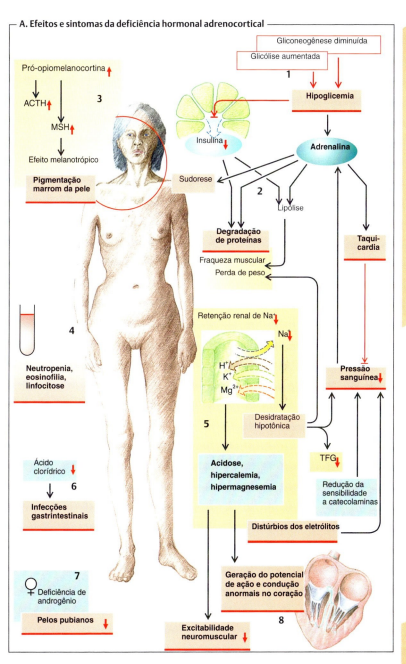

Figura 9.8 **Doença de Addison**

Causas e efeitos do excesso e da deficiência de androgênios

Folitropina* (FSH) e *luteotropina*** (LH) são liberados na hipófise anterior e estimulados pela liberação pulsátil de gonadoliberina (hormônio liberador de gonadotropinas, GnRH) (→ **A1**). A secreção pulsátil dessas gonadotropinas é estimulada pela leptina e inibida por *prolactina* (→ p. 282). O LH controla a liberação de *testosterona* pelas células de Leydig nos testículos. A testosterona, por meio de um *feedback* negativo, inibe a liberação de GnRH e LH (→ **A2**). A testosterona pode ser convertida por uma 5α-redutase em di-hidrotestosterona (5α-DHT), e por uma aromatase em estradiol. A formação de *inibina*, a qual inibe a liberação de FSH, e da *proteína ligadora de androgênio* (ABP) é estimulada por FSH nas células de Sertoli testiculares (→ **A3**).

A **testosterona** estimula o desenvolvimento dos *túbulos seminíferos* e a di-hidrotestosterona (5-αDHT) promove *o crescimento da próstata, pênis, uretra e escroto* (→ **A4**). Testosterona e FSH são ambos necessários para a *formação e maturação dos espermatozoides*. Além disso, a testosterona estimula a atividade secretora da *próstata* (reduz a viscosidade do ejaculado) e da *vesícula seminal* (adição de frutose e prostaglandinas), bem como da atividade secretora das glândulas sebáceas e sudoríparas na axila e na região genital. A testosterona aumenta a espessura da pele, a pigmentação do escroto e a eritropoiese. Ela estimula o *crescimento da laringe* (voz mais grave) e o *crescimento de pelos* nas regiões púbicas e axilares, no peito e na face (barba); sua presença é essencial para a *perda de cabelo no homem*. O hormônio estimula *libido e comportamento agressivo*. Ela estimula a retenção renal de eletrólitos, reduz a concentração de lipoproteínas de alta densidade (HDL) no sangue (→ p. 264 e seg.) e influencia a distribuição de gordura. Pela promoção do crescimento muscular e ósseo (anabolismo proteico), crescimento longitudinal, mineralização óssea e fusão das placas epifisiárias, ela influencia a *altura e estatura*. Seu efeito no osso é parcialmente mediado pelo estradiol e requer aromatase (→ p. 286).

A **liberação diminuída de androgênios** pode ocorrer devido à *falta de GnRH*. Mesmo a *secreção não pulsátil de GnRH* estimula a formação inadequada de androgênios. Ambos podem ocorrer por lesão no hipotálamo (tumor, radiação, inflamação, isquemia, defeitos genéticos), bem como por estresse psicológico ou físico. Má nutrição anula a estimulação de gonadotropinas pela leptina. Na insuficiência hepática, a degradação lenta de androstenediona intensifica a formação de estrogênios, os quais inibem a liberação de LH e, assim, de testosterona. As concentrações persistentemente altas de GnRH (e seus análogos) diminuem a liberação de gonadotropinas pela regulação para baixo (*down-regulation*) de seus receptores. Outras causas são *inibição da secreção pulsátil de gonadotropinas* por prolactina e *lesão* na hipófise (trauma, infarto, doença autoimune, tumor, hiperplasia) ou nos testículos (defeito genético, doença sistêmica grave). Por fim, o efeito dos androgênios pode ser diminuído por *defeitos enzimáticos na síntese dos hormônios*, por exemplo, deficiência genética da redutase (→ p. 286), ou por um *defeito nos receptores de testosterona*, ou pela falta de aromatase.

O **efeito da ação deficiente da testosterona** em fetos masculinos é **ausência de diferenciação sexual** (→ p. 300); em adolescentes, há falha na troca de voz e ausência de pelos corporais de adulto, assim como retardo no crescimento ósseo, mas também, por fim, há excesso de crescimento longitudinal dos membros devido à fusão epifisiária atrasada. Outros efeitos (em adolescentes e adultos) são **infertilidade**, libido e agressividade diminuídas, redução da massa muscular e óssea e hematócrito levemente diminuído. Se não houver qualquer efeito androgênico, não haverá nem mesmo pêlos pubianos femininos e axilares.

As possíveis **causas de excesso de androgênios** são *defeitos nas enzimas da síntese de hormônios esteroides* (→ p. 286), um *tumor produtor de testosterona* ou *fornecimento iatrogênico de androgênio* (→ **A2, A3**).

Os **efeitos do excesso de testosterona** são **diferenciação sexual masculina** e crescimento de pelos, mesmo em mulheres, bem como aumento da eritropoiese, da massa muscular e óssea, da libido e da agressividade. A amenorreia (♀) e a **fertilidade diminuída** (♂ e ♀) são causadas pela inibição da liberação de GnRH e de gonadotropinas.

A **função reprodutiva dos testículos** pode, porém, também estar diminuída sem anormalidade apreciável dos hormônios sexuais, como em testículos que não desceram para a bolsa escrotal (*criptorquidismo*), defeitos genéticos ou lesão dos testículos (p. ex., inflamação, radiação e perfusão sanguínea anormal devido a varizes).

---

* N. de T.: Hormônio folículo-estimulante (FSH).
** N. de T.: Hormônio luteinizante (LH).

A. Excesso e deficiência de androgênios

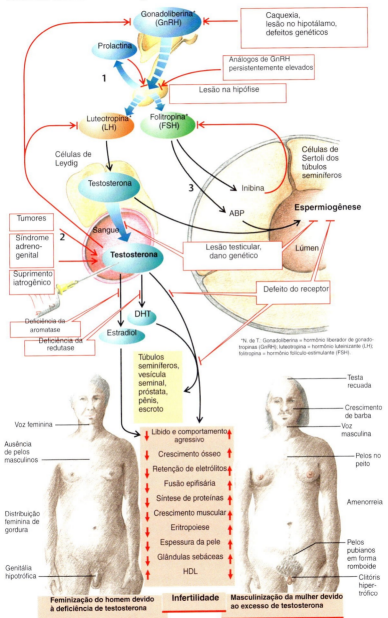

Figura 9.9 Excesso e deficiência de androgênios

Liberação dos hormônios sexuais femininos

Os hormônios gonadotróficos FSH e LH são liberados pelo lobo anterior da glândula hipófise de uma maneira pulsátil (cada 60 a 90 min. por 1 min.), após estimulação pulsátil pelo GnRH do hipotálamo, na mesma frequência (→ **A1**; ver também p. 294). FSH e LH são essenciais para a maturação dos folículos e para a coordenação temporal da produção dos hormônios sexuais femininos. Os **estrogênios** (principalmente estradiol, mas também estrona e estriol) primeiro estimulam ainda mais a liberação de gonadotropinas (*feedback* positivo) até que a maturação de um folículo leve à ovulação e à formação do corpo lúteo. Os **progestogênios** (progesterona e análogos), formados pelo corpo lúteo sob a influência do **LH**, e os estrogênios (após a ovulação) inibem liberação adicional de gonadotropinas (→ **A3**). A concentração de gonadotropinas cai novamente, como cai, após algum tempo, a de estrogênios e progestogênios (→ **A4**). Via de regra, esse ciclo dura 28 dias, embora o intervalo entre a menstruação e a ovulação varie muito. As células da granulosa também formam *inibina* e *ativina*, enquanto as células da teca formam os androgênios *androstenediona* e *testosterona* (→ p. 294). A ativina promove a liberação de gonadotropina, enquanto a inibina a suprime. O ovário ainda produz relaxina (relaxa cérvice uterino e sínfise) e ocitocina (é liberada de forma similar pela neurohipófise; promove afetividade e estimula contrações do músculo uterino e células mioepiteliais nas glândulas mamárias). A *prolactina*, produzida na hipófise anterior, inibe a liberação pulsátil de gonadotropinas. Ela também diminui a responsividade ovariana a gonadotropinas.

O **excesso** de hormônios sexuais femininos é, em geral, devido a um excesso de suprimento exógeno (pílulas contraceptivas). Além disso, alguns tumores produzem gonadotropinas ou hormônios sexuais; inflamação cerebral pode levar à estimulação da liberação de gonadotropinas e o receptor de FSH pode ser estimulado por concentrações excessivas de TSH (→ p. 302). A degradação lenta aumenta os níveis plasmáticos de estrogênio na insuficiência hepática.

A **falta** de estrogênios e progestogênios é frequentemente o resultado de uma *liberação diminuída de GnRH* em estresse físico ou psicológico grave (p. ex., má nutrição, má absorção, insuficiência renal, outra doença sistêmica grave, esporte de alto desempenho). A liberação de GnRH pode também estar reduzida pela influência dos neurotransmissores noradrenalina, dopamina, serotonina e endorfinas (→ **A1**).

No entanto, não é apenas a concentração reduzida, mas também as *concentrações persistentemente altas de GnRH* (ou seus análogos), que diminuem a liberação de gonadotropinas (diminuição [*down-regulation*] dos receptores de GnRH). Mesmo se o hipotálamo não tiver lesão, a liberação de gonadotropinas pode estar diminuída por *lesão da hipófise* (hemorragia, isquemia, inflamação, trauma), por deslocamento das células produtoras de gonadotropina por tumores ou por inibição devido à *concentração elevada de hormônios sexuais* (inibidores da ovulação, substâncias anabólicas com ação androgênica, tumores, síndrome adrenogenital; → p. 286).

Quando a produção de androgênio está elevada, a liberação de FSH é inibida, e a maturação do folículo é, assim, interrompida. *Ovários policísticos* são formados. A falta de FSH promove o acúmulo de androgênios e gestagênios. Na obesidade, androgênios podem ser transformados em estrogênios, os quais, via estimulação da liberação de LH, promovem formação adicional de androgênios ovarianos.

A liberação de gonadotropinas é inibida pela *secreção* excessiva de *prolactina*, a qual pode ocorrer após tratamento com fármacos antidopaminérgicos (→ p. 282). A liberação de gonadotropinas pode ser inibida ainda por lesão na hipófise, trauma da cabeça, *anlage** ou maturação anormal, radiação, tumores, doença degenerativa ou inflamatória ou defeito da biossíntese.

A formação de estrogênios e/ou progestogênios pode ser prejudicada por *insuficiência ovariana* causada por desenvolvimento anormal (→ p. 300) ou por lesão (p. ex., radiação, agentes quimioterapêuticos). A maturação folicular inadequada ou transformação do corpo lúteo (*insuficiência do corpo lúteo*) pode causar a deficiência. A falta de estrogênio pode ocorrer também devido a *defeito enzimático*. Na *síndrome do ovário resistente*, os ovários são refratários à ação das gonadotropinas. Isso pode ser causado por receptores defeituosos ou anticorpos inativadores. O resultado é uma falta de estrogênios, apesar de uma liberação aumentada de gonadotropinas. Aos 50 anos, a função do ovário cessa gradualmente, levando a ciclos irregulares, parcialmente anovulatórios, declínio da formação de estradiol ovariano (na liberação aumentada de gonadotropina), e eventual descontinuação da menstruação (menopausa).

---

* N. de T.: Base de desenvolvimento ulterior, blastema, disposição.

- A. Liberação dos hormônios sexuais femininos

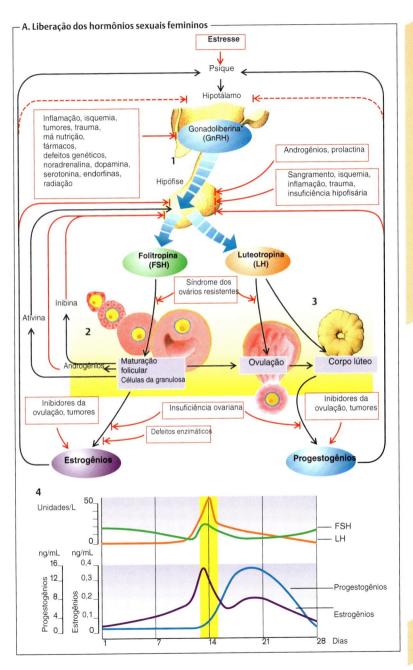

Figura 9.10 **Hormônios sexuais femininos: liberação**

Efeitos dos hormônios sexuais femininos

Estrogênios

Os estrogênios promovem o **desenvolvimento das características sexuais femininas**, isto é, transformação dos ductos de Müller em tubas uterinas*, útero e vagina, bem como desenvolvimento das características sexuais secundárias (p. ex., glândulas mamárias e distribuição feminina de gordura). Eles necessitam da cooperação de androgênios para estimular o crescimento de pelos axilares e pubianos. Os estrogênios também influenciam o **desenvolvimento psicológico das mulheres**. Em mulheres sexualmente maduras, os estrogênios e os progestogênios têm ações parcialmente opostas.

Em mulheres férteis, os estrogênios promovem a proliferação da mucosa **uterina**. No **colo uterino** e na **vagina**, eles reduzem a viscosidade do muco cervical e aceleram a proliferação e esfoliação do epitélio vaginal, cujo glicogênio é degradado pela flora vaginal em ácido lático. A queda resultante no pH impede a penetração de patógenos. Os estrogênios estimulam a formação de ductos nas **glândulas mamárias**. Eles promovem **anabolismo proteico** e aumentam a formação de **HDL** e **VLDL**. Ao mesmo tempo, reduzem a concentração de lipoproteínas de baixa densidade (**LDL**), e, assim, diminuem o risco de aterosclerose. Entretanto, os estrogênios aumentam a **coagulabilidade do sangue**. Além disso, aumentam a retenção de eletrólitos nos **rins**, bem como a formação e mineralização dos **ossos** (→ p. 142). Em crianças, promovem o crescimento e a maturação ósseos e aceleram a fusão das epífises.

Progesterona

No **útero**, a progesterona promove a atividade secretória e a maturação da mucosa uterina e diminui a contratilidade do músculo uterino. Quando a concentração de estrogênio cai no final do ciclo menstrual, a mucosa desprende-se (menstruação). No **colo uterino e na vagina**, os progestogênios aumentam a viscosidade da mucosa cervical, estreitam o orifício cervical e inibem a motilidade da tuba uterina. Além disso, inibem a proliferação e a esfoliação do epitélio vaginal. Eles também promovem a formação de alvéolos nas **glândulas mamárias**. Os progestogênios (progesterona e seus análogos) aumentam o **metabolismo** e a temperatura corporal, promovem hiperventilação e reduzem a sensibilidade à insulina na periferia. Além disso, eles têm ações glicocorticoide e antimineralocorticoide (natriurético) moderadas e reduzem a produção de colesterol e a concentração plasmática de **HDL** e **LDL**.

Efeitos do excesso e da deficiência

No **excesso de hormônios sexuais femininos** (→ **A2**), a liberação de gonadotropinas fica inibida, não há maturação dos folículos nem descamação regular da mucosa uterina, e a mulher será **infértil**. O excesso de estrogênios pode causar **trombose** devido ao aumento da tendência à coagulação. Em crianças, a alta concentração de estrogênio leva à **maturação sexual prematura** e acelera o crescimento. Contudo, a fusão epifisária prematura pode eventualmente resultar em **baixa estatura**. O aumento da ação de progestogênios causa *natriurese, elevação na temperatura corporal* e *hiperventilação*, e, por resistência à insulina, pode promover o desenvolvimento de **diabetes melito**.

A **deficiência de hormônios sexuais femininos** (→ **A3**), assim como seu excesso, significa que um ciclo menstrual normal não é possível. Na deficiência de estrogênio, a fase de proliferação uterina está ausente, e os progestogênios não são capazes de produzir maturação; na deficiência de progestogênio, a mucosa uterina não amadurece. Em ambos os casos, a mulher é **infértil**, e não há sangramento menstrual (**amenorreia**). A falta de estrogênios (p.ex., na pós-menopausa) também se expressa em *reduzida manifestação das características sexuais externas*, em uma tendência a *infecções vaginais*, em *osteoporose* e *risco aumentado de aterosclerose*. A alteração hormonal na menopausa leva a sintomas vasomotores (p.ex., ondas de calor), alterações na pele e cabelos (p.ex., enrugamento), assim como alterações emocionais (p.ex., distúrbios do sono, ansiedade, depressão). Em crianças, haverá uma fusão retardada das epífises que, apesar do crescimento lento, pode levar à **alta estatura**.

As funções reprodutivas de uma mulher podem também ser anormais independentemente dos hormônios sexuais, por exemplo, devido a malformações ou doenças dos ovários, das tubas uterinas ou do útero.

---

* N. de T.: Trompas de falópio.

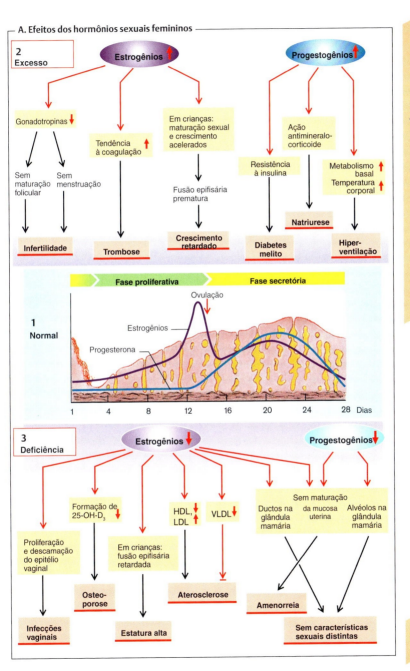

Figura 9.11 Hormônios sexuais femininos: efeitos

Intersexualidade

O **desenvolvimento da disposição gonadal** (anlage) para ovários e testículos é fixado pela presença ou ausência da região determinante do sexo do cromossomo Y (SRY) e é responsável pelo desenvolvimento testicular (→ **A1**). A SRY controla a formação do fator de transcrição SOX9 (HMG-box 9 relacionado a SRY) e inibe a expressão de DAX1 (reversão sexual sensível a dosagem, hipoplasia adrenal congênita no gene 1 do cromossomo X). O SOX9 estimula e o DAX1 inibe o desenvolvimento dos testículos. Os ovários se desenvolvem se SRY estiver ausente (→ **A2**). As gônadas determinam a formação de **hormônios sexuais** femininos e masculinos. A testosterona é formada nas células de Leydig dos testículos, enquanto os hormônios antimüllerianos são formados nas células de Sertoli (Müller inhibition factor [MIF]; → **A1**). Contudo, não apenas androgênios, mas também progestogênios (alguns deles precursores da formação de testosterona) e estradiol (predominantemente pela transformação periférica da testosterona) são formados no homem. Os progestogênios e os estrogênios e, em uma extensão menor, também os androgênios (sobretudo androstenediona) são produzidos nos ovários (→ **A2**).

O desenvolvimento dos ductos de Wolff em **genitais masculinos internos** (epidídimo e ducto deferente) é estimulado por androgênios, enquanto o desenvolvimento dos ductos müllerianos para formar os **genitais femininos internos** (tubas uterinas, útero, vagina) é suprimido pelo hormônio anti-mülleriano das células de Sertoli. As **características sexuais externas** são determinadas, primeiro e principalmente, pela concentração de androgênios (→ p. 294), enquanto o desenvolvimento dos genitais femininos e algumas das características sexuais são promovidas pelos estrogênios.

O sexo de um indivíduo pode ser definido com base nos *conjuntos cromossômicos* (XX ou XY, respectivamente), nas *gônadas* (ovários ou testículos), nos *órgãos internos* ou na *aparência externa*. A **intersexualidade** ocorre quando as várias características sexuais não se desenvolveram inequivocamente ou são mais ou menos pronunciadas.

Um conjunto de cromossomos anormal ocorre, por exemplo, na **síndrome de Klinefelter** (**XXY**), na qual os testículos são formados de maneira que a espermatogênese é possível, mas a produção de androgênios está diminuída (→ **A3**). A deficiência de androgênio leva, então, a uma aparência masculina inadequada. Apenas sintomas clínicos leves estão presentes na síndrome XYY. A translocação do fragmento cromossômico contendo SRY para um cromossomo X pode desencadear o desenvolvimento de testículos em indivíduos com XX. Na **síndrome de Turner** (**XO**), fitas de tecido conjuntivo são formadas no local dos ovários normais, e as características externas são mais provavelmente femininas (→ **A4**). A condição é caracterizada por inúmeras malformações adicionais (p. ex., do coração e dos rins; nanismo, pescoço alado).

Em certas **mutações do gene SRY**, nenhum testículo funcional é formado, apesar da presença de um par de cromossomos masculinos (XY), e se desenvolvem ovários (→ **A5**).

No **hermafroditismo verdadeiro**, testículos e ovários são formados simultaneamente (→ **A6**). Um mosaico XY/XX pode ser a causa. A translocação de algumas partes do cromossomo Y, incluindo o gene SRY, para um cromossomo X pode levar à formação de gônadas bissexuais e à aparência de características intersexuais.

No **pseudo-hermafroditismo**, as gônadas correspondem ao sexo cromossômico, mas os órgãos sexuais e as características sexuais secundárias divergem ou não são inequívocas. No **pseudo-hermafroditismo masculino**, estão presentes características sexuais intersexuais ou femininas (→ **A7**). A deficiência de gonadotropinas pode ser uma causa, por exemplo, quando a liberação de gonadotropinas é suprimida devido à formação aumentada de hormônios sexuais femininos por um tumor. Outras causas podem ser defeitos no receptor de gonadotropina, aplasia das células de Leydig, defeitos enzimáticos da síntese de testosterona (→ p. 286), testículos defeituosos, ausência da conversão de testosterona em di-hidrotestosterona (deficiência da redutase) ou receptores de androgênios defeituosos (→ p. 294). Em casos raros, a formação dos genitais femininos pode não ser suprimida devido a um defeito na liberação ou ação do hormônio anti-mülleriano. O **pseudo-hermafroditismo feminino** (→ **A8**) pode ser o resultado da administração iatrogênica ou da formação aumentada de androgênios, por exemplo, por um tumor produtor de androgênios, ou pode ser devido a um defeito enzimático na síntese hormonal adrenocortical ou um defeito da aromatase, a qual transforma androstenediona, ou testosterona, em estrogênios (→ p. 286).

A. Intersexualidade

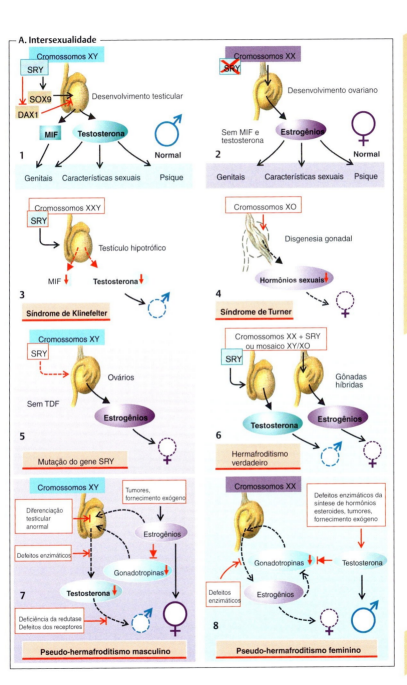

Figura 9.12 Intersexualidade

Causas de hipotireoidismo, hipertireoidismo e bócio

Os hormônios tiroxina (T_4) e tri-hiodotironina (T_3) são formados nas células epiteliais (tirócitos) que circundam os folículos da glândula tireoide. Sua **síntese** é realizada em diversas etapas, cada uma das quais podendo ser interrompida. O iodo da dieta é captado do sangue para as células foliculares epiteliais por meio de um cotransportador Na^+, I^- (→ **A2**) secretado através da membrana apical das células para o lúmen folicular (→ **A3**) por um trocador aniônico (pendrina) e oxidado no lúmen por uma oxidasse (→ **A4**).

Uma proteína rica em tirosina (tireoglobulina, TG) é formada nas células epiteliais (→ **A5**) e secretada no lúmen folicular também. Nesse local, os resíduos de tirosina da globulina são iodados em resíduos de diiodotirosina (DIT) ou de monoiodotirosina (MIT) (→ **A6**). Dois desses resíduos são subsequentemente acoplados (→ **A7**). Os hormônios tireoidianos são armazenados como coloide de tireoglobulina no lúmen folicular. Sob estímulo do hormônio estimulador da tireoide (TSH; ver a seguir), as células foliculares epiteliais captam a globulina do lúmen e separam a tiroxina, em menor extensão, a tri-hiodotironina (→ **A8**). I^- é recuperado das DIT e MIT não acopladas por uma halogenase (→ **A9**). No sangue, o T_4 (99,98%) e o T_3 (99,7%) são amplamente ligados às proteínas plasmáticas (proteína fixadora de tiroxina, transtiretina, albumina). Na periferia, um iodo é removido do T_4 por enzimas desiodinizantes (desiodinase tipo I [baixa afinidade] e tipo II [alta afinidade]) e, assim, convertido no T_3 que é mais ativo (→ **A10**). Durante o jejum e doença grave, o T_4 e o T_3 são inativados por uma desiodase tipo III pela produção da forma reversa inativa do T_3 (rT_3). O T_3 e T_4 estimulam receptores $TR\alpha$ e $TR\beta$ (→ **A11**), os quais são 10 vezes mais sensíveis ao T_3 do que ao T_4.

A formação e a liberação de T_3 e T_4, bem como o crescimento da glândula tireoide são estimulados pela liberação de **tireotropina*** (**TSH**) da hipófise anterior. Sua liberação é, por sua vez, estimulada pela **tireoliberina*** (**TRH**) do hipotálamo. O estresse e os estrogênios aumentam, enquanto os glicocorticoides, a somatostatina e a dopamina inibem a liberação de TSH.

As causas de **liberação diminuída de hormônio tireoideo** (**hipotireoidismo**) são geralmente encontradas na própria tireoide. A *síntese ou ação anormal dos hormônios tireóideos* podem resultar de: 1) ingestão de iodo diminuída na alimentação; 2) captação diminuída de iodo nas células da tireoide (carreadores geneticamente defeituosos ou inibição do transporte por perclorato, nitrato, tiocianato (rodanato); 3) pendrina defeituosa (defeito genético que simultaneamente leva à surdez [síndrome de Pendred]); 4) deficiência (genética) de peroxidase ou inibição desta por tiouracil ou excesso de iodo (inibição da formação de H2O2 por excesso de I^-); 5) tireoglobulina anormal; 6) incorporação defeituosa de iodo (peroxidase também está envolvida nisso); 7) acoplamento defeituoso de dois resíduos de tirosina iodados; 8) incapacidade de liberar tiroxina e tri-hiodotironina da tireoglobulina (determinada geneticamente ou por lítio); 9) halogenase defeituosa; 10) conversão inadequada em T_3, que é mais efetivo, diminuindo a efetividade T_3/T_4 mesmo se a liberação de T_3/T_4 está normal ou até aumentada; 11) receptor ou sinalização defeituosos do TSH (p.ex., proteína-G Gsα na síndrome de Albright, fatores de transcrição TTF-a, TTF-2, ou PAX-8).

Contudo, defeitos genéticos de receptores e enzimas da síntese de T_3/T_4 são raros. Causas comuns de hipotireoidismo são deficiência de iodo, *lesão inflamatória* da glândula tireoide (p.ex., tireoidite autoimune de Hashimoto), radiação, ou *remoção cirúrgica* da glândula (devido ao câncer de tireoide). Menos comum é o hipotireoidismo devido a uma deficiência de TSH (p. ex., na insuficiência hipofisária) ou de TRH (p. ex., em lesão do hipotálamo). Em casos raros, o receptor de TSH pode ser bloqueado por anticorpos.

A causa mais comum de uma **liberação aumentada do hormônio tireóideo** (**hipertireoidismo**) é o *estimulador da tireoide de ação prolongada* (*LATS*) ou *imunoglobulina estimulante da tireoide* (*TSI*), uma IgG que aparentemente "se encaixa" no receptor de TSH (**doença de Graves**). Efeitos incluem a estimulação da liberação hormonal e aumento da tireoide. A liberação de TSH é suprimida por um alto nível de T_3/T_4. Outras causas de hipertireoidismo são *tumores* ortotópicos ou ectópicos produtores de hormônio tireóideo, inflamação da tireoide (*tireoidite*), liberação aumentada de TSH ou suprimento excessivo de hormônios tireóideos.

O **aumento da glândula tireoide** (bócio) é o resultado do crescimento descontrolado (tumor) ou de estimulação aumentada por TSH ou TSI. Nessa situação, a liberação de hormônios tireóideos pode estar tanto reduzida (p. ex., na deficiência acentuada de iodo e nos defeitos enzimáticos mencionados anteriormente) como aumentada (p. ex., na doença de Graves).

---

* N. de T.: Tireotropina = TSH = hormônio estimulador da tireoide; tireoliberina = TRH = hormônio liberador de tireotropina.

A. Causas de hipotireoidismo, hipertireoidismo e bócio

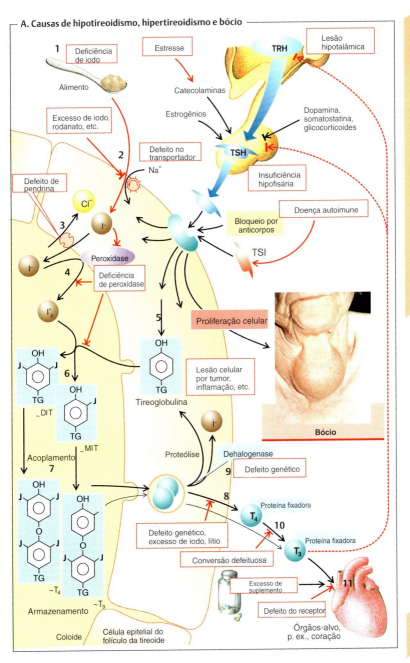

Figura 9.13 Hipotireoidismo, hipertireoidismo e bócio: causas

Efeitos e sintomas de hipertireoidismo

Em muitos tecidos, os **hormônios tireóideos** (T_3 e T_4) aumentam a síntese de enzimas, a atividade da Na^+/K^+-ATPase e o consumo de oxigênio, levando ao *aumento do metabolismo basal* e à *elevação da temperatura corporal*. Estimulando a glicogenólise e a gliconeogênese, os hormônios tireóideos causam *aumento da concentração de glicose sanguínea*, enquanto, ao mesmo tempo, também aumentam a *glicólise*. Eles estimulam a lipólise, a degradação de VLDL e LDL e a excreção de ácidos biliares e, via aumento do consumo de oxigênio, estimulam a liberação de eritropoietina e, assim, a eritropoiese. O alto conteúdo de 2,3-disfosfoglicerato (DPG) nos eritrócitos recém-formados diminui a afinidade pelo O_2, favorecendo a liberação periférica deste. Os hormônios tireóideos sensibilizam os órgãos-alvo às catecolaminas (especialmente por um aumento nos β-receptores) e, assim, aumentam, por exemplo, a *contratilidade* e a *frequência cardíacas*. Além disso, eles aumentam a motilidade intestinal e estimulam os processos de transporte no intestino e nos rins. Eles promovem o desenvolvimento físico (p. ex., crescimento longitudinal) e mental (especialmente intelectual). T_3 e T_4 estimulam a reestruturação de ossos e músculos, predominando o efeito catabólico, e aumentam a excitabilidade neuromuscular. T_3 e T_4 agem sobretudo aumentando a expressão gênica, o que leva vários dias. Além disso, sua ação prolongada é devida à meia-vida longa no sangue (T_3 = um dia; T_4 = sete dias). T_3 e T_4 maternos são largamente inativados na placenta e, assim, têm apenas efeitos leves sobre o feto.

No **hipertireoidismo**, o metabolismo e a produção de calor estão aumentados (→ **A1**). O metabolismo basal pode quase dobrar. Os pacientes afetados preferem temperatura ambiente fria; em um ambiente quente, eles tendem a ter acessos de sudorese (**intolerância ao calor**). A demanda elevada de O_2 requer hiperventilação e estimula a eritropoiese. A lipólise aumentada leva à **perda de peso**, por um lado, e à **hiperlipidacidemia**, por outro (→ **A1**). Ao mesmo tempo, as concentrações de VLDL, LDL e colesterol estão diminuídas (→ **A2**). Os efeitos sobre o metabolismo de carboidratos (→ **A3**) favorecem o desenvolvimento (reversível) de **diabetes melito**. Quando a glicose é administrada (teste de tolerância à glicose), a concentração de glicose plasmática aumenta mais rápido e de forma mais marcada do que em pessoas saudáveis; o aumento é seguido por uma queda rápida (**tolerância anormal à glicose**). Embora os hormônios tireóideos promovam a síntese de proteínas, o hipertireoidismo aumenta as enzimas proteolíticas, causando, desse modo, **proteólise** excessiva com um aumento na formação e na excreção de ureia. A massa muscular é reduzida (→ **A1**). A degradação da matriz óssea pode levar à **osteoporose, hipercalcemia e hipercalciúria** (→ **A4**). Como resultado da ação estimulante sobre o **coração**, o *débito cardíaco* (DC) e a *pressão sanguínea sistólica* são aumentados (→ **A5**). A *fibrilação atrial* pode ocorrer ocasionalmente. Os vasos periféricos são dilatados. A taxa de filtração glomerular (TFG), o fluxo plasmático renal (FPR) e o transporte tubular são aumentados nos **rins** (→ **A6**), enquanto no **fígado** a degradação de hormônios esteroides e fármacos é acelerada (→ **A7**). A estimulação da musculatura intestinal (→ **A8**) leva à **diarreia** e esteatorreia; o aumento na excitabilidade neuromuscular causa **hiper-reflexia, tremor, fraqueza muscular** e **insônia** (→ **A9**). Em mulheres, pode ocorrer amenorreia. Em crianças, o crescimento pode ser acelerado (→ **A4**). T_3 e T_4 promovem a expressão de seus receptores e, assim, sensibilizam seus órgãos-alvo a suas ações, aumentando os efeitos do hipertireoidismo.

No hipertireoidismo imunogênico (**doença de Graves**; → p. 302), a **exoftalmia** pode ser adicionada aos efeitos aumentados dos hormônios tireóideos (→ **A10**); também ocorrem protrusão dos olhos com diplopia, fluxo excessivo de lágrimas e fotofobia aumentada. Sua causa é uma reação imune contra antígenos retrobulbares que são semelhantes aos receptores de TSH. O resultado é uma inflamação retrobulbar com edema dos músculos oculares, infiltração linfocítica, acúmulo de mucopolissacarídeos ácidos e aumento do tecido conjuntivo retrobulbar. Algumas vezes, edema similar é encontrado na pele (dermatopatia particularmente na região pré-tibial).

A. Efeitos e sintomas de hipertireoidismo

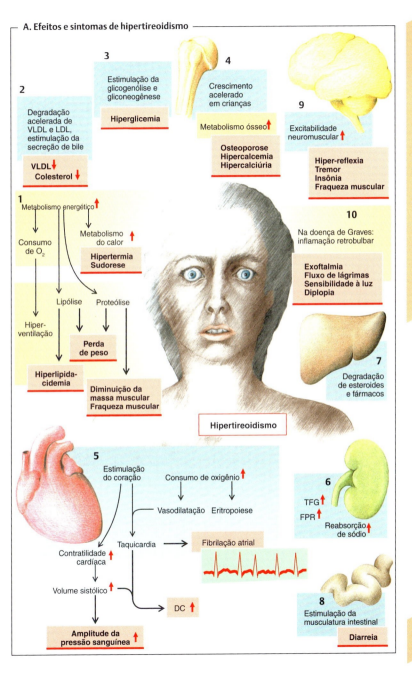

Figura 9.14 Hipertireoidismo: efeitos e sintomas

Efeitos e sintomas de hipotireoidismo

Para uma descrição das funções dos hormônios tireóidos, ver p. 304. O metabolismo e a produção de calor estão reduzidos no hipotireoidismo. A taxa metabólica basal pode cair para a metade (→ **A1**), e os pacientes facilmente sentem frio (**intolerância ao frio**). Consumo de oxigênio, ventilação e eritropoiese estão diminuídos. Além disso, o desenvolvimento de **anemia** é estimulado pela absorção diminuída no intestino de ferro, ácido fólico e vitamina B_{12}. A lipólise reduzida promove **ganho moderado de peso** e **hiperlipidemia** (VLDL, LDL), enquanto a degradação reduzida de colesterol a ácidos biliares rapidamente leva à **hipercolesterolemia**, favorecendo o desenvolvimento de **aterosclerose** (→ **A2**). A diminuição da glicogenólise e gliconeogênese pode resultar em **hipoglicemia** (→ **A3**). A degradação reduzida de glicosaminoglicanos que se ligam à água (mucopolissacarídeos, mucina) causa o depósito deles em vários tecidos e uma **consistência pastosa*** **da pele**, razão pela qual a doença é chamada de **mixedema** (→ **A4**). A síndrome do túnel carpal pode ocorrer. Em geral, as pálpebras estão inchadas. O edema das cordas vocais leva à rouquidão; edema da língua afeta a articulação. Além disso, fibronectina, colágeno e albumina plasmática são depositados na pele. A transformação reduzida de caroteno em vitamina A causa **hiperceratose**. A pele pode parecer bronzeada devido ao depósito de arotina. Os pacientes podem sofrer de perda de cabelo. Também, devido à sudorese e à secreção sebácea reduzidas, a pele é seca, e a produção reduzida de calor causa sensação de frio.

A estimulação reduzida do **coração** pelos hormônios da tireoide *diminui a contratilidade, a frequência cardíaca, o volume sistólico, o débito cardíaco* e, ocasionalmente, também a pressão sanguínea sistólica (→ **A5**). Na deficiência acentuada de hormônio tireóideo, pode desenvolver-se *insuficiência cardíaca. Derrame pleural* e *pericárdico* são comuns. A **frequência respiratória** é diminuída e a reação ventilatória à hipercapnia e hipoxia é reduzida.

Os glomérulos e os túbulos **renais** são menores. A taxa de filtração glomerular, o fluxo plasmático renal e a capacidade de transporte tubular estão diminuídos. A eliminação renal diminuída leva à **retenção de água e NaCl** (→ **A6**). Devido ao acúmulo de gordura, glicosaminoglicanos, NaCl e água, o paciente pode ter aparência um pouco inchada.

Além disso, a síntese de proteínas no **fígado** é diminuída, e a degradação de hormônios esteroides e fármacos é retardada.

A estimulação reduzida da musculatura intestinal leva à **constipação**. A função alterada da musculatura esofagiana e do esfíncter gastresofagiano pode causar refluxo gastresofágico e esofagite.

A atividade e a efetividade do sistema nervoso autônomo estão reduzidas no hipotireoidismo (→ **A7**). A **excitabilidade neuromuscular** também fica **reduzida**, resultando em funções sensoriais anormais, hiporreflexia, perda de audição, perda de apetite, perda de memória, depressão e diminuição da consciência, progredindo até o coma. Tais defeitos são reversíveis em adultos. Contudo, a falta do hormônio tireóideo em **fetos e neonatos** produzirá *lesão cerebral irreversível*. Os hormônios tireóideos são necessários para o desenvolvimento completo dos dendritos e axônios, formação de sinapses, mielinização e formação da glia – todos processos que são absolutamente essenciais para o desenvolvimento do encéfalo nos fetos e até dois anos após o nascimento. Assim, a deficiência intrauterina de hormônios da tireoide diminui marcadamente esse desenvolvimento. Se a reposição com hormônios tireóideos não for realizada após o nascimento, ocorrerá lesão cerebral que não pode ser revertida por posterior administração do hormônio. As crianças afetadas são com frequência surdas.

Além disso, o **crescimento ósseo** é atrasado nessas crianças (→ **A8**). O crescimento retardado e a capacidade mental diminuída determinam as características típicas do **cretinismo**.

Os efeitos funcionais da deficiência de hormônio tireóideo são acentuados pela expressão reduzida de receptores de T_3 e T_4.

Uma deficiência de T_3/T_4 desinibe a formação de TRH e TSH (→ p. 302). O TRH não estimula apenas a formação de TSH, mas também de prolactina, podendo produzir **hiperprolactinemia** (→ p. 282) com subsequente galactorreia, inibição da liberação de gonadotropina, e fertilidade reduzida. O TSH também promove o crescimento da glândula tireoide, causando **bócio** (→ p. 302). Por fim, liberação anormal de **gonadotropinas** pode diminuir a fertilidade.

---

* N. de T.: No original, *dough-like*, tipo massa de pão.

A. Efeitos e sintomas de hipotireoidismo

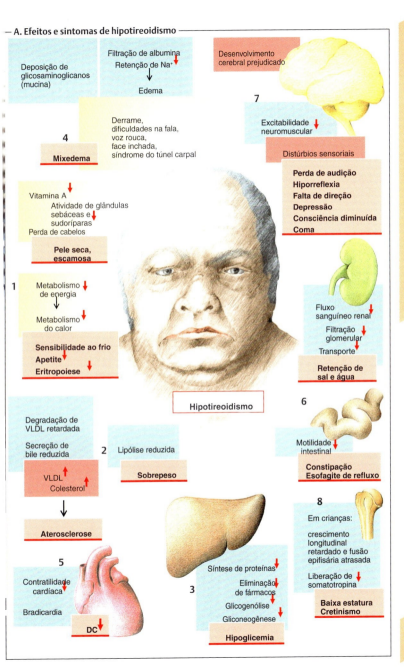

Causas de diabetes melito

O diabetes melito é causado por falta absoluta ou relativa de insulina que, entre outras consequências, leva ao aumento da concentração de glicose plasmática (ver p. 310). A doença recebeu esse nome devido à glicosúria e pode ser classificada em vários tipos, dependendo de sua causa e seu curso. Tal classificação é útil, ainda que seja bastante simplificada.

No **tipo I** (antes chamada de diabete juvenil; →**A**) há a *falta absoluta* de insulina. A condição é causada por lesão nas células-β do pâncreas, via de regra produzida por uma reação autoimune (tipo IA) dos linfócitos T contra antígenos das células beta. Essas células, entretanto, permanecem irreconhecíveis enquanto não expressam MHC. A reação autoimune é frequentemente desencadeada por uma infecção viral, a qual leva à ativação de receptores tipo-Toll com subsequente liberação de interferon α (IFN-α). O IFN-α estimula a expressão de moléculas MHC nas células beta, e, assim, torna as células visíveis aos linfócitos T. Autoanticorpos contra o tecido das ilhotas (autoanticorpos anticélulas das ilhotas [ICA]) e contra insulina (anticorpos anti-insulina [IAA]) podem ser detectados em alguns casos anos antes do início da doença. Após a morte das células-β, os ICAs desaparecem novamente. Oitenta por cento dos pacientes formam anticorpos contra glutamato-descarboxilase expressa nas células-β. O diabetes melito tipo I ocorre com mais frequência em portadores de certos antígenos HLA (HLA-DR3 e HLA-DR4), isto é, há uma *predisposição genética*. Em alguns pacientes, não há evidência de doença autoimune (tipo IB).

O **tipo II** (anteriormente chamado de diabetes de início na maturidade; → **B**) é a forma mais comum de diabetes. No tipo II, a predisposição genética é ainda mais importante do que no diabetes tipo I. Contudo, há uma *deficiência relativa de insulina*. A liberação de insulina pode ser normal ou mesmo aumentada, mas os órgãos-alvo têm uma sensibilidade diminuída à insulina. Por exemplo, a estimulação dos transportadores de glicose GLUT4 mediada por PKB/Akt (→ p.10), no músculo esquelético e tecido adiposo, pode estar prejudicada e, dessa forma, comprometer a captação celular de glicose. Além disso, a produção hepática excessiva de glicose pode contribuir para a hiperglicemia.

A maioria dos pacientes com diabetes tipo II tem sobrepeso. A obesidade é o resultado de predisposição genética, grande ingestão de alimentos e pouca atividade física. O desequilíbrio entre fornecimento e gasto de energia aumenta a concentração de ácidos graxos no sangue. Isso, por sua vez, reduz a utilização de glicose nos tecidos muscular e adiposo. O resultado é uma resistência à insulina, forçando um aumento na liberação de insulina. A diminuição (*down-regulation*) resultante dos receptores aumenta ainda mais a resistência à insulina. A obesidade é um fator iniciador importante, mas não a única causa de diabetes tipo II. Mais importante é a já existente predisposição genética à redução da sensibilidade à insulina. Em geral, a liberação de insulina fica anormal antes da doença tornar-se visível. Diversos genes que promovem o desenvolvimento de obesidade e diabetes tipo II foram definidos, tais como variantes genéticas da glicocinase, insulina ou elementos da transdução de sinal celular (p.ex., IRS [substrato do receptor de insulina], PPARγ [receptor], SGK1 [cinase], KCNQ1 [canal de K+]). Eles podem predispor a pessoa ao diabetes e também a obesidade, dislipidemia, hipertensão e aterosclerose ("síndrome metabólica" (→ p. 256). O diabetes tipo II pode ocorrer já em idade jovem (*maturity-onset diabetes of the young* [MODY]), como em pacientes com defeitos genéticos da glicocinase ou do fator de transcrição nuclear do hepatócito (HNF).

A deficiência relativa de insulina pode também ser causada por *autoanticorpos* contra receptores ou contra insulina, bem como por defeitos muito raros na biossíntese de insulina, de receptores de insulina ou da transmissão intracelular (→ **C**).

Mesmo sem qualquer predisposição genética, pode ocorrer diabetes no curso de outras doenças, tais como *pancreatite* (**diabetes com deprivação do pâncreas**; → **C**) ou por lesão tóxica das células beta. O desenvolvimento de diabetes melito é promovido por um *aumento da liberação de hormônios antagonistas*, tais como somatotropina (na acromegalia), ACTH, glicocorticoides (na doença de Cushing ou estresse [chamado de **diabetes esteroide**]), adrenalina (em estresse), progestogênios e coriomamotropina* (na gestação), hormônios tireóideos e glucagon. Na maioria dos pacientes com diabetes recém-descoberto durante a gestação, a hiperglicemia desaparece após o nascimento. Entretanto, metade dessas pacientes desenvolve diabetes em uma fase posterior da vida. As *infecções graves* promovem a liberação de vários dos hormônios acima e, assim, a manifestação de diabetes melito (→ **C**). Um somatostatinoma pode causar diabetes pela inibição da liberação de insulina.

---

* N. de T.: Somatomamotrofina coriônica ou lactogênio placentário.

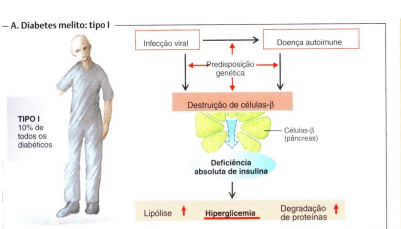

A. Diabetes melito: tipo I

TIPO I
10% de todos os diabéticos

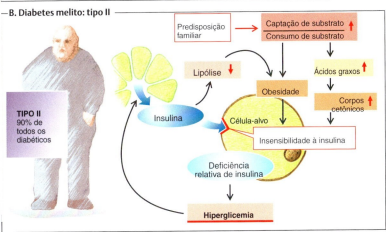

B. Diabetes melito: tipo II

TIPO II
90% de todos os diabéticos

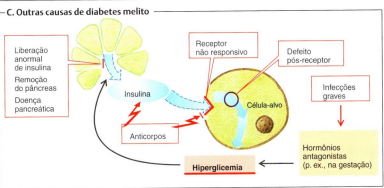

C. Outras causas de diabetes melito

Figura 9.16 Diabetes melito: causas

Efeitos agudos da deficiência de insulina (diabetes melito)

A **insulina atua** para *criar reservas de energia*. Ela promove a captação de aminoácidos e glicose, especialmente nas células musculares e adiposas. Nas células hepáticas, musculares e adiposas (entre outros tipos celulares), a insulina estimula a síntese proteica e inibe a degradação de proteínas; no fígado e nos músculos, ela promove a síntese de glicogênio, inibe a degradação deste, estimula a glicólise e inibe a gliconeogênese a partir de aminoácidos. Também no fígado, a insulina promove a formação de triglicerídeos e lipoproteínas, bem como a liberação hepática de VLDL. Ao mesmo tempo, ela estimula a lipase lipoproteica, acelerando a quebra de triglicerídeos de lipoproteínas no sangue (sobretudo de quilomícrons). Os ácidos graxos livres e o glicerol são captados pelas células adiposas e armazenados novamente como triglicerídeos. A insulina estimula a lipogênese e inibe a lipólise nas células adiposas. Por fim, ela promove *crescimento celular* e aumenta a *reabsorção* tubular *de Na$^+$* e a *contratilidade cardíaca*. Parte da ação da insulina é mediada pelo inchaço celular (especialmente antiproteólise) e pela alcalose intracelular (estimulação da glicólise, contratilidade cardíaca aumentada). A insulina obtém esses efeitos pela ativação do trocador de Na$^+$/H$^+$ (inchaço e alcalinização celular), do cotransportador de Na$^+$-K$^+$-2Cl$^-$ (inchaço celular) e da Na$^+$/K$^+$– ATPase. Isso resulta em captação de K$^+$ pela célula e hipocalemia. O inchaço celular é atenuado pela ativação dos canais de K$^+$ reguladores do volume celular (KCNQ1). Como a glicose é acoplada ao fosfato na célula, a insulina também reduz a concentração do fosfato plasmático. Além disso, ela estimula a captação celular de Mg^{2+}. A insulina também inibe paracrinamente a liberação de glucagon e, dessa forma, diminui sua ação estimulante sobre a glicogenólise, gliconeogênese, lipólise e cetogênese.

Na **deficiência aguda de insulina**, a ausência de seu efeito sobre o metabolismo de glicose resulta em **hiperglicemia** (→ **A1**). O acúmulo extracelular de glicose leva à **hiperosmolaridade**. O transporte máximo de glicose é excedido nos rins, de maneira que a glicose é excretada na urina (→ **A2**). Isso resulta em diurese osmótica com perda renal de água (**poliúria**), de Na$^+$ e de K$^+$, desidratação e **sede**. Apesar da perda renal de K$^+$, frequentemente não há hipocalemia, porque as células perdem K$^+$ como resultado da atividade reduzida do cotransporte Na$^+$-K$^+$-2Cl$^-$ e da Na$^+$-K$^+$-ATPase. A concentração extracelular de K$^+$, a qual é mais provavelmente alta, mascara o **balanço negativo de K$^+$**. Então, a administração de insulina causa uma *hipocalemia com risco de morte* (→ p. 134). A desidratação leva à **hipovolemia** com diminuição correspondente da circulação. A liberação resultante de aldosterona aumenta a deficiência de K$^+$, enquanto a liberação de adrenalina e glicocorticoides exacerba o catabolismo. O fluxo sanguíneo renal reduzido diminui a excreção renal de glicose, favorecendo a hiperglicemia.

As células perdem mais fosfato (P$_i$) e magnésio, que são também excretados pelos rins. Quando há deficiência de insulina, as proteínas são degradadas a aminoácidos nos músculos e em outros tecidos. Essa degradação dos músculos, junto a anormalidades dos eletrólitos, leva à **fraqueza muscular**. Prevalece a lipólise que leva à liberação de ácidos graxos para o sangue (**hiperlipidacidemia**). No fígado, os ácidos graxos são utilizados para produção de ácido aceto-acético e ácido β-hidroxibutírico, um processo estimulado pelo glucagon. O acúmulo desses ácidos gera acidose, a qual força o paciente a respirar profundamente (**respiração de Kussmaul**; → **A3**). Alguns desses ácidos são degradados em acetona (**corpos cetônicos**). Além disso, são formados triglicerídeos no fígado a partir de ácidos graxos e incorporados em VLDL. Como a deficiência de insulina retarda a degradação de lipoproteínas, a hiperlipidemia é agravada ainda mais. A hipertrigliceridemia favorece o desenvolvimento de pancreatite. Alguns triglicerídeos permanecem no fígado e, por isso, desenvolve-se um **fígado gorduroso**.

A degradação de proteínas e gorduras, bem como a poliúria, resultará em **perda de peso**. O metabolismo anormal, os distúrbios de eletrólitos e as alterações no volume celular, ocasionadas pelas osmolaridades alteradas, podem diminuir a função neuronal e causar **coma** hiperosmolar ou cetoacidótico.

Os principais efeitos da **deficiência relativa de insulina** ou diabetes tipo II são *hiperglicemia* e *hiperosmolaridade*, enquanto a cetoacidose é observada sobretudo (mas não exclusivamente) na **deficiência absoluta de insulina** ou diabetes tipo I.

A. Efeitos agudos do diabetes melito

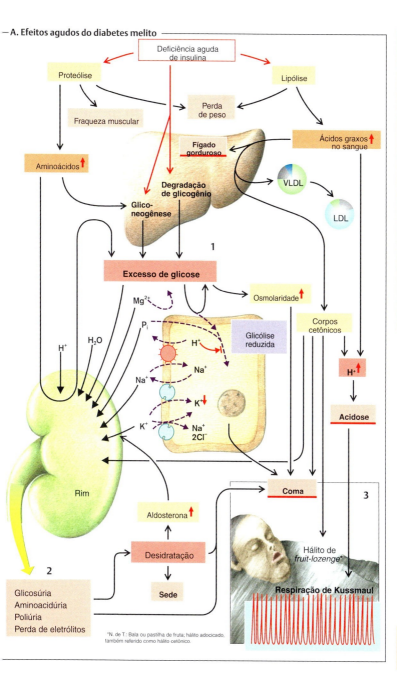

Figura 9.17 Diabetes melito: efeitos agudos

Complicações tardias da hiperglicemia prolongada (diabetes melito)

As anormalidades metabólicas da deficiência de insulina relativa ou absoluta, quando inadequadamente tratadas (→ p. 308), levarão, no curso de anos ou décadas, a extensas alterações irreversíveis no organismo. A **hiperglicemia** tem um papel fundamental nisso.

A glicose é reduzida a **sorbitol** nas células que contêm a enzima aldose-redutase. Esse álcool hexahídrico não pode passar através da membrana celular, portanto sua concentração celular se eleva e a célula incha (→ **A1**). O acúmulo do sorbitol nas lentes do olho atrai água osmoticamente, com inchaço e perda da transparência lenticular (opacificação da lente [**catarata**]; →**A2**). A hiperglicemia ainda lesiona as células de Schwann e neurônios, impedindo, assim, a condução nervosa (**polineuropatia**), afetando sobretudo o sistema nervoso autônomo, os reflexos e as funções sensoriais (→ **A3**).

As células que não captam glicose em quantidades suficientes encolherão como resultado da **hiperosmolaridade** extracelular (→ **A4**). As funções dos linfócitos que encolheram estarão prejudicadas (p. ex., a formação de superóxidos, os quais são importantes para a defesa imunológica). Os diabéticos são, portanto, mais propensos à infecção (→ **A5**), por exemplo, da pele (furúnculos) ou dos rins (pielonefrite). Tais infecções, por sua vez, aumentam a necessidade de insulina, pois levam ao aumento da liberação de hormônios antagonistas à insulina (→ p. 308).

A hiperglicemia promove a formação de proteínas plasmáticas que contêm açúcar, tais como fibrinogênio, haptoglobina e α_2-macroglobulina, bem como fatores de coagulação V-VIII (→ **A6**). Dessa maneira, a tendência à coagulação e a viscosidade do sangue podem ser aumentadas, **o que eleva o risco de trombose**.

Pela ligação da glicose a grupos amino livres de proteínas e uma subsequente reação de Amadori irreversível, não completamente compreendida, são formados produtos finais de glicação avançada (AGEs). Eles também ocorrem em quantidades aumentadas nos idosos. Uma rede de proteínas pode ser formada pela formação de pentosina. AGEs ligam-se aos respectivos receptores da membrana celular e podem, dessa forma, promover a deposição de colágeno nas membranas basais dos vasos sanguíneos. A hiperglicemia leva à formação de diacilglicerol (DAG) e estimula a liberação de PAI-1 (inibidor do ativador de plaminogênio 1), TGF-β e outros fatores de crescimento (p.ex., PGDF, EGF). O DAG e, particularmente o TGF-β promovem a expressão de proteínas da matriz extracelular, tais como colágeno, que por sua vez pode ser modificado por glicação. A deposição de fibras de colágeno contribui para o desenvolvimento de **glomerulosclerose** (Kimmelstiel-Wilson), levando à proteinúria, perda de néfrons (redução da TFG), hipertensão e insuficiência renal (→ **A7**). As altas concentrações de aminoácidos no plasma levam à hiperfiltração nos glomérulos intactos remanescentes, os quais são, dessa forma, similarmente lesados. A hiperglicemia leva ao espessamento das membranas basais, com permeabilidade reduzida e estreitamento luminal (**microangiopatia**; → **A8**). A hipóxia tecidual estimula a formação de VEGF (fator de crescimento endotelial vascular) com subsequente angiogênese. A microangiopatia na retina pode, por fim, levar à cegueira (**retinopatia**; → **A9**).

Junto ao aumento da VLDL no sangue (→ p. 310) e à maior tendência à coagulação do sangue (ver acima), a hipertensão estimula o desenvolvimento de uma **macroangiopatia** (→ **A10**) que pode lesar ainda mais os rins e causa infarto miocárdico, infarto cerebral e doença vascular periférica.

Por fim, a glicose pode reagir com a hemoglobina (HbA) para formar **HbA$_{1c}$**, cuja concentração aumentada no sangue indica hiperglicemia presente por algum tempo. HbA$_{1c}$ tem uma afinidade de mais alta por oxigênio do que HbA, liberando oxigênio na periferia menos prontamente (→ **A11**). A deficiência de insulina persistente leva à redução da concentração eritrocítica de 2,3-difosfoglicerato (DPG), o qual, como regulador alostérico da hemoglobina, reduz sua afinidade por oxigênio. A deficiência de DPG também resulta em aumento da afinidade da HbA pelo oxigênio.

As mães diabéticas têm, estatisticamente, maiores chances de dar à luz a um **bebê mais pesado do que o normal** (→ **A12**). Isso pode ser o resultado de uma concentração aumentada de aminoácidos no sangue, que produz a liberação aumentada de somatotropina.

A. Complicações tardias do diabetes melito

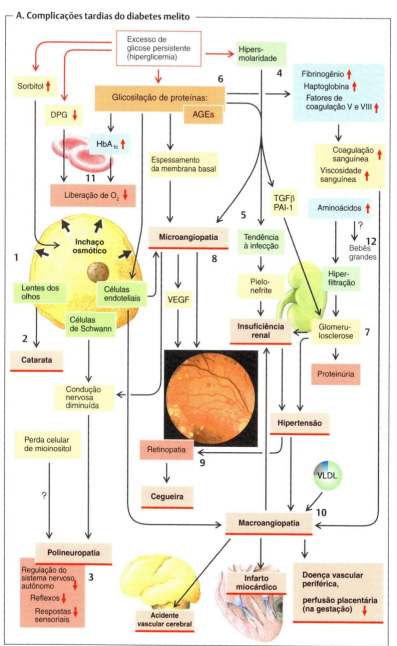

Figura 9.18 Diabetes melito: complicações tardias

Foto: Hollwich F. Taschenatlas der Augenheilkunde. 3rd ed. Sttugart: Thieme; 1987

Hiperinsulinismo, hipoglicemia

A **liberação de insulina** é, primeiro e principalmente, regulada pela glicose (→ **A1**), a qual é captada pelas células-β do pâncreas via transportador GLUT2. O metabolismo subsequente da glicose produz ATP, que inibe os canais de K$^+$ sensíveis a ele. A despolarização subsequente abre canais de Ca^{2+} dependentes de voltagem, de maneira que o Ca^{2+} entra na célula. Então, a elevação na concentração intracelular de Ca^{2+} desencadeia a liberação de insulina. As sulfonilureias utilizadas como fármacos antidiabéticos orais estimulam a liberação de insulina, através da ligação à subunidade SUR e subsequente inibição dos canais de K$^+$ sensíveis ao ATP.

A liberação de insulina é estimulada não apenas pela glicose, mas também por aminoácidos (→ **A3**), somatotropina (hormônio do crescimento) e vários hormônios gastrintestinais (glucagon, secretina, gastrina, peptídeo liberador de insulina dependente de glicose [GIP] e colecistocinina [CCK]). A ação dos hormônios gastrintestinais é responsável pelo fato de a ingestão oral de glicose resultar em liberação de insulina maior do que a mesma quantidade de glicose introduzida parenteralmente.

O **excesso de insulina** é em geral o resultado de uma **dose alta demais de insulina** (→ **A4**) ou de **um fármaco antidiabético oral** (sulfoniureias, → **A2**) durante o tratamento do diabetes melito. Via de regra, uma superdosagem manifesta-se quando a necessidade de insulina cai durante a atividade física. O excesso de insulina também costuma ocorrer em **recém-nascidos de mães diabéticas** (→ **A5**). As concentrações altas de glicose e aminoácidos no sangue materno levarão, intrauterinamente, à estimulação e hiperplasia das células-β do feto, de maneira que, após o nascimento, é liberada uma quantidade inapropriadamente alta de insulina.

Em algumas pessoas, a **liberação de insulina** é retardada, de modo que a hiperglicemia que ocorre após a ingestão de uma refeição rica em carboidratos é especialmente acentuada. Isso resulta em uma liberação excessiva de insulina, a qual, após 4 a 5 horas, causa hipoglicemia. Em geral, tais pacientes desenvolverão diabetes mais tarde.

Em casos raros, a hipoglicemia é causada por **autoanticorpos que se ligam à insulina**. Como resultado, a insulina é liberada de sua ligação com os anticorpos com algum atraso. Em casos ainda mais raros, autoanticorpos estimuladores antirreceptores de insulina podem produzir hipoglicemia.

Em alguns defeitos genéticos da **degradação de aminoácidos**, que de modo geral são raros, a concentração de aminoácidos no sangue é muito elevada (p. ex., na hiperleucinemia). A liberação de insulina estimulada pelos aminoácidos é, então, alta demais para a concentração particular de glicose, resultando em hipoglicemia. Na **insuficiência hepática**, a degradação reduzida de aminoácidos pode causar hipoglicemia (→ **A3**). As **anormalidades do metabolismo de carboidratos** (→ p. 262), tais como algumas doenças de armazenamento do glicogênio e intolerância à frutose ou galactosemia, podem também causar hipoglicemia.

Na **síndrome de *dumping*** (esvaziamento rápido), após ressecção gástrica, o açúcar ingerido via oral chega ao intestino sem demora, abruptamente estimula a liberação de hormônios gastrintestinais e é absorvido com rapidez. Os hormônios gastrintestinais e a elevação súbita da concentração de glicose levam à liberação excessiva de insulina, de tal forma que ocorre hipoglicemia após o período de 1 a 2 horas (→ p. 160).

Em casos raros, o excesso de insulina é causado por um **tumor produtor de insulina** (→ **A6**).

O excesso relativo de insulina pode também ocorrer com liberação normal de insulina, se a liberação e/ou a ação de **hormônios antagonistas à insulina** (glicocorticoides, adrenalina, glucagon, somatotropina) estiver diminuída. Isso ocorre especialmente se as reservas de glicose forem baixas, e a gliconeogênese a partir de aminoácidos estiver limitada, como na insuficiência hepática, insuficiência renal, após jejum ou alcoolismo, mas também na utilização aumentada de glicose, como durante trabalho pesado, sepse ou em tumores (→ **A7**).

O **efeito** mais importante do excesso de insulina absoluto ou relativo é a **hipoglicemia**, a qual causa um apetite voraz e leva à estimulação excessiva dos nervos simpáticos com taquicardia, sudorese e tremores (→ **A8**). O fornecimento de energia diminuído para o sistema nervoso, o qual requer glicose, pode resultar em convulsões e perda da consciência. Por fim, o cérebro pode ser irreversivelmente lesado. Períodos repetidos de hiperglicemia amortecem a reação do sistema nervoso autônomo, levando a uma resposta retardada e a uma hipoglicemia mais grave (hipoglicemia não percebida).

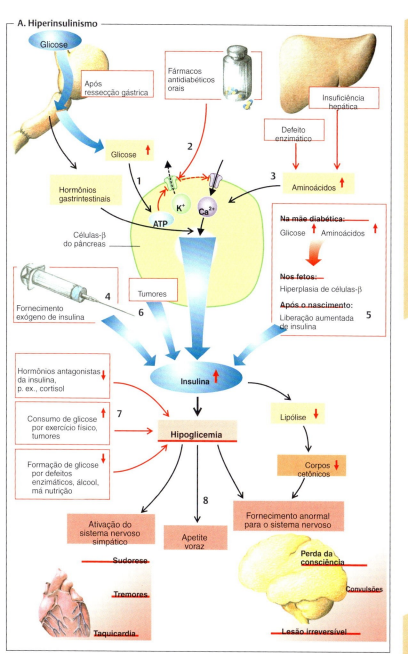

Figura 9.19 **Hiperinsulinismo, hipoglicemia**

Histamina, bradicinina e serotonina

A **histamina** (→ **A1**) é formada pelos mastócitos teciduais e basófilos. Sua **liberação** é estimulada por *complexos antígeno-anticorpo* (*IgE*) (alergia do tipo I; → p. 52, 56), *complemento ativado* (C3a, C5a), *queimaduras*, *inflamação* e alguns fármacos. Uma causa rara de liberação de histamina pode ser um tumor de mastócitos. A liberação de histamina é inibida via AMPc por adrenalina, prostaglandina E_2 e pela própria histamina (receptor H_2).

A histamina causa a liberação endotelial de NO, um dilatador de artérias e veias, via receptores H_1 e aumento na concentração endotelial de Ca^{2+}. Via receptores H_2, ela também causa dilatação de pequenos vasos independente de NO. Essa dilatação vascular periférica pode levar a uma **queda da pressão sanguínea**, apesar da estimulação, mediada por histamina, da contratilidade cardíaca (receptores H_2), frequência cardíaca (receptores H_2), liberação de catecolaminas (receptores H_1) e da contração de grandes vasos (receptores H_1). A histamina aumenta a permeabilidade às proteínas nos capilares. Assim, as proteínas plasmáticas são filtradas sob a influência de histamina, o gradiente de pressão oncótica através da parede capilar cai, e formam-se **edemas**. O líquido do edema é formado às expensas do volume plasmático, e a hipovolemia resultante contribui para a queda na pressão sanguínea. O edema de glote pode causar asfixia por oclusão da via aérea. A histamina, além disso, promove a contração do músculo liso dos intestinos, do útero e dos brônquios. Isso resulta, entre outras consequências, em aumento da resistência das vias aéreas (**broncoespasmo**) e **cólicas abdominais**. Pela estimulação das terminações nervosas periféricas, a histamina causa **prurido**. Via receptores H_2, a histamina estimula a **secreção de HCl** no estômago. Os antagonistas de receptores H_2 são efetivos no tratamento de úlceras gástricas (→ p. 156 e segs.). A histamina é amplamente responsável pelos sintomas de alergia do tipo I, tais como queda na pressão sanguínea, edema da pele (urticária), rinite e conjuntivite.

Bradicinina. A enzima **calicreína** é necessária para a síntese de bradicinina (→ **A2**). Ela é formada a partir de calicreinogênio nas *inflamações*, *queimaduras*, *lesões teciduais* (especialmente pancreatite; → p. 172) e na ativação da *coagulação sanguínea* (fator XIIa), bem como sob a influência de peptidases e algumas toxinas. A calicreína promove sua própria ativação via estimulação do fator XIIa (→ p. 64). Ela é degradada rapidamente (em < 1 min.) no sangue por ação de *cininases*.

Os **efeitos da bradicinina** lembram aqueles da histamina, como vasodilatação, permeabilidade vascular aumentada, queda na pressão sanguínea, taquicardia, aumento da contratilidade cardíaca, liberação aumentada de catecolaminas e estimulação da contração brônquica, intestinal e uterina. Em contraste com a histamina, no entanto, a bradicinina causa **dor** nas terminações nervosas. No intestino e nas glândulas, ela promove a secreção, enquanto nos rins age como um diurético. A bradicinina tem um papel nas inflamações (especialmente na pancreatite), nos edemas (sobretudo edema angioneurótico) e na dor.

Serotonina. Além de ser armazenada no sistema nervoso central (→ p. 372), a serotonina (→ **B**) é formada nas células enterocromafins do intestino, nos trombócitos, nas células do túbulo proximal e nos brônquios. Sua **liberação** é particularmente elevada em *tumores* das células enterocromafins (carcinoide).

A serotonina leva à **contração dos músculos lisos dos brônquios**, do intestino delgado, do útero e dos vasos sanguíneos, diretamente ou pela liberação de outros mediadores (prostaglandinas, catecolaminas). Os efeitos dessas ações são, entre outros, diarreia, broncoespasmo e elevação na pressão sanguínea. A serotonina também contribui para a lesão hepática na hepatite viral e pode ter um efeito vasodilatador. Sua ação sobre os vasos sanguíneos pode causar cefaleia (**migrânea**). A serotonina promove a agregação de trombócitos; causa dor e pode aumentar a permeabilidade de capilares periféricos e produzir **edemas**. As ruborizações súbitas que ocorrem com tumores de células enterocromafins são provavelmente consequência de outros mediadores (em especial cininas, histamina). A causa da fibrose endocárdica associada a tumores de células enterocromafins permanece indeterminada. Como a serotonina é degradada no fígado, é comum ocorrerem sintomas sistêmicos de tumores intestinais produtores de serotonina (tais com broncoespasmo) apenas após eles terem metastatizado para o fígado.

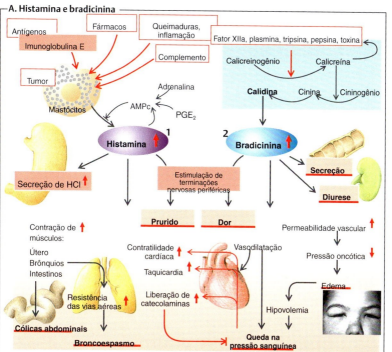
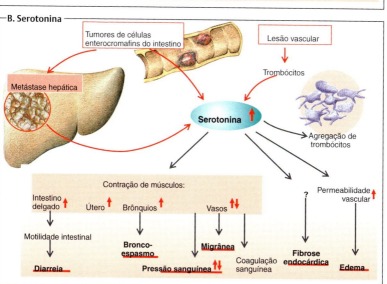

Figura 9.20 Histamina, bradicinina e serotonina

Eicosanoides

Os eicosanoides são um grande grupo de mediadores intracelulares e intercelulares que são formados a partir do ácido araquidônico, um ácido graxo poliinsaturado. Eles são rapidamente inativados no sangue, agindo sobretudo no seu ambiente imediato.

O **ácido araquidônico** é liberado a partir de fosfolipídeos da membrana celular sob a influência da enzima *fosfolipase A$_2$* (→ **A1**). Essa enzima é ativada por inchaço celular e aumento da concentração intracelular de Ca^{2+}. Ela é estimulada por inúmeros mediadores, tais como histamina, serotonina, bradicinina e noradrenalina (via α-receptores). A fosfolipase A$_2$ é inibida por glicocorticoides (via lipocortina) e adrenalina (via β-receptores).

O ácido araquidônico pode ser transformado pela **lipoxigenase** em leucotrienos, e pela **enzima cicloxigenase** (COX) em prostaglandina G [PGG$_2$]. A PGG$_2$ (via *PGH$_2$*) pode ser convertida em tromboxana A$_2$ (TXA$_2$) e prostaglandinas F$_{2\alpha}$, (PGF$_{2\alpha}$), E$_2$ (PGE2), e I$_2$ (PGI$_2$) (→ **A3**). Existem duas isoformas da cicloxigenase (COX1 e COX2). Ambas são inibidas por fármacos antiinflamatórios não esteroides (AINEs) (p.ex., ácido acetilsalicílico). A COX2 pode ainda ser inibida especificamente. As inflamações e as lesões teciduais causam ativação de ambas cicloxigenases e lipoxigenase, aumentando assim a formação de eicosanoides.

Os **leucotrienos** (→ **A2**) causam a *contração de músculos lisos* nos brônquios, vasos sanguíneos, intestino e útero. Eles são responsáveis por prolongar a broncoconstrição na **asma**; sua ação sobre o intestino pode causar diarreia, e seus efeitos sobre o útero podem causar **abortamento** do feto. Os leucotrienos *indiretamente aumentam a permeabilidade vascular* e, desse modo, causam **edemas**. Eles também promovem *adesão* e *quimiotaxia* e estimulam a liberação de histamina, radicais de oxigênio e enzimas lisossômicas, bem como de insulina.

A **TXA$_2$** é formada amplamente nos trombócitos e é essencial para a coagulação sanguínea. Um excesso de TXA$_2$ favorece a formação de **trombos**, no entanto, a administração de pequenas doses de ácido acetilsalicílico pode reduzir o risco de infarto miocárdico pelo seu efeito na redução da agregação de trombócitos.

A **PGF$_{2\alpha}$** estimula a liberação de uma série de hormônios e a *contração do músculo liso* dos vasos sanguíneos, do intestino, dos brônquios e do útero.

A **PGE$_2$** inibe a liberação de hormônios e a lipólise, e estimula a contração de músculos lisos no intestino e útero; contudo, ela inibe a contração de músculos vasculares e brônquicos. Os inibidores da cicloxigenase podem, dessa forma, provocar asma em um indivíduo atópico (chamada asma analgésica). O efeito vascular pode causar **persistência do ducto arterial**. A administração de inibidores da cicloxigenase durante o último trimestre pode causar fechamento prematuro do ducto arterial. A PGE$_2$ aumenta a *taxa de filtração glomerular*. Ela aumenta a permeabilidade vascular, promovendo, assim, o desenvolvimento de **edemas**.

PGE$_2$ e **PGI$_2$** auxiliam na desmineralização dos ossos (**osteólise**). Elas estimulam a formação renal de renina e, por inibição da reabsorção tubular de Na$^+$ e água, produzem natriurese e diurese. Elas também elevam o nível de ajuste da regulação da temperatura (**febre**) e causam **dor**. Os efeitos das prostaglandinas contribuem em grande extensão para os **sintomas da infecção**.

A PGE$_2$ tem um papel protetor essencial no estômago por inibir a secreção de HCl e pepsina enquanto promove a secreção de HCO$_3^-$ e muco, os quais têm um efeito protetor. Ela também causa **dilatação vascular**. Uma redução na formação de PGE$_2$ por inibidores da cicloxigenase favorece o desenvolvimento de **úlceras gástricas**.

A PGE$_2$ também tem um efeito protetor na medula renal. Pela dilatação dos vasos retos (vasa recta), ela melhora a disponibilidade de O$_2$ e substratos, e diminui o gasto de energia, inibindo a reabsorção de NaCl.

A PGE$_2$ é também de grande importância na **síndrome de Bartter**, a qual é causada por mutações do cotransportador Na$^+$-K$^+$-2Cl$^-$, dos canais luminais de K$^+$ ou dos canais basolaterais de Cl$^-$ (→ p. 106) na alça de Henle. A consequência do defeito de transporte resultante é a formação local excessiva de PGE$_2$. A ação inibitória da PGE$_2$ sobre o transporte de Na$^+$ nos segmentos mais distais do néfron é somada à perda de NaCl, e sua ação vasodilatadora causa uma profunda queda na pressão sanguínea. A perda renal de sal com risco de morte em crianças afetadas pode, portanto, ser diminuída por inibidores da cicloxigenase.

A. Eicosanoides

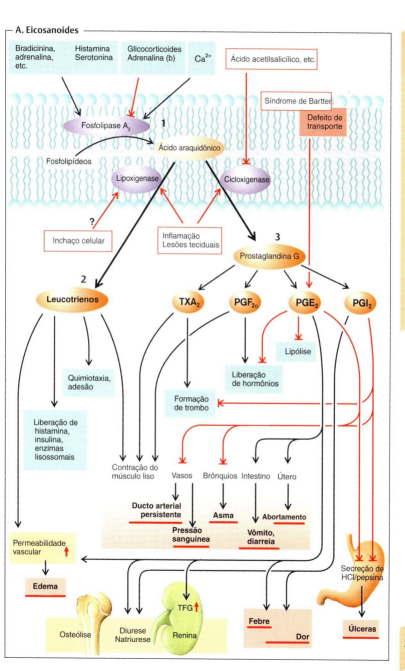

Figura 9.21 Eicosanoides

10 Sistemas Neuromuscular e Sensorial
F. Lang

Visão geral

O sistema nervoso, com aproximadamente 2.10^{10} neurônios, recebe estímulos do ambiente e do próprio corpo e também controla as funções corporais, influenciando a atividade muscular e as funções nervosas autônomas ou vegetativas (p. ex., tônus vascular, secreção de suor).

Os **sinais sensoriais** influenciam as funções nervosas autônomas e motoras de múltiplas maneiras, por meio de reflexos e conexões complexas. Alguns poucos sinais primeiro atingem o córtex sensorial primário via tálamo, e dessa forma se tornam conscientes. Esses sinais percebidos são, então, analisados, interpretados, avaliados (desenvolvimento de emoções) e, em certas circunstâncias, armazenados (memória) por áreas corticais sensoriais secundárias.

As emoções, que originam-se das percepções correntes ou também da memória, podem promover **atividade motora**. É tarefa das áreas corticais de associação planejar respostas motoras adequadas. Os motoneurônios, que estimulam as fibras musculares, são ativados basicamente via núcleos da base, cerebelo, tálamo e córtex motor primário.

Os sistemas sensorial, motor e autônomo são intimamente interconectados em cada nível, e, assim, o **sistema nervoso autônomo** está também sob influência da atividade sensorial, motora e das emoções.

Os **distúrbios** do sistema nervoso podem ter muitas **causas** diferentes, tais como defeitos genéticos, doenças degenerativas, tumores, lesões mecânicas (trauma), sangramento, isquemia, distúrbios metabólicos sistêmicos (hipoglicemia, hiperglicemia, uremia, insuficiência hepática, distúrbios endócrinos, etc.), assim como anormalidades dos eletrólitos. Outras possíveis causas incluem fármacos, toxinas (p. ex., metais pesados, álcool), radiação, inflamação e infecção (parasitas, bactéria, vírus, príons, doenças autoimunes).

As funções dos efetores na periferia (receptores sensoriais, músculos e órgãos inervados pelo sistema nervoso autônomo; → **A1**), a condução nervosa periférica (→ **A2**), a função da medula espinal (→ **A3**) e/ou do sistema nervoso supraespinal (→ **A4**) podem estar prejudicadas como **consequência** de distúrbios do sistema nervoso.

A **lesão dos efetores periféricos** (→ **A1**) causa distúrbio da função particular, a qual pode ser localizada (p. ex., músculos individuais) ou generalizada (p. ex., toda a musculatura). Tal lesão pode resultar em hiperatividade (p. ex., cãibras musculares involuntárias ou atividade inadequada de receptores sensoriais com percepções defeituosas) ou déficits funcionais (paralisia muscular ou déficit sensorial). Mesmo quando os receptores sensoriais estão intactos, a percepção sensorial, em especial via olhos e ouvidos, pode estar alterada se houver defeito na estrutura de transmissão.

A **interrupção da condução nervosa periférica** (→ **A2**) bloqueia os sinais que são propagados nesse nervo, mas tipos diferentes de fibras (p. ex., mielinizada e não mielinizada) podem ser afetadas diferentemente. O resultado da interrupção completa da condução nervosa é a paralisia flácida e a perda da sensação e da regulação autônoma na área de inervação do nervo afetado. De forma análoga, lesões de um nervo espinal afetam o dermátomo correspondente. O diagnóstico de lesões dos nervos requer, portanto, um conhecimento exato da área de inervação dos nervos individuais e dermátomos (consultar livros-texto de anatomia).

As **lesões da medula espinal** (→ **A3**) podem causar perda da percepção sensorial e/ou das funções autonômicas, bem como paralisia flácida ou espástica. Ao mesmo tempo, a estimulação anormal de neurônios pode levar a sensações e funções inadequadas. As áreas afetadas seguem aproximadamente a distribuição dos dermátomos.

As **lesões em estruturas supraespinais** (→ **A4**) podem também resultar em déficit ou excitações anormais, que são circunscritos à função e à região corporal (p. ex., em lesões localizadas nas áreas corticais primárias sensorial e motora, as quais, entretanto, representam apenas cerca de 10% do córtex). Contudo, mais comumente elas causam distúrbios complexos dos sistemas sensorial e motor e/ou da regulação autônoma. Além disso, a diminuição das funções integrativas cerebrais, tais como memória, emoções ou cognição, pode ocorrer no curso de várias doenças.

— A. Fisiopatologia do sistema nervoso (visão geral) —

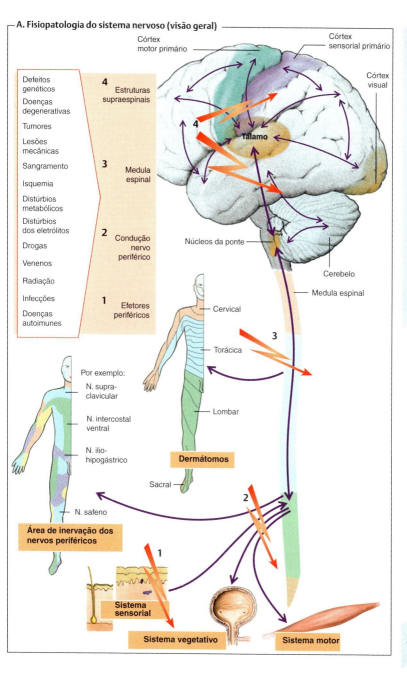

Figura 10.1 Visão geral

Fisiopatologia das células nervosas

Para cumprirem suas funções, os neurônios devem ser capazes de receber informações de outras células e, então, passá-las para outras células. Via de regra, a informação é recebida por **receptores de membrana** que são ativados por neurotransmissores. A atividade de canais iônicos é influenciada diretamente ou mediante mecanismos intracelulares de transmissão. Assim, em células-alvo apropriadas, a acetilcolina (ACh) abre canais de cátions não específicos que permitirão a passagem de Na^+ e K^+. Isso levará à despolarização da membrana celular e, assim, à abertura de canais de Na^+ e Ca^{2+} regulados por voltagem. Os íons Ca^{2+}, então, medeiam a liberação de neurotransmissores pela célula-alvo. A longo prazo, são também regulados o metabolismo celular e a expressão gênica da célula-alvo e, desse modo, a formação de sinapses e a síntese e o armazenamento de neurotransmissores.

As **anormalidades** podem interferir com cada elemento dessa cascata (→ **A**). Por exemplo, a densidade dos receptores pode ser reduzida por regulação para baixo (*down-regulation*). Também certos mecanismos de transmissão intracelular podem estar bloqueados. Um exemplo é o bloqueio das proteínas G por toxina pertussis, entre outros (→ **A1**). Os canais iônicos podem ser bloqueados por fármacos, ou sua atividade pode ser alterada por Ca^{2+}, Mg^{2+} ou H^+. Além disso, seus efeitos sobre o potencial de membrana podem estar alterados por uma modificação nos gradientes iônicos, tais como aumento ou diminuição na concentração intracelular de K^+ ou, mais importante, na concentração extracelular desse íon. Isso ocorre quando a Na^+/K^+-ATPase é inibida, por exemplo, devido à deficiência de energia. O transporte axonal, a formação, o armazenamento, a liberação e a inativação de neurotransmissores (→ **A2**) podem estar prejudicados, por exemplo, por defeitos genéticos ou fármacos. As **anormalidades funcionais** podem ser reversíveis, uma vez que o dano não seja mais efetivo.

As lesões podem levar à **destruição irreversível de neurônios**. Desse modo, os neurônios podem morrer por lesão direta (necrose, p. ex., devido à deficiência de energia ou destruição mecânica), ou por apoptose (→ **A3** e p. 14). A apoptose possui papel importante na doença neurodegenerativa (p. ex., doença de Alzheimer, coreia de Huntington, esclerose lateral amiotrófica, distrofia muscular espinal infantil), e contribui para a morte celular durante a isquemia. A apoptose neuronal é promovida por uma ampla variedade de distúrbios, incluindo falta de NO sintase (NOS), de poli (ADP-ribose) polimerase (PARP), ou de superóxido dismutases (SOD). No encéfalo adulto, a reposição de neurônios mortos é dificilmente possível (no hipocampo e bulbo olfatório). Assim, a morte neuronal causará sobretudo uma perda irreversível de função, mesmo se outros neurônios puderem assumir parcialmente a função da célula morta.

As substâncias nocivas devem atravessar a **barreira hematoencefálica** para atingir os neurônios do sistema nervoso central (SNC) (→ **B**). Uma barreira hematoencefálica intacta impede a passagem da maioria das substâncias e a entrada de patógenos e células imunocompetentes (→ p. 378). Contudo, algumas toxinas (p. ex., toxinas pertussis e botulínica) atingem neurônios da medula espinal via **transporte axonal retrógrado** pelos nervos periféricos, evitando, com isso, a barreira hematencefálica (→ p. 378). Alguns vírus também atingem o SNC dessa maneira.

Se um **axônio é transeccionado** (→ **C**), as suas partes distais morrem (**degeneração Walleriana**). Os **axônios dos neurônios centrais**, via de regra, não crescem novamente; no lugar disso, o neurônio afetado morre por apoptose. As causas incluem ausência do fator de crescimento neural (NGF), o qual em geral é liberado pela célula inervada pós-sináptica e, via axônio, mantém a célula pré-sináptica viva. A regeneração axonal é inibida por macromoléculas extracelulares, tais como sulfato de condroitina, glicoproteína da mielina do oligodendrócito (OMGP), proteína associada à mielina (MAG) e Nogo. A interrupção do transporte axonal retrógrado em um axônio, que de outra forma estaria intacto, também leva à morte do neurônio. O coto proximal do **axônio periférico** pode crescer novamente (→ **C2**). As proteínas que são necessárias para que isso aconteça são formadas dentro do corpo celular e transportadas para o local da lesão por transporte axonal. Uma possível razão para a sobrevivência da célula afetada é que macrófagos migrando para o nervo periférico, via formação de interleucina 1, estimulam as células de Schwann a produzirem NGF. Os macrófagos não são, contudo, capazes de entrar no SNC.

A transecção de um axônio não causa apenas morte do neurônio primariamente lesado (→ **C1**); a ausência de inervação costuma levar à morte da célula-alvo (**degeneração transneuronal anterógrada**) e, algumas vezes, também das células que inervam a célula lesada (**degeneração transneuronal retrógrada**).

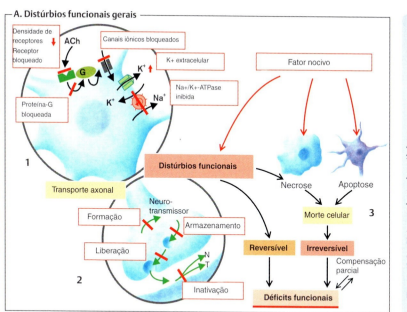
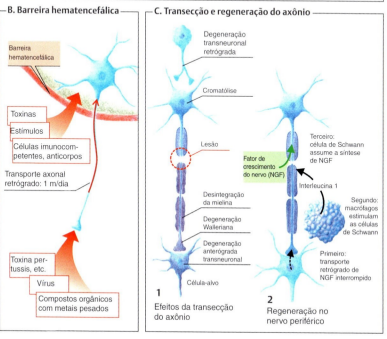

Figura 10.2 Fisiopatologia das células nervosas

Desmielinização

Em nervos mielinizados, o axônio entre dois nós de Ranvier (segmento internodal) é circundado por uma **bainha de mielina** (→ **A**). Esta é necessária para a condução saltatória dos potenciais de ação, isto é, a propagação em "saltos" do impulso, de uma constrição nodal (R_1) para a próxima (R_2). O próprio segmento internodal não pode gerar um potencial de ação, isto é, a despolarização de um segundo nó (R_2) é completamente dependente da corrente do primeiro nó (R_1). No entanto, a corrente em geral é tão forte que pode saltar entre os nós.

Todavia, no caminho ao longo do segmento internodal, a amplitude da corrente diminuirá. Primeiro, a membrana no segmento internodal deve modificar sua polaridade, isto é, a **capacitância da membrana** deve ser descarregada, e, para isso, é necessária uma corrente (→ **A**, flecha verde). Após, a corrente pode também escapar através de **canais iônicos** individuais na membrana axonal (flecha laranja). Contudo, a mielinização do segmento internodal eleva a resistência da membrana (R_m) e reduz sua capacidade (C_m) (→ **A**, esquerda).

A **resistência** da membrana axonal internodal é muito alta devido à baixa densidade de canais iônicos. Além disso, o espaço perimembranoso é isolado do espaço extracelular livre por uma camada de gordura. A baixa **capacitância** internodal é consequência da grande distância entre o interior do axônio e o espaço extracelular livre, bem como da baixa polaridade do material gorduroso.

A **desmielinização** (→ **A**, à direita) pode ser causada por lesão degenerativa, tóxica ou inflamatória, ou por uma deficiência de vitaminas B_6 ou B_{12}. Se isso acontecer, R_m será reduzida, e C_m elevada no segmento internodal. Como resultado, será necessário mais corrente para alterar a polaridade do segmento internodal (flecha verde), podendo ocorrer grandes perdas de corrente (fecha laranja) pela abertura de canais iônicos.

Se, após as perdas no segmento internodal, a corrente gerada em R_1 não for adequada para despolarizar R_2 até o nível liminar, o impulso será interrompido, mesmo que o axônio esteja completamente intacto. A alta frequência de potenciais de ação e a baixa temperatura favorecem a interrupção da condução devido à diminuição da sensibilidade do nó R_2 (→ **A1**). As lesões menores do segmento internodal podem levar à lentificação da condução, pois ela não pode mais saltar entre os nós, e o próximo nó tem de ser despolarizado ao seu limiar antes que a despolarização passe para os nós seguintes (→ **A2**). A lentificação resultante pode não ser a mesma em fibras diferentes, de tal maneira que pode ocorrer dispersão temporal do sinal. Por fim, o local lesado pode disparar potenciais de ação, especialmente quando o axônio estiver lesionado ou sob pressão mecânica. (→ **A3**); o impulso pode saltar entre duas fibras nervosas vizinhas lesadas (transmissão efáptica; → **A4**), ou a condução pode correr retrogradamente (→ **A5**).

Defeitos genéticos que afetam as proteínas da bainha de mielina (p. ex., proteína zero da mielina [P_0, MPZ], proteína 22 da mielina periférica [PMP 22]), os reguladores da síntese de mielina (EGR2), degradação de mielina (SIMPLE), ou as junções comunicantes das células de Schwann (conexina 32) levam a neuropatias periféricas hereditárias (**Síndrome de Charcot-Marie-Tooth**, síndrome de Dejerine-Sottas, hipomielinização congênita, neuropatia hereditária com paralisia por pressão).

A doença desmielinizante mais importante é a **esclerose múltipla** (→ **B**). Ela é mais comum em mulheres do que em homens, algumas vezes ocorre agregação familiar e ela tem uma incidência mais alta entre portadores de certas variantes genéticas (p. ex., MHC [HLA = antígeno de leucócito humano], receptor de interleucina 2, receptor de interleucina 7). É uma **doença autoimune** que pode ser desencadeada por uma infecção viral e é caracterizada por focos inflamatórios desmielinizantes (→ **B1**). Em muitos pacientes, linfócitos T autorreativos são direcionados contra a proteína básica da mielina, e anticorpos contra a glicoproteína da mielina do oligodendrócito. A característica típica da esclerose múltipla é a ocorrência, temporalmente não relacionada, de déficits neuronais completamente diferentes, causados por lesões em diferentes partes do encéfalo. Algumas lesões podem regredir parcial ou completamente quando o processo inflamatório local diminuir e os nervos (no caso de axônios intactos) tiverem sido remielinizados. O exemplo em **B2** ilustra que, primeiro, há uma perda de visão completamente reversível devido a uma lesão do nervo óptico (→ p. 348), seguida por uma perda sensorial parcialmente reversível, quando os tratos sensoriais da medula espinal são afetados (→ p. 340). Por fim, estabelece-se ataxia quando o cerebelo é envolvido (→ p. 338).

A. Desenvolvimento e efeitos da desmielinização

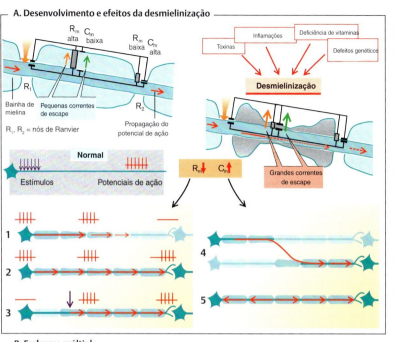

B. Esclerose múltipla

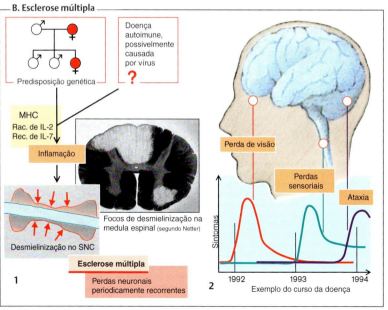

Figura 10.3 Desmielinização

Distúrbios da transmissão neuromuscular

A **transmissão neuromuscular** é uma sequência de eventos (→ **A**) que pode ser interrompida em vários níveis. O potencial de ação é propagado pela ativação de *canais de Na$^+$* na terminação nervosa, onde ele despolariza a membrana celular e, assim, abre *canais de Ca^{2+}* regulados por voltagem. Os íons Ca^{2+} que entram na terminação nervosa desencadeiam a fusão de vesículas contendo acetilcolina (ACh) com a membrana pré-sináptica, resultando na liberação de *ACh* na fenda sináptica. A ACh liga-se a *receptores* na membrana subsináptica e, dessa maneira, abre *canais de cátions não específicos*. A despolarização da membrana subsináptica é transmitida para a membrana pós-sináptica, na qual, por meio da abertura de *canais de Na$^+$ regulados por voltagem*, é iniciado um potencial de ação que se espalha rapidamente por toda membrana muscular. A ACh é degradada por *acetilcolinesterase*, e a colina originada é mais uma vez captada na terminação nervosa e utilizada de novo para síntese de ACh.

As **anormalidades** podem afetar qualquer elemento desse processo. Os *anestésicos* locais, por exemplo, inibem os **canais de Na$^+$** regulados por voltagem dos neurônios, interrompendo a transmissão nervosa para a placa terminal. Os **canais de Ca^{2+}** podem ser bloqueados por *anticorpos* (ver a seguir). A *toxina botulínica* inativa a sinaptobrevina, a proteína responsável pela ligação das vesículas contendo ACh à membrana plasmática, e assim a **liberação de ACh**. Os **receptores de ACh** também podem, assim como os canais de Ca^{2+}, ser bloqueados por anticorpos, os quais aceleram ainda mais a internalização e degradação dos receptores. Estes também podem ser bloqueados por *curare* que, sem ter um efeito próprio, inibe competitivamente a ligação da ACh aos receptores.

A *succinilcolina* (cloreto de suxametônio) leva à **estimulação contínua dos receptores** e à despolarização contínua da membrana pós-sináptica e, portanto, a uma inativação dos canais de Na$^+$ pós-sinápticos. Dessa maneira, pode, como o *curare*, bloquear a transmissão neuromuscular. Em baixas concentrações, substâncias que inibem a acetilcolinesterase (p. ex., *fisostigmina*) aumentam a transmissão neuromuscular, aumentando a disponibilidade de ACh na fenda sináptica. Em altas doses, porém, elas inibem a transmissão neuromuscular porque altas concentrações de ACh, assim como de succinilcolina, causam despolarização contínua da membrana sináptica e assim inativam os canais de Na$^+$ pós-sinápticos. A recaptação de colina para a terminação nervosa pode ser inibida por *Mg^{2+}* e *hemicolina*.

A doença mais importante que afeta as placas terminais é a **miastenia grave**, uma paralisia muscular que resulta do bloqueio da transmissão neuromuscular (→ **B**). Ela é causada por anticorpos contra receptores de ACh na membrana subsináptica, o que acelera a degradação dos receptores (→ **B1**). Essa doença autoimune pode ser desencadeada por infecções virais, as quais presumivelmente regulam para cima (*up-regulation*) o MHC e, assim, tornam o antígeno visível ao sistema imune (→ p. 308). A miastenia pode também ocorrer em pacientes com tumor benigno do timo. A formação de tais anticorpos é favorecida naqueles que expressam subtipos especiais (DR3 e DQw2) do complexo de histocompatibilidade principal (MHC classe II) ou HLA (antígeno de leucócito humano, → p. 50). Em casos raros, a miastenia é causada por defeitos genéticos dos canais, do receptor de Ach ou da acetilcolinesterase. Em pacientes com miastenia grave, a estimulação repetitiva de um nervo motor causará inicialmente a produção de um potencial de ação muscular somado* normal, cuja amplitude diminuirá, contudo, durante a "fadiga" da transmissão neuromuscular que aumenta progressivamente (→ **B2**).

Outra doença autoimune que altera a transmissão neuromuscular é a **síndrome pseudomiastênica de Lambert e Eaton** (→ **C**). Essa condição surge frequentemente em pacientes afetados por carcinoma pulmonar de pequenas células. Os canais de Ca^{2+} na membrana plasmática das células tumorais sensibilizam o sistema imune e estimulam a formação de anticorpos que também reagem com os canais de Ca^{2+} da placa terminal (→ **C1**). Devido à inibição dos canais de Ca^{2+}, o potencial de ação muscular somado é a princípio pequeno, mas é progressivamente normalizado, pois, com a estimulação repetitiva, quantidades aumentadas de Ca^{2+} são acumuladas nas terminações nervosas (→ **C2**).

---

* N. de T.: Potencial de ação muscular composto (PAMC).

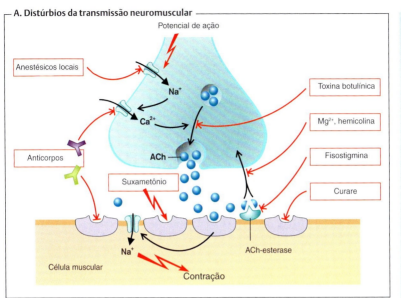
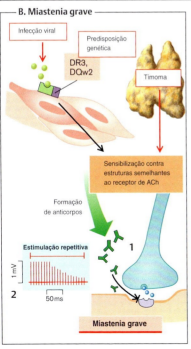
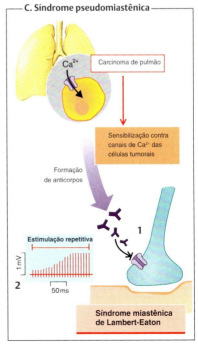

Figura 10.4 Transmissão neuromuscular: distúrbios

Doenças da unidade motora e dos músculos

A unidade motora consiste no motoneurônio (motoneurônio-α da medula espinal ou nervos cranianos), no axônio associado e em todas as fibras musculares inervadas por seus colaterais. A função da unidade motora pode ser afetada por doença do motoneurônio, interrupção ou atraso na condução neuronal, ou por doença do músculo (→ **A**).

Os **motoneurônios-α** podem ser infectados pelo *vírus da pólio* e serem irreversivelmente destruídos por ele. Também na *atrofia muscular espinal*, um grupo de doenças degenerativas, essas células são destruídas. A *esclerose amiotrófica lateral* (ALS) é causada por defeitos genéticos da superóxido dismutase (SOD), a qual normalmente protege os neurônios contra o estresse oxidativo. A deficiência de SOD leva à morte dos motoneurônios-α da medula e motoneurônios supraespinais (→ **A1**). Outras mutações afetam a dinactina (transporte axonal), citocromo c oxidase mitocondrial e alsina (regulação do transporte endossomal). A morte dos motoneurônios-α na síndrome de Kennedy, herdada pelo cromossomo X, é causada por um receptor de androgênio defeituoso.

A lesão ou morte dos **axônios** pode, entre outras causas, ser consequência de doenças autoimunes, deficiência de vitamina B_1 ou B_{12}, diabetes melito, envenenamento (p. ex., chumbo, álcool) ou defeitos genéticos (p. ex., síndrome de Charcot-Maire-Tooth; → p. 324) (→ **A2**).

Os **músculos esqueléticos** (→ **A3**) podem também ser afetados por doenças autoimunes (p. ex., dermatomiosite). Além disso, defeitos genéticos podem envolver os músculos esqueléticos, por exemplo, na miotonia ou distrofia (ver a seguir).

A **lesão da unidade motora** causa *paralisia* dos músculos afetados, independentemente de ela estar localizada em um motoneurônio-α, axônio ou no próprio músculo (→ **A**). Na morte primária de um motoneurônio-α, normalmente ocorrem *fasciculações*. Elas são o resultado da estimulação e contração sincrônicas das fibras motoras de uma unidade motora. Na ALS, a destruição de neurônios supraespinais pode resultar em *hiper-reflexia* e *espasticidade* (→ p. 326), enquanto alguns dos motoneurônios-α ainda estão intactos. A lesão de um nervo periférico que tenha reduzido a espessura da bainha de mielina resultará em *lentificação da velocidade de condução do nervo* (→ p. 324). Via de regra, partes sensoriais do nervo também são afetadas. Isso leva a *funções sensoriais anormais*, bem como a potenciais de ação espontâneos nos nervos lesados, resultando em sensações correspondentes (parestesias). Na **morte primária dos músculos**, frequentemente ocorrem *fibrilações*, isto é, contrações descoordenadas de fibras musculares individuais.

Os **defeitos genéticos de canais iônicos** (→ **B**) são a causa de um grupo de doenças musculares funcionais. Em geral (→ **B1**), a despolarização da membrana da célula muscular é disparada pela excitação de um canal de Na^+ regulado por voltagem, que causa abertura de canais de Ca^{2+} regulados por voltagem (→ p. 326) e de canais de Ca^{2+} do retículo sarcoplasmático. Como resultado, o Ca^{2+} intracelular se eleva, mediando a contração muscular. Ocorre repolarização pela inativação dos canais de Na^+, pela entrada de Cl^- e pela saída de K^+. Isso causa a inativação dos canais de Ca^{2+}, de modo que a concentração intracelular de Ca^{2+} cai novamente, e o músculo relaxa.

A inativação retardada dos canais de Na^+ devido à mutação do gene para a proteína do canal pode levar ao relaxamento retardado, à excitabilidade aumentada e a cãibras (*miotonia do canal de Na^+ e paramiotonia congênita*; → **B2**). O frio diminui ainda mais a velocidade de inativação dos canais de Na^+ de tal forma que ocorrem cãibras, particularmente na paramiotonia quando o músculo fica frio. Outro defeito adicional do canal de Na^+ ou um canal de K^+ defeituoso (?) pode causar paralisia quando a concentração extracelular de K^+ é alta (*paralisia periódica hipercalêmica*). Um defeito genético do canal de Ca^{2+} regulado por voltagem pode também levar à *paralisia periódica hipocalêmica*. Defeitos nos canais de Cl^- resultam em miotonia. Os canais são compostos por várias subunidades. Se a inserção da subunidade mutada prejudicar a função do complexo do canal completo, a mutação leva à herança dominante (*miotonia congênita, doença de Thomsen*). Se a subunidade for, por si só, não funcional sem prejudicar a função das subunidades intactas, a mutação leva à herança recessiva (*miotonia de Becker*). Em certos defeitos dos canais de Ca^{2+} sarcoplasmático (receptor de rianodina), os anestésicos voláteis halogenados podem produzir ativação independente do potencial desses canais, com um aumento do Ca^{2+} intracelular. O resultante metabolismo de energia maciçamente aumentado causa hipertermia (*hipertermia maligna*; → p. 26).

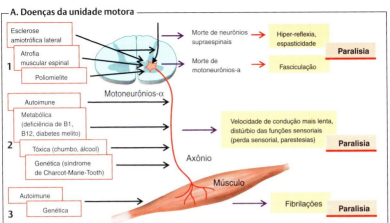
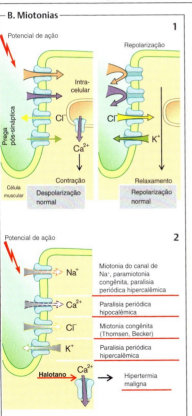
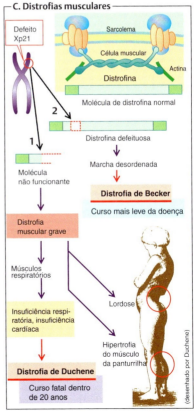

Figura 10.5 Unidade motora e músculos I

Na **distrofia muscular degenerativa** de Duchenne ou de Becker (→ **C**; → p. 328), a distrofina, um elemento do citoesqueleto, apresenta defeitos. O gene responsável está no cromossomo X. A doença ocorre praticamente apenas em homens, porque em mulheres com um gene defeituoso a distrofina formada a partir do gene normal é suficiente. Na *distrofia de Duchenne*, são formados apenas fragmentos pequenos de distrofina, completamente sem função (→ **C1**). A doença evolui para a morte durante os primeiros 20 anos de vida. Os músculos da panturrilha hipertrofiados, porém fracos, e a lordose espinal acentuada, devido à fraqueza muscular, são típicas para essa forma de distrofia. O envolvimento das células musculares cardíacas pode levar à cardiomiopatia. Na *distrofia de Becker*, a distrofina também é defeituosa, mas sua função está menos prejudicada, e, assim, a doença é menos grave (→ **C2**; → p. 328). As distrofias musculares podem ser causadas por defeitos em outras proteínas musculares, incluindo miotilina, lamina, caveolina, calpaína, disferlina, sarcoglicana, teletonina e titina. Além disso, miopatias podem resultar de defeitos do metabolismo (glicogenoses), distúrbios endócrinos (p. ex., hipertireoidismo) ou outras doenças autoimunes (p. ex., polimiosite, dermatomiosite).

Diagnóstico de doenças da unidade motora

Uma miopatia primária pode ser distinguida de uma miopatia neurogênica por **eletromiografia** (→ **D**).

Esse procedimento é realizado colocando-se uma agulha no músculo e medindo a diferença de potencial a partir de um eletrodo indiferente na superfície da pele. Como a ponta do eletrodo intramuscular é principalmente extracelular, apenas uma fração da diferença de potencial através da membrana celular é medida. A amplitude das alterações registradas no potencial depende do número de fibras musculares próximas do eletrodo inserido, que são despolarizadas simultaneamente.

Como todas as fibras musculares que são inervadas por um motoneurônio-α são despolarizadas ao mesmo tempo, a *amplitude* das alterações registradas no potencial é maior quanto maior for a densidade de tais fibras próximas do eletrodo. Como vários motoneurônios-α não são despolarizados simultaneamente, a *frequência* das alterações no potencial é uma medida do *número de motoneurônios-α* que inervam as fibras musculares próximas ao eletrodo.

Em geral, as fibras musculares que são inervadas por um motoneurônio-α não estão localizadas próximas umas das outras, mas estão distribuídas por uma área de secção transversa maior (→ **D1**). Se fibras musculares forem destruídas (**miopatia miogênica**; → **D2**), o número de fibras próximas ao eletrodo diminui. Isso resulta em uma amplitude diminuída da deflexão. Se um motoneurônio-α é destruído (miopatia neurogênica; → D3), as fibras musculares inervadas por ele não atrofiam regularmente, mas algumas delas são assumidas por colaterais de motoneurônios-α vizinhos. Desse modo, as unidades motoras ficam maiores, assim como a amplitude das alterações do potencial. Contudo, a *frequência das deflexões fica reduzida*, porque as fibras musculares próximas ao eletrodo são agora inervadas por menor número de unidades motoras.

Um indicador importante da presença e da progressão de uma doença muscular é fornecido pelas concentrações de **creatina**, **creatinina** e **creatinacinase** no sangue (→ **E**). A creatina é formada no fígado e avidamente captada por músculos intactos. Parte da creatina é transformada nos músculos no anidrido creatinina, a qual, ao contrário da creatina, sai da célula muscular com facilidade através da membrana celular e é quantitativamente excretada pelos rins. A quantidade de creatinina excretada na urina por unidade de tempo é, portanto, proporcional à massa muscular funcionante. Se, como resultado da distrofia muscular, a massa muscular for reduzida, a excreção de creatinina diminui (→ **E1**). Na destruição celular aguda, creatina-cinase e creatina intracelulares são liberadas, e suas concentrações plasmáticas elevam-se abruptamente. Se não houver mais destruição celular, a concentração plasmática de creatina-cinase cai para o normal, mas a concentração de creatina pode permanecer elevada, pois aquela formada no fígado é agora captada por menor número de músculos. Todavia, a sua produção também cai, visto que ela é inibida pela creatina por um mecanismo de *feedback*. Como resultado, a concentração plasmática ou a excreção renal de creatina não são estritamente paralelas à redução na massa muscular.

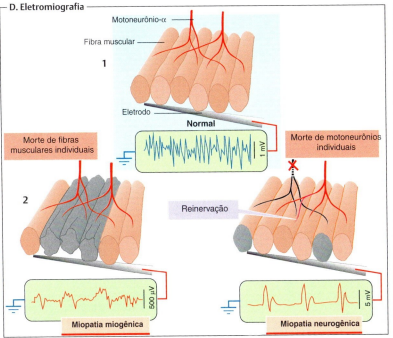
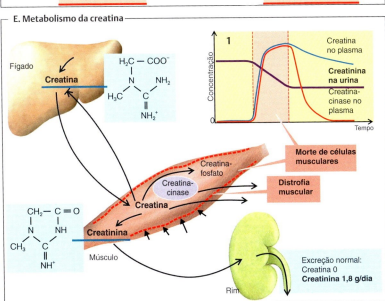

Figura 10.6 Unidade motora e músculos II

Lesões dos tratos motores descendentes

Os motoneurônios-α medulares são controlados por diversas **vias neuronais supraespinais** (→ **A1**):

- o *trato piramidal* (violeta), a partir do córtex motor;
- o *trato rubroespinal*, a partir do núcleo rubro (vermelho);
- o *trato reticuloespinal medial* da formação reticular pontina (laranja);
- o *trato reticuloespinal lateral* da formação reticular bulbar (marrom); e
- o *trato vestibulospinal* (verde).

Os tratos reticuloespinal medial e vestibuloespinal promovem, predominantemente, a atividade dos músculos antigravitacionais, isto é, os músculos que flexionam os braços e extendem as pernas. Já os tratos piramidal, rubroespinal e reticuloespinal lateral promovem, principalmente, a atividade dos flexores das pernas e extensores dos braços.

Se o **córtex motor ou a cápsula interna é lesada** (p. ex., por sangramento ou isquemia na área suprida pela artéria cerebral média), é interrompida a transmissão do impulso nas vias corticais descendentes imediatamente adjacentes. Estas formam o trato piramidal e outras conexões do córtex motor, tais como aquelas do núcleo rubro e da formação reticular bulbar. O resultado é uma atividade reduzida não apenas no trato piramidal, mas também nos tratos rubroespinal e reticuloespinal lateral. Os tratos vestibuloespinal e reticuloespinal medial são menos afetados, pois estão sob influência não cortical mais forte, por exemplo, do cerebelo. Uma interrupção da transmissão na área da cápsula interna, então, em última instância, resulta em atividade excessiva dos extensores das pernas e dos flexores dos braços (→ **A2**).

Primeiro, contudo, estabelece-se o **choque espinal** devido à cessação da inervação supraespinal dos motoneurônios-α (→ **A3a**). Os músculos antigravitacionais são também afetados, porém menos que os outros músculos, pela redução da ativação supraespinal dos motoneurônios-α. No choque espinal, os músculos estão flácidos, e nenhum reflexo está presente (arreflexia).

Entretanto, a "desnervação" parcial dos motoneurônios α e γ, bem como dos interneurônios, leva ao aumento gradual da sensibilidade desses neurônios. Além disso, as terminações dos neurônios supraespinais que estão fora de ação são substituídas por sinapses com neurônios da medula espinal (→ **A3b**). Como consequência, os reflexos gradualmente adquirem uma influência maior sobre a atividade dos motoneurônios-α, e ocorre **hiper-reflexia**.

Outra consequência é a **espasticidade**. Após a perda de função dos tratos descendentes, a atividade dos motoneurônios-α fica sob a influência crescente dos fusos musculares e órgãos tendinosos de Golgi (→ **A4**). O estiramento dos fusos musculares estimula os motoneurônios-α do mesmo músculo via um reflexo monossináptico; a influência crescente dos fusos musculares resulta em uma grande contração ao estirar. Apesar disso, a resposta dos fusos musculares é sobretudo fásica, isto é, se eles são estirados lenta ou continuamente, sua atividade vai diminuindo de forma lenta. Como resultado, a influência dos órgãos tendinosos de Golgi torna-se dominante: quando o músculo é estirado, eles inibem a contração muscular via um interneurônio inibitório. É também sob a influência dos órgãos tendinosos de Golgi que, no estiramento lento ou contínuo, o músculo subitamente torna-se flácido, após um aumento inicial no tônus (**efeito canivete**).

O predomínio dos músculos extensores leva à extensão do hálux ao ser estimulada a planta do pé (→ **A5**), em vez de sua flexão plantar normal. Isso é chamado de **sinal de Babinski** ou **reflexo de Babinski** e é tomado como evidência de uma lesão no trato piramidal. De fato, o reflexo de Babinski é o resultado de uma lesão de vários tratos corticais descendentes, incluindo o trato piramidal. A lesão isolada do trato piramidal (extremamente rara) não resulta em espasticidade nem no reflexo de Babinski, mas apenas em distúrbios menores do movimento fino.

Se o **núcleo rubro** for destruído (p. ex., devido à isquemia do mesencéfalo ou na doença de Wilson [→ p. 272]), resultará em tremor grosseiro. Os neurônios do núcleo rubro são importantes, dentre outras funções, para atenuar as oscilações que podem ocorrer como resultado de um *feedback* negativo no controle dos motoneurônios-α. Em **lesões do núcleo vestibular**, predominam anormalidades do equilíbrio como vertigem, nistagmo e náusea (→ p. 352).

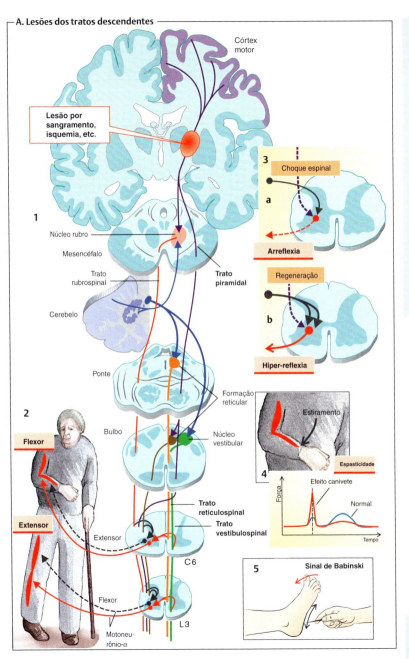

Figura 10.7 Lesões dos tratos motores descendentes

Doença dos núcleos da base

Os núcleos da base são constituídos por:

- **corpo estriado** (consistindo no *núcleo caudado* e *putame*);
- **globo pálido** interno e externo (*pallidum* ou pálido, consistindo em uma parte interna e uma externa);
- **núcleo subtalâmico**; e
- **substância negra** (parte reticulada [p.r.] e parte compacta [p.c.]).

Suas **funções** são principalmente o controle do movimento em conjunto com cerebelo, córtex motor, tratos corticoespinais e núcleos motores do tronco encefálico.

Os neurônios estriados são ativados, via *glutamato*, por neurônios do córtex. As **interconexões internas** dos núcleos da base (→ **A**) são principalmente realizadas pelo transmissor inibitório *ácido γ-aminobutírico* (GABA). Por fim, os núcleos da base têm um efeito inibitório sobre o tálamo via neurônios GABAérgicos do pálido interno e da substância negra (p.r.). Esses neurônios são ativados por glutamato dos neurônios do núcleo subtalâmico. Enfim, os neurônios estriados são parcialmente ativados e parcialmente inibidos por dopamina da substância negra (p.c.), sendo também ativados por neurônios colinérgicos. O desequilíbrio entre as influências inibitórias e ativadoras tem um efeito prejudicial sobre as funções motoras: a inibição excessiva dos núcleos talâmicos tem um efeito hipocinético, e a inibição fraca demais tem um efeito hipercinético.

Doença de Parkinson

A doença de Parkinson é uma doença da substância negra (p.c.) a qual, via tratos dopaminérgicos, influencia células GABAérgicas no corpo estriado. As **causas** incluem defeitos genéticos da α-sinucleína, parkina ou da hidroxilase ubiquitina-carboxiterminal. Essas e uma variedade de defeitos genéticos levam à *predisposição hereditária* que, durante a velhice, leva à degeneração de neurônios dopaminérgicos na substância negra (→ **B1**). Outras causas são *trauma* (p. ex., em lutadores de boxe), *inflamação* (encefalite), *circulação diminuída* (aterosclerose), *tumores* e *envenenamento* (especialmente por CO, manganês, e 1-metil-4-fenil-1,2,3,6-tetraidropiridina [MPTP], o qual já foi utilizado como substituto para a heroína). A destruição celular provavelmente ocorre, em parte, por apoptose; superóxidos parecem ter um papel causal. Para que os sintomas ocorram, mais de 70% dos neurônios da substância negra (p.c.) devem ter sido destruídos.

A perda de células da substância negra (p.c.) diminui a **inervação dopaminérgica** correspondente do estriado (→ **B1**). Isso leva à desinibição de neurônios glutamatérgicos do núcleo subtalâmico e, assim, a uma ativação aumentada da parte interna do pálido e da parte reticulada da substância negra. Além disso, a ativação dopaminérgica dos neurônios estriados cessa. Ela costuma inibir diretamente os neurônios na substância negra (p.r.) e na parte interna do pálido. Juntos, esses processos levam à **inibição excessiva do tálamo** (transmissor GABA).

A inibição do tálamo **suprime movimentos voluntários** (→ **B2**). Os pacientes têm dificuldade para iniciar o movimento ou podem fazê-lo apenas como uma reação a estímulos externos (**hipocinesia**). O tônus muscular é grandemente aumentado (**rigor**). Além disso, é comum um **tremor de repouso** (4-8 por segundo), com movimentos alternantes, especialmente das mãos e dos dedos (um movimento similar àquele usado para contar dinheiro). A combinação de rigor e tremor leva ao fenômeno de "engrenagem". A hipocinesia em geral força o paciente a adotar uma postura moderadamente inclinada, com braços e pernas levemente angulados. Ela também causa uma expressão facial rígida, micrografia e fala suave, monótona e indistinta (hipofonia). Outros distúrbios incluem anosmia, salivação aumentada, sudorese excessiva, constipação, urgência urinária, dor, distúrbios do sono, ansiedade, depressão e demência. Estas são causadas por lesões adicionais (morte de neurônios do núcleo mediano da rafe, do *locus ceruleus* ou do nervo vago).

No **tratamento** da doença de Parkinson (→ **B3**), é feita uma tentativa para aumentar a formação de dopamina nos neurônios nigro-estriados pela administração de *L-dopa*, um precursor da dopamina (a qual não pode passar a barreira hematoencefálica). A degradação de dopamina pode ser retardada por inibidores da monoaminooxidase (*inibidor da MAO*) ou da catecol-o-metiltransferase (COMT). Além disso, o efeito da dopamina pode ser imitado por fármacos semelhantes a essa substância.

Os sintomas da doença de Parkinson podem ser também melhorados pela *inibição dos neurônios colinérgicos* no estriado. Esses neurônios estimulam aqueles do estriado, que são normalmente inibidos pela dopamina.

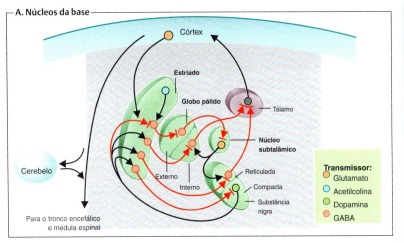
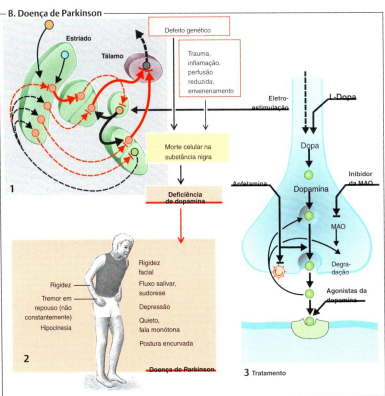

Figura 10.8 Doença dos núcleos da base I

A morte apoptótica dos neurônios nigro-estriados pode ser contrabalançada por fármacos com ação antioxidativa e fatores de crescimento. *Lesões* do núcleo subtalâmico ou da parte interna do pálido podem também causar desinibição do tálamo e, assim, levar a uma melhora no quadro clínico da doença. Uma abordagem particularmente efetiva é a inibição do núcleo subtalâmico por corrente contínua via eletrodos implantados.

Parkinsonismo é observado em **outras doenças neuronais**, tais como síndrome de Parkinson pós-encefalítica, atrofias de múltiplos sistemas (AMS), paralisia supranuclear progressiva (PSP) e degeneração corticobasal (DECB). Nessas doenças, α-sinucleína (AMS) e tau (PSP e DECB) estão envolvidas. Na síndrome de Parkinson pós-encefalítica, mas não nas outras desordens, a L-DOPA é terapeuticamente efetiva.

Hipercinesias

A **coreia** é a doença hipercinética mais comum dos núcleos da base. Ela é principalmente uma doença do estriado.

A variante herdada da doença (**coreia de Huntington**; → **C1**) manifesta-se na quarta ou quinta década de vida, levando a uma *destruição progressiva irreversível* dos neurônios estriados. A doença é causada por mutações na huntingtina, a qual leva à ação excitotóxica intensificada do neurotransmissor excitatório glutamato, o qual estimula neurônios pela ativação de canais iônicos permeáveis ao cálcio. A célula é lesada por uma entrada excessiva de Ca^{2+}. Com a progressão, a doença também afeta neurônios fora do estriado, com o aparecimento de sintomas adicionais (depressão, demência).

Na **coreia de Sydenham**, ao contrário da coreia de Huntington, há principalmente *lesões reversíveis* dos neurônios estriados (→ **C2**). Ela é causada por deposição de imunocomplexos no curso da febre reumática e ocorre sobretudo em crianças.

Em casos raros, os neurônios estriados são lesados por **isquemia** (aterosclerose), **tumor** ou **inflamação** (encefalite).

O **resultado** da destruição dos neurônios estriados é principalmente o aumento da inibição dos neurônios do núcleo subtalâmico, que costumam ativar neurônios inibitórios na substância negra (p.r.). Isso leva à *desinibição de células no tálamo*, resultando em movimentos súbitos, erráticos e involuntários que são geralmente suprimidos pelos núcleos da base.

Hemibalismo. Após destruição do núcleo subtalâmico (por isquemia ou tumor), ocorrem movimentos abruptos de arremesso. Eles parecem ocorrer devido à estimulação diminuída de neurônios GABAérgicos inibitórios, na parte interna do pálido e substância negra (p.r.). Isso leva à desinibição dos neurônios do tálamo.

A **discinesia tardia** (**distonia**) é causada por tratamento a longo prazo com neurolépticos, os quais deslocam a dopamina dos receptores (→ **D2**). Esses fármacos são utilizados como antipsicóticos (→ p. 374). Eles causam sensibilização daqueles neurônios que expressam número elevado de receptores de dopamina na membrana subsináptica. A atividade do núcleo subtalâmico é suprimida pela desinibição de neurônios na parte externa do pálido. A não ativação do núcleo subtalâmico e o aumento da inibição por neurônios estriados diminuem a atividade de neurônios na parte interna do pálido e na substância negra (p.r.). Isso resulta em desinibição do tálamo e movimentos involuntários. Além da expressão aumentada de receptores, também é importante a apoptose daqueles neurônios que são normalmente inibidos pela dopamina.

Lesões do estriado e pálido adicionalmente levam à **atetose**, uma hipercinesia marcada por movimentos muito lentos, "tipo aparafusar"*.

Lesões no pálido e no tálamo causam **distonia**, contrações prolongadas simultâneas de agonistas e antagonistas, levando a contorções e movimentos repetitivos, tais como fechamento involuntário dos olhos (blefaroespasmo) ou contorção do pescoço (torcicolo). A distonia está presente durante a tentativa de movimentos voluntários e é frequentemente agravada por estresse e fadiga, e pode ser atenuada por *inputs* sensoriais específicos.

---

* N. de T.: Movimentos reptiformes, sinuosos.

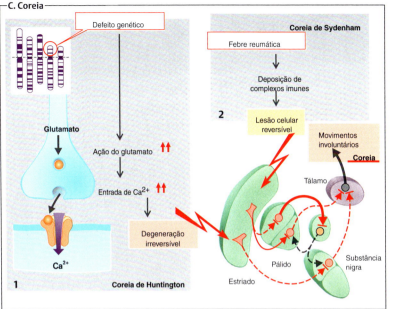
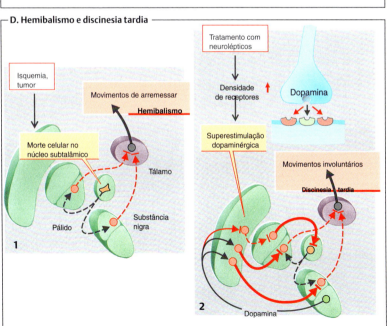

Figura 10.9 Doença dos núcleos da base II

Lesões do cerebelo

As lesões do cerebelo podem ser causadas por envenenamento (especialmente por álcool, mas também por DDT, piperazina, 5-fluorouracil, lítio ou difenilhidantoína), choque por calor, hipotireoidismo e má absorção, defeitos genéticos (p. ex., canais de K^+ [KCNA1], canais de Ca^{2+} [CACNA1], proteína fosfatase A_2, hexosaminidase, glutamato-desidrogenase, piruvato-desidrogenase, α-oxidação, reparo do DNA, transporte de aminoácidos neutros, proteínas mitocondriais, ataxinas [parcialmente proteínas reguladoras de Ca^{2+}], outros processos degenerativos, inflamação (p. ex., esclerose múltipla [→ p. 324], vírus, príons), bem como tumores cerebelares e extracerebelares (paraneoplasia; → p. 18). Na ataxia hereditária de Friedreich (mutação da proteína mitocondrial frataxina), a função cerebelar está indiretamente afetada, por exemplo, por degeneração dos tratos espinocerebelares. Na ataxia teleangiectasia (mutação da ATM, uma proteína envolvida no controle do ciclo celular), a ataxia ocorre paralelamente com um risco aumentado de desenvolvimento de tumores. Os efeitos das lesões cerebelares dependem de sua localização.

Os **hemisférios cerebelares** laterais (cerebelo cortical; → **A**, amarelo) possuem *programas para os movimentos voluntários* (habilidade manual). Nos movimentos voluntários, áreas corticais associativas (→ **A1**) ativam, via núcleos da ponte (→ **A2**), neurônios nos hemisférios (→ **A3**), cujos impulsos eferentes (laranja) se projetam, via núcleo denteado (→ **A4**) e tálamo (→ **A5**), para o córtex motor (→ **A6**), de onde são ativados motoneurônios espinais via trato piramidal (violeta). As lesões nos hemisférios ou nas estruturas conectadas com eles, portanto, prejudicam a iniciação, o planejamento e o aprendizado dos movimentos.

A **parte intermediária** dos hemisférios (cerebelo espinal, azul claro) é principalmente responsável pelo *controle dos movimentos*. Via aferentes espinocerebelares (azul), ela recebe informações sobre o estado do aparelho motor. Seus neurônios projetam-se para o núcleo rubro (→ **A9**) e o tálamo via núcleos emboliforme e globoso (→ **A8**). Os motoneurônios espinais são influenciados pelo núcleo rubro via trato rubrospinal e pelo tálamo via córtex motor e trato piramidal. Os distúrbios do cerebelo espinal prejudicam a execução e o controle dos movimentos voluntários.

O cerebelo vestibular, formado pelo **flóculo**, **nódulo** e porções do **verme** (verde claro), é responsável pelo *controle do equilíbrio*. Os neurônios do flóculo recebem aferentes diretos do órgão vestibular (→ **A10**). O flóculo, nódulo e verme ainda recebem sinais aferentes diretos via fibras espinocerebelares (→ **A7**) e informações sobre os movimentos dos músculos dos olhos. Os neurônios dessa parte do cerebelo projetam-se diretamente para o núcleo vestibular (→ **A11**), bem como via núcleo do fastígio (→ **A12**) para o tálamo, para a formação reticular (→ **A13**) e para o núcleo vestibular contralateral (→ **A14**). Os motoneurônios espinais recebem impulsos via tratos vestibuloespinal e reticuloespinal, e via tratos tálamo-cortical e corticoespinal. As lesões no flóculo, nódulo e verme afetam, principalmente, o equilíbrio e a postura corporais, mas também os músculos do tronco e da face.

As **lesões** cerebelares retardam o início e interrupção dos movimentos. Não há movimentos coordenados (*dissinergia*), e frequentemente a força, a aceleração, a velocidade e a extensão necessárias para os movimentos são mal determinadas (*dismetria*). O paciente não pode retirar imediatamente o músculo de ação quando uma resistência é reduzida de modo súbito (*fenômeno do rebote*) e não é capaz de realizar movimentos antagonistas rápidos e consecutivos (*disdiadococinesia*). Ocorre um *tremor intencional* (3-5 oscilações por segundo) ao mover as mãos em direção a um objeto; as oscilações tornam-se progressivamente acentuadas quanto mais próximo fica o objeto. Os movimentos são descontínuos e divididos em componentes separados (*decomposição do movimento*). Há uma resistência menos ativa contra movimentos passivos (*hipotonia*). Ao segurar um objeto, o tônus muscular não pode ser mantido, e os pacientes podem estender seus braços apenas por um período de tempo relativamente curto (*tentativa de posicionamento*). Os reflexos de estiramento muscular ficam diminuídos (*hiporreflexia*).

A fala é lenta, explosiva, em *staccato*, e indistinta. O *controle do equilíbrio* fica alterado; os pacientes ficam em pé com suas pernas afastadas e caminham inseguros (*ataxia*). Sentar e levantar são também movimentos mais difíceis devido aos tremores dos músculos do tronco (titubeio, 2-3 oscilações por segundo). O controle anormal dos músculos dos olhos causa dismetria dos movimentos dos olhos e *nistagmo* grosseiro (→ p. 352) em direção à lesão. Ele aumenta quando o paciente direciona seu olhar para a lesão e diminui quando os olhos são fechados.

A. Lesões do cerebelo

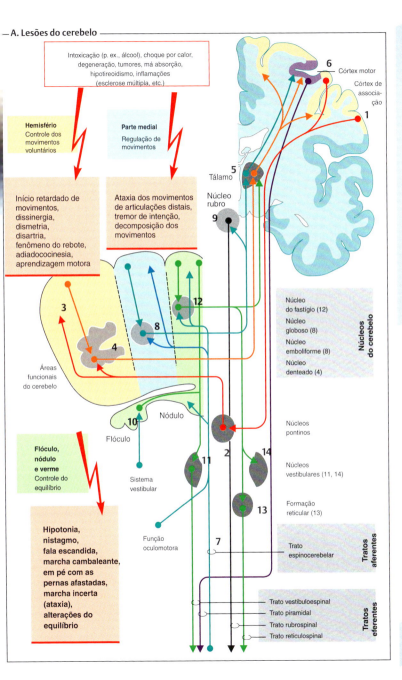

Figura 10.10 Lesões do cerebelo

Anormalidades do sistema sensorial

Os **receptores especializados** (sensores) da *pele* são estimulados por pressão vertical (Merkel), toque (sobretudo corpos de Meissner), tensão lateral (especialmente corpos de Ruffini), vibração (em particular corpos de Pacini), movimentos dos pelos (receptores do folículo piloso) ou temperatura (receptores de frio e calor). Os receptores de estiramento (proprioceptores) nos *músculos* (fusos musculares), *tendões* (órgãos tendinosos de Golgi) e nas *cápsulas articulares* transmitem informação sobre a atividade motora, enquanto receptores em vários *órgãos internos* fornecem informação sobre o estiramento de órgãos ocos e concentração de certas substâncias (CO_2, H^+, glicose, osmolaridade). Os estímulos dolorosos são percebidos por nociceptores (terminações nervosas livres) na pele, no aparelho motor, nos órgãos internos e nos vasos (→ p. 342).

Os impulsos sensoriais são transmitidos para a **medula espinal** e lá influenciam a atividade de motoneurônios por meio de reflexos. Pela **coluna dorsal** (mecanorreceptores finos chamados de epicríticos, aferentes de fusos musculares, etc) e pela **coluna anterolateral** (mecanorreceptores grosseiros, temperatura, dor), eles são transmitidos para o bulbo, tálamo e córtex (giro pós-central). As informações sobre os movimentos atingem o cerebelo pelos **tratos espinocerebelares**. O fluxo de informação pode ser interrompido em vários níveis.

Os **receptores**, que transformam diferentes estímulos na periferia em atividade neuronal, podem parar de funcionar ou serem inadequadamente estimulados (→ **A1**). Isso resulta em ausência completa ou parcial da percepção sensorial (anestesia ou hipoestesia), percepção aumentada (hiperestesia) ou percepção sensorial sem estímulo adequado (parestesia, disestesia).

As lesões nos **nervos periféricos ou nervos espinais podem também causar** anestesia, hipoestesia, hiperestesia, parestesia ou disestesia, mas também, simultaneamente, influenciar a propriocepção e as funções motoras (→ **A2**). Devido à sobreposição de áreas de inervação, lesões dos nervos espinais causam apenas hipoestesia (ou hiperestesia), não causando anestesia do dermátomo afetado.

Medula espinal. A hemissecção da medula espinal (síndrome de Brown-Sequard; → **A3**) resultará em perda ipsilateral da propriocepção e de sensações epicríticas da superfície e perda contralateral da função mecanorreceptor grosseira, e das sensações de temperatura e do (distúrbio da sensação dissociada). Além disso haverá perda ipsilateral das funções motora descendentes (paralisia do motoneurônio inferior; → p. 332).

Uma interrupção na **coluna dorsal** (→ **A4**) impede a sensação vibratória adequada e diminu a habilidade de definir precisamente estímulo mecânicos no espaço e no tempo e determina de forma específica sua intensidade. A proprio cepção é também afetada, o que significa que principalmente a informação dos fusos muscu lares que está alterada, e, portanto, o control da atividade muscular. Um dos efeitos é a ata xia. Em uma lesão dentro das vias dorsais, seu arranjo topográfico é importante. Os trato cervicais ficam mais posteriores e os sacrai mediais.

Uma lesão na **via anterolateral** (→ **A5**) dimi nui principalmente as sensações de pressão, do e temperatura. Anestesia, hipoestesia, hiperes tesia, parestesia e disestesia podem ocorrer. O movimentos da coluna vertebral podem causar por estímulo dos nervos aferentes lesados, a sensações correspondentes (sinal de Lhermitte parestesia súbita, semelhante a choque elétrico nos membros superiores e tronco após a flexão do pescoço).

As lesões no **córtex somatossensorial** (→ **A6** prejudicam a habilidade de separar sensações no tempo e no espaço; as sensações de posição e movimento são perdidas, bem como a habilida de de reconhecer a intensidade de um estímulo.

As lesões nos **tratos associativos** ou **áreas corticais** (→ **A7**) levam ao processamento anormal da percepção sensorial. Isso resulta, por exemplo, em inabilidade de reconhecer objetos pela sensação ou tocando-os (astereognosia) e em inabilidade de identificar o local exato onde uma sensação é percebida (topoagnosia). As anormalidades da imagem corporal e posição também podem ocorrer. Outra função que pode ser perdida é a habilidade de discriminar entre dois estímulos presentes simultaneamente (fenômeno de deleção). A heminegligência* (ignorar a metade contralateral do corpo e seu ambiente) pode também resultar desse tipo de lesão dessas.

---

* N. de T.: Síndrome da indiferença ou negligência, agonosia hemissomática.

A. Distúrbios do sistema sensorial

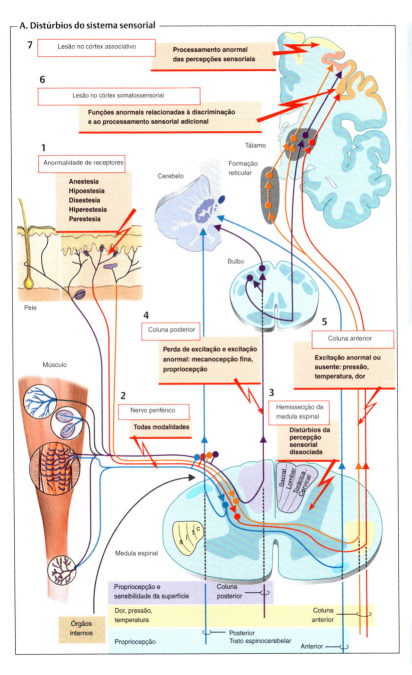

Figura 10.11 Anormalidades do sistema sensorial

Dor

Os estímulos dolorosos na pele e nas vísceras, de alta intensidade e não nocivos (distensão, temperatura), assim como **lesões teciduais**, ativam nociceptores pela abertura de canais iônicos específicos (p. ex., TRPV1 [potencial receptor transitório], ASIC [canal iônico sensível ao ácido]). As células necróticas liberam K^+ e proteínas intracelulares. O K^+ despolariza os nociceptores, enquanto as proteínas e, em algumas circunstâncias, os microrganismos infiltrantes podem causar **inflamação**. Como resultado, são liberados **mediadores** produtores de dor (→ p. 316 e segs.). *Leucotrienos, prostaglandina E_2, bradicinina, citocinas, neurotrofinas* e *histamina* sensibilizam os nociceptores de tal modo que mesmo estímulos subliminares, nocivos ou não nocivos, podem produzir dor (hiperalgesia ou alodinia). As lesões teciduais também ativam a **coagulação sanguínea** e, assim, liberam *bradicinina* e *serotonina* (→ p. 316). Se houver oclusão vascular, ocorrerá **isquemia**, e o resultante acúmulo extracelular de K^+ e H^+ ativará ainda mais os nociceptores sensibilizados. A *histamina*, a *bradicinina* e a *prostaglandina E_2* têm um efeito vasodilatador e aumentam a permeabilidade vascular. Isso resulta em edema local; a pressão tecidual eleva-se, e isso também estimula os nociceptores. Sua estimulação libera o peptídeo substância P (**SP**) e o peptídeo relacionado com o gene da calcitonina (**CGRP**), os quais promovem a resposta inflamatória, produzem vasodilatação e aumentam a permeabilidade vascular.

A vasoconstrição (por serotonina), seguida por vasodilatação, é provavelmente também responsável por crises de **cefaleia** (migrânea) (cefaleia grave recorrente, com frequência unilateral e associada com disfunções neurológicas devidas, pelo menos em parte, a anormalidades vasomotoras cerebrais). Uma causa genética de migrânea é uma mutação no gene que codifica o canal de Ca^{2+} voltagem-dependente tipo-L (CACNL1).

Os aferentes de órgãos e da superfície da pele são interconectados em partes da medula espinal, isto é, os nervos aferentes convergem sobre o mesmo neurônio na medula espinal (→ **B**). Então, a excitação de nociceptores em um órgão provoca sensações dolorosas naquelas áreas da pele cujos aferentes fazem conexões no mesmo segmento da medula espinal (**dor referida**; → **B1**). No infarto do miocárdio, por exemplo, a dor irradia para o ombro e o braço esquerdos (zonas de Head).

A **dor projetada** é produzida por estimulação de um nervo (p. ex., do nervo ulnar no sulco ulnar do úmero; → **B2**), e a sua percepção é projetada para a área de inervação deste. Uma forma especial de dor projetada é a *dor fantasma* de um membro amputado. Na *neuralgia*, estimulação anormal continuada de um nervo ou raiz posterior resulta em dor crônica na área de inervação.

Os **nervos aferentes** fazem sinapse na medula espinal e passam, via tratos anterolaterais, para o tálamo e, de lá, entre outros, para o córtex somatossensorial, giro do cíngulo e córtex da ínsula (→ **C**). As conexões apropriadas produzem vários componentes e consequências da sensação de dor: sensorial (p. ex., percepção de localização e intensidade), afetivo (incômodo), motor (reflexo protetor, tônus muscular, mímica) e autônomo (alterações na pressão sanguínea, taquicardia, dilatação pupilar, sudorese, náusea). As conexões no tálamo e na medula espinal são inibidas por vias descendentes do córtex, substância cinzenta central (periaquedutal) do mesencéfalo e núcleos da rafe; essas vias empregam noradrenalina, serotonina e, especialmente, endorfinas. As lesões do tálamo, por exemplo, podem produzir dor pela ausência dessas inibições (*síndrome talâmica*).

Para se **contrapor à dor**, a ativação dos receptores de dor pode ser inibida, por exemplo, por resfriamento da área lesada e por *inibidores da síntese de prostaglandinas* (→ **C1**). A *transmissão da* dor pode ser inibida por resfriamento e por bloqueadores de canais de Na^+ (anestésicos locais; → **C2**); a transmissão no tálamo pode ser inibida por anestesia e álcool (→ **C5**) e a transmissão da dor pode ser interrompida por transecção cirúrgica do nervo (→ **C6**). A eletroacupuntura e a estimulação transcutânea do nervo agem pela ativação de *vias descendentes inibidoras da dor* (→ **C3**). Os receptores de endorfinas são ativados por morfina e fármacos relacionados (→ **C4**). Os mecanismos endógenos inibidores da dor podem ser auxiliados por tratamento psicológico. A dor pode estar ausente devido ao tratamentofarmacológico ou por condições congênitas muito raras de **analgesia congênita** (p. ex., mutações do canal de Na^+ SCN9A). Se a causa da dor não for removida, as consequências podem ser ameaçadoras da vida. Variantes de certos genes relevantes para a sensação e transmissão da dor podem levar à hipalgesia (p. ex., receptor opioide OPRm1, catecol-O-metiltransferase COMT, receptor 1 de melatonina MC1R e TRPV1).

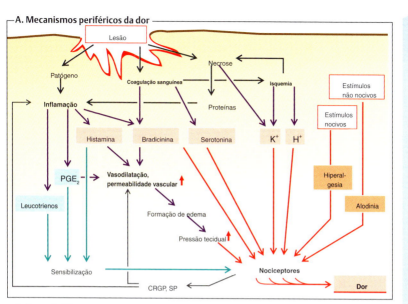

A. Mecanismos periféricos da dor

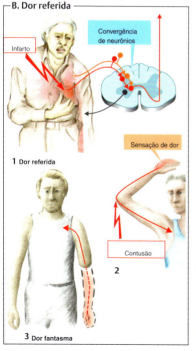

1 Dor referida

2

3 Dor fantasma

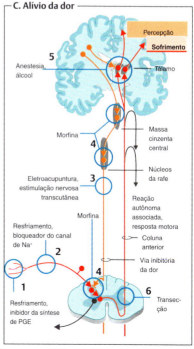

B. Dor referida

C. Alívio da dor

Figura 10.12 **Dor**

343

Doenças do aparelho óptico

O aparelho óptico serve para projetar uma imagem nítida de objetos externos sobre a retina. As anormalidades mais comuns do aparelho projetor de imagem são refração inadequada, regulação anormal da pressão interna do olho (no glaucoma) e falta de transparência do sistema refrator da luz (principalmente na catarata).

Anormalidades de refração (→ **A**). Os objetos vistos não são focados sobre a retina.

◆ Na **miopia**, o bulbo do olho é em geral muito longo para a refração (miopia axial). Menos frequentemente, a refração é muito intensa (miopia refrativa). Como resultado, a luz que se origina de objetos distantes não converge sobre a retina e, assim, objetos distantes não produzem imagens nítidas nesse local. A anomalia pode ser corrigida por meio de lentes côncavas.

◆ Na **hiperopia** (hipermetropia), o bulbo é muito curto (hiperopia axial) ou a refração muito baixa (hiperopia refrativa). Como resultado, a luz que se origina de um objeto próximo não pode mais convergir sobre a retina, e os objetos próximos não são vistos claramente. A anormalidade pode ser corrigida com lentes convexas.

◆ A plasticidade das lentes deteriora com a idade, desse modo, também sua curvatura máxima na acomodação para perto. Isso resulta em **presbiopia**.

Astigmatismo (→ **B**). A superfície do olho não é perfeitamente esférica. No *astigmatismo regular*, os raios da curvatura nos eixos horizontal e vertical são diferentes; e um quadrado em posição vertical é visto como um retângulo. Essa anormalidade pode ser corrigida com o uso de lentes cilíndricas. Uma forma menor (< 0,5 dioptrias) de astigmatismo regular, com refração aumentada na direção vertical, é normal. No *astigmatismo oblíquo*, os eixos normalmente horizontal e vertical são oblíquos um ao outro. No *astigmatismo irregular*, a superfície da córnea é irregular, por exemplo, devido a uma cicatriz, a qual pode ser corrigida por uma lente de contato (mais recentemente por tratamento com *laser*).

Glaucoma. A pressão dentro do bulbo do olho (cerca de 10-20 mmHg) resulta do equilíbrio entre a secreção de líquido na câmara anterior (cerca de 4 μL/min.) dentro do corpo ciliar e sua saída da câmara através da rede trabecular na borda da câmara (ângulo iridocorneal) para o seio venoso da esclera (canal de Schlemm) (→ **C**). O aumento da pressão intraocular (glaucoma de alta pressão) pode ser causado pela saída diminuída de humor aquoso (a causa usual) ou (mais raramente) pela produção aumentada de humor aquoso. Entre as causas de uma saída diminuída estão espessamento da rede trabecular ou estreitamento do ângulo da câmara. O último está frequentemente estreitado se o bulbo é pequeno (hiperopia axial acentuada) ou por um aumento na espessura das lentes com a idade. A abertura da pupila estreita ainda mais o ângulo quando a base da íris está alargada, como ocorre no escuro e por estimulação nervosa simpática.

A alta pressão intraocular lesa o nervo óptico gradual, levando irreversivelmente a defeitos no campo visual que iniciam em torno do ponto cego (de Mariotte) e na periferia nasal (→ **C2**). As tentativas de tratamento desses defeitos envolvem a diminuição da pressão intraocular por fechamento da pupila (fármacos parassimpáticos) e redução da produção de humor aquoso. A secreção de humor aquoso, assim como a reabsorção de HCO_3^- nos túbulos proximais do rim (→ p. 104 e segs.), requer a ação da anidrase carbônica e pode ser reduzida por inibidores da anidrase carbônica. Mesmo sem aumento da pressão, pode ocorrer lesão do nervo óptico típico de glaucoma (*glaucoma de baixa pressão*), provavelmente devido à perfusão sanguínea diminuída.

Catarata. A transparência da lente (cristalino) é, entre outros fatores, dependente de um conteúdo de água estritamente regulado. No diabetes melito, a alta concentração de glicose causa glicosilação de proteínas (produtos finais da glicação avançada, [AGE]) (→ **C3**). Produtos similares também se acumulam com a idade. No diabetes melito, há também acúmulo de sorbitol na lente (→ p. 312). A hidratação irregular e a alteração nas proteínas do tecido conjuntivo causam turvação ou opacificação da lente (**catarata**; → **C3**).

A. Anormalidades de refração

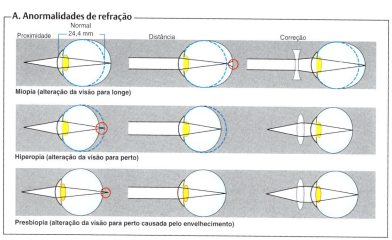

B. Astigmatismo

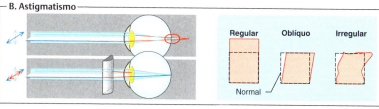

C. Glaucoma e catarata

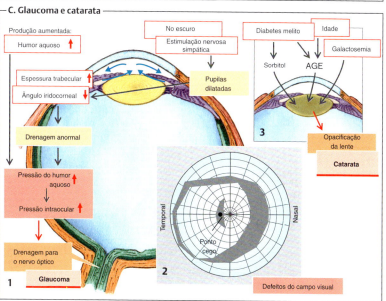

Figura 10.13 Doenças do aparelho óptico

Doenças da retina

São **receptores** da retina (→ **A1b**) os bastonetes (Bs) e três tipos diferentes de cones (Cs). Os últimos medeiam a sensação de cor (vermelho, verde, azul; ver a seguir) e são particularmente numerosos no local de visão mais nítida (fóvea central). Os bastonetes medeiam a visão de preto e branco e são predominantes na periferia da retina. Os segmentos externos sensíveis à luz dos fotorreceptores são renovados regularmente, enquanto os resíduos das células epiteliais pigmentares são fagocitados. Os fotorreceptores transmitem sua excitação via células bipolares (Bps) para as células ganglionares (Gs). As células amácrinas (Ams) e horizontais (Hcs) formam conexões cruzadas entre fotorreceptores, células bipolares e células ganglionares (→ **A1a**).

Se a fagocitose das células epiteliais pigmentares estiver prejudicada, acumulam-se produtos metabólicos, e os fotorreceptores degeneram (**retinite pigmentosa**; → **A2**). A degeneração macular que ocorre na infância (doença de Stargardt) é causada por um defeito genético da proteína transportadora ligadora de ATP (ABCR) que normalmente se expressa no segmento externo dos fotorreceptores. O defeito desse transportador pode perturbar a renovação normal dos segmentos externos. Os portadores heterozigotos do defeito genético sofrem de degeneração macular crescente à medida que envelhecem.

Eletrorretinograma (ERG). Quando a luz cai sobre a retina, podem ser registradas diferenças de potencial entre a córnea e um eletrodo indiferente na orelha (→ **A3**). A exposição súbita à luz inicialmente gera uma onda-a, a soma das alterações de potencial nos receptores. Ela é seguida por uma onda-b, devido a alterações nos potenciais nas células bipolares e gliais, e uma onda-c por alterações no epitélio pigmentar. Quando a luz é desligada, uma onda-d é registrada (efeito-*off*), a soma do potencial muda no fotorreceptor e na membrana de células bipolares (potencial reverso).

A **oclusão da artéria central** causa morte das células amácrinas, bipolares e ganglionares e, consequentemente, cegueira. Contudo, os receptores e o epitélio pigmentar sobrevivem, porque são supridos com oxigênio adequado pelos vasos coroides. Então, a onda-b está fica no ERG, mas a onda-a e a onda-c estão preservadas. No **descolamento da retina** do epitélio pigmentar, nenhuma deflexão é registrada no ERG. Se a retina for descolada por completo, o paciente fica totalmente cego.

A **retinopatia diabética** (→ **B**) é a doença mais comum da retina. As células em torno dos finos vasos sanguíneos dessa área (pericitos) produzem sorbitol a partir do suprimento aumentado de glicose (→ p. 312), incham e, assim, estreitam os vasos. Além disso, as paredes vasculares ficam espessadas por glicação (AGE; → p. 312). Isso resulta em isquemia dos tecidos, formação de angiotensina II, que, por sua vez, estimula a síntese de fator de crescimento endotelial vascular VEGF, um forte fator angiogênico. As consequências incluem angiogênese, aumento da permeabilidade vascular, formação de novos vasos e hemorragias. Esse sangramento opacifica o corpo vítreo, a isquemia destrói a retina e, por fim, pode levar à cegueira.

Cegueira noturna. O pigmento visual consiste em 11-cis-retinol, um metabólito da vitamina A e uma proteína que é diferente nos bastonetes e nos três tipos de cones (→ **C1**). Na deficiência de vitamina A, a formação do pigmento visual nos bastonetes e cones está diminuída, resultando em redução da percepção da luz especialmente em baixa intensidade luminosa.

A função dos cones é proporcionar a **visão de cor**. Os pigmentos dos cones vermelho, verde e azul têm sensibilidades espectrais diferentes. As mutações dos genes dos respectivos pigmentos diminuem a visão da cor. A perda parcial ou completa de um pigmento particular (→ **C2**) leva à visão fraca para o vermelho ou cegueira para o vermelho (protanomalia ou protanopia, respectivamente), visão fraca ou cegueira para cor verde (deuteranomalia ou deuteranopia) ou visão fraca ou cegueira para cor azul (tritanomalia ou tritanopia). Como os genes para os pigmentos vermelho e verde estão localizados no cromossomo X, mais homens do que mulheres sofrem de cegueira para as cores vermelha e verde.

Se não houver cones, não haverá visão de cor, e a acuidade visual ficará bastante reduzida, pois a pessoa poderá ver apenas com os bastonetes localizados na parafóvea (**monocromasia de bastonetes**).

A visão de cor pode ser testada, por exemplo, com quadros nos quais os números podem ser corretamente reconhecidos apenas por meio dos cones correspondentes (→ **C3**).

A. Doenças da retina

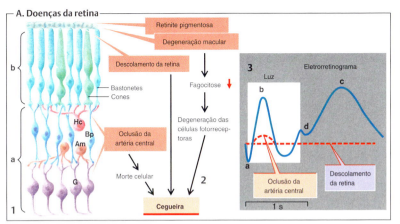

B. Retinopatia diabética

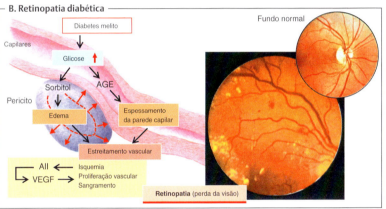

Foto: Hollwich F. Taschenatlas der Augenheilkunde. 3rd ed. Stuttgart: Thieme, 1987

C. Cegueira noturna e cegueira para cores

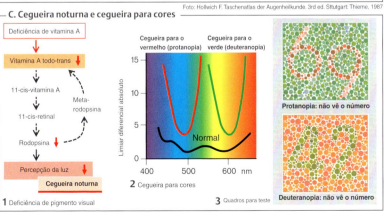

Figura 10.14 Doenças da retina

Via visual e processamento da informação visual

A informação de ambos os olhos é transmitida para o córtex visual pela **via visual** (→ **A**). De cada lado, as fibras visuais da metade nasal da retina cruzam no quiasma óptico, enquanto as fibras do lado temporal passam sem cruzar. Após fazer sinapse no núcleo geniculado lateral do tálamo, a informação chega ao córtex visual primário no lobo occipital. Uma lesão na parte temporal da retina do olho esquerdo causa déficit na metade nasal do campo visual desse olho (→ **A1**). Se o nervo óptico do olho esquerdo for interrompido, o campo visual inteiro desse olho será perdido (*amaurose*; → **A2**). A interrupção da via no quiasma óptico afeta especialmente as fibras que cruzam, em consequência, é a porção lateral do campo visual que é perdida em ambos os olhos (*hemianopsia bitemporal*, "*cegueira de anteolhos*"; → **A3**). A lesão completa do trato óptico esquerdo resulta em perda da metade direita dos campos visuais em ambos os olhos (*hemianopsia homônima*; → **A4**). A anopsia homônima também resulta da destruição do núcleo geniculado lateral. As interrupções na radiação óptica (p. ex., *anopsia de quadrante superior ou inferior*; → **A5, 6**) e no córtex visual primário (→ **A7**; ver a seguir) levam a outros déficits característicos do campo visual, dependendo da sua localização.

Reflexo pupilar. As fibras aferentes da retina servem para o fluxo de informação visual para o córtex visual e também promovem a contração do esfíncter da pupila via núcleo pré-tectal do mesencéfalo e nervo oculomotor (acetilcolina). Ao mesmo tempo, as pupilas são dilatadas pela contração dos músculos dilatadores estimulados pelas fibras simpáticas (→ **B1**). Quando a luz incide em um olho, não apenas a pupila desse olho é contraída (reação direta), mas também aquela do outro olho (reação consensual; → **B2**). Se um olho é cego, ambas as pupilas permanecem dilatadas quando a luz incide no olho cego (→ **B3a**). Todavia, quando a luz incide no olho saudável, a pupila do olho cego contrai consensualmente (→ **B3b**). Quando o paciente tem uma lesão unilateral do nervo oculomotor (→ **B4a**), a pupila do olho lesado permanece dilatada à luz, mas há contração consensual da pupila do olho saudável (→ **B4b**). Contudo, quando há uma perda da estimulação simpática, a pupila é também contraída no escuro (→ **B5**); sob estimulação simpática excessiva, ela é dilatada mesmo sob a incidência de luz (→ **B6**). Se uma lesão ocorrer na região do núcleo pré-tectal, as pupilas permanecerão dilatadas mesmo sob a incidência de luz, mas elas serão contraídas em resposta à distância (reflexo de acomodação) (dissociação luz-distância; → **B7a, b**).

A perda do córtex visual primário (→ **C**) resulta em incapacidade consciente de perceber o estímulo visual, mesmo se a retina, o tálamo e os centros visuais subcorticais estiverem intactos e, por exemplo, o reflexo pupilar estiver mantido (**cegueira cortical**). O fenômeno do **cego com visão** é causado por lesões no *córtex visual*: a pessoa pode apontar para a fonte do feixe de luz localizado sem estar consciente do feixe de luz. A habilidade depende de conexões entre os centros visuais subcorticais e as áreas somatomotoras.

Se há lesões nos *campos associativos occipitotemporais*, nem objetos (**agnosia de objetos**), faces e expressões faciais (**prosopagnosia**), nem cores (**acromatopsia**) podem ser reconhecidos.

As lesões nos *campos associativos occipitotemporais*, além disso, podem levar à **heminegligência**, condição na qual as percepções de uma metade da sala ou do corpo são ignoradas. Ela é mais acentuada com lesões do hemisfério direito (ignorando objetos no lado esquerdo da mão) do que aquelas do hemisfério esquerdo, pois o hemisfério direito é dominante na orientação espacial. Além disso, tais pacientes com frequência são incapazes de perceber o movimento dos objetos (**acinetopsia**).

Nos casos de lesões dos campos de associação visual, normalmente também ocorrem defeitos na percepção espacial e tridimensional, e os objetos são percebidos como distorcidos (*dismorfopsia*, *metamorfopsia*), pequenos demais (*micropsia*) ou grandes demais (*macropsia*). Outras lesões causam simultaneagnosia ou *assintesia* (incapacidade de combinar diferentes propriedades de um objeto).

Se a conexão do córtex visual com a área 39 estiver interrompida (→ p. 366), o paciente não é mais capaz de ler (*alexia*).

A. Defeitos do campo visual

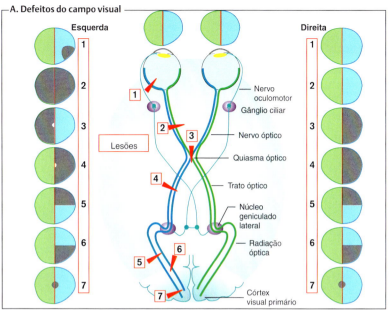

B. Reações pupilares

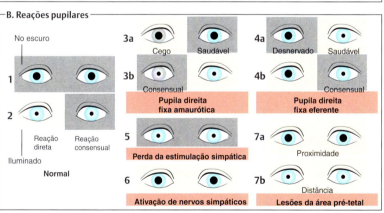

C. Anormalidades do processamento visual

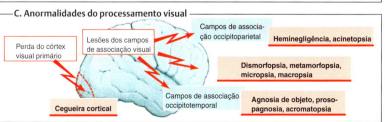

Figura 10.15 Via visual

Diminuição da audição

As ondas sonoras são transmitidas por meio dos ossículos, da membrana timpânica (tambor auditivo ou tímpano) para a fenestra vestibular (janela vestibular ou janela oval; → **A**). O sistema transmissor da **orelha média** age como um conversor de impedância. Sem ele, 98% da energia sonora seria refletida devido às resistências marcadamente diferentes das ondas sonoras no ar e no líquido da orelha interna. A invaginação da janela do vestíbulo resulta em evaginação simultânea da fenestra coclear (janela da cóclea ou janela redonda). A membrana timpânica em geral protege esta última contra ondas sonoras externas e conduz a energia sonora especificamente em direção à janela vestibular. As ondas sonoras podem também ser transmitidas para os ossos do crânio, estimulando, assim, a orelha interna. Contudo, isso requer uma energia sonora muito maior.

A oscilação da janela do vestíbulo produz ondas que se deslocam na **orelha interna**, primeiro propagando-se ao longo da rampa do vestíbulo (*scala vestibuli*). Os esterocílios das células ciliadas* externas e internas são curvados pela evaginação do septo da cóclea com a membrana basilar e o órgão espiral (de Corti), em uma localização dependente da frequência (→ **B1**). Isso leva à abertura de canais de K^+ na membrana celular. A *endolinfa*, na qual os esterocílios das células ciliadas estão suspensos (→ **B2**), tem uma concentração de K^+ muito alta (cerca de 150 mmol/L). O K^+ é secretado pelas células epiteliais da estria vascular, por um cotransportador de $Na^+ - K^+ - 2Cl^-$ (NKCC1), pela Na^+/K^+-ATPase, e por um canal de Cl^- constituído da subunidade bartina e tanto C1C-Kb ou C1CKa na membrana antiluminal, bem como por um canal de K^+ luminal (KCNE1/KCNQ1) na membrana celular apical (→ **B3**). Quando os canais de K^+ na membrana das células ciliadas são abertos, o K^+ entra nas células e as despolariza. Essa despolarização dispara a liberação de glutamato nas células ciliadas internas. Devido a sua contração, as células ciliadas externas aumentam o deslocamento local da membrana basilar e, dessa forma, aumentam a estimulação das células ciliadas. A liberação de K^+ das células ciliadas recircula por várias células de volta às células epiteliais da estria vascular, envolvendo os canais de K^+ (KCNMA1, KCNQ4, KCNJ10), o cotransportador KCl (KCC4) e conexinas (p. ex., 26). A H^+-ATPase e os trocadores Cl^-/HCO_3^- pendrina e AE1 realizam uma leve acidificação da endolinfa.

Causas de surdez. Laceração na membrana timpânica, lesão dos ossículos ou imobilização do sistema de condução, por exemplo, causada por uma infecção purulenta da orelha média, diminuem a transmissão para a janela do vestíbulo. Se houver um orifício na membrana timpânica (tímpano), a janela da cóclea não estará mais protegida, resultando em **perda da audição da orelha média**. Enquanto a condução aérea está interrompida, a condução óssea permanece normal (→ **A**).

A **células ciliadas** podem ser lesadas por *estresse sonoro* (som muito alto por muito tempo) e *isquemia*. Vários fármacos são acumulados pela estria vascular na endolinfa (p. ex., aminoglicosídeos, cisplatina) e, dessa forma, são especialmente tóxicos para a orelha interna. Diuréticos de alça podem causar surdez (transitória) pela inibição do cotransporte de $Na^+ - K^+ - 2Cl^-$. A perda de audição ainda resulta de defeitos genéticos de proteínas estruturais (p. ex., MYO7A, MYO15, TECTA, DIAPH1), fatores de transcrição (p. ex. POU3F4, POU4F3) e moléculas transportadoras (p. ex., KCNQ4, KCNMA1, KCNJ, KCNE1, KCNQ1, conexina 26,30,31, bartina, ClC$^-$Kb + ClC-Ka, KCC4, NKCC1, Pendrina, H^+-ATPase). A bartina defeituosa leva simultaneamente à perda renal de NaCl (síndrome de Bartter → p. 106), um KCNE1/KCNQ1 defeituoso à repolarização atrasada do coração (QT longo; *síndrome de Jervell–Lange–Nielsen*), e uma pendrina defeituosa ao hipotireoidismo (síndrome de Pendred). A **perda da audição da orelha interna** afeta a condução aérea e óssea igualmente (→ **B4**). O limiar auditivo e o componente ativo do deslocamento da membrana basilar são afetados, de tal forma que a discriminação de diferentes tons de frequências mais altas é prejudicada (→ **B5**). Por fim, a despolarização inadequada das células ciliadas internas pode produzir uma sensação sonora incomum e perturbadora (**tinido subjetivo**). Isso também pode ser causado por excitação inadequada de neurônios na via auditiva ou córtex.

Enrijecimento da membrana basilar perturba a micromecânica, provavelmente contribuindo para a **perda da audição no idoso** (→ **B1**).

A absorção anormal da endolinfa pode também causar surdez. O espaço da endolinfa torna-se evaginado, distorcendo a relação entre as células ciliadas e a membrana tectória (**edema endolinfático**; → **B6**). O aumento da permeabilidade entre os espaços da endolinfa e da perilinfa pode ser responsável pela **doença de Ménière**, a qual é caracterizada por crises de surdez e vertigem (→ **B7**).

---

* N. de T.: As células ciliadas deveriam ser chamadas de células pilosas (*hair cells*) devido a suas características histológicas, mas optamos por manter a terminologia amplamente utilizada nos livros da área.

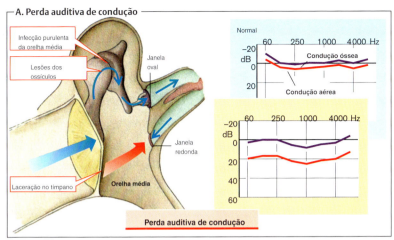

A. Perda auditiva de condução

Perda auditiva de condução

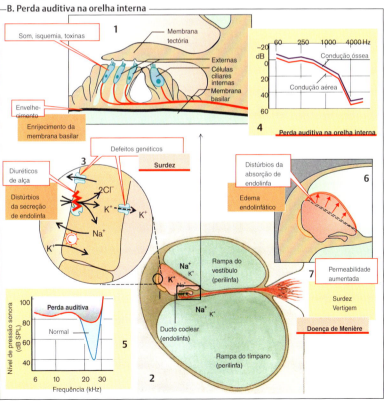

B. Perda auditiva na orelha interna

Surdez

Doença de Menière

Figura 10.16 Diminuição da audição

351

Sistema vestibular, nistagmo

Para manter o equilíbrio posicional, o organismo necessita de informações sobre o movimento da endolinfa nos canais semicirculares, a posição dos estatólitos na orelha interna (em relação à gravidade) e a posição e tensão da musculatura corporal, bem como a imagem da retina em relação à atividade dos músculos do olho (→ **A**). Ao girar a cabeça, os músculos dos olhos em geral se movem, de maneira que é mantida transitoriamente uma imagem estável sobre a retina (→ **A1**). Assim que um deslocamento máximo da cabeça é atingido, o olho retorna em movimentos compensatórios tipo sacudidas (sacádicos) e um novo ponto no ambiente é fixado (nistagmo optocinético). Toda essa informação é processada nos núcleos vestibulares e no cerebelo, e, por sua vez, tal informação influencia os músculos dos olhos via nervos oculomotor e abducente. Uma **anormalidade** do sentido de equilíbrio pode ocorrer na *lesão dos canais semicirculares* e da *mácula do labirinto membranoso* (isquemia, trauma, infecção da orelha interna, doença de Ménière [→ p. 350]), do *cerebelo* (intoxicação, defeitos genéticos, doença degenerativa, inflamação [→ p. 338]), do *tálamo* (isquemia) e do *córtex cerebral* (isquemia, epilepsia [→ p. 360]). A informação falsa leva a movimentos inadequados dos músculos dos olhos (nistagmo) e, assim, ao vaguear dos objetos circunjacentes sobre a retina (o quarto gira). Ocorre tontura e, via conexões com neurônios autônomos, náusea e vômito. Entretanto, esses distúrbios, em geral, são rapidamente compensados se houver perda prolongada de um dos órgãos do sistema vestibular.

Olfação, paladar

Olfação: As células sensoriais da mucosa olfatória expressam cerca de 250 distintos receptores olfatórios acoplados à proteína G, os quais transmitem qualidades diferentes de odores, como de flores, éter, almíscar, cânfora, pútrido, suor e acre. Seus axônios passam através de aberturas na lâmina cribiforme para o bulbo olfatório (→ **B**). De lá, a informação alcança o córtex olfatório via trato olfatório, sendo, então, transmitida para o hipotálamo, corpo amigdaloide e, via tálamo, para o córtex (lobo frontal e giro da ínsula). O sentido do olfato pode ser perdido em *distúrbios circulatórios*, por exemplo, em caso de resfriado nasal, malformação nasal, corpo estranho, tumor, hematoma ou abscesso (**hiposmia de condução**). A sensibilidade das células sensoriais é aumentada por estrogênios e diminuída em idosos. Defeitos genéticos podem comprometer a função dos receptores olfatórios ou das células sensoriais, as quais também podem ser afetadas por algumas drogas (p. ex., cocaína, morfina), toxinas (p. ex., pó de cimento, chumbo, cádmio, cianeto, compostos clorados), infecções virais, tumores e radiação. Os *axônios* das células sensoriais podem ser rompidos por fratura na região da lâmina cribiforme. O *processamento central* das sensações olfatórias é alterado por infecções virais, trauma, toxinas (álcool, fumo), má nutrição, inflamação, tumores, hipotireoidismo e doença neurodegenerativa (doença de Alzheimer [→ p. 370], doença de Parkinson [→ p. 334 e segs.], coreia de Huntington), epilepsia (→ p. 360) e esquizofrenia (→ p. 374). Isso resulta em sentido do olfato reduzido (**hiposmia**) ou ausente (**anosmia**), sensação olfatória aumentada (**hiperosmia**), inadequada (**parosmia**) ou desagradável (**cacosmia**).

Os receptores **gustatórios** na língua, no palato e na garganta transmitem as modalidades doce, ácido, salgado e amargo. A informação é transmitida para o núcleo do trato solitário pelos nervos facial (VII), glossofaríngeo (IX) e vago (X) (→ **C**). Após conectar com neurônios de segunda ordem, as fibras aferentes passam, via tálamo, para o córtex gustatório primário na região da ínsula. Os *receptores gustatórios* podem ser geneticamente defeituosos ou lesados por radiação ou alguns fármacos (p. ex., anestésicos locais, cocaína, penicilamina, estreptomicina). Sua sensibilidade fica reduzida no hipertireoidismo. Os pacientes com diabetes melito sofrem de uma redução na capacidade de perceber o doce; aqueles com uma deficiência de aldosterona não podem sentir o salgado. A corda do tímpano do nervo facial pode ser lesada por uma fratura do crânio ou inflamação, bem como por lesão ou cirurgia da orelha, enquanto o nervo glossofaríngeo pode ser lesado durante tonsilectomia. A *condução central e o processamento* podem ser afetados por tumores, isquemia e epilepsia, causando redução ou perda do sentido gustatório (**hipogeusia** ou **ageusia**, respectivamente). O sentido do gosto pode também ser aumentado (**hipergeusia**), inadequado (**parageusia**) ou desagradável (**disgeusia**).

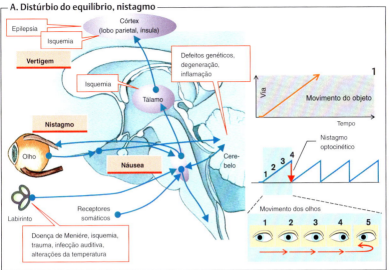

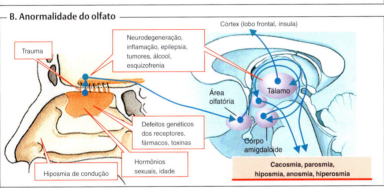

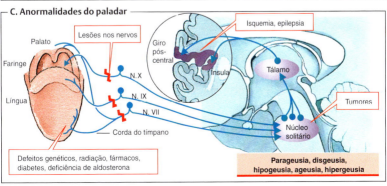

Figura 10.17 Sistema vestibular; olfação, paladar

Distúrbios do sistema nervoso autonômico

Os sistemas nervosos simpático e parassimpático são reguladores complementares de várias funções autônomas. Ambos os sistemas podem se tornar hiperativos ou inativos como resultado de doença do sistema nervoso autônomo.

O sistema nervoso simpático pode ser ativado por **emoções**, **queda na pressão sanguínea** (p. ex., no choque hipovolêmico) e **hipoglicemia**. Além disso, um tumor na medula suprarrenal (**feocromocitoma**) pode liberar adrenalina. Por fim, algumas *drogas* podem desencadear atividade nervosa simpática. Durante a *dor* (→ p. 342), a ativação dos nervos simpáticos pode produzir efeitos colaterais autônomos.

A **ativação do sistema nervoso simpático** (→ **A**) aumenta, via β_1-receptores, a contratilidade cardíaca (*inotropismo*), a frequência cardíaca (*cronotropismo*), a velocidade da condução do potencial de ação (*dromotropismo*), a excitabilidade do coração (*batmotropismo*) e a velocidade de relaxamento (*lusitropismo*). *Vasos sanguíneos* na pele, nos pulmões, nos rins, nos intestinos e nos órgãos sexuais são contraídos via α_1-receptores, enquanto aqueles no coração, nos músculos e no fígado (artéria hepática) são dilatados por β_2-receptores. Os efeitos circulatórios dos nervos simpáticos são para elevar a pressão sanguínea, e a pele torna-se pálida pela vasoconstrição.

Os nervos simpáticos estimulam a *sudorese* (colinérgico) e a *secreção salivar* (β), os pelos se tornam eretos (músculos eretores dos pelos [α_1]), as pálpebras são elevadas (músculo elevador da pálpebra [α_1]), e as pupilas dilatadas (músculo dilatador da pupila [α_1]). Além disso, a musculatura brônquica e uterina são dilatadas (β_2), a atividade da musculatura intestinal é inibida, e os esfíncteres intestinal e da bexiga contraídos. A contração da vesícula seminal e do ducto deferente desencadeia a ejaculação. Os nervos simpáticos também promovem tremor muscular, estimulam a *degradação de glicogênio* no fígado e nos músculos (β_2) e a *lipólise* (β_2), bem como a liberação de glucagon, corticotropina, somatotropina e renina. Eles também inibem a liberação de insulina e histamina e auxiliam na mobilização de leucócitos e na agregação de plaquetas.

A estimulação simpática pode cessar parcial ou completamente (um evento raro) devido à degeneração dos nervos autônomos (**insuficiência autônoma** ou hipotensão ortostática idiopática). O sistema nervoso autônomo é com frequência afetado pelo diabetes melito, amiloidose, alcoolismo, porfiria ou doença autoimune (síndrome Guillain-Barré e neuropatia autonômica autoimune). O sistema autônomo ainda pode estar envolvido em várias doenças genéticas ou do sistema nervoso (p. ex., atrofia de múltiplos sistemas, doença de Parkinson, síndrome de Shy-Drager [insuficiência autonômica com degeneração estriatonigral]. Além disso, alguns fármacos bloqueiam a ação simpática, causando efeitos que são uma imagem em espelho das consequências da estimulação simpática excessiva. O efeito principal é *queda na pressão sanguínea*, disfunção dos órgãos sexuais e *termorregulação anormal* devido à ausência da secreção de suor. A *via aérea pode ser estreitada* em indivíduos. A perda da inervação simpática dos olhos causa síndrome de Horner, a qual é caracterizada por pupilas contraídas (miose) e pálpebras caídas (ptose), assim como retração dos bulbos oculares (enoftalmia).

A **perda da estimulação parassimpática** (p. ex., como resultado de bloqueadores de receptores colinérgicos) leva à *taquicardia* e a pupilas dilatadas. Além disso, são inibidos os músculos brônquicos, intestinal e da bexiga, a ereção (♂), a vasocongestão (♀) e as secreções lacrimal, salivar, brônquica e gastrintestinal. Se houver uma ação anticolinérgica, a sudorese também será inibida.

A **secção da medula espinal** (→ **C**) causa a perda da regulação do sistema nervoso autônomo. Inicialmente, ocorre choque espinal (→ p. 332). Abaixo do nível da lesão da medula espinal, os vasos sanguíneos cutâneos são dilatados e as funções autônomas são perdidas, por exemplo, defecação e **micção**. Em geral, a tensão na parede da bexiga é detectada por receptores de tensão (estiramento) (→ **C**). Se a tensão atinge um certo limiar, o esvaziamento da bexiga é iniciado pelo "centro da micção" na ponte. No choque espinal, a micção cessa. Se o esvaziamento da bexiga não é garantido pela cateterização, ocorre "transbordamento da bexiga", junto com congestão urinária e infecção. Todavia, a função nervosa autônoma se recupera em um a seis meses, pois novas sinapses são formadas na medula espinal abaixo da lesão, e as células deprivadas são sensibilizadas. Um reflexo de esvaziamento da bexiga pode ser estabelecido ("bexiga automática") por batidas leves na parede abdominal na altura da bexiga. Contudo, o controle supraespinal do esvaziamento da bexiga não é mais possível.

A. Ativação nervosa simpática

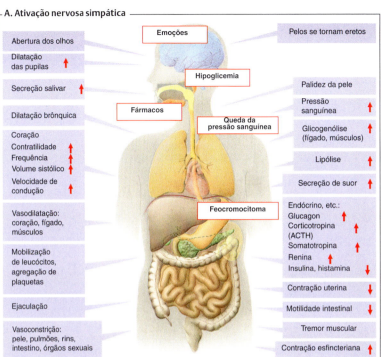

- Abertura dos olhos
- Dilatação das pupilas ↑
- Secreção salival ↑
- Dilatação brônquica
- Coração
  - Contratilidade ↑
  - Frequência ↑
  - Volume sistólico ↑
  - Velocidade de condução ↑
- Vasodilatação: coração, fígado, músculos
- Mobilização de leucócitos, agregação de plaquetas
- Ejaculação
- Vasoconstrição: pele, pulmões, rins, intestino, órgãos sexuais

- Emoções
- Hipoglicemia
- Fármacos
- Queda da pressão sanguínea
- Feocromocitoma

- Pelos se tornam eretos
- Palidez da pele
- Pressão sanguínea ↑
- Glicogenólise (fígado, músculos) ↑
- Lipólise ↑
- Secreção de suor ↑
- Endócrino, etc.:
  - Glucagon ↑
  - Corticotropina (ACTH) ↑
  - Somatotropina ↑
  - Renina ↑
  - Insulina, histamina ↓
- Contração uterina ↓
- Motilidade intestinal ↓
- Tremor muscular
- Contração esfincteriana ↑

B. Perda da estimulação parassimpática

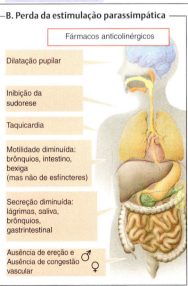

Fármacos anticolinérgicos

- Dilatação pupilar
- Inibição da sudorese
- Taquicardia
- Motilidade diminuída: brônquios, intestino, bexiga (mas não de esfíncteres)
- Secreção diminuída: lágrimas, saliva, brônquios, gastrintestinal
- Ausência de ereção ♂ e Ausência de congestão vascular ♀

C. Paraplegia

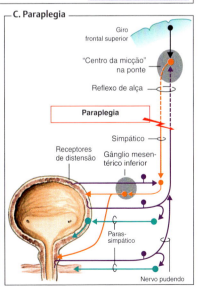

- Giro frontal superior
- "Centro da micção" na ponte
- Reflexo de alça
- Paraplegia
- Simpático
- Receptores de distensão
- Gânglio mesentérico inferior
- Parassimpático
- Nervo pudendo

Figura 10.18 Sistema nervoso autonômico: distúrbios

Lesões do hipotálamo

O hipotálamo integra as funções corporais autônoma, endócrina e somatomotora. Os neurônios do hipotálamo são responsáveis pela regulação de várias **funções homeostáticas**, tais como ingestão de alimentos, metabolismo de eletrólitos e água, regulação da temperatura e ritmo circadiano. Além disso, as funções são adaptadas no hipotálamo para os **padrões de comportamento** necessários, tais como a reação de luta e fuga e o comportamento alimentar ou sexual. Os programas necessários para padrões de comportamento particulares estão armazenados no hipotálamo e são evocados conforme a situação, em particular por neurônios do sistema límbico.

As lesões circunscritas no hipotálamo podem ocorrer como resultado de **tumores**, **trauma** ou **inflamação** e produzir profundos distúrbios da regulação autônoma ($\rightarrow$ **A1**).

Uma lesão no **hipotálamo anterior** (incluindo a região pré-óptica) leva a distúrbios da *regulação da* temperatura e do *ritmo circadiano* (destruição do núcleo supraquiasmático) que se expressam, por exemplo, por insônia. Também, como resultado de lesões nos núcleos supraóptico e paraventricular, o hormônio antidiurético (ADH) e a ocitocina (ver a seguir) não são mais formados, e não há mais *sensação de sede*.

Uma lesão no **hipotálamo medial** também resulta em distúrbios no controle da temperatura e sensação de sede. Ao mesmo tempo, pode haver diminuição significativa da ingestão de alimentos. Uma lesão na parte lateral do hipotálamo medial cessa a sensação de fome. Tais pacientes não têm mais desejo de comer (*afagia*), sua ingestão de alimentos é inadequada e eles perdem peso (*anorexia*). Já lesões do hipotálamo medial causam uma ânsia por comida (*hiperfagia*), e a ingestão de alimentos hipercalóricos leva à obesidade. Contudo, obesidade ou anorexia raramente são consequências de lesão hipotalâmica, mas preferivelmente têm causas psicológicas ($\rightarrow$ p. 30). A lesão do hipotálamo medial também causa *distúrbios da aquisição da memória e emoções*.

As lesões no **hipotálamo posterior** levam à *pecilotermia*, *narcolepsia e a falhas de memória*, junto a outros distúrbios complexos autônomos e emocionais.

A **liberação anormal de hormônios hipofisários** ocorre com lesões em diferentes partes do hipotálamo. Como resultado, as funções periféricas reguladas pelos hormônios são afetadas ($\rightarrow$ **A2**). Quando o ADH não é liberado, desenvolve-se *diabetes insípido*, na qual os rins não podem mais produzir urina concentrada e podem excretar até cerca de 20 L de urina diariamente ($\rightarrow$ p. 282).

A liberação anormal de gonadotropinas pode causar hiperfunção ou hipofunção das glândulas hormonais periféricas. A liberação aumentada de **hormônios sexuais** pode resultar em maturação sexual prematura (*puberdade precoce*), enquanto a liberação reduzida causa maturidade sexual retardada e infertilidade ($\rightarrow$ p. 294 e segs.).

O **crescimento longitudinal** é promovido por hormônios sexuais, somatotropina ($\rightarrow$ p. 284 e segs.) e hormônios tireóideos regulados por TSH ($\rightarrow$ p. 302 e segs.). A concentração reduzida desses hormônios atrasa o crescimento e reduz a liberação de hormônios sexuais, retardando a fusão das placas epifisárias, o que pode, eventualmente, causar gigantismo, apesar do crescimento mais lento. A corticotropina inibe o crescimento longitudinal via ação do cortisol.

Os principais hormônios que afetam o **metabolismo** são somatotropina, hormônios tireóideos e hormônios adrenocorticais regulados por ACTH ($\rightarrow$ p. 290 e segs.). A liberação anormal desses hormônios pode causar efeitos metabólicos. Os hormônios tireóideos e adrenocorticais também têm grande efeito sobre a **circulação**. Os hormônios adrenocorticais, além disso, exercem influência sobre as **células sanguíneas**. Eles causam aumento nos neutrófilos, enquanto diminuem o número de linfócitos e eosinófilos. Assim, eles afetam as defesas imunológicas ($\rightarrow$ p. 290 e segs.).

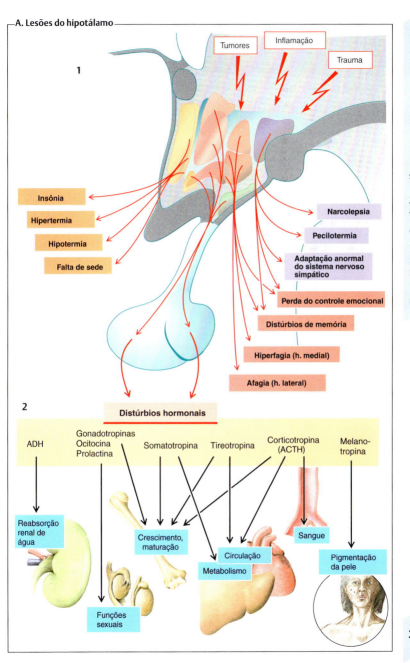

Figura 10.19 Lesões do hipotálamo

O eletrencefalograma (EEG)

Os neurônios do córtex cerebral, quando seu potencial de membrana é modificado, geram campos elétricos variáveis sobre a superfície do crânio, que podem ser registrados em derivações apropriadas. O EEG pode fornecer indícios valiosos das funções neuronais e, por essa razão, adquiriu grande importância clínica. Da mesma maneira que o eletrocardiograma ([ECG] → p. 198), o EEG registra a atividade somada das células que, projetada sobre a área de registro da derivação, gera **dipolos** com orientação similar.

As alterações de potencial sobre a superfície cortical dependem amplamente dos **potenciais pós-sinápticos nos dendritos das células piramidais** (→ **A**). Embora os potenciais pós-sinápticos tenham uma amplitude menor do que os potenciais de ação, eles duram significativamente mais tempo. Devido ao fato de as células piramidais estarem posicionadas em ângulos retos com a superfície cortical, sua atividade local gera dipolos na direção da superfície muito mais facilmente do que outras células do córtex. Assim, elas têm um impacto muito maior sobre o potencial de superfície que outros neurônios. Além disso, elas são todas orientadas em paralelo umas com as outras, de maneira que as modificações de potencial equidirecionais das células piramidais vizinhas são somadas. São esperadas deflexões no EEG apenas se (em torno do eletrodo da derivação) várias células piramidais forem simultaneamente despolarizadas, isto é, houver um evento sincronizado.

Durante um potencial excitatório pós-sináptico, o Na^+ entra na célula, deixando para trás um potencial local extracelular negativo (→ **A1**). A despolarização promove a saída de íons K^+ ao longo da membrana celular restante, e essa saída, por sua vez, gera um potencial local extracelular positivo. Se uma sinapse excitatória na extremidade apical de um dendrito for ativada, o espaço extracelular na área é relativamente negativo, mas relativamente positivo na base do dendrito (→ **A1**; para simplificar, a saída de K^+ foi indicada em apenas um local). Como resultado, é gerado um dipólo que cria potencial negativo na superfície. As *fibras comissurais*, provenientes do outro hemisfério cortical e de partes não específicas do tálamo formam sinapses excitatórias principalmente na superfície; assim, a excitação dessas fibras leva a um potencial negativo na superfície do eletrodo (→ **A1**). Já a ativação de *fibras tálamo-corticais* tende a produzir potenciais positivos na superfície (→ **A2**), pois elas agem próximo ao corpo celular, isto é, profundamente no córtex cerebral. A inibição na área do corpo celular teoricamente resulta em potencial negativo na superfície, porém ele costuma não ser forte o suficiente para ser registrado na superfície do couro cabeludo (→ **A3**).

Os neurônios do tálamo que excitam as células corticais piramidais têm uma atividade rítmica devido ao *feedback* negativo (→ **A4**). Esse ritmo é transmitido pelos tratos tálamo-corticais para as células piramidais, com um neurônio talâmico excitando simultaneamente várias células piramidais. Devido a isso, lesões subcorticais são melhor registradas no EEG do que pequenas lesões corticais.

A **frequência** das ondas registradas (deflexões) é um critério diagnóstico significativo quando se analisa o EEG (→ **B1**). Em adultos que estão acordados com olhos abertos, são registradas predominantemente ondas β (14-30 Hz). Com os olhos fechados, predominam as ondas α (um pouco mais lentas, 8-3 Hz). Ondas ainda mais lentas, tais como as ondas Θ (4-7 Hz) e as ondas δ (0,5-3 Hz) não são normalmente registradas em adultos acordados, mas apenas em crianças e adolescentes. Contudo, em adultos, essas últimas ondas lentas são registradas durante as fases de sono profundo (→ p. 362). Algumas doenças do cérebro podem resultar em *lentificação* (superdosagem de medicação para dormir, demência, esquizofrenia) ou *aceleração* (alcoolismo, doença maníaco-depressiva) da frequência registrada.

O EEG é de importância particular para o diagnóstico de **epilepsia**, a qual é caracterizada por excitação sincronizada maciça dos neurônios corticais (→ p. 360). Ela causa atividade em "ponta" ("espículas de convulsão"; → **B2**) ou complexos de "ponta e onda" (→ **B3**).

Na destruição do córtex cerebral (**morte cerebral**), toda atividade elétrica terá cessado, e o traçado do EEG será, portanto, isoelétrico ("achatado"), isto é, não haverá deflexões.

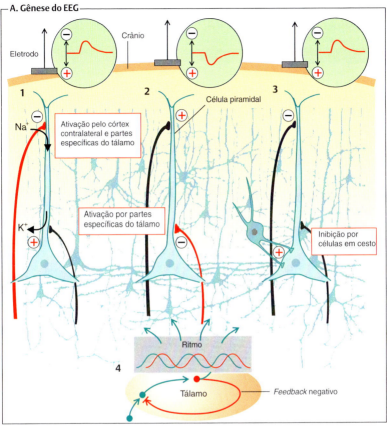

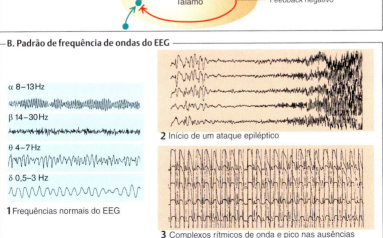

Figura 10.20 O eletrencefalograma (EEG)

Epilepsia

Uma convulsão epiléptica (ataque epiléptico, crise epiléptica) é desencadeada por uma excitação espontânea, **sincronizada** e excessiva **de um grande número de neurônios**, resultando em ativação localizada ou generalizada de funções motoras (crises ou convulsões), sensoriais (p. ex., parestesia, tontura, alucinações, vertigem), autônomas (p. ex., salivação, sudorese, vasodilatação, piloereção) ou cognitivas e emocionais complexas (p. ex., ansiedade, *déjà vu*, micropsia) (→ **A**).

As convulsões epilépticas podem ocorrer localmente (convulsão parcial). Elas se espalham do local de início para o giro pré-central inteiro (**epilepsia Jacksoniana**). As contrações clônicas podem se espalhar, por exemplo, do pé direito para toda a metade direita do corpo ("marcha motora Jacksoniana"). O paciente não necessariamente perderá a consciência, exceto se as convulsões se espalharem para o outro lado do corpo (convulsão parcial com generalização secundária). As **convulsões primárias generalizadas** são sempre associadas a perda de consciência. Certas convulsões ("ausências") podem também levar à perda isolada da consciência.

O fenômeno desencadeador é a **despolarização paroxística** de neurônios individuais (desvio de despolarização paroxística [DDP]). Essa é causada por ativação dos canais de Ca^{2+} (→ **A1**). O Ca^{2+} que entra abre canais de Na^+ e assim causa despolarização excessiva, a qual termina pela ativação de receptores GABA e abertura dos canais de K^+ ativados por Ca^{2+} e canais de Cl^-. Além disso, a propagação de ondas de Ca^{2+} via junções abertas das células gliais contribui para a epilepsia. A convulsão epiléptica ocorre quando um número suficiente de neurônios é excitado. As causas ou os fatores que favorecem a epilepsia são, por exemplo, defeitos genéticos (p. ex., canais de K^+ [KCNQ2, KCNQ3], canais de Na^+ [SCN1A, SCN2A, SCN1B], canais de Ca^{2+} tipo T, canais de Cl^- [CLCN2], canais regulados por hiperpolarização e nucleotídeo [HCN], receptores GABA [GABRA1, GABRG2], receptores colinérgicos [CHRNA4, CHRNB2] e moléculas sinalizadoras [fosfatase Laforina EPM2A, inibidor de protease cistatina CSTB, proteína fixadora de microtúbulos doublecortin, e gene *LGI1*-leucine rich, glioma inactivated gene]); malformação do cérebro, trauma do cérebro, (cicatrizes gliais), tumor, sangramento ou abscessos, envenenamento (p. ex., álcool), infecções, inflamação, febre (especialmente em crianças), inchaço celular ou (menos provável) retração celular, hipoglicemia, hipomagnesemia, hipocalcemia, uremia, insuficiência hepática, falta de sono, isquemia ou hipoxia e estímulos repetitivos (p. ex., uma luz oscilante). A hiperventilação pode levar à hipoxia cerebral, mediante hipocapnia e vasoconstrição cerebral, e, assim, desencadear convulsões. A incidência de convulsões epilépticas pode aumentar ou diminuir na gestação.

A excitação neuronal ou a propagação da excitação para os neurônios vizinhos é promovida por inúmeros **mecanismos celulares**.

Os dendritos das células piramidais contêm **canais de Ca^{2+}** regulados por voltagem, que abrem na despolarização, e aumentam a despolarização. Nas lesões dos neurônios, são expressos mais desses canais de Ca^{2+}. Eles são inibidos por Mg^{2+}, enquanto a *hipomagnesemia* promove a atividade desses canais (→ **A2**). A *concentração de K^+* extracelular aumentada reduz a saída de K^+ pelos canais de K^+, levando à despolarização e ativação dos canais de Ca^{2+}.

Os dendritos das células piramidais são despolarizados também por **glutamato** das sinapses excitatórias (→ **A3**). O glutamato age sobre um canal de cátions que é impermeável ao Ca^{2+} (canal AMPA) e um que é permeável ao Ca^{2+} (canal NMDA). O canal NMDA é normalmente bloqueado por Mg^{2+}. Contudo, a despolarização que é desencadeada pela ativação do canal AMPA anula o bloqueio do Mg^{2+} (cooperação dos dois canais). Então, a *deficiência de Mg^{2+}* e a despolarização favorecem a ativação dos canais NMDA.

O potencial de membrana dos neurônios é normalmente mantido pelos **canais de K^+**. Uma pré-condição para isso é um gradiente de K^+ adequado através da membrana celular. Esse gradiente é criado pela **Na^+/K^+-ATPase** (→ **A4**). A *falta de energia disponível* (p. ex., devido à deficiência de O_2 ou hipoglicemia) debilita a Na^+/K^+-ATPase, o que promove a despolarização da célula.

Em geral, as despolarizações são diminuídas pelos neurônios inibitórios que podem ativar os canais de K^+ e/ou Cl^- via **GABA** (→ **A5**). O GABA é formado pela glutamato descarboxilase (GD), uma enzima que necessita piridoxina (vitamina B_6) como cofator. A *deficiência de vitamina B_6* ou a redução da afinidade da enzima por essa vitamina (defeito genético) favorece a ocorrência de epilepsia. A *hiperpolarização de neurônios talâmicos* pode sensibilizar os canais de Ca^{2+} do tipo T, promovendo o início de ausências.

A. Epilepsia

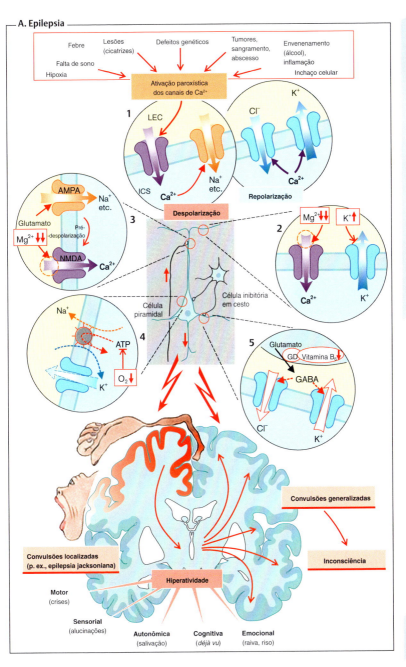

Figura 10.21 Epilepsia

Distúrbios do sono

O sono normal requer a inter-relação de diversas estruturas cerebrais, tais como os neurônios serotoninérgicos no núcleo da rafe, neurônios colinérgicos na ponte, e neurônios GABAérgicos e galaninérgicos no núcleo pré-óptico ventrolateral. Uma lesão nos **núcleos da rafe** ou no **hipotálamo anterior** leva à insônia (transitória); as lesões no **hipotálamo posterior** causam narcolepsia. A excitação do núcleo do trato solitário (p. ex., por distensão gástrica) causa fadiga. O sono é também muito dependente do ritmo circadiano. No gerador de ritmo central, o **núcleo supraquiasmático** (**NSQ**), os fatores de transcrição Clock e Cycle estimulam a expressão das proteínas period e criptocromo. As duas proteínas combinam-se com tau para formar um complexo, o qual inibe a expressão da period e criptocromo. O *feedback* negativo desencadeia o ritmo. A ativação dos receptores da retina pela luz leva à ativação dos receptores de glutamato com subsequente estimulação da expressão de period e criptocromo. Dessa forma, o ritmo é adaptado ao ciclo claro/escuro. Uma mutação da period-2 encurta o ritmo e leva ao início precoce do sono e vigília (síndrome da fase avançada do sono). A destruição do NSQ leva a períodos irregulares de início do sono e dificuldade para acordar. O último é mediado pelo **sistema ativador reticular ascendente** (**SARA**), uma conexão entre a formação reticular via núcleos intralaminares do tálamo com grandes áreas do cérebro (→ **A**). A destruição dos **núcleos talâmicos intralaminares** (p. ex., por isquemia) leva à sonolência. A degeneração dos núcleos talâmicos anterior e dorsomedial resulta em insônia completa. A dessincronização entre atividade subcortical e sono cortical pode ser a causa do sonambulismo. Uma redução na formação hipotalâmica do peptídeo hipocretina (orexina) resulta em narcolepsia, um distúrbio com adormecimento involuntário e perda de tônus muscular durante o dia.

Os distúrbios da regulação da respiração durante o sono têm sido apontados como responsáveis pela **síndrome da morte súbita infantil** (**SMSI**) e **apneia do sono** em adultos. A alcalose metabólica parece favorecer a apneia do sono. Além disso, o tônus muscular diminuído durante o sono promove colapso das vias aéreas, apneia e hipoxia.

Normalmente, um indivíduo passa por diversos períodos de profundidade variável durante o sono (→ **B**). Durante uma noite, costuma haver cerca de 5 períodos de **sono REM** (→ **B**, marcado em vermelho), durante os quais surtos de excitação do tronco encefálico provocam espasmos da musculatura, que de outro modo estaria hipotônica. As diversas fases de **sono não REM** (**NREM**) devem ser atravessadas antes de ser atingido o sono REM, nas quais a profundidade crescente do sono se correlaciona com a frequência decrescente das ondas no EEG. O uso crônico de **medicamentos para dormir** leva ao sono NREM mais leve e a fases REM apenas ocasionais.

Durante a fase de vigília, é gerada a "**pressão de sono**" (pressão de sono NREM ou sono de ondas lentas [SL]; → **C1**), a qual diminui durante o sono. A pressão de sono resultante é a diferença entre a pressão de sono (violeta) e a recíproca da pressão de sono REM (verde), que segue um ritmo circadiano essencialmente em paralelo com a temperatura corporal e do mesmo modo com parâmetros corporais, tais como "prontidão para atividade e esforço". A capacidade de adormecer é uma função dessa pressão de sono resultante.

Após uma alteração de fuso horário (*jet lag*; → **C2**) ou **trabalhar em turnos**, o ritmo circadiano primeiro continua a oscilar na fase original. Quando o dia é encurtado, é impossível adormecer de acordo com a hora local porque a pressão de sono resultante é baixa. Quando o dia é alongado, a pressão de sono está aumentada pelo longo período de vigília e não há problema em adormecer de acordo com o horário local. O ritmo circadiano, contudo, faz com que o despertar ocorra cedo.

O adormecer também é perturbado por **insônia de retardo na fase do sono** (→ **C3**), causado por um ritmo circadiano inflexível muito longo. Ao dormir muito cedo, a pressão de sono resultante é muito baixa. Durante cronoterapia, o paciente é submetido a um ritmo diário alongado (27 horas) até que a periodicidade circadiana desejada tenha sido obtida.

A **depressão** (→ **C4**) possivelmente reduz, por uma falta de serotonina (→ p. 372), a pressão de sono resultante (linha vermelha) e assim causa dificuldade em adormecer. A pressão de sono pode ser aumentada por deprivação de sono no dia seguinte e, assim, pode ser obtido sono normal.

Um **nível elevado de excitação** dificulta o adormecer e reduz a duração do sono (→ **C5**). A ansiedade gerada pela insônia eleva esse nível e é, portanto, contraproducente.

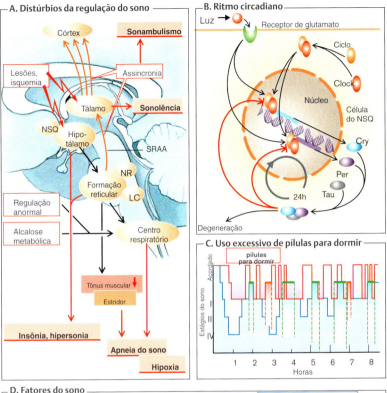
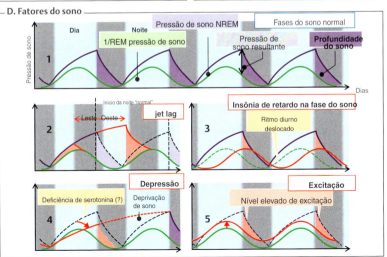

Figura 10.22 Distúrbios do sono

363

Consciência

Nós nos tornamos conscientes de apenas uma fração das informações que chegam ao nosso cérebro. Os conteúdos conscientes são armazenados nas áreas corticais associativas que se especializam nessa tarefa (→ p. 368). As percepções conscientes requerem que os aferentes específicos tenham sido transmitidos para o córtex cerebral e que haja a ativação não específica pelo **SARA**, por meio do qual os neurônios da formação reticular ativam amplas áreas do córtex cerebral via neurônios intralaminares do tálamo (→ **A**).

A lesão de grandes áreas do córtex e/ou destruição do SARA causa **perda da consciência**. Além disso, pode haver causas primárias influenciando a excitabilidade neuronal nas estruturas acima mencionadas. A isquemia (p. ex., oclusão vascular aterosclerótica) ou hipoxia (p. ex., sufocamento) (→ **A1**) diminui a excitabilidade diretamente, ou por inchaço, ou *edema celular*. O edema das células da glia diminui, entre outras funções, sua capacidade de captar K^+ e, assim, de manter baixa a concentração extracelular de K^+. Isso tem um efeito indireto sobre a excitabilidade neuronal. Parte do efeito de tumores, abscessos ou sangramento é também exercido pela isquemia ou hipoxia (→ **A1**), por elevarem a pressão cerebral e, desse modo, diminuírem a perfusão pelo estreitamento dos vasos sanguíneos. A hipoglicemia também modifica a excitabilidade, parcialmente pelo edema celular (→ **A2**). A hiponatremia e a amônia (NH_4^+) também agem por este mecanismo. A elevação da NH_4^+ na encefalopatia hepática (→ p. 188) causa a formação de glutamina a partir de α-cetoglutarato e glutamato nas células da glia; o acúmulo de glutamina faz com que essas células inchem. No início, esse inchaço é contraposto pela remoção de osmólitos, visto em imagens de ressonância magnética como uma diminuição na concentração cerebral de inositol. Quando esse mecanismo compensatório é esgotado, a consciência é perdida.

A excitabilidade dos neurônios é também afetada por epilepsia (→ p. 360), hiperosmolaridade (hipernatremia, hiperglicemia; → **A3**), assim como por distúrbios de eletrólitos (Ca^{2+}, Mg^{2+}, HPO_4^{2-}) e metabolismo ácido-base (→ **A4**). A uremia (na insuficiência renal) e o diabetes melito agem parcialmente por alterações na osmolaridade extracelular e composição de eletrólitos. Inúmeras substâncias podem diminuir a excitabilidade do SARA (→ **A5**), tais como antagonistas do receptor NMDA, álcool, narcóticos, hipnóticos, fármacos psicoativos, anticonvulsivos, inibidores da Na^+/K^+-ATPase (glicosídeos cardíacos) e metais pesados. Faltas ou excessos extremos de hormônios (p. ex., T_3, T_4, hormônio paratireóideo, hormônios adrenocorticoides, feocromocitoma), bem como excitação neuronal excessiva, por exemplo, causada por dor ou doença psicogênica (esquizofrenia), podem similarmente levar à perda da consciência (→ **A6**). Por fim, a excitabilidade neuronal pode também ser gravemente prejudicada por hipotermia, lesões mecânicas ou inflamatórias (p. ex., meningite), e doença neurodegenerativa com resultante perda da consciência (→ **A7**).

A perda da consciência pode ser dividida em diversos **estágios** (→ **A**): em um estágio de sonolência, o paciente ainda pode ser despertado e responderá; em um estupor (sono profundo), os pacientes podem ser despertados por estímulo vigoroso; quando em coma, isso não é mais possível. No chamado "coma *dépassé*", as funções vitais também terão cessado (p. ex., parada respiratória).

O "**cérebro dividido**" representa uma anormalidade especial da consciência (→ **B**). A consciência uniforme pressupõe comunicação entre os dois hemisférios cerebrais. Isso ocorre ao longo de feixes de grandes fibras comissurais via corpo caloso e comissura anterior. No tratamento da epilepsia incontrolável, as fibras comissurais foram transeccionadas em alguns pacientes, interrompendo essa comunicação entre os dois hemisférios. Os dois hemisférios, então, produzem dois tipos distintos de consciência: se um objeto (p. ex., uma panela) é colocado na mão direita ou colocada no campo visual direito, o paciente pode dar o nome correto do objeto. No entanto, se o objeto é colocado na mão esquerda ou projetado no campo visual esquerdo, o paciente é capaz de reconhecer o objeto e, por exemplo, encontrar a tampa apropriada da panela com a mão esquerda, porém não será capaz de nomeá-lo.

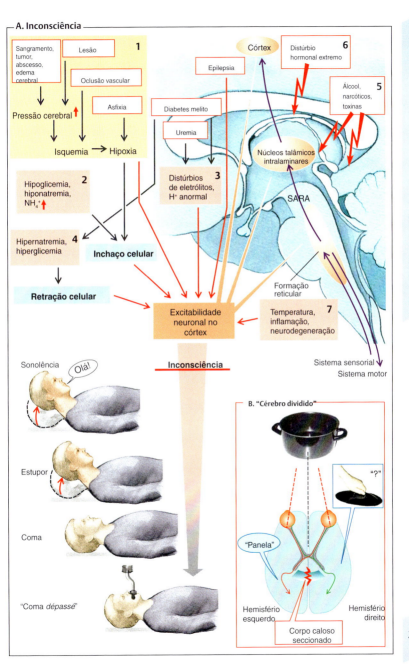

Figura 10.23 Consciência

Afasias

A fala e a compreensão da linguagem são tarefas que envolvem uma grande parte do córtex cerebral. Por essa razão, lesões em várias partes do córtex podem levar ao prejuízo da fala e da compreensão da linguagem.

Explicando-se de maneira simplificada, a **linguagem falada** primeiro é percebida no córtex auditivo primário (→ **A**; marcado em violeta) e, então, no córtex sensorial da fala (área de Wernicke, marcado em azul claro). As **palavras escritas** são transmitidas pelo córtex visual primário (cinza-azul) e secundário (azul escuro) para a área 39, na qual percepções acústicas, ópticas e sensoriais são integradas. Ao escrever, o córtex pré-motor é ativado via as fibras arqueadas deste, que, por sua vez, ativa o córtex motor via núcleos da base e tálamo. Em pessoas destras, as estruturas envolvidas estão predominantemente localizadas no hemisfério esquerdo, e os distúrbios da fala (afasia) são quase sempre resultado de lesões no hemisfério esquerdo.

Cada uma das estruturas mencionadas acima pode parar de funcionar, por exemplo, devido a uma lesão traumática ou isquêmica. Dependendo de qual área cerebral for afetada, serão desenvolvidas **anormalidades** características de cada uma.

A **afasia de Broca** é causada por uma lesão do centro motor da fala na área 44 e nas áreas vizinhas 9, 46 e 47. A fala espontânea (eferência verbal) é gramaticalmente incorreta, e o paciente em geral se comunica utilizando palavras únicas, sendo incapaz de repetir palavras de outra pessoa (habilidade de repetição diminuída). A compreensão da linguagem não é diminuída, ou é diminuída menos marcadamente. Via de regra, os pacientes não podem escrever normalmente. Contudo, se a lesão é limitada à área 44, a habilidade de escrever é preservada (um distúrbio raro, chamado de **afemia**).

A **afasia de Wernicke** resulta de uma lesão na *região sensorial da fala*, isto é, na porção posterior do lobo temporal do córtex de associação auditivo (área 22) e/ou do giro supramarginal (área 40). A compreensão da linguagem está diminuída nesses pacientes e eles também perdem a habilidade de repetir palavras faladas por alguém. A fala espontânea é fluente; alguns pacientes falam o tempo todo (*logorreia*). Todavia, fazendo isso, eles podem cometer, ocasionalmente, erros fonéticos ("spill" em vez de "spin") ou erros semânticos ("mãe" em vez de "mulher" [*parafasia*]) ou criar novas palavras (*neologismos*).

Na **afasia de condução**, a conexão entre os centros sensorial e motor da fala (fibras arqueadas) está interrompida. A fala é fluente (embora algumas vezes parafásica), e a compreensão é boa. Contudo, sua habilidade de repetição é muito prejudicada. Os pacientes também são incapazes de ler em voz alta, mesmo que compreendam o texto que leem.

Na **afasia global** (lesão de ambos os centros sensorial e motor, p. ex., por oclusão da artéria cerebral média), estão diminuídas fala espontânea e compreensão.

A **afasia anômica** é o resultado de uma lesão no lobo temporal na região dos giros médio e inferior. A fala do paciente é geralmente normal, mas é difícil para eles encontrar as palavras corretas para certos objetos. Na **afasia acromática** (lesão no giro temporal inferior esquerdo próximo da borda temporal-occipital), a pessoa não pode nomear uma cor (mesmo que ela seja reconhecida de modo correto e os objetos normalmente possam ser classificados por cor).

A **afasia motora transcortical** é causada por uma lesão no giro frontal inferior anterior, próximo do centro da fala de Broca. A fala espontânea fica significativamente diminuída, enquanto a repetição e a compreensão são normais.

A **afasia sensorial transcortical** ocorre após uma lesão no córtex de associação parietal-temporal próximo do centro da fala de Wernicke ou área 39. O paciente pode falar fluentemente, e a repetição é normal. Contudo, há um problema em compreender as palavras e encontrar as palavras corretas; ler e escrever são ações impossíveis.

A **afasia subcortical** ocorre devido a lesões na região dos núcleos da base (especialmente no núcleo caudado) e no tálamo. Há distúrbios transitórios de compreensão e para encontrar palavras.

A. Afasias

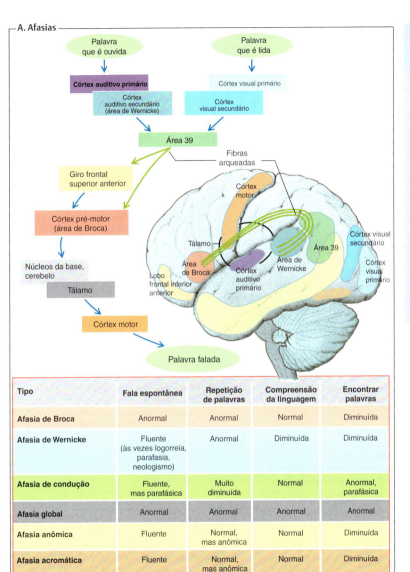

Figura 10.24 Afasias

Tipo	Fala espontânea	Repetição de palavras	Compreensão da linguagem	Encontrar palavras
Afasia de Broca	Anormal	Anormal	Normal	Diminuída
Afasia de Wernicke	Fluente (às vezes logorreia, parafasia, neologismo)	Anormal	Diminuída	Diminuída
Afasia de condução	Fluente, mas parafásica	Muito diminuída	Normal	Anormal, parafásica
Afasia global	Anormal	Anormal	Anormal	Anormal
Afasia anômica	Fluente	Normal, mas anômica	Normal	Diminuída
Afasia acromática	Fluente	Normal, mas anômica	Normal	Diminuída
Afasia motora transcortical	Anormal	Normal	Normal	Anormal
Afasia sensorial transcortical	Fluente	Fluente	Anormal	Anormal
Afasia subcortical	Fluente	Normal	Anormal (transitória)	Anormal (transitória)

Distúrbios da memória

Existem duas formas de memória. A *memória declarativa, explícita* (semântica ou episódica), armazena informação que pode ser evocada apenas conscientemente (→ **A**). Ela é necessária, por exemplo, para o reconhecimento de certas coisas (maçãs, animais, faces). A *memória de procedimento, implícita* (→ **A3**), não necessita ativação consciente para armazenamento e evocação. Ela é necessária, por exemplo, para aprender a tocar piano.

Para formar a **memória declarativa** (→ **A1**), a informação primeiro chega ao córtex de associação correspondente (p. ex., o córtex visual secundário) via área cortical sensorial primária (p. ex., o córtex visual primário). Então, via córtex entorrinal (área 28), a informação chega ao hipocampo, o qual é essencial para o armazenamento de longa duração da memória declarativa. Com a mediação de estruturas do diencéfalo, prosencéfalo basal e córtex pré-frontal, o item é novamente armazenado no córtex de associação. Dessa maneira, a informação é primeiro captada via memória sensorial, pela **memória de curta duração**, a qual pode manter o conteúdo por apenas poucos segundos a minutos. A informação pode ser transferida para a **memória de longa duração**, por exemplo, mediante repetição (→ **A2**). Contudo, tal repetição não é uma condição essencial para a formação da memória de longa duração. O transmissor hipocampal mais importante é o **glutamato** (receptores NMDA). A consolidação da memória depende da **noradrenalina** e da **acetilcolina** (receptores nicotínicos). A sobrevivência de neurônios envolvidos é mantida por neurotrofinas. Eventualmente, a consolidação da memória requer uma influência alterada das sinapses envolvidas.

É particularmente a transferência para a memória de longa duração que está diminuída em **lesões** das estruturas antes mencionadas nos casos de doenças neurodegenerativas (p. ex., doença de Alzheimer; → p. 370), trauma, isquemia, abuso de álcool, intoxicação por monóxido de carbono e inflamação. Além disso, a formação de memória pode ser temporariamente interrompida por choque elétrico.

As lesões no hipocampo ou suas conexões resultam em **amnésia anterógrada** (→ **A2**). Os pacientes afetados, daquele momento em diante, não serão mais capazes de formar qualquer nova memória declarativa. Eles lembrarão de eventos anteriores à lesão, mas nenhum subsequente a ela.

A **amnésia retrógrada** (→ **A2**), isto é, a perda da informação já armazenada, ocorre em distúrbios nos campos corticais de associação relevantes. Dependendo da extensão e da localização do distúrbio, a perda pode ser reversível ou irreversível. No primeiro caso, o paciente perderá itens de memória, mas eles podem ser recuperados. Na perda irreversível, os itens particulares são permanentemente perdidos.

Uma lesão do núcleo talâmico dorsomedial resulta em perda da memória episódica. A perturbação transitória funcional bilateral do hipocampo pode causar amnésia anterógrada e retrógrada (dias a anos) (**amnésia transitória global**). Na **síndrome de Korsakoff** (frequente em alcoolistas crônicos), podem ocorrer ambas amnésias, anterógrada e retrógrada. Os pacientes assim afetados tentam encobrir falhas na memória por meio de confabulações.

A **memória de procedimento** (**implícita**) (→ **A3**) não está alterada nas lesões do hipocampo. Ela permite *imprinting*, aprendizado de habilidades, sensitização*, habituação e condicionamento. Dependendo da tarefa, estão envolvidos cerebelo, núcleos da base, amígdala e áreas corticais. O cerebelo e os núcleos da base têm papel importante no aprendizado de **habilidades**. Os impulsos aferentes relevantes chegam ao cerebelo pelos núcleos da oliva e da ponte. A capacidade de armazenamento do cerebelo pode ser perdida, por exemplo, por lesões tóxicas, doenças degenerativas e trauma. As projeções dopaminérgicas da substância negra também têm um participação na formação da memória de procedimento.

As regiões da amígdala são importantes no condicionamento de **reações de ansiedade**. Elas recebem suas informações do córtex e tálamo e influenciam as funções motoras e autônomas (p. ex., tônus muscular, palpitações [consciência de taquicardias], pele arrepiada) via formação reticular e hipotálamo. A remoção da amígdala (p. ex., por trauma ou opiáceos) cancela reações condicionadas de ansiedade. A remoção bilateral da amígdala com porções do hipocampo e lobo temporal resulta em amnésia e comportamento desinibido (**síndrome de Klüver-Bucy**).

---

* N. de T.: O mais correto, em português, seria sensibilização, mas o uso da palavra sensitização já está consagrado e por isso foi mantido.

A. Distúrbios da memória

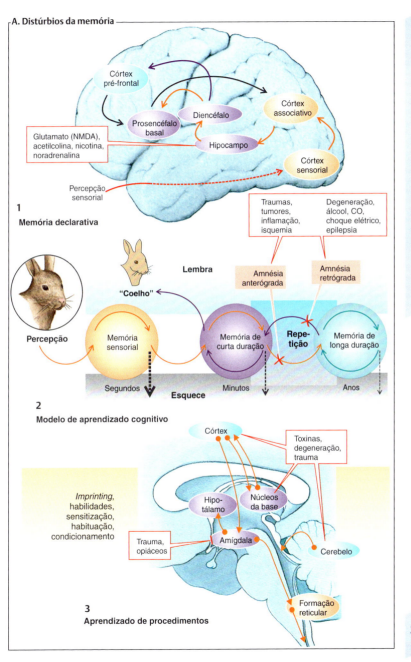

Figura 10.25 Distúrbios da memória

Doença de Alzheimer

A ocorrência da doença de Alzheimer, a causa mais comum de demência (senil) (cerca de 70%), é favorecida por uma **predisposição genética**. Em alguns pacientes, existe um defeito genético no cromossomo 21 da proteína **precursora do β'''-amiloide**, que pode ser degradado a peptídeos amiloides de 42 aminoácidos. Estes podem se agrupar em fibrilas proteicas de 7-10 nm de comprimento (→ **A1**). Juntas com ApoE4, proteoglicanas e α1-antiquimiotripsina, essas fibrilas amiloides podem formar agregados, de 10 μm a várias centenas de μm de diâmetro (**placas senis**), as quais são frequentemente encontradas no cérebro de pacientes com doença de Alzheimer (→ **A2**). Além disso, tais placas contêm dendritos e axônios deformados com neurofibrilas intracelulares anormais. A fosforilação da proteína citoesqueletal ligante de ApoE tau, pela cinase glicogênio sintase (GSK) 3 estimula a formação de neurofibrilas. A GSK3 e, assim, a morte celular neuronal é inibida por neurotrofinas (NGF, BDNF), as quais sinalizam através da PKB/Akt (→ p. 10). Outra doença com deposição de amiloides é a síndrome de Down (trissomia do 21), a qual está similarmente associada com demência. As causas incluem a formação aumentada do precursor do β-amiloide.

Vários outros defeitos genéticos (p. ex., ApoE, presenilina 1 e 2) e a influência de fatores externos podem resultar na formação e deposição de amiloide. Provavelmente toxinas podem entrar no cérebro pelos nervos olfatórios e desencadear a doença.

Os peptídeos β-amiloides podem reagir com receptores na superfície celular, tais como o **receptor para produtos finais da glicação avançada** (**RAGE**) e o **receptor scavenger** (**RA**). Consequentemente, radicais de oxigênio são formados, os quais podem aumentar a concentração intracelular neuronal de Ca^{2+} (→ **A3**), possivelmente mediante despolarização da membrana celular e ativação de receptores NMDA. Os radicais de O_2 e o Ca^{2+} promovem a morte celular. Nas *células microgliais* (→ **A4**), a ativação de RAGE e RA estimula a formação ou liberação, respectivamente, de NO, prostaglandinas, excitotoxinas, citocinas, fator de necrose tumoral (TNF-α), fator de crescimento tumoral (TGF-β1) e fator de crescimento de fibroblastos (b-FGF). Isso resulta em inflamação, que também prejudica os neurônios. A concentração aumentada do osmólito inositol indica um distúrbio na regulação do volume celular.

Os neurônios colinérgicos no núcleo basilar de Meynert, no **hipocampo** (sobretudo CA1, o subículo) e no córtex entorrinal (→ **B1**) são particularmente afetados pela morte celular, mas também morrem neurônios em outras áreas cerebrais, tais como lobos frontais, lobos temporais anteriores, lobos parietais, córtex olfatório, hipotálamo, *locus ceruleus* e núcleos da rafe.

A morte neuronal é acompanhada por diminuição da formação e concentração de **neurotransmissores** no cérebro. A acetilcolina é muito afetada: no córtex cerebral e no hipocampo, há uma diminuição de até 90% na concentração de colina-acetil-transferase, a enzima necessária para a formação de acetilcolina. A concentração de outros neurotransmissores é também reduzida, por exemplo, noradrenalina, serotonina, somatotropina, neuropeptídeo Y, substância P e hormônio liberador de corticotropina ([CRH] corticoliberina).

Uma consequência das alterações degenerativas é um aumento da **perda de funções cerebrais** (→ **B2**). A doença costuma iniciar insidiosamente, com deficiências sutis de memória, negligência na aparência e higiene corporal, fases de confusão e tomada errada de decisões. À medida que a doença progride, a amnésia anterógrada (→ p. 368) será seguida de diminuição das memórias passadas, bem como da memória de procedimento. As lesões no sistema límbico se expressam por agitação e letargia alternadamente. As alterações motoras (distúrbios de fala, tônus muscular anormal, ataxia, hipercinesia, mioclonia) ocorrem relativamente tarde.

Outras doenças que resultam em demência incluem períodos recorrentes de isquemia (demência vascular, → p. 382), alcoolismo (→ p. 368), doença de Parkinson (→ p. 334), coreia de Huntington (→ p. 336), demência frontotemporal (agregados de tau mutada), demência com corpos de Lewy (agregação de α-sinucleína), *arteriopatia cerebral autossômica dominante com leucoencefalopatia e infartos subcorticais* (CADASIL*) causada por mutações de notch3, deficiência de vitamina B_1 (encefalopatia de Wernicke), esquizofrenia (→ p. 374), bem como infecções por vírus (p. ex., HIV), bactérias (p. ex., sífilis) ou príons (doença de Creutzfeldt-Jakob).

A. Causas da doença de Alzheimer

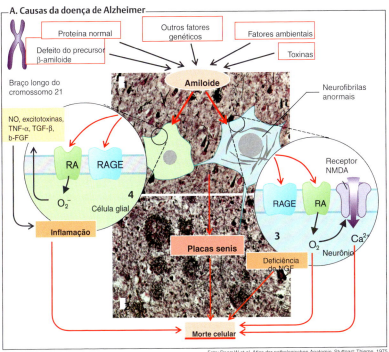

B. Efeitos da doença de Alzheimer

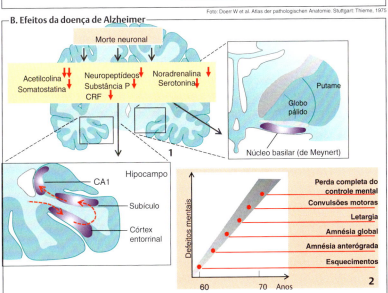

Foto: Doerr W et al. Atlas der pathologischen Anatomie. Stuttgart: Thieme, 1975

Figura 10.26 Doença de Alzheimer

Depressão

A depressão é uma doença com incidência familiar elevada. Ela pode alternar com fases maníacas (*distúrbio bipolar*) ou pode ocorrer isoladamente (*distúrbio unipolar*). Em sentido fisiopatológico, acredita-se que a depressão esteja relacionada com a disponibilidade diminuída (relativa ou absoluta) de serotonina e/ou noradrenalida no cérebro.

A **serotonina** (5-hidroxitriptamina [5-HT]) é formada nos neurônios dos núcleos da rafe que se projetam para medula espinal, cerebelo, tálamo, hipotálamo, núcleos da base, sistema límbico e córtex cerebral (→ **B**).

A disponibilidade ou ação **reduzidas** da serotonina (→ **B1**) favorece o desenvolvimento de depressão: (1) em variantes gênicas do gene do transportador de serotonina (5-HTT); (2) pela *inibição da síntese* a partir de triptofano (p. ex., clorofenilalanina); (3) pela *inibição da captação* nos estoques pré-sinápticos (p. ex., reserpina); (4) devido ao *consumo aumentado* de serotonina pela formação de melatonina inativa (quando escuro, na glândula pineal).

Um **efeito antidepressivo** é observado quando a ação da serotonina ou a estimulação dos receptores de serotonina são **aumentados** (→ **B2**):
- A *disponibilidade de triptofano* pode ser aumentada pela administração de glicose, promovendo a liberação de insulina. O efeito antiproteolítico e estimulador da síntese de proteínas da insulina leva a uma redução da concentração de aminoácidos no sangue. Alguns aminoácidos inibem competitivamente a captação de triptofano através da barreira hematoencefálica. A perda dessa inibição elevaria a captação de triptofano no cérebro. A recaptação pré-sináptica de serotonina e noradrenalina pode ser inibida por inibidores da recaptação de noradrenalina-serotonina (INRS), os quais aumentam suas concentrações sinápticas.
- Os antidepressivos tricíclicos (p. ex., imipramina, fluoxetina) similarmente inibem a *recaptação* de serotonina em estoques pré-sinápticos, além de exercerem efeitos anti-histamínicos e anti-colinérgicos e, dessa maneira, possuem mais efeitos colaterais.
- Os inibidores da MAO-A (ver acima) aumentam a disponibilidade de serotonina por *inibição de sua degradação*.
- A exposição à luz *inibe a conversão de serotonina em melatonina*. A depressão é particularmente frequente em países do norte com dias curtos e escuros durante o inverno. A depressão pode, algumas vezes, ser tratada com sucesso pela exposição dos pacientes à luz intensa (fototerapia).
- Os agonistas (p. ex., ácido lisérgico dietilamida [LSD]) podem diretamente *estimular receptores de serotonina*.

A **noradrenalina** é formada nos neurônios do *locus ceruleus* e do tegmento (→ **A**). Os axônios do tegmento predominantemente conectam-se com hipotálamo, hipófise anterior, tronco encefálico e medula espinal. As fibras do *locus ceruleus* projetam-se para a medula espinal, o hipotálamo, o tálamo, o sistema límbico e o córtex.

A liberação e a ação da noradrenalina nas terminações nervosas podem ser **reduzidas** por inúmeras substâncias, levando à depressão (→ **A1**): 1. A *síntese de noradrenalina*, a partir de tirosina via DOPA, pode ser reduzida por inibidores enzimáticos (p. ex., metiltirosina). 2. A *captação de noradrenalina nos estoques pré-sinápticos* pode ser inibida (p. ex., por reserpina). 3. A noradrenalina pode ser *substituída nos receptores pós-sinápticos* (p. ex., fenoxibenzamina, fentolamina).

A concentração e ação sináptica de noradrenalina podem, contudo, estar também **aumentadas**, um efeito que é, em parte, utilizado no tratamento medicamentoso da depressão (→ **A2**). 1. Os inibidores da monoamino-oxidase A (MAO-A), que é específica para noradrenalina (e serotonina) (p. ex., tranilcipromina, moclobemida), podem retardar a *degradação de noradrenalina nas terminações pré-sinápticas*, aumentando sua disponibilidade. 2. As substâncias inibitórias da catecol-ortometiltransferase ([COMT] p. ex., tropolone) retardam a *degradação de noradrenalina*. 3. As anfetaminas aumentam a concentração de noradrenalina, dopamina e serotonina por inibição do transporte do neurotransmissor. 4. A desipramina inibe a *recaptação* e, assim, similarmente aumenta a concentração sináptica de noradrenalina.

A mania nos distúrbios bipolares é promovida pela ativação da cinase glicogênio sintase 3 (GSK3). A enzima é inibida pelo lítio, o qual é terapeuticamente usado nos distúrbios bipolares. O fator neurotrófico derivado do cérebro (BDNF) inibe a GSK3 via PKB/Akt (→ p. 6). A expressão de BDNF é estimulada por CREB, sendo que a concentração cerebral deste está diminuída na depressão. A depressão ou distúrbios bipolares podem ainda ocorrer quando há eficácia reduzida do hormônio de liberação de tireotropina (TRH), excesso de hormônio liberador de corticotropina (CRH) e cortisol, assim como liberação excessiva de mediadores inflamatórios.

A. Transmissão noradrenérgica

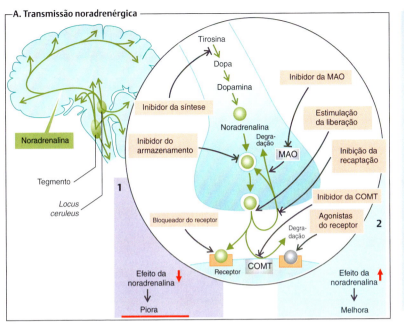

B. Transmissão serotoninérgica

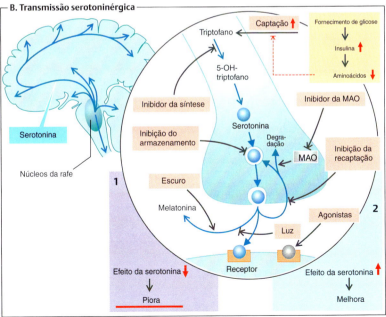

Figura 10.27 Depressão

Esquizofrenia

A esquizofrenia é uma doença com incidência familiar elevada. Ela é caracterizada por ilusões, alucinações, distúrbios de consciência e distúrbios formais do pensamento (*sintomas positivos*). A falta de afeto e de motivação também ocorrem com frequência (*sintomas negativos*). Em alguns pacientes, predominam os sintomas positivos, em outros, os negativos.

Na esquizofrenia, há uma **redução no fluxo de sangue e captação de glicose especialmente no córtex pré-frontal**. Além disso, a migração anormal de neurônios durante o desenvolvimento do cérebro é de significância fisiopatológica ($\rightarrow$ **A2**). A doença pode cursar com atrofia do córtex, amígdala, hipocampo, córtex pré-frontal e tálamo.

Especialmente a atrofia dos espinhos dendríticos das células piramidais têm sido encontrada no córtex pré-frontal e giro do cíngulo. Os espinhos dendríticos contêm **sinapses glutamatérgicas**; sua transmissão é, portanto, prejudicada ($\rightarrow$ **A1**). A transmissão glutamatérgica é presumivelmente regulada pela disbindina, a qual está defeituosa do ponto de vista genético em algumas pessoas acometidas pela doença. Em pacientes com esquizofrenia, uma superatividade (causada geneticamente) da serina degradadora D-aminoxidase (DAAO) leva à falta de serina, um coagonista dos receptores de glutamato. Os sintomas da esquizofrenia podem ser desencadeados por inibição farmacológica dos receptores de glutamato, e melhorados por ativadores desses receptores. Além disso, nas áreas afetadas, a formação de **GABA** e/ou o número de neurônios GABAérgicos parece estar diminuído, de modo que a inibição das células piramidais fica reduzida.

Significância fisiopatológica especial é atribuída à **dopamina**, a qual pode suprimir a transmissão glutamatérgica: disponibilidade excessiva de dopamina ou agonistas de dopamina podem produzir sintomas de esquizofrenia, e inibidores de receptores D_2 de dopamina têm sido utilizados com sucesso no tratamento da doença (ver a seguir). Ao mesmo tempo, tem sido encontrada uma redução nos receptores D_2 no córtex pré-frontal ($\rightarrow$ **A1**), e uma redução de receptores D_1 e D_2 se correlaciona com sintomas negativos da esquizofrenia, tais como a falta de afeto. É possível que a redução nos receptores de dopamina seja o resultado de uma liberação de dopamina aumentada e em si mesmo não tenha um efeito patogênico. A liberação dessa substância é estimulada por neuregulina (NRG-1), a qual está geneticamente defeituosa em alguns pacientes com esquizofrenia.

A dopamina atua como transmissor em várias vias ($\rightarrow$ **A2**):

◆ Vias dopaminérgicas para o sistema límbico (*mesolímbico*); e

◆ Para o córtex (*sistema mesocortical*), as vias dopaminérgicas são provavelmente essenciais no desenvolvimento da esquizofrenia.

◆ No *sistema tubuloinfundibular*, a dopamina controla a liberação de hormônios hipofisários (especialmente inibição da liberação de prolactina; $\rightarrow$ p. 282 e segs.).

◆ Ela também controla a atividade motora no *sistema nigroestriado* ($\rightarrow$ p. 334 e segs.).

A liberação e a ação da dopamina estão aumentadas por várias substâncias que **promovem o desenvolvimento da esquizofrenia** ($\rightarrow$ **A3**, à esquerda). Assim, o tratamento dopaminérgico da doença de Parkinson pode levar a sintomas de esquizofrenia, os quais, por sua vez, podem limitar o tratamento da doença de Parkinson:

◆ L-dopa leva ao aumento da formação e liberação de dopamina.

◆ Os inibidores da monoamina-oxidase (*inibidores da MAO*) inibem a degradação de dopamina, aumentando sua disponibilidade para liberação na fenda sináptica.

◆ A *cocaína* estimula a liberação de dopamina na fenda sináptica também.

◆ A *anfetamina* inibe a captação de dopamina nas terminações nervosas pré-sinápticas, elevando, ao mesmo tempo, a concentração do transmissor na fenda sináptica.

Ao mesmo tempo, substâncias antidopaminérgicas podem **diminuir os sintomas da esquizofrenia** ($\rightarrow$ **A3**, à direita):

◆ Algumas substâncias (p. ex., fenotiazinas, haloperidol) *deslocam a dopamina de seu receptor* e, assim, têm uma ação antidopaminérgica.

O uso prolongado de antagonistas da dopamina em um paciente com esquizofrenia pode levar a uma "discinesia tardia" como resultado de sua ação no estriado ($\rightarrow$ p. 336). Essa complicação pode limitar o tratamento da doença.

É possível que a **serotonina** também tenha um papel na produção de sintomas esquizofrênicos. A ação excessiva de serotonina pode causar alucinações, e muitos fármacos antipsicóticos bloqueiam receptores 5-HT$_{2A}$ ($\rightarrow$ **A1**).

A. Esquizofrenia

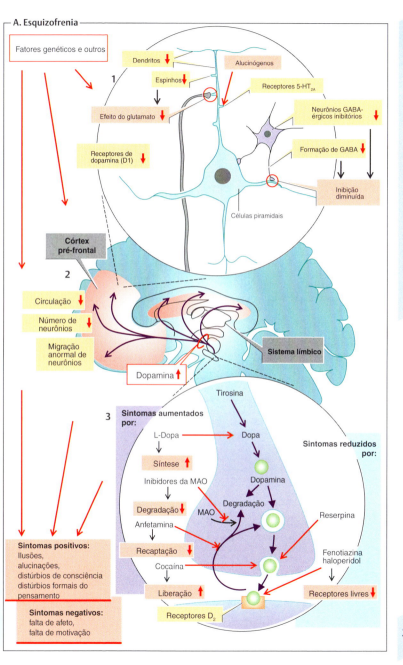

Figura 10.28 Esquizofrenia

Dependência, vício

Dependência ou vício é uma compulsão adquirida que dita o comportamento daqueles que são dependentes ou viciados. Na dependência de drogas, há um grande desejo por uma droga em particular. Para a pessoa dependente, a obtenção e o suprimento de drogas tornam-se prioridades sobre todos os outros tipos de comportamento. Entre as mais importantes dessas drogas estão nicotina, álcool, opiáceos e cocaína. Há, contudo, também muitos outros fármacos (especialmente pílulas para dormir [hipnóticos] e analgésicos) que podem levar à dependência.

Não é apenas o fornecimento da droga particular que é importante no **desenvolvimento do vício**, uma vez que apenas alguns daqueles que usam a droga tornam-se dependentes É de grande significância para o desenvolvimento do vício é uma **predisposição genética** (→ A). Tem sido demonstrado que, nos dependentes de álcool ou cocaína, são especialmente comuns certos polimorfismos do gene para o transportador de dopamina (DAT-1). Os defeitos genéticos da álcool-desidrogenase (ADH) ou da acetaldeído-desidrogenase (ALDH) diminuem a degradação do álcool e, assim, aumentam seu efeito tóxico. Portanto, esses defeitos enzimáticos protegem contra a dependência de álcool. Têm sido realizadas tentativas para obter a inibição farmacológica da ALDH (com dissulfiram) para forçar um aumento no acetaldeído e, assim, interromper o vício pelo efeito tóxico do acetaldeído (náusea, vômito, hipotensão). Devido ao alto risco e ao sucesso relativamente limitado, essa abordagem foi abandonada.

Outro fator importante na dependência é o **contexto social** (→ A). Assim, uma alteração no ambiente social pode tornar mais fácil o abandono de drogas. A maioria dos soldados, por exemplo, que utilizaram drogas na guerra do Vietnam não tornaram-se viciados após o retorno aos Estados Unidos.

Com frequência, viciados desenvolvem uma **tolerância** à substância, e o efeito inicial gradualmente enfraquece se a utilização da droga continua (→ **A, B**). Se a utilização é subitamente descontinuada, há uma reversão do efeito (→ **B**). A utilização crônica enfraquece o efeito da droga e, assim, aumenta a reversão do efeito na descontinuação. Se o viciado quer obter o mesmo efeito, a dosagem tem de ser aumentada. Quando a droga é descontinuada, desenvolvem-se sintomas de retirada que são piores quanto maior a duração do vício pela droga. Os sintomas de retirada levam à **dependência física**. A **dependência psicológica** é o resultado da necessidade dos efeitos positivos da droga e/ou medo de sintomas neurobiológicos ou psicológicos de retirada (→ **A**). O desejo de efeitos positivos permanece após os sintomas de retirada terem diminuído. O estresse, entre outros fatores, favorece as recidivas.

As **vias dopaminérgicas mesolímbica e mesocortical**, em especial no *nucleus accumbens* (→ **A**; ver também p. 374) aparentemente têm um papel importante no desenvolvimento da dependência ou do vício. Pela ativação dessas vias, por exemplo, com álcool ou opiáceos, o dependente tenta produzir uma sensação de bem-estar ou euforia ou, inversamente, para impedir a disforia. É possível que, na retirada da substância, a atividade do sistema dopaminérgico seja reduzida ou as células-alvo fiquem menos sensíveis. Os sintomas de retirada podem ser atenuados pela ativação de receptores endorfinérgicos, GABAérgicos, dopaminérgicos ou serotoninérgicos.

Os **mecanismos celulares** da tolerância têm sido, em parte, elucidados para os opiáceos. A estimulação dos receptores leva à fosforilação via proteínas G de cinases de receptores e, assim, promove a inativação do receptor (→ **C**). Os receptores são também internalizados. A efetividade da estimulação do receptor pode também ser reduzida, influenciando a transmissão celular do sinal. O receptor opiáceo atua parcialmente pela inibição da adenililciclase (AC) uma diminuição do monofosfato de adenosina cíclico (AMPc), e ativação reduzida da proteína cinase A (→ **D**). O uso de opiáceos inibe, portanto, inicialmente, a formação de AMPc (→ **E2**). O uso crônico, contudo, aumenta a expressão da adenililciclase por ação sobre a proteína ligadora do elemento responsivo do AMPc ([CREB], → p 6 e segs.). Como resultado, mesmo na presença de opiáceos, o AMPc ainda é formado (→ **E3**). A retirada subsequente de opiáceos levará, por exemplo, mediante um aumento significativo do AMPc (→ **E4**), aos sintomas de retirada.

A. Uso de drogas

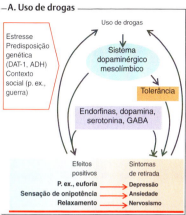

B. Reversão do efeito da droga

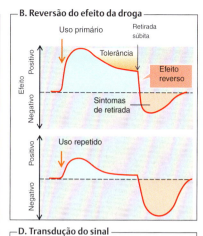

C. Inativação do receptor

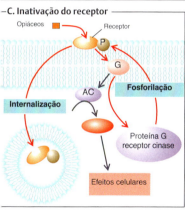

D. Transdução do sinal

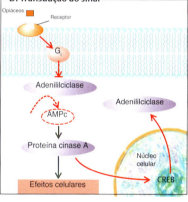

E. Adaptação da transdução do sinal

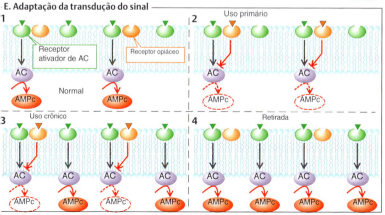

Figura 10.29 Dependência, vício

377

Líquido cerebrospinal, barreira hematoencefálica

Fluxo de líquido cerebrospinal ou cefalorraquidiano (**LCR**) (→ **A**). O LCR é formado, principalmente, no plexo coroide dos ventrículos laterais. Ele flui via forame interventricular (→ **A1**) para o terceiro ventrículo e de lá para o quarto ventrículo pelo aqueduto (→ **A2**). Então, ele circula pelas aberturas laterais e mediana do quarto ventrículo (→ **A3**) para o espaço subaracnoide e vilos aracnoides dos seios da dura-máter (corpúsculos de Pacchioni), e de lá para os seios venosos (→ **A4**).

O fluxo do LCR pode ser lentificado ou interrompido em cada uma das estruturas citadas. Isso resulta na **congestão retrógrada do LCR** (**hidrocefalia**) com pressão aumentada. Dependendo do local da obstrução, distingue-se uma hidrocefalia *comunicante*, na qual o fluxo de LCR entre os ventrículos não está interrompido, de uma hidrocefalia *não comunicante*, na qual as comunicações entre os ventrículos estão obstruídas.

A obstrução dos canais do LCR, especialmente o aqueduto, pode ser o resultado de **malformações**, **cicatrizes** (como após uma infecção ou um sangramento) ou **tumores**. *A absorção do LCR* nos vilos aracnoides é prejudicada se a drenagem nos seios for obstruída (p. ex., na **trombose**) ou se a pressão venosa sistêmica estiver aumentada (p. ex., na insuficiência cardíaca). A drenagem pode também estar reduzida após hemorragia subaracnoide ou meningite, bem como por uma alta concentração de proteínas no LCR (tumores ou infecção), pois os vilos aracnoides podem ser obstruídos pelas proteínas. Por fim, a absorção pode estar reduzida sem razões externas óbvias. Um aumento no espaço do LCR, causado por uma atrofia cerebral primária, é denominado *hidrocefalia ex-vácuo*.

Na **hidrocefalia congênita**, os ossos cranianos podem ser separados, pois suas suturas ainda não se fecharam, resultando em um *aumento do crânio* ("água no encéfalo"*, o significado literal do termo *hidrocefalia*) (→ **A5**). Uma vez que as suturas ósseas tenham se fundido, o excesso de LCR causa aumento de sua pressão (→ p. 380).

Composição do LCR (→ **B**). A composição normal do LCR é aproximadamente a mesma do soro. Contudo, ele tem concentrações mais baixas de proteínas e de proteínas ligadas ao Ca^{2+}. A concentração de K^+ também é mais baixa (cerca de 1 mmol/l). Alterações na composição do LCR são de grande significado diagnóstico em certas doenças encefálicas:

O LCR é normalmente **tão claro como água**, não contém qualquer eritrócito e apenas muito poucos leucócitos (< 4 por μL, sobretudo linfócitos). Todavia, em infecções (p. ex., meningite) podem passar leucócitos para o LCR (→ LCR turvo), e, após hemorragia (p. ex., um tumor cerebral), podem ser encontrados eritrócitos no LCR (→ coloração avermelhada). Um LCR amarelado pode indicar a presença de pigmentos sanguíneos ou proteínas plasmáticas ligadoras de bilirrubina.

A **concentração de proteínas no LCR** fica aumentada se não houver absorção de LCR nos vilos aracnoides ou em infecção (especialmente formação por células imunocompetentes).

A **concentração de glicose no LCR** fica diminuída por tumores, infecções bacterianas agudas, tuberculose e infecções fúngicas do encéfalo, bem como por defeito no transporte de glicose, em casos raros.

Barreira hematoencefálica (→ **C**). As células endoteliais dos capilares sanguíneos no encéfalo (exceto na hipófise posterior, área postrema, plexo coroide e órgãos circunventriculares), sob a influência de astrócitos, formam junções oclusivas (*tight junctions*) densas que impedem a passagem de substâncias dissolvidas no sangue (eletrólitos, proteínas) ou de células. Dessa maneira, o meio extracelular do cérebro é separado do sangue, prevenindo, assim, que as células nervosas sejam expostas a alterações de eletrólitos, transmissores, hormônios, fatores de crescimento e reações imunológicas. Sob circunstâncias anormais, as junções oclusivas podem ser abertas. Isso ocorre, por exemplo, em tumores do encéfalo que não contém astrócitos funcionais. A barreira hematoencefálica pode também ser rompida na hiperosmolaridade (causada por infusão de soluções hipertônicas de manitol) ou na meningite bacteriana.

A barreira hematoencefálica ainda não está fechada em recém-nascidos. Como resultado, na hiperbilirrubinemia do recém-nascido, a bilirrubina pode chegar ao cérebro e lesar núcleos ("Kerne") no tronco encefálico (por isso *kernicterus*). A lesão dos núcleos da base pode, por exemplo, causar hipercinesias (→ p.336).

O sistema nervoso periférico não está protegido por uma barreira hematoencefálica. Especialmente as raízes espinais (síndrome de Guillain-Barré) e junções neuromusculares (miastenia, síndrome miastênica) são alvos frequentes de doença autoimune.

---
* N. de T.: Popularmente "cabeça d'água".

A. Fluxo do líquido cerebrospinal (LCR)

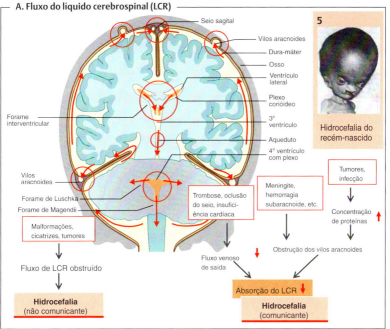

B. Composição do LCR

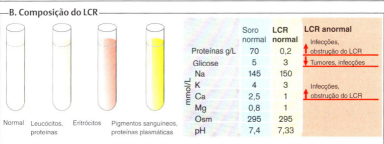

C. Barreira hematoencefálica

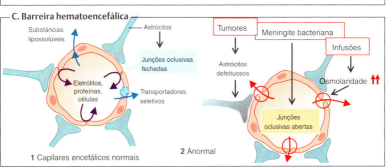

Figura 10.30 Líquido cerebrospinal, barreira hematoencefálica

Pressão do líquido cerebrospinal, edema cerebral

Após as suturas ósseas cranianas terem se fechado, o encéfalo é confinado dentro de uma estrutura rígida. Seu **volume** não pode se expandir, e qualquer compartimento intracraniano pode ficar maior apenas às custas de outros compartimentos (→ **A1**).

O espaço do líquido cerebrospinal ou cerebrorraquidiano comunica-se com o espaço do líquido cerebrospinal da medula espinal através do forame magno. O espaço intravascular é por um momento aumentado com cada onda de pulso sistólico, e sincronicamente com o pulso, um pequeno volume de LCR escapa através do forame magno para o espaço do LCR medular, isto é, o espaço intravascular é aumentado às custas do espaço do LCR (→ **A2**).

Da mesma forma, um aumento no volume intersticial ou intracelular a princípio ocorre às custas do espaço do LCR. Uma vez que essa reserva tenha sido utilizada e o espaço do LCR colapsado, a pressão do LCR eleva-se rapidamente, e há uma **diminuição** significativa **da perfusão cerebral** (→ **A3**).

Existem diversas **formas de edema cerebral** (→ **B**):

Os **edemas citotóxicos** aumentam o *espaço intracelular* como resultado de edema celular (→ **B1**). Entre as causas estão a deficiência de energia (p. ex., devido à hipoxia ou isquemia). A diminuição da atividade da Na^+/K^+-ATPase aumenta a concentração intracelular de Na^+ e diminui a concentração intracelular de K^+. A despolarização subsequente leva à entrada de Cl^- e ao edema celular (→ p. 12).

A redução da osmolaridade extracelular pode também causar edema celular, por exemplo, na hiper-hidratação hipotônica (→ p. 132).

O tratamento prolongado da hipernatremia exige cuidado. As células da glia e os neurônios compensam a hiperosmolaridade extracelular por acúmulo intracelular de osmólitos (p. ex., inositol), um processo que leva dias. Se a hipernatremia é corrigida muito rapidamente, os osmólitos não são removidos rápido o suficiente, e as células incham.

O **edema cerebral de origem vascular** ocorre quando há permeabilidade aumentada dos capilares cerebrais. A filtração capilar resultante de proteínas com água forçada osmoticamente (→ **B2**) aumenta o *espaço intersticial*. Entre as causas de permeabilidade aumentada estão tumores, infecções, abscessos, infartos, sangramento ou envenenamento (chumbo).

A água pode também se acumular no espaço intersticial quando a barreira hematoencefálica está intacta, mas a osmolaridade do espaço intersticial é mais alta do que a do sangue, por exemplo, se há uma queda rápida na concentração sanguínea de açúcar (durante o tratamento de diabetes melito), de ureia (diálise) ou de Na^+ (**edema cerebral intersticial**; → **B3**). Nessas condições, o aumento do espaço intersticial pode ser acompanhado por edema celular.

A **congestão do LCR** também aumenta a pressão cerebral (→ p. 378). Um *distúrbio agudo de drenagem do LCR* causa elevação da pressão que, pelo estreitamento do lúmen dos vasos, diminui a perfusão cerebral (→ **A4**). A *anormalidade crônica de drenagem*, ao causar a morte de neurônios, isto é, uma diminuição no espaço intracelular, resultará, por fim, em diminuição da massa cerebral (→ **A5**).

Os **tumores** e o **sangramento** (→ **A3**) ocupam volume intracraniano às custas de outros compartimentos, principalmente do espaço do LCR.

Sintomas de pressão do LCR aumentada. Devido à pressão cerebral aumentada, a linfa de trás do olho não pode mais fluir em direção ao espaço intracraniano via canal linfático no centro do nervo óptico. Assim, a linfa acumula-se na saída do nervo óptico e causa projeção da papila (*papiledema*; → **C1**). Outras consequências da pressão do LCR aumentada são *cefaleia, náusea, vômitos, tontura, consciência diminuída* (p. ex., devido à perfusão diminuída), *bradicardia* e *hipertensão arterial* (pela pressão no tronco encefálico), bem como *estrabismo* (compressão dos nervos abducentes) e *pupilas dilatadas e irresponsivas à luz* (compressão do nervo oculomotor) (→ **C2**). Os gradientes de pressão trazem um risco aumentado de *herniação de partes do encéfalo* através do tentório do cerebelo (→ **C3a**) ou forame magno (→ **C3b**). As partes herniadas comprimem o tronco encefálico, causando morte imediata. Se o aumento da pressão no LCR for unilateral, o giro do cíngulo pode herniar sob a foice do cérebro (→ **C3c**), causando compressão dos vasos cerebrais anteriores com deficiências correspondentes da função cerebral (→ p. 382).

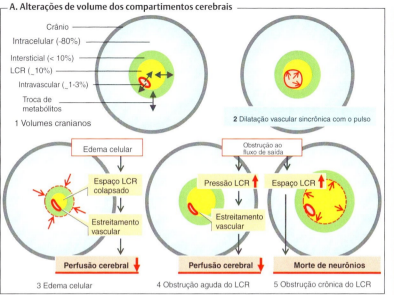
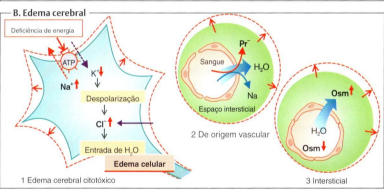
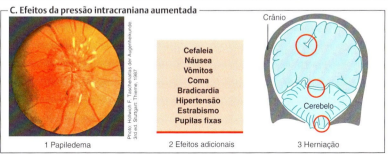

Figura 10.31 Pressão do líquido cerebrospinal

Distúrbios do fluxo sanguíneo cerebral, acidente vascular cerebral

A cessação completa do fluxo sanguíneo cerebral causa **perda de consciência** dentro de 15-20 segundos (→ p. 364) e **lesão irreversível do encéfalo** após 3 a 10 minutos (→ **A1**). A oclusão de artérias individuais resulta em déficits em regiões circunscritas do encéfalo (acidente vascular cerebral). O mecanismo básico de lesão é sempre **deficiência de energia** causada por **isquemia** (p. ex., aterosclerose, trombose, embolia, vasculite). O **sangramento** (devido a trauma, aneurisma vascular, hipertensão; → p. 222) também causa isquemia por compressão de vasos vizinhos.

Por inibição da Na$^+$/K$^+$-ATPase, a deficiência de energia causa o acúmulo celular de Na$^+$ e Ca^{2+}, bem como concentração extracelular de K$^+$ aumentada e, portanto, despolarização. Isso resulta em acúmulo celular de Cl$^-$, edema e **morte celular** (→ **A**; ver também p. 12). Ela também promove a liberação de glutamato, a qual acelera a morte celular pela entrada de Na$^+$ e Ca^{2+}. O Ca^{2+} pode danificar a mitocôndria (→ p. 12). A hipertermia e a hiperglicemia aceleram o dano celular. O edema celular libera mediadores vasoconstritores, e a oclusão do lúmen dos vasos por granulócitos, algumas vezes, impede a **reperfusão**, apesar de a causa primária ter sido removida. A morte celular leva à inflamação, que também lesa células na margem da área isquêmica (**penumbra**).

Os **sintomas** são determinados pelo local da perfusão diminuída, isto é, da área suprida pelo vaso (→ **B**).

A oclusão frequente da **artéria cerebral média** causa *fraqueza muscular* contralateral e *espasticidade*, assim como déficits sensoriais (*hemianestesia*) por lesão dos giros pré-central e pós--central lateral. Outras consequências são *desvio ocular* ("déviation conjugée"– desvio conjugado devido à lesão da área motora visual), *hemianopsia* (radiação óptica), *distúrbios* sensoriais e motores *da fala* (áreas da fala de Broca e Wernicke dos hemisférios dominantes), anormalidades da percepção espacial, apraxia e heminegligência (lobo parietal).

A oclusão da **artéria cerebral anterior** causa *hemiparesia contralateral* e *déficits sensoriais* (devido à perda da porção medial dos giros pré-central e pós-central), *dificuldades de fala* (devido à lesão da área motora suplementar), bem como *apraxia do braço esquerdo*, quando o corpo caloso anterior, e a conexão do hemisfério dominante com o córtex motor direito estiver impedida. A oclusão bilateral da artéria cerebral anterior leva à *apatia* como resultado de lesão do sistema límbico.

A oclusão da **artéria cerebral posterior** leva à *hemianopsia contralateral* (córtex visual primário) e *cegueira* na oclusão bilateral. Além disso, haverá *perda de memória* (lobo temporal inferior).

A oclusão da **carótida** ou a **artéria basilar** pode causar déficits na área de suprimento das artérias cerebrais anterior e média. Quando a **artéria coróidea anterior** está ocluída, são afetados os núcleos da base (*hipocinesia*), a cápsula interna (*hemiparesia*) e o trato óptico (*hemianopsia*). A oclusão dos ramos da **artéria comunicante posterior** para o tálamo causa primariamente déficits sensoriais.

A oclusão completa da **artéria basilar** causa paralisia de todos os membros (*tetraplegia*), dos músculos oculares e leva ao *coma* (→ p. 364). A oclusão dos **ramos da artéria basilar** pode causar infartos no cerebelo, mesencéfalo, ponte e bulbo. Os efeitos dependem do local da lesão:

- *Tontura, nistagmo, hemiataxia* (cerebelo e suas vias aferentes, nervo vestibular).
- *Doença de Parkinson* (substância negra), *hemiplegia contralateral* e *tetraplegia* (via piramidal).
- *Perda da dor e sensação de temperatura* (hipoestesia ou anestesia) na metade ipsilateral da face e contralateral dos membros (nervo trigêmeo [V] e trato espinotalâmico).
- *Hipoacusia* (hipoestesia auditiva; nervo coclear), *ageusia* (nervo do trato salivar) e *soluço* (formação reticular).
- Ptose ipsilateral, miose e anidrose facial (*síndrome de Horner*, na perda de inervação simpática).
- *Paralisia do palato mole* e *taquicardia* (nervo vago [X]), assim como *paralisia dos músculos da língua* (nervo hipoglosso [XII]), *boca caída* (nervo facial [VII]) e *estrabismo* (nervo oculomotor [III], nervo abducente [VI]).
- *Paralisia pseudobulbar* com paralisia muscular global (mas consciência mantida).

A. Efeitos da perfusão encefálica anormal

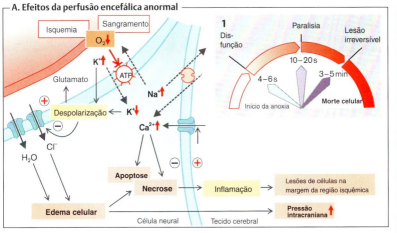

B. Oclusão vascular como causa de isquemia

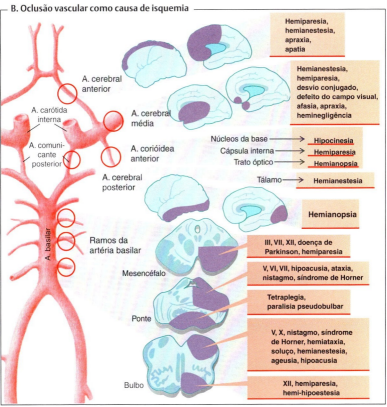

Figura 10.32 Fluxo sanguíneo cerebral: distúrbios

Leitura Complementar

Fisiologia geral

Boron WF, Boulpaep EL. Medical Physiology 2nd ed. Philadelphia: Saunders; 2008

Guyton AC, Hall JE. Textbook of Medical Physiology. 11th ed. Philadelphia: Saunders; 2005

Hall JE. Guyton and Hall Physiology Review. Philadelphia: W.B. Saunders; 2006

Koeppen BM, Stanton BA. Berne and Levy Physiology. 6th ed. St. Louis: Mosby; 2008

Levy MN, Stanton BA, Koeppen BM. Berne and Levy Principles of Physiology. 5th ed. St. Louis: Mosby; 2005

Silbernagl S, Despopoulos A. Color Atlas of Physiology. 7th ed. Stuttgart-New York: Thieme; 2009

Widmaier EP, Raff H, Strang KD. Vander's Human Physiology: The Mechanisms of Body Function. 11th ed. McGraw Hill; 2007

Fisiopatologia geral

Fauci AS, Braunwald E, Kasper DL, Hauser SL. Harrison's Principles of Internal Medicine. (2 vol set) 17th ed. McGraw-Hill; 2008

Kumar V, Abbas AK, Fausto N, Mitchell R. Robbins' Basic Pathology. Philadelphia: Elsevier Saunders; 2007

Lang F. Molecular Mechanisms of Disease. Heidelberg: Springer; 2009

McCance KL. Huether SE. Pathophysiology, The Biologic Basis for Disease in Adults and Children. 5th ed. St. Louis: Mosby; 2006

McPhee SJ. Pathophysiology of Disease. An Introduction to Clinical Medicine. 6th ed. McGraw-Hill Medical; 2009

Vinay K, Abbas AK, Fausto N, Aster J. Robbins and Cotran Pathology Basis of disease. 8th ed. Saunders 2009

Tópicos isolados de fisiopatologia e fisiologia

Fisiologia celular

Alberts B, Bray D, Lewis J. Molecular Biology of the Cell. 5th ed. Taylor & Francis USA; 2008

Lodish H, Berk A, Kaiser CA, Krieger M. Molecular Cell Biology. New York: Palgrave Macmillan; 2007

Endocrinologia

Gardner D, Shoback D. Greenspan's Basic & Clinical Endocrinology. 8th ed. Lange Medical Books, McGraw-Hill Medical; 2007

Jameson JL, ed. Harrison's Endocrinology. 1st ed. McGraw-Hill Professional; 2006

Kronenberg HM, Melmed S, Polonsky KS, Larsen PR. William's Textbook of Endocrinology. 11th ed. Philadelphia: Saunders Elsevier; 2008

Strauss JF, Barbieri RL. Yen & Jaffe's Reproductive Endocrinology; Physiology, Pathophysiology, and Clinical Management. Philadelphia: W. B. Saunders; 2004

Fisiologia gastrintestinal

Barret KE. Gastrointestinal Physiology. New York: Lange Medical Books/McGraw-Hill; 2006

Johnson LR. Gastrointestinal Physiology. St. Louis: Mosby; 2006

Johnson LR, Barret KE, Ghishan FK, et al. Physiology of the Gastrointestinal Tract. Vols 1 & 2. Elsevier Academic Press; 2006

Coração e Circulação

Dubin D. Rapid Interpretation of EKGs. 6th ed. Tampa, FL: Cover Publishing Co.; 2000

Fuster V, Alexander RW, O'Rourke RA. Hurt's The Heart, 11th ed. McGraw-Hill; 2004

Katz AM. Physiology of the Heart. Lippincott Williams & Wilkins; 2005

Lilly LS. Pathophysiology of Heart Disease: A Collaborative Project of Medical Students and Faculty. 4th ed. Philadelphia: Lippincott Williams & Wilkins; 2006

Imunologia

Kindt TJ, Osborne BA, Goldsby RA. Kuby Immunology. 6th ed. New York: W.H. Freeman; 2007

Neurofisiopatologia, músculo

Bear MF, Paradiso M, Connors BW. Neuroscience: Exploring the Brain. Lippincott Williams & Wilkins; 2006

Hauser S, Kasper D, Braunwa;d E, Fauci A. Harrinson's Neurology in Clinical Medicine. 1st ed. Mc-Graw-Hill Professional; 2006

Kandel ER, Schwartz JH, Jessel TM. Principles of Neural Science. New York: McGraw-Hill; 2000

Mowzoon N, Flemming KD. Neurology Board Review: An Illustrated Study Guide. 1st ed. Informa Healthcare; 2007

Farmacologia

Brunton LL, Lazo JS, Parker K. Goodman and Gilman's the Pharmacological Basis of Therapeutics. 11th ed. New York: McGraw-Hill, Medical Publishing Division; 2005

Champe PC, Finkel R, Cubeduu L. Pharmacology. Lippincott Williams & Wilkins; 2008

Rang P, Dale MM, Ritter JM, Flower RJ. Rang and Dale's Pharmacology. 6th ed. Churchill Livingstone; 2007

Fisiologia renal, dos eletrólitos e equilíbrio ácido-base

Alpern RJ, Hebert SC, Eds. Seldin and Giebisch's The Kindney. Vols 1 & 2: Physiology and Pathophysiology. 4th ed. Elsevier; 2007

Eaton DC, Pooler JP. Vander's Renal Physiology. 7th ed. McGraw Hill Medical; 2009

Halperin ML, Goldstein MB. Fluid, Electrolyte and Acid-Base Physiology. A Problem-Based Approach. Philadelphia: W.B. Saunders; 2006

Hasan A. Handbook of Blood Gas/Acid-Base Interpretation. 1st ed. London: Springer; 2009

Reprodução

Leung PCK, Armstrong DT, Ruf KB, Moger WH, Friesen HG. Endocrinology and Physiology of Reproduction. Springer; 2007

Neil JD, ed. Knobil and Neill's Physiology of Reproduction. Amsterdam: Academic Press; 2005

Respiração

West JB. Respiratory Physiology: The Essentials. 8th ed. Philadelphia: Lippincott Williams & Wilkins; 2008

West JB Pulmonary Pathophysiology. 7th ed. Philadelphia: Lippincott Williams & Wilkins; 2007

Dicionários médicos

Dorland's Illustrated Medical Dictionary. 31st ed. Philadelphia: Saunders; 2007

Dumith K, Breskin M, Seeman R. McGraw-Hill Medical Dictionary for Allied Health. McGraw-Hill; 2007

Martin EA. Concise Medical Dictionary. Oxford University Press; 2007

Revistas científicas

Annual Review of Physiology, Annual Review Inc. Palo Alto, California/USA

Nature, Macmillan Magazines, London,UK

Nature Medicine, Nature America Inc., New York/USA

New England Journal of Medicine, Massachusetts Medical Society, USA

Physiological Reviews, The American Physiological Society, Bethesda, Maryland/USA

Physiology, International Union of Physiological Sciences and the American Physiological Society

Science, American Association for the Advancement of Science, New York, USA

Índice (incluindo abreviações)

seg. = seguinte; segs. = seguintes

A

A₁, A₂ receptores, 6, 230
AAT (α-antitripsina), 272
AAT-deficiência (síndrome de Laurel-Eriksson), 272
ABCR (transportador ligador de ATP), retina, 346
abetalipoproteinemia, 166, 265
ABO incompatibilidade, 56
ABO incompatibilidade de grupos sanguíneos, hemostasia, 66
aborto, 60, 318
ABP (proteína ligadora de androgênios), 294
abscesso
  cerebral, 360, 364, 380
  doença de Crohn, 170
  pancreatite, 174
  reparo tecidual, 54 e seg.
absorção, gastrintestinal, 146
acalasia, 150
acantócitos, 182
ACAT (Acetil-CoA-Colesterol-Acetiltransferase), 178, 264
acenocumarol, 68
acetaldeído, 186
acetaldeído-desidrogenase vício, 376
acetilcolina (Ach), 354 e seg.
  circulação coronariana, 230
  colelitíase, 180
  esôfago, 148 e segs.
  regulação da respiração, 86
  transmissão de sinal, 6 e seg.
  transmissão neuromuscular, 326
  úlcera péptica, 156
acetilcolinesterase, 322, 326
acetona, ver corpos cetônicos
Ach, ver acetilcolina
acidente vascular cerebral, 382 e seg.
  aterosclerose, 254
  diabetes melito, 282
  edema cerebral, 380
  hipertensão, 226
ácido acético, diabetes melito, 310
ácido acetilsalicílico, 24
  eicosanoides, 318
  hemostasia, 68
  pancreatite, 172
ácido araquidônico, 7, 52, 318 e seg.
ácido ascórbico, 270
ácido ascórbinico (vitamina C), 270
ácido cítrico, excreção urinária reduzida, 130
ácido clorídrico, ver H+
ácido gástrico, 146, 154 e segs.
ácido glicirrízico, 226
ácido guanidinossuccínico, 120
ácido homogentísico dioxigenase, 260
ácido lisérgico dietilamida(LSD), 372
ácido nicotínico, 104
ácido orgânico, 94 e segs.
ácido p-aminohipúrico, 102
ácido tânico, 42
ácido úrico, 92
  precipitações intrarrenais, 118
  reabsorção tubular renal na EPH-gestose, 126
ácido δ-aminolevulínico, 40, 276
ácido γ-aminobutírico, ver GABA

ácido-base, 94 e segs.
  esôfago, 150
  gestação, 126
  insulina, 310
  potássio, 134
  transmissão de sinal, 7
  transporte renal, 104
  úlcera péptica, 156
ácidos graxos, alcalose, 94
  cálcio, 138
  colelitíase, 180
  diabetes melito, 308 e segs.
  doença cardíaca coronariana, 234
  doença de Cushing, 290
  lipoproteínas, 264
  livres, 256
  magnésio, 136
  pancreatite, 172, 184, 310
  rim, 100, 128
  trato gastrintestinal, 146
ácidos graxos de cadeia curta, 188
acidose (ver também H+), 96 e segs.
  acidose tubular renal distal, 130
  acidose tubular renal proximal, 104
  diarreia, 162
  doença cardíaca coronariana, 234
  fosfato, 140
  hipertermia, 26
  hipoxia, 90
  insuficiência hepática, 188
  potássio, 134
  rim, 116, 120
  ritmo cardíaco, 202
  tumores, 18
  ventilação, 70 e segs., 86
acidose metabólica, ver acidose
acidose respiratória (ver acidose), 96 e segs.
acidose tubular, 106
acidose tubular renal (RTA, tipos), 106
acidose tubular renal, 104 e segs., 144
acil-CoA-colesterol-aciltransferase (ACAT), 178, 264
acinesia (ver Doença de Parkinson), 334 e seg.
  coração, 236
acinetopsia, 348
acloridria, 42
  gastrite, 154
  má-absorção, 164
acromatopsia, 348
acromegalia, 284 e segs., 308
ACTH, 280, 286 e segs.
  diabetes melito, 308
  hipertensão, 226
  transmissão de sinal, 6
actina-miosina, 238
α-actinina-4, 114
activina, 7, 296
adaptação, 4
ADDC (citotoxicidade mediada por células dependente do anticorpo), 56
adenililciclase, acidose, 98
  cálcio, 138
  receptor opiáceo, 376
  transmissão de sinal, 6 e seg.
adenina fosfo-ribosil-transferase, 268
adenoma, 278, 284

387

adenosina, 80
    circulação coronariana, 230, 234
    insuficiência renal aguda, 118
    transmissão de sinal, 6
    úlcera péptica, 156
adenosina deaminase, 62
adesão, 168
    eicosanoides, 318
    inflamação, 52 e segs.
    tumores, 18
ADH (hormônio antidiurético=vasopressina), 132, 282 e seg.
    choque circulatório, 240, 248
    febre, 24
    hipotalámo, 356
    hormônios adrenocorticais, 288, 292
    magnésio, 136
    síndrome hepatorrenal, 128
ADH, nefrite, 116
    concentração urinária, 106 e segs.
    equilíbrio hídrico, 132
    hipertensão renal, 124
    síndrome nefrótica, 114
    transmissão de sinal, 6 seg.
    urolitíase, 140
    vômito, 152
adicção (uso de drogas), 376 e seg.
adinamia, 134
adipocinas, 22, 256
adipócitos, 256
adiponectina, 256
    receptores, 256
adiposidade, ver obesidade
adiuretina, ver ADH
adjuvante de Freund, 60
ADP, 64, 68, 230
adrenais, 288 e segs., 354 e seg.
    lipoproteína, 264
adrenalina, ver epinefrina
adrenérgico, ver (nor)epinefrina
adrenomedulina, 100
adventícia, 254
AE1 (trocador aniônico), 106
afagia, 356
afasia de Broca, 366 e segs., 382
afasia de Wernicke, 366, 382
afasias, 366 e seg
afemia, 366
aférese, 265
afibrinogenemia, 66
afinidade, transporte renal, 104 e segs.
agamaglobulinemia, 62
aganglionose, 168
AGE (produtos finais da glicação avançada), 312 e seg., 344 e segs., 370
age-1, 20
agentes quimioterapêuticos, 62, 296
ageusia, 352, 382
agitação, 370
agnosia, 348
agonistas de receptores γ ativados por proliferadores de peroxissoma (PPARγ), 256
agranulocitose, 62
agrecano, 186
agressividade androgênica, 294
água, trato gastrintestinal, 146
    concentração urinária, 108
    equilíbrio salino, 132

hipotireoidismo, 306
insuficiência renal, 118, 122
Aids (síndrome de imunodeficiência adquirida), 62
    gastrite, 154
    má absorção, 166
AINES, ver fármacos anti-inflamatórios não esteroidais
ALA (ver aminolevulinato)
alanina-glicosilato amino-transferase, 260
albinismo óculo-cutâneo, 260
albumina, 274, 302
alça de Henle, 104 e segs., 136
alcaçuz, 226
alcalose (ver também H+), 94 e segs.
    cálcio, 138
    distúrbios do sono, 362
    doença de Cushing, 290
    fosfato, 140
    hipoxia, 90
    insuficiência hepática, 188
    insulina, 310
    potássio, 134
    regulação respiratória, 86
    síndrome nefrótica, 114
    vômito, 152
alcalose, 98
    cálcio, 138
    cobre, ver Cu
    doença de armazenamento do glicogênio, 262
    febre, 24
    fosfato, 140
    gastrectomia, 160
    magnésio, 136
alcalose metabólica, ver alcalose
alcalose respiratória (ver alcalose), 94 e seg., 98 e seg.
alcaptonúria, 260
álcool(ismo), vício, 376
    balanço do fosfato, 140
    balanço do magnésio, 136
    cerebelo, 338
    consciência, 364
    dor, 342
    EEG, 358
    epilepsia, 360
    esôfago, 150
    gastrite, 154
    gota, 268
    hipoglicemia, 314
    insuficiência hepática, 182 e segs., 270
    má-absorção, 166
    memória, 368
    olfação, 352
    pancreatite, 172 e segs.
    reparo tecidual, 55
    úlcera péptica, 158
    unidade motora, 328
    vômito, 152
álcool-desidrogenase, 376
aldose-redutase, 312
aldosterona (ver mineralocorticoides), 10, 288 e seg.
    alcalose, 94
    antagonistas, 242
    cardíaca, 242
    choque circulatório, 248
    diabetes melito, 310
    gestação, 126
    glomerulonefrite, 112 e segs.
    hipertensão, 224 e segs.
    paladar, 352

388

síndrome de Bartter, 106
síndrome hepatorrenal, 128
transmissão de sinal, 7
alérgenos, 49, 52, 56
alergias, 56 e segs.
　choque circulatório, 246
　histamina, 316
　trato gastrintestinal, 146
alexia, 348
alimentos à base de tomate, 150
alodinia, 342
alopurinol, 182
ALS (esclerose amiotrófica lateral), 14, 90 322, 328
alsina, 328
altitude, 86, 94
　doença cardíaca coronariana, 232
　hipertensão pulmonar, 228
alucinações, 276, 360, 374 e seg.
alumínio, 140 e segs.
alveolite, 58
alvéolo, 70 e segs.
alvo da rapamicina de mamíferos (mTOR), 10
Amadori, 312
amamentação, 42, 164
Amanita phalloides, 182
amaurose, 348
AME (excesso de mineralocorticoide aparente), 124
amenorreia, 122, 298 e seg., 304
　androgênios, 294
　doença de Cushing, 290
　obesidade, 30
　prolactina, 282
　somatotropina, 284
amígdala, 352, 368
amilase, 146, 164
amiloide, 274, 370
amilóide sérica A, 274
amiloide sérica A, 54
amiloidose, 112, 184
　consequências, 274
aminas, 120, 188
aminoácidos, 260 e seg.
　cerebelo, 338
　de cadeias ramificadas, 260
　diabetes melito, 312
　excreção renal, 102 e segs., 120, 126
　hormônios, 280
　insuficiência hepática, 188
　insulina, 310, 314
　metabolismo, 260
　síndrome hepatorrenal, 128
　somatotropina, 284
　trato gastrintestinal, 145, 166
aminoácidos de cadeia ramificada, 260
aminoacidúria, 102 e segs.
aminoacidúria ácida, 104
γ-aminobutirato, ver GABA
aminolevulinato, 40, 276
aminolevulinato-desidrogenase, 276
aminolevulinato-sintase, 276
aminopterina, 38
α-amino-β-cetoadipato, síntese do heme, 276
amnésia, 368 e segs.
amônia, 100, 110, 188, 364
AMP (monofosfato de adenosina), 268
AMPc, 6 seg.
　circulação coronariana, 230
　diarreia, 162

fibrose cística, 176
histamina, 316
hormônio antidiurético, 282
receptor opiáceo, 376
amplitude, pressão sanguínea, 220
anabólicos, 296
anáfase, 2
anafilaxia, 56 seg., 250
anafilaxinas, 54
anafilotoxinas, 80
analgesia, 342
analgésicos, 376
Andersen, 262
androgênios (ver testosterona), 294 e segs.
androstenediona, 286, 296, 300
anel de Kayser-Fleischer, 270, 272
anemia, 34 e segs., 44
　anormalidades de difusão, 74
　cobalamina, 38
　doença cardíaca coronariana, 232
　doença de Addison, 292
　doença renal, 112, 120
　gastrectomia, 160
　hemolítica, 272
　hipertensão portal, 184
　hipotireoidismo, 306
　hipóxia, 90
　icterícia, 182
　má-absorção, 166
　pressão sanguínea, 220
　sideroblástica, 270
　síntese do heme, 276
　tumores, 18
anemia aplástica, 14, 34 e segs.
anemia esferocítica, 44
anemia falciforme, 40, 44, 116
anemia hemolítica, 34, 44 e seg., 140
　alergias, 56
　colelitíase, 178
　doença de Wilson, 270
　doenças autoimunes, 60
anemia hipocrômica, 34, 42
anemia megaloblástica, 34, 38
anemia microcítica, 34, 40
anemia perniciosa, 38, 154, 166
anemia renal (ver anemia), 34
anemia sideroblástica, 270 e segs.
anergia, 49, 60
anestesia, 364 e seg.
　acidente vascular cerebral, 382
　anemias, 40
　dor, 342
　sistema sensorial, 340
anestésicos, transmissão neuromuscular, 326
　gosto, 352
anestésicos locais, 342
aneurisma, 226, 254 e segs., 382
ANF (fator natriurético atrial), ver atriopeptina
anfetaminas, 3334, 374 e segs.
angina de peito, 232 segs.
　doença cardíaca coronariana, 232
　estenose aórtica, 212
　regurgitação aórtica, 214
　regurgitação mitral, 210
　somatotropina, 284
　vasculites, 258
angina de Prinzmetal, 232
angina variantes, 232

A

angiogênese, 18, 90
angioplastia, 234
angiostatina, 18
angiotensina (I, II), 132 e seg.
   choque circulatório, 248
   doença glomerular, 112 e segs.
   edemas, 250
   gestação, 126
   hipertensão, 222 e segs.
   hormônio antidiurético, 282
   hormônios adrenocorticais, 288 e segs.
   insuficiência renal aguda, 118
   prolactina, 282
   síndrome de Bartter, 106
   síndrome hepatorrenal, 128
   transmissão de sinal, 6 e seg.
angiotensinogênio, 124, 290
ângulo iridocorneal, 344
ângulo venoso, 84
anidrase carbônica,
   acidose, 96
   gastrite, 154
   glaucoma, 344
   transporte renal, 104
anidrase carbônica, defeituosa, 104
anidrose, 382
anismo, 168
Anlagen gonadal, 300
anlage, 296
anomalia de Ebstein, 216
anopsia, 348
anorexia nervosa, 30, 356
anormalidades de distribuição, 76 e segs., 82
anosmia, 334, 352
anoxia, ver hipoxia
ANP, ver atriopeptina
anquirina, 44
ansiedade, 334, 362, 368
antiácidos, 158, 162
antibióticos, surdez, 350
   gastrite, 154
   má-absorção, 166
   úlcera péptica, 158
anticalciurese, 106
anticoagulantes, 68
anticonvulsivantes, 364
anticorpos, 52 e segs.
   doença de Cushing, 290
   hormônios sexuais femininos, 296
   transmissão neuromuscular, 326
   trato gastrintestinal, 146
   tumores, 18
antidepressivos tricíclicos, 372
antidiurese, 108 e segs., 132
antígeno associado à função linfocitária, 1, 48
antígeno leucocitário humano, ver HLA
antígenos, 46 e segs.
   doença pulmonar obstrutiva, 80
   trato gastrintestinal, 146
antígenos dependentes do timo (TD), 49
antígenos independentes do timo (TI), 49
antimineralocorticoides, 298
antipiréticos, 24
$\alpha2$-antiplasmina, 66
antipsicóticos, 336
$\alpha1$-antitripsina, 64, 82, 188, 272, 274
antitrombina III, 64, 234, 274
antro, 160, 174

anúria, 118 e seg., 172
aorta, aneurisma, 68, 246, 254
   aterosclerose, 2 e 52 segs.
   ciclo cardíaco, 192
   hipertensão, 226
   shunts circulatórios, 218
AP-1, 7, 10
APAF-1, 14
aparelho justaglomerular, 124
apatia, 26, 188, 382
APC (polipose adenomatosa familiar), 10, 16 ver células apresentadoras de antígenos
APC-resistência, 68
apetite, 30, 306, 314
aplasia, 4, 278
aplasia congênita do ducto deferente (CADV), 176
aplasia do timo, 62
apneia, 28, 362
   central, 86
   obstrutiva, 86
apneia do sono, 72, 86, 362
apneia obstrutiva, 86
Apo a (lipoproteína), 252
Apo-1 ver CD 95 (FAS/Apo-1)
ApoA, lipoproteína, 264
ApoB, lipoproteína, 254, 264 e segs.
ApoC, lipoproteína, 265
ApoE, lipoproteína, 264 e segs., 370
apolipoproteínas, 264 e segs., 252, 370
apomorfina, 152
apoptose, 10, 14 e segs., 92, 98
   acidose, 98
   células nervosas, 322
   defesa imunológica, 49
   doença de Parkinson, 334
   fígado (doença de Wilson), 272
   hipercinesias, 336
apotransferrina, 42
apraxia, 382
APRT (adenina fosfo-ribosiltransferase), 268
aquaporina 2, 282
aquaporinas, 108, 282
aqueduto, 378
ARC, ver complexo relacionado à aids
área 22, afasias, 366
área 28, memória, 368
área 39, afasias, 366
área 40, afasias, 366
área 44, afasias, 366
área de inervação, 320
área postrema, 152, 378
área pré-óptica, 24
área pré-tectal
arginina, 7, 94, 96, 104
armazenamento de glicogênio, 104, 188, 260 e segs., 314
aromatase, 294
arranhões, 52
arreflexia, 332
arritmia, 200 e segs., 242, 270
   alcalose hipocalêmica, 98
   balanço do magnésio, 136
   Ca^{2+}, 138
   choque circulatório, 246
   doença cardíaca coronariana, 234, 236
   estenose aórtica, 212
   hemocromatose, 270
   hipertermia, 26 e segs.
   insuficiência cardíaca, 240

arritmias cardíacas, ver arritmia
artéria basilar, 382
artéria cerebral anterior, 382
artéria cerebral média, 332, 382
artéria cerebral média, 366
artéria cerebral posterior, 382
artéria comunicante posterior, 382
artéria corioide, 382
artéria hepática, 184
artéria pulmonar, 190 e segs., 218, 228
artérias brônquicas, 190, 228
artérias poplíteas, 252
arteríola aferente, 112, 118
arteríola eferente, 112
arteríolas, hipertensão, 222
arteriopatia, arteriopatia cerebral autossômica dominante com leucoencefalopatia e infartos subcorticais (CADASIL), 370
arteriosclerose, ver aterosclerose
arterite de células gigantes, 258
arterite de Takayasu, 258
arterite temporal, 258
articulações, envelhecimento, 20
   alergias, 58
   febre, 24
   fosfato, 140
   gota, 268
   insuficiência renal crônica, 122
   sistema sensorial, 340
artrite, regurgitação aórtica, 214
   balanço do fosfato, 140
   gota, 268
   insuficiência renal crônica, 120
artrite reumatoide, 60, 258
artrose deformante, 284
ASAT (aspartato aminotransferase), 236
asbesto, 52, 78
Áscaris, 168
ascite, 184 e segs., 242, 250
   choque circulatório, 246
   equilíbrio salino, 132
   esôfago, 148
   pancreatite, 174
   pericardite, 244
asfixia, 316
ASIC (canal iônico sensível ao ácido), 342
asma, 52
   anormalidades de distribuição, 76
   doença obstrutiva pulmonar, 80
   eicosanoides, 318
   hipertensão pulmonar, 228
   insuficiência cardíaca, 240
   transmissão de sinal, 6
asma analgésica, 318
aspartato aminotransferase, 236
aspiração, 152
aspirina, 158, 318
assintesia, 348
assistolia, 28, 200 e segs.
associações, 374
astereognosia, 340
astigmatismo, 344
astrócitos, 378
ataque (ver também convulsões), cálcio, 138
   epilepsia, 360
   febre, 24
   hiperoxia, 90
   hipoglicemia, 314

   insuficiência renal crônica, 120
   porfirias, 276
ataque de Adams-Stokes, 202
ataxia, 340
   cerebelo, 338
   doença de Alzheimer, 370
   esclerose múltipla, 324
ataxia de Friedreich, 338
ataxia teleangiectasia, 338
ataxinas, 338
atelectasia, 78
atelectasias, 88
   anormalidades de distribuição, 76
   hiperoxia, 90
   tumores, 18
ateroma, ver aterosclerose
aterosclerose, 252 e segs., 284
   aneurisma, 254
   constipação, 168
   doença cardíaca coronariana, 230 e segs.
   doença de Cushing, 290
   doença de Parkinson, 334
   estrogênios, 298
   glomérulos, 112
   hipertensão, 224, 226
   hipotireoidismo, 306
   lipidoses, 262
   lipoproteínas, 265
   obesidade, 30
   regurgitação aórtica, 214
atetose, 336
ativador do plasminogênio tecidual, 234
atividade em "ponta", 358
atividade muscular, regulação respiratória, 86
atletas, 200, 220
ATP, circulação coronariana, 230
   anemia hemolítica, 44
   eritrócitos, 34
   esôfago, 148
   hipoxia, 90
   reparo tecidual, 54
ATP7B (Cu ATPase), 272
atransferrinemia, 270
atresia, 152
átrio, ver átrios
atriopeptina (=FNA=PNA), 100, 132 e seg., 242
   choque circulatório, 248
   equilíbrio salino, 132
   hipertensão, 224
   hormônios adrenocorticais, 288
   insuficiência renal crônica, 122
   transmissão de sinal, 6
átrios, 192 e segs.
   defeitos da valva cardíaca direita, 216
   equilíbrio salino, 132
   estenose mitral, 208
   hormônio antidiurético, 282
   pericardite, 228
   ritmo cardíaco, 200
   shunts circulatórios, 218
   tromboembolia, 258
atrito pericárdico, 244
atrofia, 4
atrofia muscular espinal, unidade motora, 328
atropina, 86
audição, 350 e seg.
ausências, 360
autoanticorpos, 56 e segs., 60 e seg.

autonomia, coração, 194
AVP, ver ADH
Axina, 10
axônio, 324, 328
azia, esôfago, 150
A-β-lipoproteinemia, 265

B

B^{0+}AT-rBAT(carreador de aminoácido), 104
B^{0}AT1 (carreador de aminoácido), 104
B$_{12}$, ver vitamina B$_{12}$
baço, 32 e segs.
   anemias, 40 e segs.
   hemostasia, 66
   lipidoses, 262
   pancreatite, 172
bactéria (microrganismos),
   choque circulatório, 246
   colelitíase, 178, 180
   colo, 170
   defeito valvular, 208
   defesa imunológica, 46 e segs.
   doença pulmonar obstrutiva, 80
   doenças autoimunes, 60
   dor, 342
   febre, 24
   gastrite, 164
   inflamação, 52 e segs.
   insuficiência hepática, 128, 188
   intestino, 146, 162, 168
   LCR (líquido cefalorraquidiano), 378
   nefrite, 116
   úlcera péptica, 158
Bad, 10
Bak, 14
balanço da cabeça, 214
balão de dilatação, 208
barba, 294
barbitúricos, 86, 246, 282
barreira hematoencefálica, 322, 378 e seg.
   regulação da respiração, 86
   vômito, 152
bartina, 350
bastonetes, 346
batmotropismo, 194, 196 e seg., 354 seg.
bax, 12
Bcl2, l4 e segs.
benzobromarona, 268
betaína, 120
bexiga, 354
   automática, 354
bexiga automática, 354
b-FGF (fator de crescimento de fibroblastos), 370
BFU-E, 36
bicarbonato, 94 e segs., ver HCO$_3^-$
biglicano, 186
biguanidas, 166
bile, 146 e segs., 178 e segs.
   cobre, 270
   crescimento celular, 2
   diarreia, 162 e segs.
   doença de Wilson, 270
   esôfago, 150
   fibrose cística, 176
   gastrite, 154
   hormônios da tireoide, 304
   lipoproteína, 265
   pancreatite, 172
   síntese do heme, 276
   vômito, 152
Bilharzíase (esquistossomose), 58, 250
bilirrubina, 92, 182 e segs.
   choque circulatório, 248
   colelitíase, 178
   eritrócitos, 34
   LCR, 378
   trato gastrintestinal, 146
Billroth, 160
Biot, respiração, 86
bloqueadores do canal de Ca2+, 196, 202, 234, 240
   coração, 196, 202
   defeitos, 328
   epilepsia, 360
   hipertermia, 26
   liberação de insulina, 314
   transmissão neuromuscular, 326
   transporte renal, 106
bloqueio de ramo, 202
blue bloaters, 82
BMPs (proteínas morfogenéticas do osso), 142
BNP (peptídeo natriurético cerebral), 100, 242
boca caída, 382
bócio, 80, 302 e segs.
bolsas mucosas, 140
bomba músculo-articulação, 258
bombesina, 156
borda em escova, 164
Botalli, 216
BPG (bifosfoglicerato), 304, 312
bradicardia, 200 e segs
   edema cerebral, 380
   hipertermia, 28
   hipotireoidismo, 306
   obesidade, 30
   regurgitação aórtica, 214
bradicinina, 80, 290, 316 e segs.
   circulação coronária, 230
   concentração urinária, 108
   dor, 342
   edemas, 250
   hemostasia, 64
   inflamação, 52
   pancreatite, 172
   síndrome hepatorrenal, 128
bronquiectasia, 176, 272
brônquios, 80 e segs.
   alcalose, 98
   anormalidades de distribuição, 76
   eicosanoides, 318
   fibrose cística, 176
   histamina, 316
   serotonina, 316
   sistema nervoso autônomo, 354
bronquite, 76, 80 e seg., 228
bronquite crônica, ver bronquite
bulimia, 30, 44
2, 3-butilenoglicol, 120
bypass, 234

C

C3a, 54, 316
C3b, 48, 54
C4a, 54
C5a, 54, 316

Ca2+ (ver canais de Ca2+), 138 e segs.
  acidente vascular cerebral, 382
  acidose, 96
  alcalose, 98
  células nervosas, 322
  cirrose, 186
  colelitíase, 178
  consciência, 364
  coração, 196, 202, 240
  doença de Cushing, 290
  doença renal, 116, 120 e segs.
  eicosanoides, 318
  epilepsia, 360
  excreção renal, 102, 106
  gastrectomia, 160
  hemostasia, 64
  hipercinesias, 336
  hipertensão renal, 124
  hormônio antidiurético, 282
  inflamação, 52
  LCR, 378
  má-absorção, 164
  magnésio, 136
  morte celular, 14
  osso, 144
  pancreatite, 172
  regulação da respiração, 86
  somatotropina, 284
  urolitíase, 130 e seg.
Ca^{2+}-ATPase, 196, 240
cabeça de medusa, 184
cabelo, 30, 294
cacosmia, 352
CADASIL (arteriopatia cerebral autossômica dominante com leucoencefalopatia e infartos subcorticais), 370
cadeia pesada da miosina não muscular IIA (NMMHC-IIA), 114
cadeia respiratória, 90, 276
caderina, 110
Cádmio, ver Cd^{2+}
(CADV) aplasia congênita do ducto deferente, 176
cafeína, 7, 108
CaHPO$_4$ ver Ca^{2+}
cãibras, ver convulsões
cãibras musculares, ver convulsões
cãibras por calor, 26
calafrios, 24
calcificação, 244, 254
calcifilaxia, 122
calcineurina, 7
cálcio, ver Ca2+
calcitonina, 6, 142
calcitriol, 10, 22, 138 e segs., 142
  deficiência, 104
  formação, 98
  insuficiência renal, 122
  receptor, 122
cálculos, 174, 188
cálculos biliares, 178 e segs.
  constipação, 168
  obesidade, 30
  pancreatite, 172
cálculos de pigmento, 178
cálculos do trato urinário, ver urolitíase
cálculos renais, ver urolitíase
calicreína (nogênio), ver bradicinina
calidina, 172
caliurese, 106

calmodulina, 7
calor, 26, 52, 86, 132
calpaína, 14, 330
CaM cinase, 7
canais de água, 282
canais de cátions, 322, 326
canais de Cl$^-$, apoptose, 14
  diarreia, 6, 162
  eicosanoides, 318
  epilepsia, 360
  fibrose cística, 176
  magnésio, 136
  miotonia, 328
  síndrome de Bartter, 106
canais de K+, 134 e seg.
  alcalose, 98
  audição, 350
  cálcio, 138
  coração, 194 e segs.
  epilepsia, 360
  gestação, 136
  liberação de insulina, 314
  magnésio,1 36
  morte celular, 14
  transporte renal, 104 e segs.
canais de Na+, bloqueadores, 106, 342
  cálcio, 138
  defeitos, 106, 328
  excitação cardíaca, 194, 202
  fibrose cística, 176
  miotonia, 328
  transmissão neuromuscular, 326
  transporte renal, 106
canais semicirculares, 352
canal de cátio permeável ao Ca^{2+}, 114
canal de Schlemm, 344
canal do potencial receptor transitório 6 (TRPC6), 114
canal HERG (*human ether a gogo related gene*), 202
canal iônico sensível ao ácido (ASIC), 342
câncer ver tumor
Candida albicans, 154
cansaço, ver fadiga
capacidade residual, 82
capacidade residual funcional, 78
capacidade respiratória máxima, 20, 78 e segs.
capacidade vital, 78, 82
capacitância da membrana, 324
cápsula interna, 332, 382
captação de cobre, 272
captação máxima de O$_2$, 20, 78 e segs.
caquectina, 24
caquexia, 18, 24, 30 e seg.
carboidratos (ver glicose, etc.), 262 e segs.
Carbonato, ver HCO$_3^-$
γ-carboxilação, 64
carcinoide, 154, 316
Carcinoma, ver tumor
carcinoma brônquico, 18
carcinoma brônquico de pequenas células, 282, 288, 326
carcinoma hepatocelular, 270
cardiomegalia, 262
cardiomiopatia, 270, 330
  choque circulatório, 246
  dilatada, 240
  hemocromatose, 270
  insuficiência cardíaca, 238
  restritiva, 238
  tromboembolia, 258

cardiomiopatia hipertrófica, 238
carga pré-renal, 102
cáries, 152
carótida, 382
cartilagem, 268, 284
carvalho venenoso, 58
caspases, 10, 14, 92
CaSR (receptor sensível ao Ca2+), 144
catabolismo, diabetes melito, 310
    hormônios da tireoide, 304
    inflamação, 54
    tumor, 18
catalase, 46, 276
catalase, 92
catarata, 312 e segs., 344 e seg.
catecolaminas (ver [nor]epinefrina)
    balanço do potássio, 134
    bradicinina, 316
    circulação coronariana, 230
    depressão, 372
    doença de Addison, 292
    doença de Cushing, 290
    hipertensão, 222, 226
    histamina, 316
    hormônios da tireoide, 304
    insuficiência cardíaca, 240
    regulação da respiração, 86
catecol-ortometil-transferase, 268, 334, 372
β-catenina, 10, 16, 110
catepsina, 82
catepsina K, 142
caveolina, 330
CCK (colecistocinina)
    colelitíase, 180
    esôfago, 148
    gastrectomia, 160
    liberação de insulina, 314
    má-absorção, 164
    transmissão de sinal, 7
CCR5, 62
CD18, 62
Cd^{2+}, 42, 352
CD2AP (proteína associada a CD2), 114
CD4, 49, 62
CD40, 49, 62
CD8, 48, 60
CD95 (Fas/Apo1), 7, 14, 18, 49
cdc2, 2
ceco, 146
cefaleia, 342 e seg., 380
    febre, 24
    serotonina, 316
cego com visão, esfíncter pupilar, 348
cegueira, 344 e segs.
    acidente vascular cerebral, 382
    diabetes melito, 312
    vasculite, 258
cegueira cortical, 348
cegueira noturna, 346 e segs.
células acinares, 172, 176
células amácrinas, 346
células apresentadoras de antígenos, 48 e segs.
células beta, pâncreas, 308, 314
células beta (pâncreas), 308, 314
células bipolares, 346
células da teca, 296
células das ilhotas, 308
células de goblet, 156

células de Kupffer, 24, 48, 146, 186
células de Langerhans, 48, 58
células de Leydig, 294, 300
células de memória, 46
células de Scwann, 312, 322 e segs.
células de Seroli, androgênio, 294, 300
células dendríticas, 48, 58, 170
células epiteliais pigmentares, 346
células espumosas, 252 e segs.
células G, 156
células ganglionares, 346
células germinativas, 2, 20
células gliais, 378 e seg.
    consciência, 364
    defesa imunológica, 48
    doença de Alzheimer, 370
    hipotireoidismo, 306
células granulosas, 296
células horizontais, 260
células M, 146
células membranosas, 146
células mesangiais, 112
células musculares lisas, aterosclerose, 254
    crescimento celular, 2
    eicosanoides, 318
    esôfago, 148
    histamina, 316
células *natural-killer*, 48, 56, 284
células nervosas, 4, 322 e segs.
células NK (células *natural-killer*), 48, 56, 284
células parietais, 354
células permanentes, 4
células pilosas, 350
células piramidais, 358, 374
células precursoras, 32 e segs.
células precursoras linfáticas, 46
células principais, 156
células sanguíneas, 32 e segs.
células sinoviais A, 48
células T, ver linfócitos
células T citotóxicas, 48, 62
células T *helper*, 49
células TH, ver linfócitos
células tipo enterocromafins (ECL), 154, 316
células T-*killer*, 46, 49, 58
células vermelhas sanguíneas, ver eritrócitos
células-tronco, 2, 32, 36, 44
centralização, 240, 248
centríolo, 2
centro da fome, 30
centro da saciedade, 30
ceramida 7, 14, 272
cerebelo, 338 e segs.
    acidente vascular cerebral, 382
    depressão, 372
    esclerose múltipla, 324
    memória, 368
    núcleos da base, 334
    sistema sensorial, 340
    sistema vestibular, 352
    via motora descendente, 332
cérebro, 320 e segs.
    circulação, 190, 246
    crescimento celular, 4
    doenças de armazenamento de glicogênio, 262
    equilíbrio salino, 132
    hemostasia, 68
    hiperoxia, 90

hipoperfusão, 86
insuficiência cardíaca, 240
cérebro dividido, 364 e seg.
ceruloplasmina (Cp), 42, 92, 270, 272, 274
cérvix (colo do útero), 2, 298
cetoacidose, 120, 290, 308 e segs.
α-cetoglutarato, 364
CFTR (regulador da condutância transmembrana da fibrose cística), 110
CFTR, ver fibrose cística
CFU-E, ver unidade formadora de colônia
CGRP (peptídeo relacionado ao gene da calcitonina), 342
Charcot-Marie-Tooth, 324, 328
Chlamydia pneumoniae, 252
choque, ver choque circulatório, 246 e segs.
choque anafilático, 56, 246
choque cardiogênico, 236, 246
choque circulatório, 190, 246 e segs.
  anemias, 40
  hipertensão pulmonar, 228
  pancreatite, 172
  pericardite, 244
  úlcera péptica, 158
choque congestivo, 246
choque elétrico, 202 e segs., 368
choque espinal, 332, 354
choque neurogênico, 246, 354
choque por calor, 26, 338
choque protraído, 248
chumbo, 276, 328, 352, 380
cianida, 352
cianose, (ver hipoxia), 74, 84, 90 e seg., 218
cicatriz, crescimento celular, 4
  coração, 204, 236 e segs.
  hidrocefalia, 378
  pericardite, 244
  reparo tecidual, 54
cicatrização de ferida, reparo tecidual, 154 e seg., 156, 290
cicatrizes gliais, 360
ciclinas, crescimento celular, 2, 16
ciclo celular, 2
ciclo da pentose fosfato, 44
cicloxigenase, 7, 318
  febre, 24
  hemostasia, 68
  úlcera péptica, 158
ciclosporina A, 49, 182
CID (coagulação intravascular disseminada), 68 e seg., 246
cifoescoliose, 78
cílios, 80
cinase, cascatas, 7
cinase induzida por soro e glicocorticoide (SGK1), 10
cinesia, 152
cininas, ver bradicinina
cininogênio, 64, 128
cininogênio de alto peso molecular, 64
circuitos de desvio porta, 184
circulação, 190 e segs.
  acidose, 96
  hipotálamo, 356
  hipoxia, 90
circulação coronariana, 80, 230 e segs.
  estenose aórtica, 212
  regurgitação aórtica, 214
  vômito, 152
circulação extracorpórea, 28

circulação fetal, 216
circulação pulmonar, 190
círculo de Cabrera, 198
cirrose, ver cirrose hepática
cirrose hepática, 186 e seg., 270, 272, 282
  alcalose, 94
  choque circulatório, 246
  colelitiase, 178
  doenças do armazenamento de glicogênio, 262
  edema pulmonar, 84
  hemocromatose, 270
  hemostasia, 66
  hipoglicemia, 314
  insulina, 280
  reparo tecidual, 55
cisplatina, 350
11-cis-retinol, 346
cistationina-β sintase, 260
cisteína, ver cistina
cistina, 260
  ácido-base, 94 e segs.
  má-absorção, 166
  transporte renal, 104
  urolitíase, 130
cistinose, 260
cistinúria, 104, 130 e segs., 166, 260
citocinas, 24, 52, 290
citocinese, 2
citocromo c, 14, 272, 276
  liberação, 14
    das mitocôndrias, 10
citocromos, 270
citoesqueleto, 44
citólise, 48 e segs., 56
citomegalovírus, 154
citoproteção, 156
citosina-fosfatidil-guanosina (CpG), 170
citostática, 62, 296
citotoxicidade mediada por células dependentes de anticorpo, 56
citrato, 110
  diarreia, 162
  hemostasia, 66
  pancreatite, 174
  urolitíase, 130
c-jun, 7, 10
CK-MB (creatina-cinase do músculo, cérebro), 236
Cl -, morte celular, 12
  fibrose cística, 176
  transporte renal, 106 e segs.
clatrina, 264
claudicação, vasculite, 258
claudicação intermitente, 254
claudina, 136
clique, 214
clique de abertura, 212
clique de ejeção, 216
clique no meio da sístole, 210
clonidina, 372
cloreto, ver Cl -
cloreto de suxametônio, 26, 326
clorofenilalanina, 372
Clostridium difficile, 162
CNP (peptídeo natriurético tipo C), 100
CO, ver débito cardíaco e monóxido de carbono
CO_2, acidose, 96
  alcalose, 94, 98
  anormalidades de difusão, 74

anormalidades de distribuição, 76
regulação da respiração, 86
respiração, 70 e segs.
sistema sensorial, 340
Co^{2+}, 42
CO_3^{2-}, 144
coagulação, 64 e segs.
bradicinina, 316
doença de Cushing, 290
hormônios sexuais femininos, 298
coagulação intravascular disseminada (CID), 68 e seg., 246
coagulação sanguínea, 32, 64 e segs.
bradicinina, 316
diabetes melito, 312
dor, 342
hipertensão portal, 184
insuficiência hepática, 188
insuficiência renal crônica, 120
má-absorção, 166
pancreatite, 172
tumores, 18
coagulopatias, 66 e segs.
coarctação aórtica, 124, 224
cobalamina, 38 e seg.
folato, 38
gastrectomia, 160
gastrite, 154
hemostasia, 68
má-absorção, 146, 164 e segs.
cobre, 24, 42, 270 e seg.
cobre, 270
edemas, 250
hipotireoidismo, 306
síndrome nefrótica, 114
cocaína, vício, 376
esquizofrenia, 374
infarto miocárdico, 236
olfação, 352
paladar, 352
coceira, ver prurido
coeficiente de difusão de Krogh, 74
colágeno, aterosclerose, 254
cirrose, 186
crescimento celular, 4
defeitos genéticos, 114
diabetes melito, 312
doença de Cushing, 290
doença pulmonar restritiva, 78
hemocromatoses, 270
hemostasia, 64
hipotireoidismo, 306
insuficiência cardíaca, 240
osso, 144
reparo tecidual, 54 e seg.
somatotropina, 284
colangite, 180 e segs., 188
colchicina, 166
colecistectomia, 180
colecistite, 180
colecistocinina, ver CCK
colelitíase, 178 e segs.
colestase, 180 e segs., 188
colesterol, 114, 262 e segs.
aterosclerose, 252
colelitíase, 178, 182
colesterol, síndrome nefrótica, 114
hormônios adrenocorticais, 286
hormônios da tireoide, 304 e segs.

hormônios sexuais femininos, 298
inflamação, 52
síndrome hepatorrenal, 128
colestiramina, 166, 265
cólica, 130, 180
cólica, 130, 180
cólica renal, 130
colina, 362
colina-acetil-transferase, 370
colinérgico, 354 e segs.
doença de Alzheimer, 370
doença de Parkinson, 336
núcleos da base, 334
colipase, 164
colite, 168
ulcerativa, 170
colite ulcerativa, 170
colo, 162, 168, 174
colo irritável, 168
coluna dorsal, 340
coma, 342
acidente vascular cerebral, 382
cálcio, 138
choque circulatório, 248
diabetes melito, 310
edema cerebral, 380
epilepsia, 360
equilíbrio salino, 132
estenose aórtica, 212
fosfato, 140
gastrectomia, 160
hipertermia, 24 e segs.
hipoglicemia, 314
hipotireoidismo, 306
insuficiência hepática, 188
insuficiência renal crônica, 120
porfiria, 276
coma *dépassé*, 364 e seg.
coma diabético, ver diabetes melito
comissura anterior, 364
compatibilidade, 44
complacência, coração, 218, 234
pulmão, 70, 78, 84
complemento, 46 e segs., 54 e segs.
anemia hemolítica, 44
febre, 24
histamina, 316
pancreatite, 172
complexo de ataque à membrana, 48, 54
complexo de esclerose da tuberina (TSC), 10
complexo de histocompatibilidade principal, 48
complexo IκB-cinase (IKK), 10, 170
complexo QRS, 192, 198 e segs., 236
complexo relacionado à aids, 62
complexos imunes, 58, 112, 258
comportamento, 374 e segs.
COMT (catecol-ortometil-transferase), 334, 372
concentração urinária, 106 e segs.
condicionamento, 368
condrócitos, 2, 142
condução óssea, 350
condução saltatória, 324
condutividade hidráulica, 112
cones, 346
conexina, 194, 324
conexões intercelulares, ver junções comunicantes
confabulações, 368
confusão, 26, 120, 370 e seg.

congelamento, 28
congestão pulmonar, 84, 228
conjuntivite, 316
consciência, ver coma
constipação, 168 e seg.
   cálcio, 138
   hipotireoidismo, 306
   magnésio, 136
   porfiria, 276
constrição, 168
contexto social, 376
contrações clônicas, 360
contratilidade, ver contratilidade cardíaca
contratilidade cardíaca, 238 e seg.
   acidose, 98
   choque circulatório, 248
   histamina, 316
   hormônios da tireoide, 304 e segs.
   insulina, 310
conversão, hormônios, 278
convulsões, 274
coproporfirinas, 276
cor pulmonale, 78 e segs., 228 e seg., 262
coração, 190 e segs.
   defeitos de valvares, 208 e seg.
   doença de Wilson, 270
   doenças do armazenamento de glicogênio, 262
   excitação cardíaca, 194
   fibrose, 242
   hipertensão, 226
   hormônios adrenocorticais, 288 e segs.
   infarto, ver infarto miocárdico
   pericardite, 244
   shunts circulatórios, 218
   síndrome de Turner, 300
   somatotropina, 284
   vasculite, 258
coração direito, ver coração
corda do tímpano, 352
cordas tendíneas, 208, 210, 236
cordas vocais, 80
coreia, 336
coreia de Huntington, 322, 336, 352
coreia de Huntington, 322, 336, 352
coreia de Sydenham, 336
Cori, 262
coriomamotrofina, 308
córnea, 90, 270, 344 e seg.
corpo caloso, 364
corpo ciliar, 344
corpo estriado, 334
corpo geniculado lateral, 348
corpo lúteo, 14, 296 e seg.
corpo vítreo, 90
corpos cetônicos, 120, 290, 308 e segs.
corpos de Lewis, 370
corpos de Meissner, 340
corpos de Pacini, 340
corpos de Ruffini, 340
corpúsculos de Pacchioni, 378
corrente *funny*, 194
cortes, 52
córtex, ver córtex cerebral
córtex associativo auditivo, 366
córtex auditivo, 366
córtex cerebral,
   depressão, 372
   EEG, 358
   memória, 368
   sistema vestibular, 352
córtex da ínsula, 342, 352
córtex de associação parietal-temporal, 266
córtex entorrinal, 368 e segs.
córtex motor, 332
   afasias, 366
   cerebelo, 338
   núcleos basais, 334
córtex olfatório, doença de Alzheimer, 352 e seg., 370
córtex pré-frontal, 368, 374
córtex pré-motor, 366
córtex somatossensorial, 340, 342
córtex visual, via visual, 348, 366
corticoliberina, ver hormônio liberador de corticotropina
corticotropina, 286 e seg.
   hipotálamo, 356
   regulação respiratória, 86
   sistema nervoso autônomo, 354
   transmissão de sinal, 6
cortisol, 10, 144, 280, 286 e seg.
   diabetes melito, 308 e segs.
   eicosanoides, 318
   falta de, 282
   fosfato, 140
   hipertensão, 222, 226
   hipoglicemia, 314
   hipotálamo, 356
   hormônios da tireoide, 302
   hormônios sexuais femininos, 298
   lipoproteínas, 264
   morte celular apoptótica, 14
   obesidade, 30
   osso, 144
   somatotropina, 284
   tumores, 18
   úlcera péptica, 158
cosméticos, 58
coxsackievirus, 244
CpG (citosina-fosfatidil-guanosina), 170
51Cr, 36
craniotabes, 144
creatina, 330
creatina-cinase, 236, 330
creatinina, 100 e segs., 120, 330
CREB (proteína ligadora do elemento responsivo ao AMPc), 6, 376
crescente, murmúrio, 208
crescimento, 282, 284 e seg.
   doença de Cushing, 290
   hipertireoidismo, 304
   hipotálamo, 356
   hormônios sexuais femininos, 298
crescimento retardado, 144, 284, 294 e segs.
cretinismo, 306
Creutzfeldt-Jakob, doença de, 370
CRH, ver hormônio liberador de corticotropina
Crigler-Najjar, síndrome de, 182
crioglobulinemia, 274
cristais, insuficiência renal aguda, 118
   colelitíase, 178
   gota, 268
   inflamação, 54
   urolitíase, 130
cristais de silicone, 52
cromossomo Y
cronoterapia, 362
cronotropismo, 354

CSF (fatores estimuladores de colônias), 32
CSFs sangue, 32
Cu-ATPase (ATP7B), 272
cumarina, 68
CVS (células vermelhas sanguíneas), 34 e segs.
CXCR4 (receptor de quimiocina), 62

D

D_1, D_2, receptores, ver dopamina
DAAO (D-amino-oxidase), 374
DAF (fator acelerador do decaimento), 44
DAG (diacilglicerol), 7
D-amino-oxidase (DAAO), 374
dantrolene, 26
DAV_{O_2}, ver diferença arteriovenosa de O_2
D-CDK4, ver ciclinas
DCT1 (carreador iônico), 42
DDP (desvio de despolarização paroxística), 360
DDT, 338
débito cardíaco, 190 e segs., 240
    circulação, 190
    envelhecimento, 20
    hipertensão portal, 184
    hipertireoidismo, 304
    respiração, 70
decomposição de movimentos, 338
decorina, 186
dedos dos pés em baqueta, 218
defecação, 168, 354
defeito da valva cardíaca direita, 206 e seg.
defeito imune variável, 62
defeito septo atrial, 208
defeitos de adesão leucocitária, 62
defeitos de canais, 328 e segs.
defeitos de transporte, rim, 104 e segs.
    intestino, 162 e segs.
    retina, 346
    transtirretina, 274, 302
defeitos de valvas (reumáticas), 208 e segs.
defeitos do campo visual, 284, 348 e seg.
defeitos enzimáticos, 260 e segs.
    androgênios, 294
    cerebelo, 338
    hormônios adrenais, 286 e seg.
    hormônios da tireoide, 302 e seg.
    hormônios sexuais femininos, 296
    pseudo-hermafroditismo, 300
defeitos genéticos, metabolismo de aminoácidos, 314
    androgênios, 294
    anemias, 40, 44
    cerebelo, 338
    fibrose cística, 176
    hipoglicemia, 314
    lipoproteínas, 128, 265 e seg.
    músculo esquelético, 328
    transporte renal, 104 e segs.
defeitos imunes, 62 e seg.
α-defensina, 170
β-defensina, 170
defensinas, 48
    síntese dependente de NFγB, 48
defesa imune, 46 e segs., 284
    somatotropina, 284
deficiência, 22, 136
    gastrectomia, 160
    hormônios sexuais femininos, 298
    má-absorção, 166

    nefrite, 116
    receptor (VDR), 142
deficiência de iodo, 302
deficiência de K+, ver K+
deficiência de redutase, 294, 300
deficiência familiar de LCAT, 128
déficits sensoriais, acidente vascular cerebral, 382
    diabetes melito, 312
    esclerose múltipla, 324
degeneração de Walleriana, 322
degeneração hepatolenticular = doença de Wilson, 270, 272
degeneração macular, 346
degeneração transneuronal, 322
deglutição, 148
deglutição, 148 e seg.
    distúrbios, 150
degradação do citoesqueleto, 14
deiodinase, 302
déja vu, 360
deleção clonal, 46, 60
demência, 334, 336, 358, 370 e seg.
dendritos, 358
    espinhos, 374
dependência física, 376
depleção de volume, alcalose, 94, 104
depleção de volume, ver também hipovolemia
depressão, 336, 372 e seg.
    distúrbios do sono, 362
    doença de Addison, 292
    doença de Parkinson, 334
    hipotireoidismo, 306
    tratamento, 372
depuração de volume (esôfago), 148 e segs.
depuração renal, 102, 114
derivação pré-cordial, 198
derivações de Goldberger (ECG), 198
derivações de Wilson, 198
derivações unipolares, 198
derivados de xantina, 6
dermatite atópica, 56
dermatite de contato, 58
dermatomiosite, 168, 328, 330
dermátomo, 320, 340
dermatosclerose, 258
descolamento de retina, 346
descompensação, insuficiência cardíaca, 238 e segs.
desdiferenciação, 2
desenvolvimento, 300
desenvolvimento embrionário, 14
desfibrilador, 204
desidratação, 132 e segs., 282 e segs.
    diabetes melito, 310
    doença de Addison, 292
    gastrectomia, 160
desidratação hipertônica, ver desidratação
desidratação hipotônica, ver desidratação
7-desidrocolesterol, 144
desidroepiandrosterona, 290
desipramina, 372
desmielinização, 324 e segs.
desmineralização do osso, 98, 144 e segs.
desorientação, ver confusão
desoxicorticosterona, 226
11-desoxicortisol, 286
11-desoxicorticosterona, 226, 286
desoxitimidilato, 38
desoxiuridilato, 38
despertar, 362

despolarização, 12, 202, 322, (ver potencial de ação)
despolarizações atriais ectópicas, 200
desvio de despolarização paroxística, 360
desvio de eixo para direita, 198
desvio do eixo para esquerda, 366
desvio ocular, 382
deuteranomalia, 346
deuteranopia, 346
deviation conjugée (desvio conjugado), 382
D-glicerato-desidrogenase, 260
DHEA (desidroepiandrosterona), 290
5α-DHT (di-hidrotestosterona), 294
diabetes do tipo MODY (diabetes familiar com idade de diagnóstico precoce), 308
diabetes esteroide, 290, 308
diabetes insípido, 106 e segs., 132, 282 e segs., 356
diabetes juvenil (ver diabetes melito), 308 e segs.
diabetes melito, 114, 120, 270, 308 e segs.
    acidose, 96
    aterosclerose, 252
    "bronzeada", 270
    catarata, 344
    choque circulatório, 246
    consciência, 364
    constipação, 168
    doença de Cushing, 290
    doenças autoimunes, 60
    edema cerebral, 380
    fosfato, 140
    hemocromatose, 270
    hipertireoidismo, 304
    hormônios sexuais femininos, 298
    insuficiência cardíaca, 240
    magnésio, 136
    morte celular apoptótica, 14
    obesidade, 30
    osso, 144
    paladar, 352
    pancreatite, 174
    rim, 102, 112, 116
    somatotropina, 284
    unidade motora, 328
    vômito, 152
diacilglicerol, 7
diafragma, 148
diálise, 144, 380
diapedese, 54
diarreia, 120, 136, 162 e segs., 170
    acidose, 96
    alergias, 56
    choque circulatório, 246
    doença de Addison, 292
    eicosanoides, 318
    equilíbrio salino, 132
    gastrectomia, 160
    hipertireoidismo, 304
    insuficiência renal crônica, 120
    má-absorção, 166
    pancreatite, 174
    serotonina, 316
    toxina colérica, 6
    tumores, 18
diástole, 192 e seg.
    circulação coronariana, 230
    estenose mitral, 208
    insuficiência cardíaca, 238
    pressão sanguínea, 220
    regurgitação aórtica, 214

diclofenaco, 158
diencéfalo, 368
dieta, 30, 260, 265
dieta vegetariana, 164
difenil-hidantoína, 338
diferença arteriovenosa O2, 74, 90, 208, 230
diferenciação sexual, 294, 300
2,3-difosfoglicerato, 90, 140, 304, 312
difusão, 74 e segs., 82 e segs., 90
digestão, 146
digitálicos, 196 e seg., 202 e segs.
    cálcio, 138
    equilíbrio salino, 132
    hipertensão, 124, 224
    insuficiência renal, 122
    vômito, 152
7, 8-di-hidrofolato, 38
di-hidrofolato-redutase, 38
di-hidropiramidol, 196
di-hidropiridina, ver bloqueadores de canais de Ca^{2+}, 240
di-hidropteridina-redutase, 260
di-hidrotestosterona, 294
5α-di-hidrotestosterona (5α-DHT), 294
di-hiodotirosina, 302
DII (doenças intestinais inflamatórias), 170
dilatação vascular, ver vasodilatação
dilatador da pupila, 354
dilatador pupilar, 348 e seg.
diltiazem, 202
dinactina, 328
dipeptídeos, 146, 166
diplopia, 304
disbindina, 374
discinesia, 236 e segs., 240
discinesia tardia, 336, 374
discos intervertebrais, somatotropina, 284
disdiadococinesia, 338
disestesia, 340
disfagia, 150
disferlina, 330
disforia, 376
disgenesia reticular, 62
disgeusia, 352
dismetria, 338
dismorfopsia, 348
disopiramida, 202
dispersão temporal, desmielinização, 324
displasia, cleidocranial, 144
displasia cleidocraniana, 144
dispneia, 70, 88, 240
    doença cardíaca coronariana, 234
    estenose aórtica, 212
    estenose mitral, 208
    insuficiêcia cardíaca, 240
    pericardite, 244
disproteinemia, 68, 273
disritmia, 200
dissacaridase, 164
dissinergia, 338
dissulfiram, 376
distonia, 336
distrofia, 328
distrofia de Becker, 330
distrofia de Duchenne, 328
distrofia muscular, 328 e seg.
distrofia muscular, espinal infantil, 322
distrofina, distrofia muscular, 328 e segs.
distúrbio bipolar, 372

D

distúrbio unipolar, 372
distúrbios do metabolismo de aminoácidos, 260
distúrbios do sono, 362 e seg.
distúrbios para dormir, 334
distúrbios psicológicos, 370 e segs.
    constipação, 168
    doença cardíaca coronariana, 232
    hipertensão, 222 e segs.
    úlcera péptica, 158
    vício, 376
    vômito, 152
dislipoproteinemia-β, 265
diurese (ver também poliúria), 106 e segs., 130 e segs., 316 e segs.
    noturna, 242
diurese noturna, ver nictúria
diurese osmótica, 108 e seg., 132, 136, 140, 310
diurese por pressão, 108, 224
diuréticos, 106 e segs.
    choque circulatório, 246
    fosfato, 140
    potássio, 134
    ritmo cardíaco, 202
diuréticos de alça, 108, 136, 350
diuréticos distais, 106
divertículo, 168
DNA, fragmentação, 14
DNA, lesão, 270
DNA, lesão por ferro, 270
DNA, reparo, 16, 338
DNA, síntese, 38
DNA-helicase, 20
DNP (peptídeo natriurético dendroaspis), 100
DOC, ver desoxicorticosterona
doença arterial oclusiva crônica, 254
doença cardíaca coronariana, 232 e segs., 238, 252 e segs.
    choque circulatório, 248
    lipoproteína, 265
    regurgitação mitral, 210
doença cardiovascular, fatores de risco, 256
doença celíaca, 58, 166
doença de Addison, 288, 292 e seg.
    choque circulatório, 246
doença de Alzheimer, 58 e segs., 322
    memória, 368
    morte celular apoptótica, 14
    olfação, 352
doença de armazenamento de ésteres de colesterol, 262
doença de Buerger, vasculite, 258
doença de Chagas, 168
doença de Crohn, 166, 170, 178
doença de Fabry, 112
doença de Gaucher, 262
doença de Hartnup, 104, 166
doença de Hirschsprung, 152, 168
doença de Ménière, 152, 350-, 352
doença de Niemann-Pick, 262
doença de Osler-Weber-Rendu, 68
doença de Paget, 144
doença de Parkinson, 334 e seg.
    acidente vascular encefálico, 382
    constipação, 168
    morte celular apoptótica, 14
    olfação, 352
doença de Pelizaeus-Merzbacher, 324
doença de Raynaud, 258
    secundário, 274
doença de Schoenlein-Henoch, 68

doença de Stargardt, 346
doença de Tangier, 265
doença de Tomsen, 328
doença de Von Hippel-Lindau, 16, 110
doença de von Willebrand (VW), 68
doença de Waldenström, 274
doença de Werlhof, 68
doença de Whipple, 166
doença de Wilson, 186 e segs., 272 e segs., 332
doença de Wolman, 262
doença degenerativa, 324, 338, 370
doença do "bronzeado", doença de Addison, 270, 292
doença do movimento, 152
doença do rim policístico, 110
doença do soro, 58
doença do xarope de bordo, 260
doença intestinal, inflamação crônica, 170
doença maníaco-depressiva, 358, 372
doença neurodegenerativa, 14, 328 e segs., 332 e segs., 338, 364, 368 e segs.
doença oclusiva venosa, 184
doença pulmonar obstrutiva, 70, 76, 80 e segs.
doença pulmonar restritiva, 70, 78 e seg.
doença renal policística autossômica dominante (DRPAD), 110
doença sem pulso, 258
doença venosa, 258 e segs.
doenças autoimunes, 52, 60 e segs., 278
    androgênios, 294
    diabetes melito, 308
    esclerose múltipla, 324
    esôfago, 150
    gastrites, 154
    hipertireoidismo, 302
    hipoglicemia, 314
    hormônio antidiurético, 282
    hormônios adrenocorticais, 288
    miastenia, 326 e segs.
    morte celular, 14
doenças de imunodeficiência grave combinadas, 62
doenças do armazenamento, 186, 260 e segs.
doenças do armazenamento de glicogênio, 188, 260 e segs., 314
domínios de ligação a nucleotídeos, 176
dopamina, 334 e segs., 374 e segs.
    depressão, 372
    doença de Parkinson, 336
    drogadição, 376
    esôfago, 148
    esquizofrenia, 374
    hormônio antidiurético, 282
    hormônios adrenocorticais, 288
    hormônios da tireoide, 302
    hormônios sexuais femininos, 296
    memória, 368
    núcleos da base, 334
    prolactina, 282
    somatotropina, 284
    transmissão de sinal, 6
    vômito, 152
dor, 340 e segs.
    abdominal, 170
    acidente vascular cerebral, 382
    alergias, 56 e segs.
    bradicinina, 316
    colelitíase, 180
    constipação, 168
    doença cardíaca coronariana, 232, 234

doença venosa, 258
doenças do armazenamento de glicogênio, 262
eicosanoides, 318
esôfago, 150
gastrectomia, 160
gota, 268
hiperoxia, 90
hipertermia, 28
hormônio antidiurético, 282
hormônios adrenocorticais, 288
inflamação, 52 e segs.
pancreatite, 174
pericardite, 244
porfiria, 276
regulação respiratória, 86
sistema nervoso autônomo, 354
urolitíase, 130
dor esquelética, 144
dor fantasma, 342
down-regulation (regulação para baixo) de
andrógenos, 294
células nervosas, 322
diabetes melito, 308
hormônios sexuais femininos, 296
receptores, 6 e seg.
DP1, 16
(DPP) despolarizações pós-potenciais, 202
DR3/DR4, 60
dromotropismo, 98, 196 e segs., 354
DRPAD (doença renal policística autossômica dominante), 110
ducto arterial, 216, 318
ducto colédoco, 174
ducto deferente, 176, 300
ductos coletores, 106 e segs., 134, 282
ductos de Müller, 298
ductos de Wolffian, 300
duodeno, 156 e segs., 272 e segs, 270, 290

E

E2 F, 16
EAAT3, 104
Eaton, 326
E-Caderina, 10
E-CDK₂, ver ciclinas
ECG (electrocardiograma), 134, 138, 192, 198 e segs.
ECL (células tipo enterocromafins), 154 e segs., 316
eclâmpsia, 126
ecocardiograma, 208
ecovírus, 244
edema (ver também edema pulmonar), 125, 250 e seg.
alcalose, 94
constipação, 168
defeitos valvares, 216
doença venosa, 258
dor, 342
eicosanoides, 318
gestação, 126
histamina, 316
inflamação, 54
insuficiência cardíaca, 240
insuficiência hepática, 188
insuficiência renal crônica, 120
má-absorção, 166
pancreatite, 172
pericardite, 244
síndrome hepatorrenal, 128
síndrome nefrótica, 114

edema angioneurótico, 316
edema cerebral, 380 e segs.
equilíbrio salino, 132
hipertensão, 226
hormônio antidiurético, 282
insuficiência renal crônica, 120
edema citotóxico, 380
edema de tornozelo, 250
edema pulmonar, 84 e segs., 98, 250
choque circulatório, 248
defeitos valvares cardíacos, 208 e segs.
doença pulmonar, 74 e segs.
equilíbrio salino, 132
hiperoxia, 90
insuficiência cardíaca, 240
insuficiência renal, 122
pericardite, 244
EDTA, 66
EEG, 358 e seg.
efeito canivete, 332
efeito gatilho, 196
efeitos sensibilizantes à insulina, 256
efusão (derrame) pericárdica (o), 244, 306
efusão (derrame) pleural, 72, 84, 306
EGF-fator de crescimento epidérmico, 4 16, 156
eicosanoides, 318 e seg.
Einthoven, 198
eixo elétrico, 198
ejaculação, 294, 354
elastase, 82 e segs., 172 e segs.
pulmão, 272
elastina, 4, 254
elementos traço, 164
eletroacupuntura, 342
eletrocardiograma, 134, 138, 192, 198 e segs.
eletroforese, 114, 274
eletrorretinograma, 346 e seg.
elevador da pálpebra, 354
embolia, ver tromboembolia
embolia pulmonar, 76, 246 e segs., 258
emético, 152
emoções, 356, 374
ENaC (canal de Na+ epitelial), 106, 176
encefalite, 226, 334 e segs.
encefalopatia, 184, 188
hepática, 128
encefalopatia de Wernicke, 370
encefalopatia hepática, 128, 188 e segs., 364
endocárdio, 230
endocardite, doença autoimune, 60
defeitos valvares, 208 e segs.
infarto miocárdico, 236
tromboembolia, 258
endocardite reumática, 208 e segs.
endocitose, 265
endócrino, 278
endoglina, 126
endolinfa, 350
endonuclease, 14
endopeptidases, 156
endorfinas, vício, 376
colestase, 182
dor, 342
hormônios sexuais femininos, 296
prolactina, 282
regulação respiratória, 86
endostatina, 18
endotelina, 80, 118

E

endotélio, aterosclerose, 252 e segs.
   barreira hematoencefálica, 378
   circulação coronariana, 230, 234
   crescimento celular, 2
   função glomerular, 112 e segs.
   hemostasia, 64, 68
   hiperoxia, 90
   histamina, 316
   inflamação, 52 e segs.
   tumores, 18
endotoxinas, 54 e segs.
   constipação, 168
   febre, 24
   icterícia, 182
   síndrome hepatorrenal, 128
energia, 2 e segs., 140, 322, 360
enfisema, 70, 76, 80 e segs, 272
enfisema centrolobular, ver enfisema
enfisema panlobular, 82
enflurano, 26
enfraquecimento muscular, ver fraqueza muscular
enoftalmia, 354
enteropatia, exsudativa, 188
enteropatia exsudativa, 188
enteropeptidase, 172
enterotoxinas, 152
envelhecimento, 20 e seg.
envelhecimento, acelerado por ROS, 92
   aterosclerose, 252
   demência, 370
   diabetes melito, 312
   enfisema, 82
   hipertermia, 28
   liberação de hormônio do crescimento, 284
      dano oxidativo, 22
   olfação, 352
   somatotropina, 284
   surdez, 350
envenenamento, 380
envenenamento por salicilato, 94
enxerto, reação do hospedeiro, 182
enxima ramificadora, 262
enzima conversora, 224
enzima conversora de angiotensina (ECA), 124
enzima desramificadora, 262
enzimas, 236, 260 e segs., 338
enzimopatias, ver defeitos enzimáticos
eosinófilos, 46, 52, 170
   alergias, 56
   doença de Addison, 292
   doença de Cushing, 290
eotaxina, 52
EPH-gestose (edema, proteinúria, hipertensão), 126
epidídimo, 300
epilepsia, 18, 352, 358 e segs., 364
epilepsia Jacksoniana, 360
epinefrina (ver também catecolaminas), 354 e seg.
   choque circulatório, 248
   coração, 240
   diabetes melito, 308 e segs.
   eicosanoides, 318
   esôfago, 148
   hipertensão, 226
   hipoglicemia, 314
   histamina, 316
   hormônios adrenocorticais, 288, 292
   insuficiência renal crônica, 122
   potássio, 134

   regulação respiratória, 86
   transmissão de sinal, 6 e seg.
   tumores, 18
   vômito, 152
eplerenon, 242
Epstein-Barr vírus, 14
Equilíbrio, 338, 352
equilíbrio salino, 132 e seg.
equinócitos, 182
ErbA, B, 16
ereção, 354
eretores do pelo, 354
ERG (eletrorretinograma), 346
eritroblastos, 36, 276
eritrócitos, 32 e segs., 40 e seg., 270
   alergias, 56
   colestase, 182
   crescimento celular, 2
   doença de Cushing, 290
   fosfato, 140
   LCR, 378
   potássio, 134
   síndrome nefrótica, 114
eritropoiese, 34 e segs.
   androgênios, 294
   hemocromatose, 270
   hipertermia, 28
   hormônios da tireoide, 304 e segs.
eritropoietina, 32 e segs., 44 e seg., 90, 284
   choque circulatório, 248
   hormônios da tireoide, 304
   rim, 100, 112, 120
   somatotropina, 284
ERP (pancreatografia endoscópica retrógrada), 174
esclera, 182
escleroderma, 150, 168, 258
esclerose amiotrófica lateral (ALS), 14, 90 322, 328
esclerose múltipla, 60, 324 e seg.
   cerebelo, 338
   constipação, 168
   morte celular, 14
esclerose tuberosa, 110
escoburto, 68
escrita, 366
escroto, 294
esfigmomanômetro, 220
esfíncter, 148, 168
esfingomielina, 7, 262
esfingomielinase, 7, 14, 262, 272
esfingomielinase ácida, 272
esofagite, 150, 306
esôfago, 146, 148 e segs.
espaço de Dissé, 186
espaço morto, 72, 82
espaço morto funcional, 76
espaço subaracnóide, 378
espasmo, 168, 232 e egs., 252
espasmos musculares, ver convulsões
espasmos vasculares, ver vasoconstrição
espasticidade, 328, 332, 382
espécies, 150
espécies de oxigênio reativas (EOR ou ROS), 10, 80
espécies reativas de oxigênio (ROS ou EOR), 92
espectrina, 44
espermatogênese, 2, 294, 300
espinhos dendríticos, 374
esplenectomia, 44
esplenomegalia, 184, 188

espondilite, 60
espondilite anquilosante, 60
espru tropical, 166
esqueleto, ver osso
esquistossomose, 184
esquizofrenia, 374 e seg.
   consciência, 364
   EEG, 358
   olfação, 352
essenciais, aminoácidos, 260
essencial, hipertensão 222
estafilococos, 176
estalido de abertura mitral, 208
estatinas, 6, 282, 284, 308
estatólitos, 352
estearato, 172
esteatorreia, 166, 304
estenose, 62, 168, 174, 208 e segs.
estenose aórtica, 212 e seg., 232, 236
   subvalvar, 212
estenose aórtica supravalvar, 212, 220
estenose da artéria renal, 124, 224
estenose mitral, 208 e seg.
   choque circulatório, 246
   edema pulmonar, 84
   hipertensão pulmonar, 228
   insuficiência cardíaca, 238
   tromboembolia, 258
éster de colesterol, 264
ésteres de forbol, 7, 16
estereocílios, 350
estertores, 244
estimulação neural transcutânea, 342
estimulador da tireoide de ação prolongada, 302
estômago, 146, 154 e segs.
   cirurgia, 154, 158 e segs.
   cobre, 270
   doença de Addison, 292
   doença de Cushing, 290
   eicosanoides, 318
   esôfago, 150
   gastrectomia, 160
   gastrite, 154
   histamina, 316
   má-absorção, 164
estrabismo, 380 e segs.
estreptococo, 58 e segs., 112
estreptomicina, 352
estresse, hormônios adrenocorticais, 288
   androgênios, 294
   aterosclerose, 252
   constipação, 168
   diabetes melito, 308
   gastrite, 154
   hormônio antidiurético, 282
   hormônios da tireoide, 302
   hormônios sexuais femininos, 296
   prolactina, 282
   somatotropina (STH=hormônio do crescimento=GH), 284
   úlcera péptica, 158
   urolitíase, 130
estresse sonoro, 350
estria vascular, 350
estriado, 334 e segs., 374
estridor, 80
estrogênios, 296 e seg.
   colestase, 178, 182
   hipotálamo, 356

   hormônios adrenocorticais, 286
   hormônios da tireoide, 302
   IGFI (fator de crescimento semelhante à insulina), 284
   intersexualidade, 300
   olfação, 352
   osso, 144
   prolactina, 282
   rim, 100, 126 e seg.
   somatotropina, 284
estupor, 364
euforia, 376
exaustão, 28
exaustão por calor, 26
excesso de mineralocorticoide aparente(AME), 124
excitabilidade muscular, hormônios da tireoide, 204
excitabilidade neuromuscular
   alcalose, 98
   cálcio, 138
   diabetes melito, 312
   hormônios adrenais, 290 e segs.
   hormônios da tireoide, 304 e segs.
   insuficiência renal, 120
   magnésio, 136
   potássio, 134
excitabilidade neuromuscular, insuficiência renal crônica, 122
excitação, 28, 200
excitação cardíaca (ou miocárdica, coração), 190 e seg.
excitação sexual, 282
excitotoxinas, 370
excreção renal, 102 e seg.
exercício físico, acidose, 96
   circulação, 190
   circulação coronariana, 230, 234
   defeitos valvares, 208, 212, 216
   diabetes melito, 308
   hipertensão pulmonar, 228
   potássio, 134
   pressão sanguínea, 220
   ritmo cardíaco, 200
exoftalmia, 304
exotoxinas, 54
expansão clonal, 49
expansão de volume, ver hipervolemia
expectativa de vida, 20
expiração, 70 e segs., 200
extensores, 332
extrassístole, 200 e seg.

F

F- 144
Fab (fragmento de ligação ao antígeno), inflamação, 52
face de lua, 290
fadiga, doença de Addison, 292
   distúrbios do sono, 362
   doenças cardíacas, 240
   doenças de armazenamento do glicogênio, 262
   febre, 24
   inflamação, 54
   miastenia grave, 326
fagócitos (ver macrófagos), 46, 54, 58
fagocitose, 48
faixa metaestável, 130
fala, 338, 366 e seg., 382
falência múltipla de órgãos, 154, 158, 248
falsos transmissores, 188
fármacos antidiabéticos orais, 314

fármacos antinflamatórios não esteroidais, 150, 154, 158, 318 e seg.
fármacos dopaminérgicos, ver dopamina
fármacos para dormir, 358
fármacos soporíferos, 86
FAS, ver CD95 (Fas/Apol)
fasciculações, 328
fase S, 2
fator acelerador do decaimento, 44
fator ativador de osteoclastos, 138
fator de ativação plaquetário (PAF), 52, 80, 290
fator de células-tronco, 32
fator de crescimento (GF), 7, 16 e seg.
   doença de Alzheimer, 370
   doença de Parkinson, 334
   inibição do, 16
   receptor, 10
   sangue, 32
fator de crescimento de fibroblastos (FGF), 4, 142, 240, 370
fator de crescimento de fibroblastos 23 (FGF23), 104
fator de crescimento derivado de plaquetas, ver PDGF
fator de crescimento endotelial vascular (VEGF), 90, 110, 126, 312, 346
fator de crescimento epidérmico, 4,1 6, 156
fator de crescimento hepático, 4
fator de crescimento neural, 322, 370
fator de crescimento placentário (PGIF), 126
fator de crescimento semelhante à insulina (IGF-1), 156, 284
fator de crescimento transformante, ver TGF
fator de crescimento tumoral β (TGFβ), 7, 90, 290
fator de Fletcher, 64
fator de necrose tumoral, ver TNF
fator de steel, 32
fator de transcrição *forkhead* (FKHRL1), 10, 14
fator estimulador de colônia de monócitos, 16
fator estimulador de colônias, 32
fator estimulador de colônias de granulócitos e macrófagos (GM-CFS), 58
fator estimulador de colônias de macrófagos (M-CSF), 142
fator Fitzgerald, 64
fator induzível por hipóxia (HIF), 90
fator inibidor dos ductos de Müller, 300
fator intrínseco, 38, 146, 154
fator I-XIII, ver coagulação sanguínea
fator natriurético, 132
fator natriurético atrial, 100
fator natriurético atrial, ver atriopeptina
fator quimiotáxico neutrofílico, 52
fatores de risco para aterosclerose, 252, 265
fatores de transcrição, 7, 16
   p53, 10
fatores do sono, 362
fatores inibidores do crescimento, 16
favismo, 44
Fc (fragmento cristalizável), 48 e seg.
   receptor, 52
FC, ver fibrose cística
Fe (ver ferro), 42 e seg., 270
Fe^{2+}·H^+ simporte, 42
febre, 24 e seg.
   acidose, 96
   colelitíase, 180
   coração, 200, 208, 244
   eicosanoides, 318
   epilepsia, 360
   equilíbrio salino, 132
   hipertensão pulmonar, 228
   pressão sanguínea, 220
febre do feno, 56
febre reumática, 208 e seg., 336
feedback, síntese do heme, 276
   hormônios, 278 e seg., 294
feijão fava, 44
feixe de His, 194, 200
fenacetina, 116
fenda de filtração, 114
fenda sináptica, 326
fenestra (janela) coclear, 350
fenilalanina, 260
fenilbutazona, 188
fenilcetonúria, 260
feniloxidase, 260
fenitoína, 182
fenóis, 120, 188
fenômeno de "barro", 248
fenômeno de Arthus, 58
fenômeno de deleção, 340
fenômeno de engrenagem, 334
fenômeno do rebote, 338
fenotiazinas, 374
fenoxibenzamina, 372
fentolamina, 372
feocromocitoma, hipertensão, 226, 354, 364
ferritina, 42, 270
ferro, 34, 40 e seg.
   absorção, 270
   deficiência, 270
   depósitos, 270
   excesso, 270
   febre, 24
   gastrectomia, 160
   hemocromatose, 270
   hipotireoidismo, 306
   má-absorção, 164 e segs.
   macrófagos, 270
   reciclagem, 270
   sequestro, 270
   transporte no plasma, 42
      através de membranas, 42
ferroportina (transportador de Fe) 42, 270
ferro-redutase, 42
fertilidade, 294 e segs., 306
feto, 304 e segs.
fezes, 146
fezes, 162, 168, 182, 270
FGF, ver fator de crescimento de fibroblastos
FI, ver fator intrínseco
fibra, 168
fibras arqueadas, 366
fibras comissurais, 358, 364
fibras de Purkinje, 194, 200 e segs.
fibrilação atrial, 200 e seg.
   defeitos valvares, 208, 216
   hipertireoidismo, 304
fibrilacao ventricular, 200, 204, 242
   hipertermia, 28
   infarto miocárdico, 236
   insuficiência cardíaca, 240
   magnésio, 136
   potássio, 134
fibrilações, 258, 328
fibrina (nogênio), 64 e segs.
   aterosclerose, 252
   diabetes melito, 312

gestação, 126
insuficiência renal aguda, 118
pericardite, 244
fibrinogênio, 274
fibrinólise, 32, 64 e segs.
fibrinólise, 64
fibroblastos, 2, 48, 54 e seg., 186, 240
fibronectina, 4, 64, 142, 186, 306
fibroplasia retrolenticular, 90
fibrose, cirrose, 186
doença venosa, 258
hipertensão pulmonar, 228
insuficiência cardíaca, 240
miocárdio, 242
pancreatite, 174
reparo tecidual, 54 e seg.
fibrose cística, 176 e seg.
colestase, 182
doença pulmonar obstrutiva, 80
insuficiência hepática, 188
má-absorção, 164
fibrose endocárdica, 316
fibrose pleural, 78
fibrose pulmonar, 74 e segs., 78 e seg.
fibrose pulmonar intersticial, 74
fígado, 146, 178 e segs.
cobre, 270
crescimento celular, 2
doença de Cushing, 290
doença de Wilson, 270
doenças do armazenamento de glicogênio, 262
enfisema, 82
equilíbrio salino, 132
ferro, 42, 54
fibrose cística, 176
folato, 38
hemocromatose, 270
hemostasia, 66
hormônios da tireoide, 304 e segs.
insulina, 278, 310
lipidoses, 262 e segs.
má-absorção, 166
miopatia, 330
sangue, 32 e segs.
síndrome hepatorrenal, 128
síntese do heme, 276
somatotropina, 284
vasculite, 258
fígado congestivo, 186
filtração (ver edema), 84, 112 e segs., 250 segs.
filtros de frequência, 200, 204
fisostigmina, 326
fissura anal, 168
fístula, 96
doença de Crohn, 170
fístula arteriovenosa, 218, 220
fístula AV (arteriovenosa), 218, 220
fístula do ducto pancreático, 96
fit3, ligante (FL), 32
fitato, 42
FKHRL1 (fator de transcrição *forkhead*), 10
flatulência, 162, 166
flebotrombose, 258
flexores, 332
flóculo, 338
flora intestinal, 146, 170
fluído sinovial, 268
5-fluoracil, 338

fluordesoxiuridilato, 38
fluoxetina, 372
flutter atrial, 200
fluxo de lágrima, 304
fluxo linfático, edemas, 250
edema pulmonar, 84
insuficiência hepática, 184, 188
lipoproteínas, 264
má-absorção, 166
fluxo plasmático renal, ver fluxo sanguíneo renal
fluxo sanguíneo, 190 e segs.
cérebro, 28, 252, 382 e seg.
coronário, 230
esquizofrenia, 374
má-absorção, 166
rim, 112 e seg.
úlcera péptica, 158
fluxo sanguíneo cerebral, ver fluxo sanguíneo, cérebro
fluxo sanguíneo renal, 112, 126 e segs., 304
Fms (receptor), 16
folato, 34, 38
aterosclerose, 252
hemostasia, 68
hipotireoidismo, 306
insuficiência hepática, 188
má-absorção, 166
folículos, 296
fome, ver jejum
forame de Magendi, 378
magno, 380
oval, 216
foramina de Luschka, 378
Forbes (glicogenose III), 262
formação reticular, 332, 338, 364
forscolina, 6
Fos, 7, 16
c-Fos, 10
fosfatase, 7
fosfatase alcalina, 142, 144
fosfatidilcolina, 178
fosfatidilcolina, 180
fosfatidilinositol, 7
fosfatidilinositol-3,4,5 trifosfato (PI3,4,5P3), 10
fosfatidilinositol-3-cinase (PI3), via, 92
fosfatidilinositol-3-cinase (PI3-cinase), 10
fosfato, 140 e segs.
absorção enteral, 122
cálcio, 138
colelitíase, 178
concentração urinária, 108
consciência, 364
diarreia, 162
doença de Cushing, 290
insuficiência renal crônica, 120, 122
insulina, 310
nefrite, 116
osso, 144
somatotropina, 284
transporte renal, 102, 104
urolitíase, 130
fosfatonina, 140
fosfatúria, 104, 130
fosfodiesterase, 6, 138
fosfofrutocinase, 262
fosfolamban, 238
fosfolipase A, 7, 318
cálcio, 138
colelitíase, 178 e segs.

doença de Cushing, 290
inflamação, 54
pancreatite, 172 e segs.
fosfolipase C, 7
fosfolipídeos, 264
fosfo-ribosil-transferase, 268
fosforilação, 238
fosforilase, 262
fosforilase b cinase, 262
fotofobia, 304
fotossensibilidade, 276
fototerapia, 372
fóvea central, 346
FPR (fluxo plasmático renal), ver fluxo sanguíneo renal
fração de ejeção, 192, 238
fragilidade, 20
Frank-Starling, regurgitação aórtica, 214, 218, 222, 246
fraqueza, ver fraqueza muscular
fraqueza muscular, 326 e segs.
    acidente vascular cerebral, 382
    diabetes melito, 310
    doença de Cushing, 290 e segs.
    envelhecimento, 20
    fosfato, 140
    hipertermia, 26
    hipertireoidismo, 304
    má-absorção, 166 e segs.
    na velhice, 20
    osso, 144
frataxina, 338
fraturas, osso, 144
    choque circulatório, 246
    lipidoses, 262
    olfação, 352
frequência, inotropismo, 196
frequência cardíaca, ver taquicardia e bradicardia
frio (hipotermia), 52, 340
frutas cítricas, 150
frutose, 162, 262 e segs., 314
    intolerância, 262 e seg., 314
frutose-1, 6-difosfato-aldolase, 262
frutose-1-fosfato-aldolase, 262
FSH (hormônio folículo-estimulante), 282, 294 e segs.
fumo, 256, 272
    aterosclerose, 252
    crescimento celular, 4
    enfisema, 82
    esôfago, 150
    reparo tecidual, 55
    úlcera péptica, 158
    vasculite, 258
função glomerular, 112 e segs.
fundoscopia, 226
fungo, LCR, 378
    defesa imune, 46, 52, 58, 62
    gastrite, 154
fusão das epífises, 284, 294, 298
fusos musculares, 332, 340

G

G0/G1/G2, fase, 2
GABA, vício, 376
    epilepsia, 360
    esquizofrenia, 374
    hormônio antidiurético, 282
    núcleos da base, 334
    síntese do heme, 276
    vômito, 152

galactitol, 262
galactocinase, 262
galactorreia, 18, 282
galactose, 162 e segs.
galactose-1-uridil-transferase, 262
galactosemia, 188, 262 e seg., 314
    insuficiência hepática, 188
galope atrial, 234
GAP (proteína ativadora GTPase), 16
Gasping (ofegante), 82
gastrectomia, 42, 160 e segs.
gastrina, 154 e segs.
    cálcio, 138
    esôfago, 148 e segs.
    insuficiência renal crônica, 122
    liberação de insulina, 314
    transmissão de sinal, 6
gastrinoma, 158, 164
gastrite, 38, 42, 154 e segs., 164
gastropatia, 154 e segs.
gastroscopia, 154
gene LMNA, 22
gene ob, 30
gene RECQL-1, 22
genes suscetíveis, doença inflamatória intestinal crônica, 170
gestação, 282, 296 e segs.
    colelitíase, 178 e segs.
    colestase, 182
    constipação, 168
    deficiência de ferro, 42
    diabetes melito, 308
    doença venosa, 258
    epilepsia, 360
    esôfago, 148
    estenose mitral, 208
    folato, 38
    formação de edema, 282
    hipertensão, 126, 224
    pressão sanguínea, 220
    retenção de volume (líquido), 282
    rim, 106, 126
    vômito, 152
gestágenos, ver progesterona
GFs, ver fatores de crescimento
GH (hormônio do crescimento), ver somatotropina
GHRH (hormônio liberador do hormônio do crescimento=somatoliberina), 284
giba de búfalo, 290
gigantismo, 284, 298
GIP, ver polipeptídeo inibidor gástrico
giro do cíngulo, 342, 374
giro pós-central, 340
giro supramarginal, 366
glândula mamária, 282, 296, 298
    diferenciação, 282
glaucoma, 344 e seg.
gliadina, 58
glicerofosforilcolina, 120
glicerol, 310
glicina, 86, 102
β-glicocerebrosidase, 262
glicocinase, 308
glicocorticoides, ver cortisol
glicoesfingolipídeo, 112
glicogênio, 262 e seg.
    cálcio, 138
    hormônios da tireoide, 304 e segs.

hormônios sexuais femininos, 298
insulina, 280, 310
sistema nervoso autônomo, 354
glicogênio sintase cinase-3 (GSK3), 10, 16, 370, 372
glicólise, 310 e segs.
  alcalose, 98
  doença de Addison, 292
  hormônios da tireoide, 304
glicólise anaeróbica, 34, 96, 230
  células tumorais, 18
gliconeogênese, alcalose, 98
  glicocorticoides, 290 e segs.
  hipoglicemia, 314
  hormônios, 280
  hormônios da tireoide, 304
  insulina, 310
  rim, 100
  somatotropina, 284
gliconeogênese, hepática, 256
glicoproteínas, 64 e segs., 144, 186
glicosaminoglicano, 54, 114, 306
glicosaminoglicanos, 4
glicose, 262 e seg., 310 e segs.
  concentração plasmática, 22
  depressão, 372
  diabetes melito, 308 e segs. 346
  diarreia, 162 e segs.
  doença cardíaca coronariana, 234
  doença de Cushing, 290
  doenças do armazenamento de glicogênio, 262
  equilíbrio salino, 132
  esquizofrenia, 374
  fosfato, 140
  gastrectomia, 160
  gestação, 126
  hiperoxia, 90
  hormônios da tireoide, 304
  insulina, 280, 308 e segs.
  LCR, 378
  potássio, 134
  rim, 100, 102 e segs., 108, 120
  sistema sensorial, 340
  somatotropina, 284
glicose-6-fosfatase, 262
glicose-6-fosfato-desidrogenase, 44
glicose-6-fosfato-translocase, 262
glicose-galactose, má-absorção, 104
α-glicosidase, 262
β-glicosidase, 178, 262
glicosídeos cardíacos (ver digitálicos), 196
glicosilação, 312, 346
glicosúria, 104
glicosúria, 104, 126, 136
glicuronil-transferase, 182
glitazona, 256
globina, ver hemoglobina
globo pálido, 334
globoso, 338
globulinas imunes, 274
glomérulo (s), 82
  hiperfiltração, 312
glomerulonefrite, 112 e segs., 114, 118
  alergias, 58
  diabetes melito, 312
  doença autoimune, 60
  hipertensão, 224
glomerulosclerose, 114
  Kimmelstiel-Wilson, 312

glossite, 166
glote, 80, 316
glucagon, sistema nervoso autônomo, 354
  diabetes melito, 308
  hipertensão portal, 184
  liberação de insulina, 314
  somatotropina, 284
  transmissão de sinal, 6
  tumores, 18
GLUT2, 104, 314
GLUT4, 10, 308
glutamato, núcleos da base, 334 e segs.
  acidente vascular cerebral, 382
  consciência, 364
  epilepsia, 360
  esquizofrenia, 374
  memória, 368
  rim, 100, 104
glutamato-descarboxilase, 308
glutamato-descarboxilase, 360
glutamato-desidrogenase, 338
glutamato-oxalato-transaminase sérica, 236
glutamina, 94, 364
glutationa, 44, 92, 156, 186
GM-CFS (fator estimulador de colônias de granulócitos e macrófagos), 58
GMP (monofosfato cíclico de guanosina), 268
GMPc, 6
  circulação coronariana, 230
  inflamação, 52
GnRH (hormônio liberador de gonadotropinas=gonadoliberina), 294 e segs.
gônadas, 300
gônadas bissexuais, 300
gonadotropinas, androgênios, 294
  hipotálamo, 356
  hipotireoidismo, 306
  hormônios sexuais femininos, 296
  obesidade, 30
  prolactina, 282
  pseudo-hermafroditismo, 300
  somatotropina, 284
gordura, envelhecimento, 20
  androgênios, 294
  doença de Cushing, 290
  hipotireoidismo, 306
  hormônios sexuais femininos, 298
  insulina, 310
  lipoproteínas, 264
  má-absorção, 164 e segs.
  somatotropina, 284
gordura insaturada, 265
gorduras saturadas, 265
gosto, 352 e seg.
gota, 120, 260, 268 e seg.
granulócitos, 2, 32 e segs.
  alergias, 58
  anemia megaloblástica, 38
  cirrose, 186
  doença de Cushing, 290
  nefrite, 116
granulócitos basófilicos, 52
  doença de Cushing, 290
  histamina, 316
  úlcera péptica, 158
granulomatose, 62, 182
granzima B, 49
GRB2 16

GRP (peptídeo liberador de gastrina), 156
GSH/GssG, ver glutationa
GSK3 (glicogênio sintase cinase-3), 10, 16, 370, 372
GTPase, 6
guanililciclase, 6, 230
guanina, 268

H

H+ (ver também acidose, alcalose), 94 e segs.
  células nervosas, 322
  circulação coronariana, 230, 234
  deficiência de ferro, 42
  doença de Addison, 292
  doença de Cushing, 290
  dor, 342
  eicosanoides, 318
  esôfago, 148 e segs.
  gastrectomia, 160
  histamina, 316
  receptor sensível, 12, 98
  regulação respiratória, 86
  reparo tecidual, 54
  secreção, tubular distal, 104
  sistema sensorial, 340
  transporte renal, 104 e segs., 120
  úlcera péptica, 156 e segs.
  urolitíase, 120
  vômito, 152
H+/K+-ATPase, 154 e segs.
H+-ATPase, 106, 172
H_1/H_2, receptores, ver histamina
H_2CO_3, 94 e segs.
H_2O_2, ver oxidantes
H_2O_2, 186
habilidades, 368
habituação, 368
halogenase, 302
haloperidol, 374
halotano, 26, 182
hamartina, 10, 16
haptenos, 32, 52, 56 e segs.
haptoglobina, 34, 42 e segs., 92, 274, 312
HbA1 c/HbF/HbS, ver hemoglobina
HCl, ver H+
HCM (hemoglobina corpuscular média), 34, 40 e segs.
HCO3-, 94 e segs.
  balanço do Ca2+, 138
  colelitíase, 178
  concentração urinária, 106 e segs.
  gestação, 126
  insuficiência renal, 118 e segs.
  regulação respiratória, 86
  úlcera péptica, 156
HCP1 (transportador do heme), 42
HDL (lipoproteína de alta densidade), 252, 264 e seg., 294, 298
hefaestina, ferro-oxidase multi-cobre, 42
helicase, 20
Helicobacter pylori, 154, 158
hematócrito, 32 e seg., 222, 228, 294
hematoma, 168, 182
hematúria, 114
hemianestesia, 382
hemianopsia, 284, 348, 382
hemianopsia bitemporal, 284, 348
hemiataxia, 382

hemibalismo, 336
hemicolina, 326
Heminegligência, 318, 326, 360
hemiparesia, 360
hemiplegia, 382
hemocromatose, 270
hemocromatose, 40 e seg., 186 e segs., 270 e seg.
hemodiálise, 28, 270
hemofilia, 66
hemoglobina, 34, 40, 270
  diabetes melito, 312
  hipoxia, 90
  insuficiência renal aguda, 118
  ventilação, 72
hemoglobina corpuscular média, 34, 42
hemoglobinúria, 44
hemoglobinúria paroxística noturna, 44
hemojuvelina (HJV), 270
hemólise, 34 e segs., 44 e seg.
  fosfato, 140
  icterícia, 182
  insuficiência renal, 118 e segs.
  potássio, 134
hemopexina, 42
Hemophilus pertussis, 6
hemoproteínas, 276
hemoptise, 208
hemorragia, 64 e segs
  aneurisma, 254
  choque circulatório, 246
  hipertensão, 226
  hormônios sexuais femininos, 296
  inflamação, 54
  pancreatite, 174
  pericardite, 244
  retinopatia diabética, 346
  somatotropina, 284
  tumores, 18
hemorragia subaracnoide, 254, 378
hemorroidas, 184
hemossiderina, deficiência de ferro, 42, 20
hemostasia, 64 e segs.
heparina, 66, 234
hepatite, 184 e segs., 20, 272
  ativa crônica, 272
  C, 274
hepatomegalia, 244, 262
hepcidina, 42, 270
hera venenosa, 58
hereditariedade, ver fatores genéticos
hermafroditismo, 300 e seg.
hérnia de hiato, 150
herniação, 168, 380
herpes, 62, 154
Hers (deficiência da fosforilase hepática), 262
hexocinase, 44
hexosaminidase, 338
HGF (fator de crescimento hepático), 4
HGH (hormônio do crescimento humano), ver somatotropina
HGPRT (hipoxantina guanina fosfo-ribosil-transferase), 268
HGPS (Síndrome Progeria-Hutchinson-Gilford), 22
hiato auscultatório, 220
hidrocefalia, 3378 e seg.
3-hidroxi-3-metilglutaril [HMG]-CoA-colesterol redutase, 178, 264 e seg.
11β-HD (11β-hidroxiesteroide-desidrogenase), 286

11β-hidroxiesteroide-desidrogenase (11β-HD), 286
  defeituosa, 124
11β-hidroxiesteroide-desidrogenase, 226, 288
11β-hidroxilase, 124
12α-hidroxilase, 178
hidroxilase ubiquitina-carboxiterminal, defeitos de
  α-sinucleína, 364
hidroximetilbilano, 276
17-hidroxiprogesterona, 286
hidroxiprolina, 144
HIF (fator induzível por hipóxia), 90
HIF-prolil-4-hidroxilases, 90
hipalgesia, genética, 342
hiperaldosteronismo, 288 e seg.
  alcalose, 94
  hipertensão, 124, 224 e segs.
  hipertensão portal, 184
  insuficiência hepática, 188
  magnésio, 136
  potássio, 134
  vômito, 152
hiperalgesia, 342
hiperaminoacidemia, 280
hiperamonemia, 188
hiperbilirrubinemia, 182 e segs., 378
hipercalcemia, 22, 138 e seg.
  familiar, 136, 144
  hipertireoidismo, 304
  magnésio, 136
  transporte renal, 106 e segs.
  tumores, 18
hipercalciúria, 106, 138 e seg.
  hipertireoidismo, 304
  somatotropina, 284
  urolitiase, 130
hipercalemia, 134 e seg.
  acidose, 96 e segs.
  hipertermia, 26
  hormônios adrenocorticais, 288 e segs.
  rim, 104, 116 e segs.
  ritmo cardíaco, 204
  tumores, 18
hipercapnia, 70, 96 e segs.
  anormalidades de distribuição, 76
  hipotireoidismo, 306
  insuficiência cardíaca, 240
  regulação respiratória, 86
hipercapnia, 88
hiperceratose, 306
hipercinesias, 334 e segs., 370, 378
hipercolesterolemia, ver colesterol
hipercolesterolemia familiar, 265
hipercrômica. 34
hiperemia, 258
hiperesplenismo, 262
hiperestesia, 340
hiperfagia, 356
hiperfibrinólise, 68
hiperfiltração, 112
hiperfosfatemia, 22, 104, 140 e seg.
hipergalactosemia, 262
hipergalactosúria, 262
hipergeusia, 352
hiperglicemia, 256, 280, 308 e segs., 314, 382
  acidose, 98
  gastrectomia, 160
  hipertermia, 28
  pancreatite, 172
  prolactina, 282
  somatotropina, 284
  tumores, 18
hiperglicinemia, 260
hiper-hidratação hipotônica, ver hiperidratação
hiper-homocisteinemia, 252
hiperidratação, 132 e seg., 282
  edema cerebral, 380
  edema pulmonar, 84
  insuficiência renal aguda, 118
  tumores, 18
hiperidratação hipertônica, ver hiperidratação
hiperinsulinismo, 314 e seg.
hiperleucinemia, 314
hiperlipidacidemia, diabetes melito, 310
  hipertireoidismo, 304
  somatotropina, 284
hiperlipidemia, 114, 265 e seg., 284
  aterosclerose, 252
  doença de Cushing, 290
  hipotireoidismo, 306
  obesidade, 30
  rim, 114, 120
hiperlipoproteinemia, ver hiperlipidemia
hipermagnesemia, 136, 292
hipermotilidade, 150
hipernatremia, 132 e seg., 380
hiperopia (hipermetropia), 344
hiperosmia, 352
hiperosmolalidade, 132 e seg.
  barreira hematoencefálica, 378
  consciência, 364
  diabetes melito, 310
  hormônio antidiurético, 282
hiperoxalúria, 130, 260
hiperoxia, 86 e segs.
hiperparatireoidismo, 138 e segs., 144
  acidose, 96
  choque circulatório, 246
  insuficiência renal, 122
  pancreatite, 174
hiperplasia, 4 e seg.
  androgênios, 294
  gastrite, 154
  hiperinsulinismo, 314
  hipertensão portal, 184
hiperpneia, 72
hiperprolactinemia, 122, 306
hiperprolinemia, 260
hiper-reflexia, 328 e seg.
  balanço do magnésio, 136
  balanço do potássio, 134
  hipertireoidismo, 304
hiper-reflexia, 332
hipersensibilidade, 60
hiperssensibilidade retardada, 58
hipertensão, 106, 110, 114,120, 124, 220 e segs., 222, 238, 256
  acidente vascular cerebral, 382
  aneurisma, 254
  aterosclerose, 252
  coração, 192, 214, 230 e segs., 238
  diabetes melito, 312
  doença de Cushing, 290
  edema cerebral, 380
  gestação, 126
  pulmonar, 88
  rim, 112, 120, 124
  somatotropina, 284

hipertensão portal, 66, 128, 184 e segs.
hipertensão pulmonar, 88, 228 e seg.
   defeitos de valva, 208 e segs.
   doença pulmonar obstrutiva, 80
   insuficiência cardíaca, 238
   shunts circulatórios, 218
hipertensão renal, 124 e segs., 224, 288
hipertermia, 26 e segs., 30, 328, 382
hipertermia maligna, 26, 328
hipertireoidismo, 302 e segs.
   acidose, 96
   choque circulatório, 246
   consciência, 364
   gosto, 352
   hipertensão pulmonar, 228
   ritmo cardíaco, 200
   tumores, 18
hipertrigliceridemia, 265, 310
hipertrofia, regurgitação aórtica, 214
   crescimento celular, 4 e seg.
   doença cardíaca coronariana, 234
   hipertensão, 222 e segs.
   hipoxia, 90
   insuficiência cardíaca, 238 e segs.
   shunts circulatórios, 218
hipertrofia ventricular, 198 e segs., 204 e seg., 210 e segs., 228 e seg.
hiperuricemia, 18, 104, 130, 268 e seg.
hiperventilação, 72 e segs., 86 e segs.
   alcalose, 94
   epilepsia, 360
   hipertireoidismo, 304
   insuficiência hepática, 188
   progesterona, 298
hipervitaminose, ver vitaminas
hipervolemia, 132 e seg.
   doença de Cushing, 290
   gestação, 126
   hipertensão, 124, 224
   insuficiência renal crônica, 122
   magnésio, 136
hipnóticos, 364, 376
hipoacusia, 350 e seg., 382
hipoalbuminemia, ver hipoproteinemia
hipoaldosteronismo, 292 e segs.
   acidose, 96
   ductos coletores, 106
   potássio, 134
hipocalcemia, 138 e seg.
   epilepsia, 360
   excreção renal, 102
   hipocalciúria, familiar, 136
   insuficiência renal crônica, 122
   pancreatite, 172
hipocalemia, 134 e seg.
   alcalose, 94 e segs.
      arritmia cardíaca, 98
   diabetes melito, 310
   diarreia, 162
   hormônios adrenocorticais, 288
   insuficiência hepática, 188
   magnésio, 136
   nefrite, 114 e segs.
   ritmo cardíaco, 202 e segs.
   transporte renal, 104 e segs.
   vômito, 152
hipocampo, 20, 368 e segs.

hipocapnia, 70 e segs., 86, 94 e segs.
   anormalidades de difusão, 74
   epilepsia, 360
hipocinesia, 334, 382
hipocolesterolemia, 265
hipocretina, 362
hipodipsia, 282
hipoestesia, 340, 382
hipófise (glândula), 280 e seg.
   androgênios, 294
   barreira hematoencefálica, 378
   hormônio antidiurético, 282
   hormônios adrenocorticais, 288, 292
   hormônios sexuais femininos, 296
   somatotropfina, 284
hipófise anterior, 372
hipofonia, 334
hipofosfatasia, 144
hipofosfatemia, 140
hipogeusia, 352
hipoglicemia, 122, 280, 282, 314 e segs.
   alcalose, 98
   choque circulatório, 246
   consciência, 364
   doença do armazenamento de glicogênio, 262
   epilepsia, 360
   gastrectomia, 160
   hipotireoidismo, 306
   hormônios adrenocorticais, 288, 292
   insuficiência renal crônica, 120
   intolerância à frutose, 262
   morte celular, 12
   potássio, 134
   prolactina, 282
   sistema nervoso autônomo, 354
   somatotropina, 284
   tumores, 18
hipogonadismo, 282, 294 e segs., 300
hipoinsulinismo, 284
hipolipoproteinemia, 265
hipomagnesemia, 136 e segs.
   doença de Cushing, 290
   epilepsia, 360
   infantil primária, 136, 138
   pancreatite, 172
   ritmo cardíaco, 202
hiponatremia, 132 e seg.
   consciência, 364
   doença de Addison, 292
   vômito, 152
hipoparatireoidismo, 138 e segs.
   alcalose, 94
   choque circulatório, 246
   transporte renal, 104 e segs.
hipoperfusão cerebral, 98
hipoplasia, 4, 278
hipoproteinemia, 114, 126
   edema, 84, 250 e segs.
   insuficiência hepática, 128, 184, 188
   má-absorção, 166
   pancreatite, 172
   síndrome nefrótica, 114
hiporreflexia, cerebelo, 338
   hipotireoidismo, 306
   magnésio, 136
   potássio, 134
hiposmia, 352
hiposmia condutiva, 352

hipotálamo, 356 e seg.
  depressão, 372
  distúrbios do sono, 362
  doença de Alzheimer, 370
  hormônios, 280 e segs., 288, 294 e segs., 302
  obesidade, 30
  olfação, 352
hipotensão, 232, 292
  arterial, 282
hipotensão ortostática, 160, 354
hipotermia, 12, 52, 340
  consciência, 364
  hormônio antidiurético, 282
  regulação respiratória, 86
  somatotropina, 284
hipotireoidismo, 306 e seg.
  cerebelo, 338
  choque circulatório, 246
  hormônios da tireoide, 302
  prolactina, 282
  ritmo cardíaco, 200 e segs.
  somatotropina, 284
hipotonia, 338
hipoventilação, 72, 86 e segs., 98
hipovolemia, 132 e segs., 282, 288
  alcalose, 94, 104
  choque circulatório, 246
  constipação, 168
  diabetes melito, 310
  diarreia, 162
  fibrose cística, 176
  gastrectomia, 160
  histamina, 316
  hormônios adrenocorticais, 288, 292
  nefrite, 116
  síndrome hepatorrenal, 128
  sistema nervoso autônomo, 354
  vômito, 152
hipoxantina (guanina fosfo-ribosil-transferase), 268
hipoxemia, 70, 74 e segs., 78, 88, 90 e seg.
  choque circulatório, 248
  doença cardíaca coronariana, 232
  doença pulmonar restritiva, 78
  edema pulmonar, 84
  enfisema, 82
  hipertensão pulmonar, 228
  vasculite, 258
hipoxia, 86 e segs.
  acidose, 96
  anemia, 40
  choque circulatório, 246 e segs.
  consciência, 364
  coração, 240 e segs., 202 e segs., 212, 230 e segs.
  distúrbios do sono, 362
  doença pulmonar, 70, 74 e segs., 80
  doença venosa, 258
  edema cerebral, 380
  epilepsia, 360
  hipertensão pulmonar, 228
  hipotireoidismo, 306
  morte celular, 12
  nefrite, 116
  pancreatite, 172
  vômito, 152
hipo-α-lipoproteinemia, 265
histamina, 316 e seg.
  choque circulatório, 246
  circulação coronariana, 230

  dor, 342
  edemas, 250
  eicosanoides, 318
  esôfago, 148
  hormônios adrenocorticais, 288 e segs.
  inflamação, 52
  pancreatite, 172
  regulação respiratória, 86
  sistema nervoso autônomo, 354
  trasmissão de sinal, 6, 7
  úlcera péptica, 156 e segs.
HIV (vírus da imunodeficiência humana), ver também
    SIDA, 14, 18, 62
HJV (hemojuvelina), 270
HLA (antígeno leucocitário humano), 48
  diabetes melito, 308
  doença autoimune, 60
  esclerose múltipla, 324
3-HMG-CoA (hidroximetilglutaril-CoA) redutase,
    lipoproteína, 264
HMK (cininogênio de alto peso molecular), 64
homeostase do cálcio/fosfato, 22
homocisteína, 260
homocistinúria, 260
hormônio adrenocorticotrópico (ACTH), 280
Hormônio Antidiurético, ver ADH
hormônio antimülleriano, 7, 300
hormônio do crescimento, ver somatotropina
hormônio do crescimento humano, ver somatotropina
hormônio estimulador da tireoide (TSH), 6, 302, 306
hormônio estimulante de melanócitos, 24, 30
hormônio folículo-estimulante (folitropina), 282, 294 e segs.
hormônio liberador de corticotropina (CRH), 24, 124, 280,
    288 e seg.
  doença de Alzheimer, 370
  hormônios adrenocorticais, 286
hormônio liberador de tireotropina (TRH), 7, 282, 302 e
    seg., 306
hormônio luteinizante, ver LH, 282
hormônio natriurético, ver atriopeptina
hormônio paratireoide, ver PTH
hormônios, 278 e segs.
hormônios adrenocorticais, 288 e segs., 364 (ver também
    cortisol, aldosterona, testosterona)
hormônios da tireoide, 10, 302 e segs.
  células tumorais, 16
  consciência, 364
  diabetes melito, 308
  hipertensão, 222
  hipertireoidismo, 302 e segs.
  hipotálamo, 356
  hipotireoidismo, 302 e segs.
  somatotropina (STH=GH), 284
hormônios de liberação, 6, 280 e segs.
hormônios esteroides (ver também hormônios
    individuais), 7, 286 e segs., 304, 306
hormônios inibidores da liberação, 6, 282, 284, 308
hormônios sexuais (ver estrogênios, progesterona e
    testosterona), 10
hormônios sexuais femininos (ver estrogênios,
    progesterona), 296 e segs.
HPN (hemólise paroxística noturna), 44
HPO42-, ver fosfato
5-HT2A (hidroxitriptamina), ver serotonina
Huijing, 262
humor aquoso, 344
Huntington, 336
hyperemesis gravidarum, 152

I

IAA (autoanticorpos anti-insulina), 308
ICA (anticorpos anticélulas das ilhotas), 308
ICa, ver canais de Ca2+
ICAM (molécula de adesão de células imunes), 48, 54
icterícia (ver também cirrose hepática), 174 e segs., 182 e seg.
icterícia, 182 e seg.
IDL (lipoproteína de densidade intermediária), 264
idosos, ver envelhecimento
If (corrente *funny*), 194
IFN, ver interferons, 48
Ig (imunoglobulinas), 46 e segs., 56 e segs.
  IgA, 46 e segs., 62, 112, 146
  IgD, 46
  IgE, 46 e segs., 52, 56, 316
  IgG, 46 e segs., 54 e segs., 62, 112, 302
  IgM, 46 e segs., 56 e segs., 62, 112
IGF (fator de crescimento semelhante à insulina), 78, 142, 156, 284
IGF-1 (fator de crescimento semelhante à insulina), 284
IGF-1, formação, 284
ignorância imunológica, 60
IK, ver canais de K+
IkB, 10
IKK (complexo IkB-cinase), 10, 170
IL (interleucinas), 24, 32 e segs., 186, 290
  IL-1, 4, 24, 52 e segs., 274
  IL-2, 49, 284
  IL-4, 49, 52, 56
  IL-5, 49, 56
  IL-6, 24, 32, 49, 54, 274
  IL-8, 24, 52
  IL-11, 24, 32
  IL-12 32, 170
  IL-23, 170
íleo, 168
  choque circulatório, 246
  equilíbrio salino, 132
  fibrose cística, 176
  vômito, 152
íleo, ver intestino
ilhotas pancreáticas, 308 e segs.
ilusões, 374
imagem corporal, 340
IMC (índice de massa corporal), 256
iminoglicinúria, 104
imipramina, 372
imobilização, 94, 116, 138 e segs.
IMP (inosina monofosfato), 268
impotência, 30, 122, 282 e segs.
imprinting, 368
imunidade, 46
imunização, 46, 56, 146
imunodeficiência, 14, 62 e seg.
imunoglobulina estimuladora da tireoide (TSI), 302
imunoglobulinas, ver Ig
imunossupressão, 154, 288 e segs.
inchaço, 52, 56
incidência familiar, ver predisposição genética
incômodo (sofrimento), 342
índice cardíaco, 190
índice de choque, 246
índice de massa corporal (IMC), 256
indivíduo atópico, 318
indois, 120
indometacina, 158

infarto, aneurisma, 254
  cerebral, ver acidente vascular cerebral
  coração, 198, 208, 232 e segs.
infarto cerebral, ver acidente vascular cerebral
infarto miocárdico, 232 e segs.
  choque circulatório, 246
  diabetes melito, 312
  dor, 342
  eicosanoides, 318
  estenose aórtica, 212
  hipertermia, 28
  insuficiência cardíaca, 238
  lipoproteínas, 265
  pericardite, 244
  tromboembolia, 258
infarto pulmonar, anormalidade de difusão, 74, 228, 258
infecção, doença de Addison, 292
  aneurisma, 254
  aterosclerose, 252
  colestase, 182
  constipação, 168
  defeitos imunes, 62
  deficiência de ferro, 42
  diabetes melito, 308, 312
  doença de Cushing, 290
  doenças autoimunes, 60
  edema cerebral, 380
  eicosanoides, 318
  febre, 24
  hidrocefalia, 378
  má-absorção, 166
  morte celular, 14
  úlcera péptica, 158
infecção de ferida, 54
infecção viral, aids, 62
  alergias, 58
  células nervosas, 322
  cerebelo, 338
  cirrose, 184 e segs.
  constipação, 168
  defesa imune, 46 e segs.
  diabetes melito, 308
  eritrócitos, 34
  esclerose múltipla, 324
  febre, 24
  inflamação, 52 e segs.
  miastenia grave, 326
  morte celular apoptótica, 14
  pericardite, 244
infecções do trato urinário, 116, 130
infecções gastrintestinais, 154 e segs., 162 e segs., 292
infertilidade, 294 e segs., 298 e segs.
  doenças autoimunes, 60
  fibrose cística, 176
  hipotálamo, 356
inflamação, 52 e segs.
  acidente vascular cerebral, 382
  androgênios, 294
  bradicinina, 316
  cirrose, 186 e segs.
  consciência, 364
  constipação, 168
  desmielinização, 324
  doença de Alzheimer, 370
  doença de Cushing, 290
  doença de Parkinson, 334
  doença pulmonar, 74, 78
  doença venosa, 258

dor, 342
edemas, 250
epilepsia, 360
gota, 268
hipercinesias, 336
hipotálamo, 356
histamina, 316
hormônio antidiurético, 282
hormônios da tireoide, 302 e segs.
hormônios sexuais femininos, 296
infarto miocárdico, 236
memória, 368
morte celular, 12
olfação, 352
pancreatite, 174
rim, 108 e segs., 114 e segs., 130
úlcera péptica, 158
infusões, 248
INFα (interferon α), 308
INFγ (interferon γ), 170
inibição por contato, 4
inibidor da via do fator tecidual (TFPI), 64
inibidor de proteinase α1, 82
inibidor do ativador de plasminogênio (PAI-1), 64, 256, 290
Inibidores da ECA, 224
inibidores da recaptação de serotonina-adrenalina (INRS), 372
inibidores de ovulação, ver pílulas contraceptivas
inibina, 294 e segs.
iNOS (NO sintase induzível), 128
inositol, doença de Alzheimer, 370
  diabetes melito, 312
  edema cerebral, 380
  encefalopatia hepática, 364
inositol-fosfato, 7, 52
inotropismo, 98, 196, 240, 248, 354
INRS (inibidores da recaptação de serotonina-adrenalina), 372
insolação, 26
insônia, 304, 356, 362 e seg.
insônia de retardo na fase do sono, 362
inspiração, 70 e seg., 200
insuficiência adrenocortical, 292
insuficiência cardíaca, 238 e segs.
  causas, 238
  choque circulatório, 246
  consequências neuro-humorais, 242
  defeitos valvares, 208 e segs.
  disfunção diastólica, 238
  disfunção sistólica, 238
  doença pulmonar, 78 e segs.
  edema pulmonar, 84
  edemas, 250
  fosfato, 140
  hemocromatoses, 270
  hidrocefalia, 378
  hipertensão pulmonar, 228
  hipertermia, 28
  hipotireoidismo, 306
  icterícia, 182
  mecanismos compensatórios, 242
  rim, 112
insuficiência cardíaca direita, ver insuficiência cardíaca
insuficiência hepática (ver também cirrose hepática), 147 e segs., 280 e segs. e 288
insuficiência hepática, 76
insuficiência ovariana, 296

insuficiência renal, 118 e segs.
  anemias hemolíticas, 44
  cálcio, 138
  diabetes melito, 312
  doenças do armazenamento de glicogênio, 262
  edema pulmonar, 84
  edemas, 250
  fosfato, 140
  hipertensão, 224
  magnésio, 136
  potássio, 134
  prolactina, 282
insuficiência renal aguda, 118 e seg., 246 e segs., 268
insuficiência renal crônica, 120 e segs.
insuficiência respiratória, 86, 136, 246, 364
insuficiência respiratória aguda, 248
insuficiência ventricular, 240
insulina, 7, 92, 280, 308 e segs.
  choque circulatório, 246
  depressão, 372
  doença de Addison, 292
  doença de Cushing, 290
  eicosanoides, 318
  fosfato, 140
  gastrectomia, 160
  hemocromatoses, 270
  hormônios sexuais femininos, 298
  insuficiência cardíaca, 240
  magnésio, 136
  osso, 144
  pancreatite, 172
  potássio, 134
  resistência, 256
  rim, 100, 122
  sensibilidade, 22
  sistema nervoso autônomo, 354
  transmissão do sinal, 7
integrinas, 4, 54, 62
interfase, 2
interferon α (IFNα), 308
interferon γ (IFN γ), 170
interferons, 7, 48, 58
  crescimento celular, 4
  febre, 24
interleucinas, ver IL
intersexualidade, 300 e seg.
intervalo PQ, 198 e segs.
intervalo PR, 204
intervalo QT, 198, 202
intestino, 146 e segs.
  absorção, 122
  bradicinina, 316
  diarreia, 162 e segs.
  doença de Addison, 292
  eicosanoides, 318
  fibrose cística, 176
  histamina, 316
  icterícia, 182
  lipoproteína, 264
  potássio, 134
  serotonina, 316
  sistema nervoso autônomo, 354
  somatotropina, 284
  vômito, 152
íntima, 254
intolerância ao calor, 304
intolerância ao frio, 306
intolerância ao leite, 166

intolerância proteica familiar, 104
inversina, 110
íris, 344
IRP1 (proteína reguladora do ferro), 42
IRS1(substrato-1 do receptor de insulina), 10
IsK (canal lento de K+), 350
isoflurano, 26
isoniazida, 182
isquemia, insuficiência renal aguda, 118
    acidente vascular cerebral, 382
    anemia, 44
    aneurisma, 254
    aterosclerose, 254
    circulação coronariana, 210, 230 e segs.
    consciência, 364
    constipação, 168
    diabetes melito, 312 e seg., 346
    distúrbios do sono, 362
    dor, 342
    edema cerebral, 380
    epilepsia, 360
    gastrite, 154
    gosto, 352
    hipercinesias, 336
    hipertensão, 124, 224 e segs.
    hormônios sexuais femininos, 296
    insuficiência cardíaca, 238 e segs.
    má-absorção, 166
    memória, 368
    morte celular, 12 e segs.
    pancreatite, 172
    pericardite, 244
    regurgitação mitral, 210
    sistema vestibular, 352
    surdez, 350
    vasculite, 258
    vias motoras descendentes, 332

J

jak (tirosina-cinase), 1, 7
jejum, 30 e seg., 302
    colelitíase, 178
    edema, 250
    fosfato, 140
    hipoglicemia, 314
    hipotálamo, 356
    magnésio, 136
    potássio, 134
jejuno, ver intestino
Jekyll-Hyde, 210
jet lag, 362
joelhos valgos, 144
Jun (cinase), 7, 16
Jun, 16
junções comunicantes (abertas), 98, 194, 204, 324
junções oclusivas, barreira hematoencefálica, 378
    cálcio, 138
    colestase, 182
    magnésio, 136

K

K+, 134 e seg.
    ácido-base, 94 e segs., 98
    ADH, 282
    cérebro, 358 e segs., 364, 378, 382
    diarreia, 162
    dor, 342
    hipertensão, 224
    hormônios adrenocorticais, 288 segs.
    insulina, 310
    morte celular, 12
    osso, 144
    rim, 104 e segs., 120
    ritmo cardíaco, 202
    vômito, 152
K+ min (canal), 202
K+ no suor, 134
Kernicterus, 182, 378 e seg.
Kimmelstiel-Wilson, 312
    glomeruloesclerose, 312
Klotho, 22, 104
    homeostase do cálcio/fosfato, 22
    tempo de vida, 100
Korotkoff, 220
KV LOT1, 202, 350

L

labirinto, 352
lactacidemia, ver lactato
lactase, 164
lactato, 12
    acidose, 96
    alcalose, 94
    circulação coronariana, 230, 234 e segs.
    hipoxia, 90
    hormônios sexuais femininos, 298
    morte celular, 12
    reparo tecidual, 54
    rim, 100
lactato-desidrogenase, 236
lactoferrina, 270
lactose, 262
LAD (defeito de adesão leucocitária), 62
Lambert, 326
lamina, 330
lâmina cribriforme, 352
lâmina terminal, 24
laminina, 4, 114, 186
LANP (peptídeo natriurético de ação longa), 100
laringe, 294
LATS (estimulador da tireoide de ação prolongada), 302
laxativos, diarreia, 162, 166
LCAT (lecitina-colesterol-aciltransferase), 128, 264 e seg.
LCR (líquido cefalorraquidiano), 378 e seg.
LDH1 (lactato-desidrogenase), infarto do miocárdio, 236
LDL (lipoproteína de baixa densidade), 264 e segs.
    aterosclerose, 252 e segs.
    hormônios da tireoide, 304 e segs.
    hormônios sexuais femininos, 298
LDL, receptor, 252, 264
LDLs oxidadas, 254
L-dopa, doença de Parkinson, 334, 374
lecitina, 178
lecitina-colesterol-aciltransferase, 128, 264 e seg.
lei de Laplace, 210, 232 e segs., 238, 240
lei de Starling, 250
leishmaniose, 58
lentes, 312, 344 e seg.
lentes côncavas, 344
lentes convexas, 344
lentes de contato, 344
lepra, 58
leptina, 30, 256, 294
lesão oxidativa, envelhecimento, 22

lesão por reperfusão, 92
letargia, 370
leucemia, 16 e segs.
   gota, 268
   hemostasia, 64
   hipertensão portal, 184
   mieloide aguda, 34
   nefrite, 116
leucócitos, 32, 48, 52 segs.
leucócitos, sistema nervoso autônomo, 354
   colelitíase, 180
   insuficiência renal crônica, 120
   LCR, 378
   pericardite, 244
   úlcera péptica, 158
leucopenia, 62
leucotrienos, 318 e seg.
   doença de Cushing, 290
   doença pulmonar obstrutiva, 80
   dor, 342
   inflamação, 52 e segs.
   síndrome hepatorrenal, 128
   transmissão de sinal, 7
LFA1 (antígeno 1 associado à função leucocitária), 48
LH (hormônio luteinizante), 6, 282, 294 e segs.
liberação de insulina, 314 e seg.
liberinas, 6, 280
libido, 30, 282 e segs., 292 e segs.
ligador de proteína, 32
ligamento frênico-esofagiano, 148
ligante c-kit, 32
ligante do receptor ativador de NFκB (RANKL), 142
limiar, 104 e seg.
limiar renal, 102
linfadenite, 58
linfangiectasia, 176
linfocinas, ver citocinas
linfócitos, 32 e segs., 46, 49, 52 e segs., 60
   aterosclerose, 252
   cirrose, 186
   diabetes melito, 308, 312
   doença de Addison, 292
   doença de Cushing, 290
   gastrite, 154
   LCR, 378
linfócitos B, 170, 274
linfócitos B, 46 e segs., 62 e seg.
linfócitos T, ver linfócitos
linfoide, 32
linfoma, 62, 166
linfonodos, 32, 48, 146
linfopoiese, 32
linfopoietina do estroma tímico (TSLP), 170
linfotoxina, 24
língua, 284
lipase ácida, 262
lípase hepática, 264
lipases, 136, 146, 164 e seg., 172 e seg.
lipidoses, 260 e segs.
lipoatrofia, 256
lipocalina, 270
lipocortina, 290, 318
lipogênese, 310
lipólise, 264 e segs.
   doença de Addison, 292
   doença de Cushing, 290
   eicosanoides, 318
   hormônios da tireoide, 304 e segs.

   inflamação, 54
   insulina, 310
   sistema nervoso autônomo, 354
   somatotropina, 284
lipoproteína de alta densidade), 252, 264 e seg., 294, 298
lipoproteína de densidade intermediária, 264
lipoproteína lipase, 114, 264 e seg., 310 e seg.
lipoproteínas, 264 e segs.
   aterosclerose, 252 e segs.
   gastrite, 154
   insulina, 310
   síndrome hepatorrenal, 128
   síndrome nefrótica, 114
lipoproteínas de baixa densidade, ver LDL
lipoproteínas de muito baixa densidade, ver VLDL
líquido amniótico, 68
líquido cerebrospinal (líquido cefalorraquidiano), 26, 378 e seg.
lise, 46, 54
lisina, 94 e segs., 104
lisolecitina, 180
lisossomos, eicosanoides, 318
   inflamação, 48, 54
   lipidoses, 262
   pancreatite, 172
   síndrome nefrótica, 114
lisozimas, 46 e segs., 146
listéria, 58, 62
lítio, 7, 338, 372
litostatina, 174
lobo frontal, 366, 370
lobo temporal, 366 e segs.
lobo temporal anterior, 370
lobos parietais, 370
locus ceruleus, 334, 362, 370 e segs.
lodo, 118
logorreia, 366
lordose, 328
lovastatina, 265
LSD (ácido lisérgico dietilamida), 372
L-selectina, 49
lumicano, 186
lúpus eritematoso, sistêmico, 58 e segs., 168, 258, 274
lúpus eritematoso sistêmico, 58 e segs., 168, 258, 274
Luschka, 378
lusitropismo, 196, 238, 354
luteotropina, ver LH
luz, 344 e segs., 372
luz oscilante, 360
luz ultravioleta, 144

M

má absorção, 162 e segs.
   cerebelo, 338
   colestase, 182
   ferro, 42
   fibrose cística, 176
   folato, 38
   fosfato, 140
   hemostasia, 68
   hipertensão portal, 184
   magnésio, 136
   pancreatite, 174
macroangiopatia, 312
macrocítica, 34
macrófagos, 34 e segs., 46 e segs., 54, 58
   aterosclerose, 252 e segs.
   células nervosas, 322

cirrose, 186
febre, 24
lipoproteínas, 247
macrófagos, deficiência de ferro, 42
morte celular, 14
somatotropina, 284
trato gastrintestinal, 146
úlcera péptica, 158
α2-macroglobulina, 64
diabetes melito, 312
macropsia, 348
mácula, 352
mácula densa, 118, 126
má-digestão, 164 e segs.
Magendi (abertura mediana do 4º ventrículo), 378
magnésio, ver Mg^{2+}
magnesúria, 136
  magnesúria, síndrome de Bartter, 136
  síndrome de Gitelman, 136
malária, 40, 58
mamilo, 382
manganês, 42, 334
manitol, 108, 378
má-nutrição, 30 e segs., 42, 152, 284, 294, 296
MAO (monoaminoxidase), 334
MAP cinase (proteína cinase ativadora de mitoses), 7, 14, 16
MAP cinase, cascata, 16
MAP cinase cinase, 7
máquina coração-pulmão, 28
marca-passo, 194, 202 e segs.
marcapassos ectópicos, 240
marginação, 54, 62
masculinização, 290, 294
mastócitos, 52, 156 e segs., 294
matriptase-2 (= TMPRSS6), 270
matriz, 186
matriz extracelular, 4, 254
maturação sexual, 298, 300 e segs.
MBP (proteína ligadora de manose), 48, 60 e segs.
McArdle (deficiência de fosforilase muscular), 262
MCP-1 (proteína quimioatrativa de monócitos 1), 256
MCP-1 (proteína quimiotática de monócitos 1), 186
M-CSF (fator estimulador de colônias de macrófagos), 142
MDM (murmúrio diastólico médio), 208
MDM2, 10
mecanismo lipostático, 30
mecanismos de concentração, 108 e segs., 120, 282
mecanismos de defesa intestinais, 146
mecônio, 176
média, 254
mediadores angiotróficos, 346
mediastino, 78
medo, 282
medula adrenal (ver também sistema nervoso autônomo), 354 e seg.
medula espinal, choque circulatório, 246
  depressão, 372
  dor, 342
  sistema motor, 332
  sistema sensorial, 340
medula oblonga (bulbo), 152, 340, 382
medula óssea, 32 e segs.
  crescimento, 2
  defesa imunológica, 46 e segs., 54 e segs.
  deficiência de ferro, 42
  lipidoses, 262
medular renal, 108, 116

megacariócitos, 38
megacolo, 168
megacolo, tóxico, 170
megaloblastos, 38
megalócitos, 38
meia-vida, hormônios tireóideos, 304
meiose, 2
melanina, 260, 270
melanocortina, obesidade, 30
melanoma, 26
melanotropina, 292
melatonina, 372
membrana, hialina, 88
membrana basal, 112 e segs.
membrana basilar, 350
membrana de Descemet, 270
membranas hialinas, 88, 90
memória, 368 e seg.
  acidente vascular cerebral, 382
  doença de Alzheimer, 370
  envelhecimento, 20
  episódica, 368
  hipotálamo, 356
  hipotireoidismo, 306
  insuficiência hepática, 188
meningite, 26, 364, 378
meningococo, 68
menopausa, 296
menstruação, 42, 296 e segs.
mergulho, 90
mesencéfalo, 382
metabolismo, 260 e seg.
metabolismo ácido-base, ver acidose, alcalose
metabolismo basal, 304
metabolismo de proteínas, ácido-base, 94, 96
  androgênios, 294
  concentração urinária, 108
  doença de Addison, 292
  edemas, 250
  hidrocefalia, 378
  hormônios sexuais femininos, 298
  insulina, 280, 310
  LCR, 378
  má-absorção, 146, 164 e seg.
metabolismo do cobre, 272
metabolismo mineral, 60, 120 e segs., 138 e segs.
metáfase, 2
metais pesados, 118, 364
metaloelastase, 82
metaloproteinases da matriz, 82, 92
metaloproteases, 186
metamorfopsia, 348
metaplasia, 4
  esôfago, 150
  gastrite, 154, 158
metástase, 18, 138
1-metil-4-fenil-1, 2, 3, 6-tetraidropiridina, 334
metilcobalamina, 38
metilenotetraidrofolato-redutase, 252
metilguanidina, 120
metiltetraidrofolato, 38
metiltirosina, 372
metionina, 94 e segs., 260
método Riva-Rocci, 220
metotrexato, 38, 166
Mg^{2+}, 136 e seg.
  cálcio, 138
  canal TRPM6, 136

captação, celular, 136
células nervosas, 322, 326, 360, 364
diarreia, 162 e segs.
hormônios adrenais, 290 e segs.
insulina, 310
intracelular, 136
liberação, celular, 136
ossos, 144
pancreatite, 172
regulação respiratória, 86
transporte renal, 106
MHC (complexo de histocompatibilidade principal), 48 e seg., 326
miastenia grave, 18, 60, 78, 326 e seg.
MIC (quimiocina inflamatória de monócitos), 58
micção, 354
micobactéria, ver bactéria
micose, 254
microangiopatia, 312
microglia, 48, 370
β2-microglobulina, 274
micrografia, 334
microgravidade, 144
micropsia, 348
microrganismos, ver bactéria, infecção viral
microtofos, 268
mielina, degradação, 324
síntese, 324
mielinização, 324, 306
mieloide, 32
mieloma múltiplo (plasmocitoma), 112, 274
mieloma múltiplo, 112
mielopoiese, 32
MIF (fator inflamatório de monócitos), 58
MIF (fator inibidor de Müller), 300
migração, 62, 156, 374
migrânea (enxaqueca), ver dor de cabeça
mímica, 342
mímica molecular, 60
mineralização, 138 e segs.
mineralocorticoides, ver aldosterona
miocárdio, ver coração
mioclonia, 370
miofibroblastos, 186
mioglobina, 118, 262, 270, 276
mioinositol, ver inositol
miólise, 118, 134, 140
miopatia, 140, 330 e seg
miopatia neurogênica, 330
miopia, 344
miose, 354, 382
miotilina, 330
miotonia, 328
miotonia de Becker, 328
MIP1 (proteína inflamatória de macrófagos), febre, 24
mitocôndria, acidose, 98
diabetes melito, 308
morte celular, 12 e seg.
síntese do heme, 276
mitose, 2
mixedema, ver hipotireoidismo, 306
Mn^{2+}
moclobemida, 372
MODY (*maturity-onset diabetes of the young*), 308
moléculas de adesão, aterosclerose, 254
moléculas médias, 120
monoaminoxidase, 334, 372 e segs.
monoaminoxidase A, 372

monócitos, 32, 46 e segs., 52 e segs.
alergias, 58
aterosclerose, 252 e segs.
cirrose, 186
doença de Cushing, 290
monocromasia de bastonetes, 346
monofosfato cíclico de adenosina, ver AMPc
monoglicerídeos, 146
monossacarídeos, 146
monóxido de carbono, 90, 252, 368
Morbus Werner, *progeria adultorum*, progeria tipo II, 22
MORF4, 20
morfina, ver opiáceos
morte, 20 e seg.
aterosclerose, 252
causas, 20
distrofia muscular, 328
doenças do armazenamento de glicogênio, 262
edema cerebral, 380
EEG, 358
estenose aórtica, 212
hemocromatose, 270
insuficiência cardíaca, 240
lipidoses, 262
morte celular, 12 e segs.
acidente vascular cerebral, 382
células nervosas, 322
doença de Alzheimer, 370
hipercinesias, 336
morte celular programada, 14, 322
morte súbita infantil, 362
Mos, 16
motilina, 148
motivação, 374
motoneurônio-α, 328 e segs., 332
MPTP (metil-fenil-tetraidropiridina), 334
MSH (hormônio melanócito estimulante), 292
α-MSH, 24, 30
MTFR (metilenotetraidrofolatoredutase), 252
mTOR (alvo da rapamicina de mamíferos), 10, 16, 110
mucina, 146, 306
muco, doença pulmonar obstrutiva, 80, 156, 290
mucopolissacarídeos, 306
mucosa nasal, 176
mucosa oral, 2
mucoviscidose, ver fibrose cística
mudança de classe, 49
murmúrio cardíaco, 208 e segs.
murmúrio de Graham-Steell, 216
murmúrio decrescente, 214
murmúrio diastólico médio, 208
músculo, 328 e segs.
andrógenos, 294
músculo, cerebelo, 338
circulação, 190
hormônios da tireoide, 304
insulina, 310
lipoproteínas, 264
somatotropina, 284
músculo cardíaco, 4, 238 e segs.
músculos antigravitacionais, 332
músculos do olho, 352
músculos esqueléticos, ver músculo
músculos papilares, 210
músculos respiratórios, 72, 262
mutação do fator V de Leiden, 68
myb, 16
myc, 7, 16
x-Myc, 10

N

Na+, 122 e seg.
  acidente vascular encefálico, 382
  acidose, 96
  aldosterona, 288 e segs.
  barreira hematoencefálica, 378
  diarreia, 162
  edema cerebral, 380
  eicosanoides, 318
  gosto, 352
  hipertensão, 124, 224
  hipotireoidismo, 306
  hormônios sexuais, 294 e segs., 298
  insuficiência renal, 118 e segs.
  insulina, 310
  morte celular, 12
  osso, 144
  retenção, 242
  transporte renal, 9 e segs.
  vômito, 152
Na+(HCO$_3^-$)$_3$ cotransporte, 104 e seg., 94 e segs.
3Na+/Ca^{2+} trocador, célula
  coração, 196
  hipertensão, 124, 122
  insuficiência renal, 118, 122
  morte, 12
  transporte, 104 e segs.
Na+/H+ trocador, (NHE3), 104
Na+/K+-ATPase, acidose, 98
  acidente vascular cerebral, 382
  audição, 350
  células nervosas, 322
  colestase, 182
  consciência, 364
  edema cerebral, 380
  epilepsia, 360
  eritrócitos, 34, 44
  excitação cardíaca, 196
  hipertensão, 224
  hipertensão renal, 124
  hormônios da tireoide, 304
  insuficiência renal, 118, 122
  insulina, 310
  morte celular, 12
  potássio, 134
  transporte renal, 104 e segs.
Na$^+$_3HCO$_3^-$ cotransporte (NBC1), 104
Na+-Cl– cotransportador, 106
Na+-fosfato transportador, 104
Na+-glicose/galactose transportador, 104
Na+-J$^-$ cotransportador (NIS), 302
Na+-K$^+$_2Cl- cotransportador (NKCC2), 110
  audição, 350
  diarreia, 162
  eicosanoides, 318
  insulina, 310
  magnésio, 136
  potássio, 134
  transporte renal, 106 e segs.
NaCl, ver Na+
nanismo, 144, 284, 294 e segs.
  hipófise, 284
não movimento rápido dos olhos (NREM), ver sono
narcolepsia, 362
narcóticos, 246, 364 e seg.
nascimento, 42, 218
natriurese (ver Na+), 106, 132

náusea, 120, 282
  alergias, 56
  cálcio, 138
  doença cardíaca coronariana, 234
  dor, 342
  edema cerebral, 380
  gastrectomia, 160
  hipertermia, 26
  insuficiência renal, 120
  porfirias, 276
  sistema vestibular, 352
  vias motoras, 332
  vômito, 152
NBC1 (Na+3HCO3 -3 cotransporte), 104
NBD1 (domínio de ligação de nucleotídeo), 176
NCF (fator quimiotático neutrofílico), 52
NCNA (neurônios não colinérgicos não adrenérgicos), 148 e segs.
necrose, 12
  células nervosas, 300
  cirrose, 322
  dor, 342
  hipertermia, 28
  infarto miocárdico, 236
  pancreatite, 172 e seg.
  reparo tecidual, 54
necrose tubular, 2
nefrina, 114
nefrite, 112, 116 e segs.
nefrite de Masugi, 112
nefrite intersticial, 116
nefrocalcinose, 130
nefroesclerose, 124
nefrolitíase, ver urolitíase
néfron, 104 e segs.
nefropatia gotosa, 130, 268
nefropatia perdedora de sal, 106, 118
  equilíbrio salino, 132
  fosfato, 140
  magnésio, 136
neologismos, 366
neomicina, 166
neonatos, 28, 90, 306, 378
nervo, unidade motora, 328
nervo abducente, 380 e segs.
nervo facial, 252, 382
nervo glossofaringeo, 352
nervo hipoglosso, 382
nervo oculomotor, 348, 380, 382
nervo óptico, 348 e seg.
  acidente vascular cerebral, 382
  edema cerebral, 380
  esclerose múltipla, 324
  glaucoma, 344
nervo trigeminal, 382
nervos cardíacos, 196
nervos de condução, 324, 328
neuralgia, 342
nereguilina (NRG-1), 374
neurofibrilas, 370
neurolepticos, 336
neurônio, 322 e segs.
neurônios, apoptose, 322
neurônios não colinérgicos não adrenérgicos (NCNA), 148
neurônios nigro-estriados, 336, 374
neurônios respiratórios, 70, 86 e seg., 94 e segs.
neurônios supraespinais, 332

neuropeptídeo Y, 30, 370
neurotransmissores, 322 e segs.
neutrófilos, 32 e segs., 36, 46, 52 e segs.
  alergias, 56
  doença de Addison, 292
  doença de Cushing, 290
  doença glomerular, 112
  gota, 268
  neurotrofinas, 370
neutropenia, ver neutrófilos
NFAT (fator de transcrição), 7
NFγB, síntese dependente, defensinas, 48
NFκB (fator de transcrição), 10, 170, 290
  ativação, 10
NFκB, (fator nuclear), 7, 62
NGF (fator de crescimento neural), 322, 370
NH4+, ácido-base, 94 e segs.
  consciência, 364
  síndrome hepatorrenal, 128
  úlcera péptica, 158
  urolitíase, 130
NHE3 (Na+/H+ trocador), 104
nicotina, vício, 376
  aterosclerose, 252
  hormônio antidiurético, 282
  vômito, 152
nictúria, 108 e seg., 116, 240
nifedipina, 202
níquel, 58
NIS (cotransportador Na+I-), 302
Nistagmo, 332, 338, 352, 382
nistagmo optocinético, 352
nitratos, 234, 302
NKCC2 (Na+, K+, 2Cl--cotransportador), 110
NMDA, envelhecimento, 20
NMMHC-IIA (cadeia pesada da miosina não muscular IIA), 114
NO, 7, 80
  aterosclerose, 252
  circulação coronariana, 230
  defesa imune, 46
  doença de Alzheimer, 370
  esôfago, 148
  hipertensão portal, 184
  histamina, 316
  insuficiência cardíaca, 240
  transmissão de sinal, 6
nó sinusal, 192 e segs., 200 e segs.
nociceptores, 52, 234, 340 e segs.
NOD, receptores tipo nucleotídeo citosólico ligado a domínios de oligomerização (NLRs), 170
nodo atrioventricular, 194
nodo AV, ver nodo atrioventricular
nódulo, 338
noradrenalina, 354 e seg.
  coração, 196, 202, 230 e segs., 240
  depressão, 372
  distúrbios do sono, 362
  doença de Alzheimer, 370
  doença de Cushing, 290
  dor, 342
  eicosanoides, 318
  febre, 24
  hipertensão, 226
  hormônios sexuais femininos, 296
  memória, 368
  potássio, 134
  regulação respiratória, 86
  sinalização, 7
normocítica, eritrócitos, 34
normocrômica, eritrócitos, 34
normograma de Siggaard-Andersen, 98
NO-sintase, endotelial, 7
NPC 1, ver doença de Niemann-Pick
NPY (neuropeptídeo Y), obesidade, 30
NREM (não movimento rápido dos olhos), ver sono
NRG-1 (neuregulina), 374
NSQ (núcleo supraquiasmático), 356, 362
NT-BNP, 242
núcleo arqueado, 30
núcleo basal de Meynert, 370
núcleo caudado, 334, 366
núcleo da rafe mediana, 334
núcleo denteado, 338
núcleo do fastígio, 338
núcleo do trato solitário, 24
núcleo do trato solitário, 362
núcleo emboliforme, 338
núcleo rubro, 332, 338
núcleo supraóptico, 282, 356
núcleo supraquiasmático, 356, 362
núcleo vestibular, 338, 352 e seg.
núcleos basais, 334 e seg.
  acidente vascular cerebral, 382
  afasias, 366
  depressão, 372
  kernicterus, 378,
  memória, 368
núcleos da rafe, 342, 363, 370
núcleos intralaminares, 362 e segs.
núcleos paraventriculares, 282, 356
núcleos pontinos, 338, 368
núcleos subcerebelares, 362
núcleos subtalâmicos, núcleos basais, 334 e segs.,
nutrição parenteral, 178
NYHA (New York Heart Association), 238 e segs.

O

O_2 (ver também hipoxia), 90 e seg.
  choque circulatório, 246
  circulação coronariana, 230 e segs.
  estenose mitral, 208
  hormônios da tireoide, 304 e segs.
  respiração, 70 e segs., 84 e segs.
O_2, curva de dissociação, 70 e segs.
O_2, utilização, 90
O_2^-, ver oxidantes
O_2 afinidade, 70 e segs., 304, 312
OAF (fator ativador de osteoclastos), 138
obesidade, 30 e segs., 72, 78, 86, 256, 296
  apneia do sono, 72
  aterosclerose, 252
  diabetes melito, 308
  doença venosa, 258
  esôfago, 148
  gota, 268
  hipotálamo, 356
  lipoproteínas, 265
  pressão sanguínea, 220
  somatotropina, 284
obstipação, 334
ocitocina, 6, 282, 296, 356
odor, 352
oftalmia simpática, 60
1, 25-(OH)$_2$, -D3, ver calcitriol

O

25-OH$_2$-D$_3$ (calcidiol), 144
olfação, 352 e seg.
olho, 344 e segs.
   diabetes melito, 312
   doença de Wilson, 272
   doenças autoimunes, 60
   hipertireoidismo, 304
   presão intraocular, 290
oligúria, doença de Addison, 292
   choque circulatório, 246
   equilíbrio salino, 132
   hormônio antidiurético, 282
   insuficiência renal, 118
   síndrome hepatorrenal, 128
oliva, 368
oncogenes, 7, 16
oncoproteínas, 16
onda em "ponta", 358
onda P, 198 e segs.
onda Q, 198, 236
onda R, eletrocardiograma, 198 e segs.
onda S, 198
onda T (ECG), 198, 202, 234
onda U, 134
onda v, defeitos valvares, 216
onda-a, eletrorretinograma, 346
onda-a, pressão venosa central, 212, 216
onda-b, eletrorretinograma, 346
onda-c (eletrorretinograma), 346
onda-d (eletrorretinograma), 346
ondas Δ, 358
ondas α, 358
ondas β, 358
ondas θ, 358
opiáceos, 376
   constipação, 168
   dor, 342
   hormônio antidiurético, 282
   hormônios adrenocorticais, 288
   memória, 368
   olfação, 352
opsonização, 48, 54 e segs.
orelha interna, 152, 350 e seg.
orelha média, 350
orexina, 362
órgão de Corti, 350
órgão vasculoso, 24
órgãos circunventriculares, 378
órgãos tendinosos de Golgi, 332, 340
orientação espacial, 348
ornitina, 104
ortopneia, 84
ortostase, 84
osmolalidade, diabetes melito, 330
   diarreia, 162
   equilíbrio salino, 132
   eritrócitos, 34
   medula renal, 108
   sistema sensorial, 340
osmólitos (ver também inositol), 14
ossículos, 350
osso, 144 e seg.
   ácido-base, 94 e segs.
   andrógeno, 294
   cálcio, 138
   crescimento, 284
   desmineralização, 284
   doença de Cushing, 290
   doença de Wilson, 270
   eicosanoides, 318
   envelhecimento, 20
   fosfato, 140
   gota, 268
   hormônios sexuais femininos, 298
   hormônios tireóideos, 304 e segs.
   magnésio, 136
   malformações, 144
   medula, 270
   mineralização, 144
      regulação, 142
   proteínas morfogenéticas (BMPs), 142
   reabsorção, 290
   rim, 104
   somatotropina, 284
   tumores, 18
osteíte fibrosa, 122
osteoblastos, 142, 144
osteocalcina, 142
osteocitos, 2, 142
osteoclastos, 98
osteocondrodisplasia, 144
osteogênese imperfeita, 144
osteoide, 144
osteomalacia, 144 e seg.
   eicosanoides, 318
   fosfato, 140
   gastrectomia, 160
   insuficiência renal crônica, 120 e seg.
   má-absorção, 166
osteopenia, 144
osteopetrose, 144
osteopontina, 142
osteoporose, 144 e seg.
   doença de Cushing, 290
   hipertireoidismo, 304
   hormônios sexuais femininos, 298
osteoprotegerina, 142, 144
ouabaína (ver digitálicos), 122 e segs., 132, 224
ovários, 264, 296 e segs., 300
ovários policísticos, 296
OVLT (órgão vascular da lâmina terminal), 24
ovulação, hormônios sexuais femininos, 296
oxalato, 42, 66, 130
oxalato de cálcio, precipitações intrarrenais, 118
α-oxidação, 338
oxidantes, envelhecimento, 20
   alergias, 58
   anemias, 44
   aterosclerose, 252
   cirrose, 186
   defeitos imunes, 62
   defesa imune, 46
   doença de Alzheimer, 370
   doença de Parkinson, 334
   doença de Wilson, 270
   eicosanoides, 318
   hemocromatose, 270
   hiperoxia, 90
   inflamação, 54
   reparo tecidual, 54
   síntese do heme, 276
   úlcera péptica, 158
oxidase, 272
óxido nítrico, ver NO
óxido-sintetase, 128
oxigênio, ver O_2

P

P mitral, 208
p21-proteína, 16
p38-cinase, 7
p53, 14 e segs., 16
p53-via, 20
padrões moleculares associados à patógenos (PAMPS), 48
PAF (fator de ativação plaquetária), 52 e segs., 64, 80, 290
PAH (paraminoipurato), 102
PAI-1 (inibidor do ativador de plasminogênio), 64, 256, 290
palidez, 190, 212, 240, 246 e segs.
pálido, 334 e segs.
palmitato, 178
palpitações, 160
PAMPS (padrões moleculares associados a patógenos), 48
pâncreas, 146, 172 e segs.
   células beta, 308, 314
   colelitíase, 180
   crescimento celular, 2
   diabetes melito, 308 e segs.
   enfisema, 82
   gastrectomia, 160
   hemocromatose, 270
   má-absorção, 166
   vômito, 152
pancreatite, 88, 172 e segs.
   bradicinina, 316
   cálcio, 138
   choque circulatório, 246
   colelitíase, 180
   diabetes melito, 308
   fibrose cística, 176
   icterícia, 182
   lipoproteínas, 265
   má-absorção, 164
   magnésio, 136
pancreatite aguda, ver pancreatite
pancreozimina, ver CCK
pan-mielopatia, 34
papila, 174
papiledema, 380
paracelina, 136
parácrina, 278
parada cardíaca, 28, 200 e segs.
parada respiratória, 86, 136, 246
paraestesia (parestesia), 360
parafasia, 366
parageusia, 352
paralisia, 320
   acidente vascular encefálico, 382
   intestinal, 134
   porfirias, 276
   unidade motora, 328
paralisia periódica hipercalêmica, 328
paralisia periódica hipocalêmica, 328
paralisia pseudobulbar, 382
paramiotonia, 328
paraneoplasia, 338
paraproteínas, 274
parasitas, 46, 52
parassimpático, nervos, 354 e segs.
   acidente vascular cerebral, 382
   doença de Parkinson, 334
   excitação cardíaca, 196, 200, 204
   glaucoma, 344
   gosto, 352
   úlcera péptica, 156
paratireoide, glândula, 122

parestesia, 138, 328, 340 e seg.
parkina, defeitos da α-sinucleína, 334
Parkinsonismo, 334
parosmia, 352
patógenos, enfisema, 82
   células nervosas, 322
   defesa imune, 46, 54, 62
   doença pulmonar obstrutiva, 80
   febre, 24
   inflamação, 54
   reparo tecidual, 55
   urolitíase, 130
pausa compensatória, 200
PBG (porfobilinogênio), 276
PCO_2, (pressão parcial de CO_2), 70 e segs.
PCR (proteína C-reativa), 274
PDGF (fator de crescimento derivado de plaquetas), 142
   aterosclerose, 254
   cirrose, 186
   crescimento celular, 4
   hemostasia, 64
   insuficiência cardíaca, 240
   reparo tecidual, 54
pecilotermia, 18, 368
pecilotermia, 356
pele, alergias, 58
   androgênios, 294
   circulação, 190
   crescimento celular, 2
   fosfato, 140
   hipertermia, 26
   hipotireoidismo, 306
   insuficiência renal crônica, 122
   lipoproteínas, 265
   pigmentação, 270
   porfirias, 276
   somatotropina, 284
pelos axilares, 294, 298
pelos pubianos, 292 e segs., 298
pendrina, 302, 350
penicilamina, 352
penicilina, 56, 116
pênis, 294 e seg.
pentadecilcatecol, 58
pentosina, 312
penumbra, 382
pepsina(ogênio), 146, 156 e segs.
   cálcio, 138
   choque circulatório, 248
   doença de Cushing, 290
   eicosanoides, 318
   esôfago, 148 e segs.
   histamina, 316
   insuficiência renal crônica, 120
   tumores, 18
   úlcera péptica, 154 e segs.
peptídeo caliurético, 100
peptídeo liberador de gastrina (GRP), 156
peptídeo natriurético atrial (PNA), 100, 242
peptídeo natriurético cerebral (BNP), 242
peptídeo natriurético de ação longa (LANP), 100
peptídeo natriurético dendroaspis (DNP), 100
peptídeo natriurético tipo C (CNP), 100
peptídeo relacionado ao gene da calcitonina, 342
peptídeos indutores do sono, 362
peptídeos natriuréticos (PN), 100, 120
percepção espacial, 382
perclorato, 302

perda de cabelo, 306
perda de calor, 24
perda de peso, 30 e seg.
    diabetes melito, 310
    doença de Addison, 292
    esôfago, 150
    gastrectomia, 160
    hipertireoidismo, 304
    inflamação, 54
    má-absorção, 166
    pancreatite, 174
perforinas, 48 e seg.
perfusão (pulmonar), 76
pericardiectomia, 244
pericardite, 184, 244 e segs.
pericardite constritiva, 244
pericitos, 346
período refratário, 202 e segs.
período vulnerável (coração), 202 e segs.
peritôneo, 152, 168, 246
peritonite, 170
permeabilidade às proteínas, 316
permeabilidade vascular, 250 e seg.
    bradicinina, 316
    dor, 342
    eicosanoides, 318
pernas em arco, 144
peroxidação de lipídeos, 186, 270
peroxidação lipídica, 272
peroxidase, 92, 276, 302
peróxido de hidrogênio, ver oxidantes
pescoço alado, 300
peso corporal, perda, 30, 292
petéauias, 66 e segs.
PGE/PGF/PGI, ver prostaglandinas
PGNs (peptideosglicanos bacterianos), 170
pH, ver H+
$PI_{3,4,5}P_3$ (fosfatidilinositol-3,4,5 trifosfato), 10
picnodisostose, 144
pielonefrite, 116 e seg.
    diabetes melito, 312
    hipertensão, 124
    urolitíase, 130
pigmentação, 270
piloro, 152, 160
pílulas contraceptivas, 296 e segs.
    colestase, 182
    doença venosa, 258
    hipertensão, 226
pink puffers (soprador rosado), 82
piperazina, 338
pirofosfato, 130, 144
pirogênios, 24, 288
piruvato-cinase, 44
piruvato-desidrogenase, 338
Pit-1, fator de transcrição regulador de GH, 284
pK, 94
PKA (proteína cinase A), 6
PKB/Akt (proteína cinase B), 10
PKC (proteína cinase C), 7
PKD, 110
PKG (proteína cinase G), 6
PKK (pré-calicreína), 64
placa de crescimento, 144
placa terminal, 326
placas, 252 e segs.
placas de Peyer, 146
placenta, 60, 126, 304

plaquetas, 32 e segs., 64 e segs.
    aterosclerose, 252
    sistema nervoso autônomo, 354
    úlcera péptica, 158
plasma, 32 e segs.
plasminogênio, 252, 274
plasmocitoma (mieloma múltiplo), 274
plasmócitos, 46, 49
platô, 202
PLC (fosfolipase C), 7
pletismografia de corpo inteiro, 78
plexo corioide, 378
plexo mioentérico, 148
PMP (proteína da mielina periférica), 324
PN (peptídeos natriuréticos), 100, 120
pneumonia, fibrose cística, 176
    anormalidades de difusão, 74
    doença pulmonar restritiva, 78
    lipidoses, 262
pneumotórax, 72, 78, 88
PO_2 (pressão parcial de O_2), 70 e segs.
podocina, 114
podócitos, 114
pólen, 52, 80
poliarterite nodosa, 258
policistina, 110
polidipsia, 138, 282
polietilenoglicos, 162
polimiosite, 330
polineuropatia, 120, 312, 324 e segs.
polipeptídeo inibidor gástrico (GIP), 148, 314
polipeptídeo vasoativo intestinal, ver VIP
pólipos colônicos, excesso de somatotropina, 284
polipose adenomatosa familiar (APC), 10, 16
poliúria (ver também diurese),
    cálcio, 138
    choque circulatório, 246
    diabetes melito, 310
    insuficiência renal aguda, 118
    potássio, 134
Pompe, 262
ponte, 382
ponto cego de Mariotte, 344
porfiria cutânea tarda, 270
porfirias, 276
porfobilinogênio, 276
porfobilinogênio deaminase, 276
pós-menopausa, 298
pós-potenciais, 240
pós-sinusoidal, 184
postura, 338
potássio, ver K+
potencial de ação, coração, 194 e segs., 202, 136
potencial de ação, neurônio, 324 e segs.
potencial diastólico máximo (PDM), 194 e segs.
potencial diastólico máximo, 194
potencial limiar, coração, 194, 202
potencial receptor transitório (TRPV1), 342
PPARγ (agonistas de receptores γ ativados por proliferadores de peroxissoma), 256
pré-albumina, 274
pré-calicreína, 64
precursor β-amiloide, 370
predisposição genética, vício (drogas), 376
    aterosclerose, 252
    diabetes melito, 308
    doença de Alzheimer, 370
    doença venosa, 258

doenças autoimunes, 60
esquizofrenia, 374
hipercolesterolemia, 265
pré-eclâmpsia, 126
presbiopia, 344
presenilina, 370
pressão (ver pressão sanguínea)
 edemas, 250
 filtração glomerular, 112
 sistema sensorial, 340
pressão atrial, 212
pressão de filtração efetiva, 112, 250
pressão diastólica final, 212, 236
pressão do sono, 362
pressão hidrostática, 112, 250
pressão intracerebral, 98, 152, 380 e seg.
pressão intraocular, 344
pressão oncótica, 84, 112, e segs., 250, 318
pressão osmótica coloidal, 250
pressão parcial 74
pressão sanguínea, 220 e segs.
 acidose, 98
 choque circulatório, 246 e segs.
 defeitos da valva aórtica, 212 e segs.
 doenças cardíacas coronarianas, 232 e segs.
 dor, 342
 edemas, 250
 equilíbrio salino, 132
 gestação, 126
 hipertensão, 222 e segs.
 hipertensão portal, 184
 hipertermia, 26 e segs.
 histamina, 316
 hormônios adrenocorticais, 288 e segs.
 hormônios da tireoide, 304 e segs.
 magnésio, 136
 mensuração, 220
 ótima, 222
 pericardite, 244
 regulação da respiração, 86
 rim, 100, 112 e segs., 120, 124 e segs.
 síndrome hepatorrenal, 128
 sistema nervoso autônomo, 354
pressão venosa, 190 e segs., 244
pressão venosa central, 190 e segs.
 choque circulatório, 246
 equilíbrio salino, 132
pressão venosa central, ver PVC
pressorreceptores (barorreceptores), 246
primaquina, 44
príons, 338, 370
procainamida, 202
produção de leite, 282
produção hormonal ectópica, 278, 282 e segs., 288, 292
produtos finais da glicação avançada (AGE), 312 e seg., 344 e segs., 370
prófase, 2
progeria, 20
progeria adultorum, progeria tipo II, Morbus Werner, 22
progeria tipo I (síndrome Progeria-Hutchinson-Gilford), 22
progeria tipo II, Morbus Werner, *progeria adultorum*, 22
progerina, proteína lamina A, 22
progesterona, 296 e segs.
 colelitíase, 178
 diabetes melito, 308
 esôfago, 148
 hipotálamo, 356
 hormônios adrenocorticais, 286

intersexualidade, 300
 rim, 100
prolactina, 294
prolactina, 7, 282 e seg., 296
 andrógenos, 294
 hipotireoidismo, 306
 hormônios sexuais femininos, 296
 inibidor da liberação, 282
 somatotrofina, 284
 transmissão de sinal, 6
prolapso da valva mitral, 210
prolapso de disco, 144
proliferação, 2, 10
proliferação, envelhecimento, 20
 células tumorais, 16
 defesa imune, 46
 somatotropina, 284
 transmissão de sinal, 7
 úlcera péptica, 156
proliferação celular, ver crescimento
prolina-desidrogenase, 260
pró-opiomelanocortina, 292
Prop-1, fatores de transcrição reguladores de GH, 284
propionil-CoA-carboxilase, 260
propriocepção, 340
prosencéfalo basal, 368
prosopagnosia, 348
prostaciclina sintase, 124
prostaciclinas, 184, 234, 318 e seg.
prostaglandinas, 80, 318 e seg.
 andrógenos, 294
 circulação coronariana, 230
 colelitíase, 180
 constipação, 168
 doença de Alzheimer, 370
 doença de Cushing, 290
 dor, 342
 esôfago, 148
 febre, 24
 gestação, 126
 histamina, 316
 infarto miocárdico, 234
 inflamação, 52 e segs.
 insuficiência cardíaca, 240
 regulação respiratória, 86
 rim, 100, 108, 116, 120 e segs.
 serotonina, 316
 shunts circulatórios, 218
 síndrome de Bartter, 106
 síndrome hepatorrenal, 128
 transmissão de sinal, 6 e seg.
 úlcera péptica, 156 e segs.
próstata, 116, 294
protanomalia, 346
protanopia, 347
proteases, 186
proteassoma, via, 7
proteína associada a CD2 (CD2AP), 114
proteína ativadora da GTPase, 16
proteína B7, 49
proteína básica da mielina, 60
proteína C, 234
proteína cinase A, 6, 176, 376
proteína cinase ativadora de mitoses (MAP), cascata, 16
proteína cinase B (PKB/Akt), 10
proteína cinase C, 7
proteína cinase G, 6, 7, 230, 238
proteína Ck, 64

proteína C-reativa, 274
proteína C-reativa, 54
proteína da mielina periférica, 324
proteína de Von Hippel-Lindau (vHL), 10, 16, 90
proteína do cálculo pancreático, 174
proteína do retinoblastoma, 16
proteína fixadora de tiroxina, 302
proteína G, cinases do receptor, 376
proteína inflamatória de macrófagos, 24
proteína inibidora da tripsina, 172
proteína ligadora de androgênios, 294
proteína ligadora de manose, 48, 60 e segs.
proteína ligadora do elemento responsivo ao AMPc, 6, 376
proteína quimioatrativa de monócitos (MCP-1), 256
proteína quimiotática de monócitos, 186
proteína regulatória esteroidogênica aguda (StAR), 286
proteína relacionada ao PTH (PTHrP), 138, 140, 142
proteína Sk, 64
proteína-HFE, 270
proteínas de fase aguda, 24, 52, 54, 272
proteínas G, 6 e seg., 16, 240, 322
proteínas Gi, ver proteínas G
proteínas plasmáticas, 32 e seg.
   alcalose, 94
   doença de Cushing, 290
   edema pulmonar, 84
   edemas, 250
   hormônios, 278
   síndrome hepatorrenal, 128
   síndrome nefrótica, 114
proteinase, 82
proteinúria, 114, 126, 290
proteinúria, síndrome nefrótica, 114, 126, 250
proteoglicanos, 142
proteoglicanos, aterosclerose, 254
   cirrose, 186
   crescimento celular, 4
   osso, 144
   síndrome nefrótica, 114
proteólise, ver metabolismo de proteínas
prótese valvar, 236, 258
proto-oncogenes, 7
protoporfiria, 276
protoporfirina, 40, 276
protrombina, 64 e segs.
   choque circulatório, 248
   insuficiência hepática, 188
   má-absorção, 166
   pancreatite, 172
prurido, 56, 316
   colestase, 182
   fosfato, 140
   insuficiência renal crônica, 120
   síntese do heme, 276
pseudo aneurisma, 254
pseudo deficiência de vitamina D, raquitismo, 144
pseudocianose, 90
pseudocistos, 174
pseudofraturas, 144
pseudogota, 270
pseudo-hermafroditismo, 300 e seg.
pseudo-hipoaldosteronismo, 106
pseudo-hipoparatireoidismo, 104, 138, 140, 144
Pseudomonas aeruginosa, 176
pseudo-obstrução, 168
PSP (proteína de cálculo pancreático), 174
PTEN, 10, 16, 92
pteroilmonoglutamato, 38

PTH (hormônio paratireóideo), 100, 120, 138 e seg., 142
   ácido-base, 94 e segs.
   cálcio, 138
   consciência, 364
   excreção renal, 102, 106
   fosfato, 140
   hormônios sexuais femininos, 298
   insuficiência renal crônica, 120 e segs.
   magnésio, 136
   osso, 144
   transmissão de sinal, 6
   urolitíase, 130
PTHrP (proteína relacionada ao PTH), 138, 140, 142
ptose, 354, 382
PTT (tempo parcial de tromboplastina), 66
puberdade precose, 286, 290
pulmão, 70 e segs.
   circulação, 190, 206
   complacência, 70, 240
   edema pulmonar, 240
   enfisema, 70
   fibrose cística, 176
   fibrose pulmonar, 76
   flácido, 80 e segs.
   hipertensão pulmonar, 228
   hormônio antidiurético, 282
   insuficiência cardíaca, 240
   lipidoses, 262
   miastenia grave, 326
pulmão, 70 e segs.
pulmão de fazendeiro, 58
pulmão do criador de pássaros, 58
pulso, 192, 220
   choque circulatório, 246
   edema cerebral, 380
pulso de Ca^{2+}, 196
pulso paradoxal, 244
punhaladas, 52
pupilas, 354
   dor, 342
   edema cerebral, 380
   hipertermia, 28
purinas, 116, 130, 268
purinonucleosídeos-fosforilase, 62
púrpura, 68 e seg., 290
putame, 334

Q

"queda (ou depressão) y", 244
queimação, 258
queimaduras, bradicinina, 316
   balanço salino, 132
   choque circulatório, 246
   gastrite, 154
   histamina, 316
   porfiria, 276
   úlcera péptica, 158
queloide, 55
quenodesoxicolato, 178
quiasma óptico, 284, 348
quilomícrons, 166, 264 e segs., 310
quimiocinas, 52
quimiorreceptores (quimiossensores), 152, 160
quimiotaxia, 46 e segs., 254, 318
quimiotripsina, 164
quimo, trato gastrintestinal, 146, 160
quinidina, 201
quinina, 68

R

RA (receptor), 370
Rac, 14
radiação, androgênios, 294
 células tumorais, 16
 edema, 250
 gastrite, 154
 hemostasia, 68
 hipertermia, 26
 hormônios sexuais femininos, 296
 inflamação, 52
 má-absorção, 166
 nefrite, 116
 paladar, 352
 pericardite, 244
 somatotropina, 284
 vômito, 152
radiação óptica, 348
radicais de O_2, ver oxidantes
radicais livres, 20
radicais livres, ver oxidantes
radioatividade, 52
radioterapia, 62. 244. 250
Raf, células tumorais, 16
Raf, serina/treonina cinase, 7, 16
RAGE (receptor para AGE), 370
raios X, ver radiação
ramos de Tawara, 194
rampa do vestíbulo, 350
RANKL (ligante do receptor ativador de NFκB), 142
Ranvier, 324
rapamicina, 49
raquitismo, 104, 144, 166
Ras, 7, 14 e segs., 16
RB (proteína retinoblastoma), 16
Rb (retinoblastoma), 16
reabsorção de água, 282
reabsorção de cubilina, 42
reação consensual, 348
reação de Lewis, 28
reação de luta e fuga, 356
reação de rejeição, nefrite, 58, 116
recém-nascidos, ver neonatos
receptor, purinérgico, 7
receptor AMPA, 360
receptor de Ca^{2+}, 16, 106 e segs., 136, 138 e segs
receptor de células T, 49
receptor de rianodina, 26, 196, 240
receptor E, 265
receptor MCR-4, 30
receptor MDP (muramil-dipeptídeo), 170
receptor muramil-dipeptídeo (MDP), 170
receptor NMDA, 360, 364, 368
receptor sensível ao Ca^{2+} (CaSR), 138, 144
receptor tipo Toll (TLR), 48, 58, 170, 308
receptor V_1(ADH), 7, 24
receptores D2, 282
receptores de calor, 340
receptores de estiramento, 132, 340
receptores de glutamato, 20, 360, 364, 368, 374
receptores defeituosos, 6, 294, 302
receptores do folículo piloso, 340
receptores hormonais, 6 e seg., 58, 278
receptores M1/M2, ver receptores muscarínicos
receptores muscarínicos, 6 e seg., 156, 158, 196
receptores nicotínicos, 368
receptores opiáceos (opioides), 376 e seg.
receptores *scavengers*, 254, 265, 370
receptores tipo nucleotídeo citosólico ligado a domínios de oligomerização (NOD), citosólicos, 170
receptores V_2 (ADH), 282
β-receptores, ver epinefrina
receptores-J, 240
recirculação êntero-hepática, 182
rede trabecular, 344
5α-redutase, 294
reentrada, excitabilidade cardíaca, 194, 204, 240
reflexo de acomodação, 160
reflexo de Henry-Gauer, 248
reflexo inibitório anorretal
 constipação, 168
reflexo monossináptico, 332
reflexo vagovagal, 148
reflexos, ver também excitabilidade neuromuscular, 332
 cerebelo, 338
 diabetes melito, 312
 dor, 342
refluxo, válvula cardíaca, 210 e segs.
 esôfago, 4, 148 e segs.
 gastrite, 154
 pancreatite, 172
refluxo duodeno-pancreático, 172
refluxo gástrico, 148, 152, 306
refluxo gastroesofageano, 150
refração, 344
região de depressão, 264
região determinante do sexo, 300
regulação respiratória, 86 e seg.
regulador da condutância transmembrana da fibrose cística(CFTR), 110, 176
regulador de transcrição, 10
regurgitação, ver refluxo
regurgitação aórtica, 214 e seg.
regurgitação mitral, 210 e segs., 214, 234
rejeição de transplantes, alergias, 58
 morte celular apoptótica, 14
 nefrite, 116
Rel, 16
relação ventilação-perfusão, 240
relaxamento, 192, 240
relaxamento receptivo, 148, 168
relaxina, 296
REM (movimento rápido dos olhos), ver sono
remodelamento miocárdico, 234, 238, 240, 242
renina, 110, 124, 288
renina/angiotensina, 100, 132 e seg.
 choque circulatório, 248
 edemas, 250
 eicosanoides, 318
 função glomerular, 112 e segs.
 gestação, 126
 hipertensão, 124, 224
 hormônios adrenocorticais, 288, 292
 insuficiência cardíaca, 240
 insuficiência renal, 118, 120
 síndrome de Bartter, 106
 síndrome hepatorrenal, 128
 sistema nervoso autônomo, 354
reparo, 54 e seg., 290
reparo tecidual, 54 e seg., 290
RES (sistema retículo endotelial), 34, 48
reserpina, 362, 272
resistência, (ver RPT), estenose aórtica, 212
 shunts circulatórios, 218
resistência da membrana, 324
resistência insulínica, 308

resistência osmótica, 40, 44
resistência periférica total, ver RPT, 190 e segs.
resistência vascular, ver RPT
resistência vascular periférica, ver RVP
resistência vascular pulmonar, ver hipertensão pulmonar
respiração, 70 e segs.
　regulação, 86 e seg.
　trabalho respiratório, 78
respiração de Cheyne-Strokes, 86
respiração de Kussmaul, 86, 98, 310
resposta primária, 46
resposta secundária, 46
resveratrol, 22
retenção venosa, 246
retículo sarcoplasmático, 26, 196
reticulócitos, 34 e segs.
retina, 312, 346 e seg.
retinite pigmentosa, 346
retinoblastoma (Rb), 16
retinopatia, 312
retinopatia, 346 e seg.
reto, 146
reumatoide, 274
rev (proteína viral), 62
Rheb, 10
rigor, 334
rim, 100 e segs.
　alcalose, 94, 98
　choque circulatório, 118, 248
　circulação, 190
　colestase, 182
　crescimento celular, 2 e segs.
　doença de Wilson, 270
　doença policística, 110
　gestação, 126
　hiperoxia, 90
　hipertensão, 124 e seg., 224 e segs.
　hipertermia, 28
　insuficiência cardíaca, 240
　insuficiência hepática, 188
　pancreatite, 172
rim, hormônios, 100, 278, 282 e segs., 298, 304 e segs.
　síndrome de Turner, 300
　urolitíase, 130
　vasculite, 258
rim de Goldblatt, 124
rim policístico, 124, 224
rinite, 316
ritmo cardíaco, 200 e segs.
ritmo circadiano, 356, 362
ritmo diurno, 288, 362 e seg.
rodanato, 302
ROMK (canal de K+), 106
ROS (espécies reativas de oxigênio), 10, 92
rosário raquítico, 144
Roux, 160
RPGN (glomerulonefrite rapidamente progressiva), ver glomerulonefrite
RPT (resistência periférica total, ver também vasoconstrição/vasodilatação), 190 e segs.
rT3 (T3 reversa), 302
rubor, 160, 316
ruptura gástrica, 152

S

S1/S2, receptor, 6 e seg.
SAA (amiloide sérica A), 54

saliva, sistema nervoso autônomo, 354
　crescimento celular, 2
　doença de Parkinson, 334
　esôfago, 150
　somatotropina, 284
　úlcera péptica, 156
salmonela, 166
sangramento, 64 e segs.
　aterosclerose, 254
　blefaroespasmo, 336
　cerebral, 332, 360, 364, 378 e segs.
　choque circulatório, 246 e segs.
　eritrócitos, 36
　hipertensão portal, 184
　insuficiência hepática, 188
　má-absorção, 166
　pancreatite, 172
　úlcera péptica, 158
sangrias, 270
sangue, 32 e segs.
SARA (síndrome da angústia respiratória aguda [=do adulto]), 88, 248
SARA (sistema ativador reticular ascendente), 362 e segs.
sarampo, 46
sarcoglicana, 330
sarcoma de Kaposi, 62
SCF (fator de células-tronco), 32
SCID (doença de imunodeficiência grave combinada, 62
secreção, bradicinina, 316
　gastrintestinal, 146 e segs.
　hormonal, 278 e segs.
　tubular renal, 104 e segs.
secreção sebácea, 294, 306
secretina, fibrose cística, 176
　esôfago, 148
　gastrectomia, 160
　liberação de insulina, 314
　transmissão de sinal, 6
　úlcera péptica, 156
sede, 132, 282, 356
　cálcio, 138
　choque circulatório, 246
　concentração urinária, 108
　diabetes melito, 310
　síndrome nefrótica, 114
segmento internodal, 324
segmento PR, 244
segmento ST (ECG), 198 e segs.
　doença cardíaca coronariana, 234 e segs.
　pericardite, 244
　potássio, 134
seios, 378
sela túrcica, 284
seleção clonal, 46, 49
selectinas, 52
senescência, replicativa, 20
sensação, ver sistema sensorial
sensação vibratória, 340
sensibilidade ao sal, 118, 124
sensitização, imune, 46 e segs.
　memória, 368
sepse, hormônios adrenocorticais, 288
　choque circulatório, 246
　hemostasia, 68
sepse, icterícia, 182
　reparo tecidual, 555
septo (defeito), 218, 236
SERCA, 194

SERCA$_{2A}$, 239
serina protease 3, 3, 82
serina/treonina-cinases, 7, 16
serina-elastase, 82
serotonina, 290, 316 e seg.
    depressão, 372
    distúrbios do sono, 362
    doença cardiaca coronariana, 234
    doença de Alzheimer, 370
    dor, 342
    eicosanoides, 318
    esquizofrenia, 374
    hormônios sexuais femininos, 296
    insuficiência hepática, 188
    transmissão de sinal, 6 e seg.
    vício, 376
    vômito, 152
serpina, 272
sFlt-1 (tirosina cinase-1 solúvel tipo-fms), 126
SGK1 (cinase induzida por soro e glicocorticoide), 10
SGLT (transportador de sódio-glicose), 104
SGOT, ver aspartato aminotransferase, 236
shunt arteriovenoso, 70
shunt porto-cava, 270
shunting (desvio), 236
shunts, arteriovenoso, 76
    circulatórios, 216 e segs., 238, 258
shunts circulatórios, 218 e segs.
siderocalina, 270
siderose, 270
sífilis, 214, 254
SIH, ver somatostatina
simultaneagnosia, 348
sinal de Babinski, 332
sinal de Kussmaul, 244
sinal de Lhermitte, 340
sinal de Musset, 214
sinal de Quincke, 214
sinapses, 306, 322 e segs., 374
sinaptobrevina, 326
síncope, 212, 216
síndrome adrenogenital, 286 e seg., 296
    hipertensão, 224 e segs.
síndrome da alça cega, 38
    cobalamina, 38
    gastrectomia, 160
    má-absorção, 164
síndrome da angústia respiratória aguda (SARA), 88
síndrome da angústia respiratória do adulto (=aguda) (SARA), 88, 248
síndrome da fase avançada do sono, 362
síndrome de Albright, 302
síndrome de Alport, 260
síndrome de Barlow, 210
síndrome de Bartter, 106 e segs., 136, 318, 350
síndrome de Bernard-Soulier, 68
síndrome de Brown-Sequard, 340
síndrome de Budd-Chiari, 184
síndrome de Charcot-Maire-Tooth, 324
síndrome de Chediak-Higashi
síndrome de Conn, 226, 288
síndrome de Danys-Drash, 114
síndrome de Dejerine-Sottas, 324
síndrome de DiGeorge, 62
síndrome de Down, 370
síndrome de Dubin-Johnson, 182
síndrome de dumping, 160 e segs., 314
síndrome de Ehlers-Danlos, 254

síndrome de Fanconi, 104, 140 e segs.
síndrome de Fanconi-Bickel, 104
síndrome de Frasier, 114
síndrome de Gilbert, 182
síndrome de Gitelman, 106
síndrome de Goodpasture, 56, 60, 114
síndrome de Gordon, 106, 124
síndrome de Gsell-Erdheim, 254
síndrome de Guillain Barré, 354, 378
síndrome de Hamman-Rich, 78
síndrome de Horner, 354, 382
síndrome de imunodeficiência adquirida, ver aids
síndrome de Jervell-Lange-Nielsen, 350
síndrome de Klinefelter
síndrome de Klüver-Bucy, 368
síndrome de Korsakoff, 368
síndrome de Laron, 284
síndrome de Lesch-Nyhan, 268
síndrome de Liddle, 106, 124
síndrome de LiFraumi, 16
síndrome de Lutembacher, 208
síndrome de Mallory-Weiss, 152
síndrome de Marfan, 210, 214, 254
síndrome de Nagel-Patella, 114
síndrome de Ogilvie, 168
síndrome de Parkinson, pós-encefalite, 334
síndrome de Pendred, 302, 350
síndrome de Pierson, 114
síndrome de Reiter, 214
síndrome de Rotor, 182
síndrome de Shy Drager, 354
síndrome de Turner, 300 e seg.
síndrome de Waterhouse-Friedrichsen, 68
síndrome de Werner, 20
síndrome de Williams, 144
síndrome de Wolff-Parkinson-White (WPW), 204
síndrome de Zollinger-Ellison, 158, 164
síndrome do coração hipercinético, 226
síndrome do leite alcalino, 138
síndrome do leucócito preguiçoso, 62
síndrome do ovário resistente, 296
síndrome do QT longo, 202
síndrome do roubo da subclávia, 220
síndrome do túnel carpal, 284, 306
síndrome dos linfócitos nus, 62
Síndrome HELLP (hemólise, enzimas hepáticas elevadas, baixa contagem de plaquetas), 126
síndrome hepatorrenal, 128 e seg., 188
síndrome hiper-IgM, 62
síndrome metabólica, 256
síndrome nefrítica, 114
síndrome nefrótica, 84, 114 e segs.
síndrome Progeria-Hutchinson-Gilford (progeria tipo I), 22
síndrome pseudomiastênica, 326
síndrome psicogênica endócrina, 290
síntese do heme, 40, 276 e segs.
sintomas de retirada, 376
α-sinucleina, 370
sinusoidal, 184
Sirt, 22
sirtuínas, 22
sistema ativador reticular ascendente, 362 e segs.
sistema de alta pressão, 190
sistema de baixa pressão, 190
sistema de condução, coração, 194, 204
sistema imune, intestinal, 170
sistema límbico, 356 e seg., 370 e segs., 382
sistema mesocortical, 374 e segs.

sistema mesolímbico, 374 e segs.
sistema mononuclear fagocitário, 34, 48
sistema nervoso, 320 e segs.
  doença de Cushing, 290
  doença de Wilson, 270
  fosfato, 140
  gota, 268
  hipertermia, 26
  lipidoses, 262
  má-absorção, 166
  porfiria, 276
sistema nervoso autônomo, 354 e seg.
  diabetes melito, 312
  hipotireoidismo, 306
sistema nervoso central, ver sistema nervoso
sistema nervoso simpático, 354 e seg.
  acidente vascular encefálico, 382
  aterosclerose, 252
  choque circulatório, 246 e segs.
  coração, 196 e seg., 230, 238 e segs.
  esfíncter da pupila, 348
  glaucoma, 344
  hipertensão, 222, 226
  hipoglicemia, 314
  hormônios adrenocorticais, 288, 292
  pericardite, 244
  síndrome hepatorrenal, 128
sistema renina-angiotensina-aldosterona (RAA), 110, 242
sistema retículo endotelial, 34, 48
sistema sensorial, 340 e segs.
sistema tubuloinfundibular, 374
sístole, 192 e segs., 208 e segs., 220 e segs.
  circulação coronária, 230, 234
  edema cerebral, 380
  insuficiência cardíaca, 238
SL (sono de ondas lentas), 362
SMF (sistema mononuclear fagocitário), 34, 48
(SMSI) síndrome da morte súbita infantil, 362
SNC (sistema nervoso central), ver sistema nervoso
SO_4^{2-}, 94
sobrepeso, ver obesidade
SOD, ver superóxido dismutase
sódio, ver Na+
solitário, 352
soluço, 382
somatocrinina, 284
somatoliberina (GHRH), 284
somatoliberinas, 284
somatomedinas, 284
somatostatina (SIH), 6, 284
  diabetes melito, 308
  esôfago, 148
  hormônios da tireoide, 302
  úlcera péptica, 156
somatotropina (STH= hormônio do crescimento = GH),
  80, 284 e seg.
  defesa imune, 284
  doença de Addison, 292
  doença de Alzheimer, 370
  hipotálamo, 356
  insulina, 308, 312 e segs.
  liberação pulsátil, 284
  rim, 100
  sistema nervoso autônomo, 354
  transmissão de sinal, 6
sonambulismo, 362
sono, 362 e segs.
  EEG, 358
  esôfago, 150

  prolactina, 282
  regulação respiratória, 86
  ritmo cardíaco, 200
sono de ondas lentas, 362
sonolência, 362
sonolência, 364
sons cardíacos, 192 e segs.
  defeitos valvares, 216
  doença cardíaca coronariana, 234
sorbitol, 162, 312, 344 e segs.
SOS (fator de troca GDP/GTP), 16
SP (substância P), 342
SRIH (=SIH-SRIF=somatostatina), 284
SRSA (substância de reação lenta da anafilaxia), 52, 80
SRY (região determinante do sexo do Y), 300
StAR (proteína regulatória esteroidogênica aguda), 286
STAT (fator de transcrição), 7, 274
stents, 234
STH, ver somatotropina
substância cinzenta periaquedutal, 342
substância de reação lenta da anafilaxia, 52, 80
substância negra, 334 e segs., 382
substância P, doença de Alzheimer, 370
  dor, 342
  esôfago, 148
  síndrome hepatorrenal, 128
substância P, hipertensão portal, 184
  transmissão de sinal, 7
  vômito, 152
succinilcolina, 326
suco gástrico, 146 e segs., 152 e segs.
sulfato, 102, 162
sulfonamidas, anemias hemolíticas, 44, 68, 182
sulfoniureias, 314
suor, doença de Addison, 292
  androgênios, 294
  choque circulatório, 246
  doença cardíaca coronariana, 234
  dor, 342
  equilíbrio salino, 132
  fibrose cística, 176
  hipertermia, 26
  hipoglicemia, 314
  hipotireoidismo, 306
  sistema nervoso autônomo, 354
  somatotropina (STH, hormônio do crescimento), 284
  sudorese, 334
superoxidase dismutase (SOD), 46, 92, 186, 272, 328
  defeitos genéticos, 328
superóxidos, ver oxidantes
superproteção, 30
supersaturação, 130
surfactante, 90, 172

T

T3/T4, ver hormônios da tireoide
T3-reversa (rT3), 302
tabes dorsal, 168
tálamo, afasias, 366
  acidente vascular cerebral, 382
  cerebelo, 338
  consciência, 364
  depressão, 372
  distúrbios do sono, 362
  dor, 342
  EEG, 358
  epilepsia, 360
  hormônios da tireoide, 302

núcleos da base, 334 e segs.
paladar, 352
sistema sensorial, 340
sistema vestibular, 352
talassemia, 40 e seg., 44, 270
tampão, 94 e segs., 140
tamponamento pericárdico, 246, 244 e seg., 254
taquiarritmia, defeito da valva mitral, 208
taquicardia, 200 e segs.
    acidente vascular encefálico, 382
    bradicinina, 316
    choque circulatório, 246 e segs.
    circulação coronariana, 230, 234
    doença de Addison, 292
    dor, 342
    equilíbrio salino, 132
    gastrectomia, 160
    hipertensão, 222
    hipertermia, 26 e segs.
    hipertireoidismo, 304
    hipoglicemia, 314
    histamina, 320
    insuficiência cardíaca, 238 e segs.
    magnésio, 136
    memória, 368
    pericardite, 244
    regurgitação aórtica, 214
    síntese do heme, 276
    sistema nervoso autônomo, 354
taquicardia atrial, 200
taquicardia paroxística, 204
taquicardia ventricular, ver taquicardia
taquicininas, 80
taquipneia, 234, 240
tat (proteína viral), 62
Tauri, 262
taxa de filtração glomerular, ver TFG
taxa de fluxo expiratório máximo, 82
taxa metabólica basal, 28
Tc (troponina, cardíaca), 236
tecido adiposo, citocinas, 256
tecido conjuntivo, 252
tegmento, 372
teleangiectasia, hemorrágica hereditária (Osler-Rendu-Weber), 76
teletonina, 330
telófase, 2
telomerase, 20
telômero, 20
temperatura, 24 e segs.
    acidente vascular encefálico, 382
    circulação, 190
    desmielinização, 324
    dor, 342
    eicosanoides, 318
    hipertireoidismo, 304
    hipotálamo, 356
    hormônios sexuais femininos, 298
    regulação respiratória, 86
    sistema sensorial, 340
temperatura corporal, ver temperatura
tempo de transmissão, 198
tempo de trombina plasmática, 66
tempo de tromboplastina parcial, 66
tempo de vida, Klotho, 100
tenascina, 186
tênia do peixe, 38
tensão, doença pulmonar, 78
tentativa de posicionamento, 338
teofilina, 6
terminação nervosa, 326
termorregulação (ver temperatura), 24
teste de Quick (tempo de protrombina), 66
testes de coagulação, 66
testículos, 264. 294 e seg., 300 e segs.
testosterona, 294 e seg.
    hipotálamo, 356
    hormônios adrenocorticais, 286, 292
    hormônios sexuais femininos, 296
    intersexualidade, 300
    regulação respiratória, 86
tetania, 138
tetraidrofolato, 38
tetraplegia, 144, 382
TFG (taxa de filtração glomerular), 102, 112 e segs.
    diabetes melito, 312
    doença de Addison, 292
    eicosanoides, 318
    envelhecimento, 20
    equilíbrio salino, 132.
    gestação, 126
    hipertireoidismo, 304
    insuficiência renal, 118 e segs
    magnésio, 136
    síndrome hepatorrenal, 128
TFPI (inibidor da via do fator tecidual), 64
TFR2 (receptor ed transferrina 2), 270
TGF (fator de crescimento transformante), crescimento celular, 4
    células sanguíneas, 32
    cirrose, 186
    diabetes melito, 312
    doença de Alzheimer, 370
    doenças autoimunes, 60
    insuficiência cardíaca, 240
    úlcera péptica, 156
TGFβ (fator de crescimento transformante β), 7, 78, 90, 142, 290
tiazidas, 106
timidilato (sintase), 38
timina, 38
timo, 32, 46 e segs., 62
    doenças autoimunes, 60, 326
tímpano, 350
tinido, 350
tiocianato, 302
tiouracil, 302
tireócitos, 302
tireoglobulina, 302
tireoidite de Hashimoto, 302
tireoidites, 302
tireoliberina, ver TRH
tireotoxicose, 220
tireotropina, ver TSH
tirosina, 260, 302
tirosina cinase-1 solúvel tipo-fms (sFlt-1), 126
tirosina-cinase, 7, 16
tirosina-cinase do tipo Bruton, 62
tirosinase, 272
tiroxina, ver hormônio da tireoide
titina, 330
titubeio, 338
TLR (receptor tipo Toll), 48, 58, 170, 308
TNF (fator de necrose tumoral), doença de Alzheimer, 370
    cirrose, 186
    febre, 24

inflamação, 52 e segs., 58
morte celular, 14
sangue, 32
transmissão do sinal, 7
TNFα (fator de necrose tumoral α), 170, 274, 290
α-tocoferol, vitamina E, 92
tofo, 262
tolerância, 376
tolerância imune, 46, 49
tonsilectomia, 352
tônus, 338
topoagnosia, 340
tórax em barril, 80 e segs.
torcicolo, 336
torsades de pointes, 202
tosse, hiperoxia, 90
tosse comprida, 6
toxemia da gestação, 126
toxina botulínica, 322, 326
toxina da cólera, 6, 162
toxina pertussis, 6, 322
toxinas urêmicas, 120
t-PA (ativador do plasminogênio tecidual), 234, 256
trabalhar em turnos (*shift work*), 362
trabalho pesado, 314
trabalho respiratório, 78
tranilcipromina, 372
transamidase, 64
transcolabamina II, 38
transcriptase reversa, 62
transcuprina, 270
transferrina, 42, 92, 270, 274
 reabsorção, 42
 receptor, 42, 270
transfusão, alergias, 56
 anemia hemolítica, 44
 circulação, 190
 icterícia, 182
 potássio, 134
transfusão sanguínea, 44, 56, 270
transmissão de sinal, 6
transmissão efática, 324
transmissão neuromuscular, 326 e seg.
transmissores, ver transmissores individuais
transplante de órgão, 49
transportador de ATP, cegueira, 346
transportador de cobre, 272
transportador do heme (HCP1), 42
transportadores de glicose, ver GLUT
transporte axonal, 322
transporte paracelular, 106
transporte renal, 104 e segs.
transporte tubular, 104 e segs., 118
traqueomalácia, 80
trato anterolateral, 340
trato gastrintestinal, 146 e segs., 190
trato genital, 176
tratos (vias) corticais, 332
tratos (vias) corticoespinais, 334
tratos associativos, 340
trauma, crescimento celular, 2
 acidente vascular cerebral, 382
 colelitíase, 180
 constipação, 168
 doença de Parkinson, 334
 epilepsia, 360
 gastrite, 154
 hipotálamo, 356

hormônios sexuais femininos, 296
memória, 368
sistema vestibular, 352
trauma tecidual, ver trauma
tremor, sistema nervoso autônomo, 354
 cerebelo, 338
 doença de Parkinson, 334
 hipertireoidismo, 304
 hipoglicemia, 314
 insuficiência hepática, 188
tremor de intenção, 338
tremor muscular, 28, 334, 338
TRH (hormônio liberador de tireotropina=tireoliberina), 7, 282, 302 e seg., 306
triglicerídeos, 264, 310
triiodotironina, ver hormônios da tireoide
tripsinbidora(ogênio), 164, 172 e segs., 272
triptofano, 104, 372
trissomia, 21, 370
tritanomalia, 346
tritanopia, 346
trocador aniônico (AE1), 106
trocadores aniônicos, 104
trombastenia de Glanzmann-Naegeli, 68
trombina, hemostasia, 66, 172
trombina, início de reação, 64
tromboangeite obliterante, 258
trombocinase, hemostasia, 64 e segs., 126
trombocitopatias (ver trombócitos), 68
trombocitopenia (ver trombócitos), 56, 66
trombócitos (plaquetas), 32, 64 e segs.
 aterosclerose, 252 e segs.
 circulação coronariana, 230, 234
 doença de Cushing, 290
 hemostasia, 64 e segs.
 hipertensão porta, 184
 inflamação, 52, 58
 insuficiência hepática, 188
 lipidoses, 262
 serotonina, 316
trombocitose (ver trombócitos), 290
tromboembolia, 64 e segs., 118, 126, 258 e seg., 382
 anemias hemolíticas, 44
 aneurisma, 254
 aterosclerose, 252
 causas, 68
 choque circulatório, 248
 diabetes melito, 312
 doença de Cushing, 290
 doença venosa, 258
 edemas, 250
 eicosanoides, 318
 estenose mitral, 208
 hidrocefalia, 378
 hipertensão pulmonar, 228
 hormônios sexuais femininos, 298
 infarto miocárdico, 26 e segs.
 pancreatite, 172 e segs.
 terapia, 68
 vasculite, 258
tromboflebite, ver tromboembolia
trombólise, 228
trombomodulina, 234
tromboplastina, 64, 68
trombopoietina, 32
trombos, ver tromboembolia
trombos, ver tromboembolismo
trombose, ver tromboembolia

trombose da veia porta, 184
trombose da veia renal, 112
trombospondina, 142
tromboxana, 7, 64, 80, 234, 318 e seg.
trompas de Falópio (tuba uterina), 298 e segs.
tronco cerebral, 372
tropolona, 372
troponina, cardíaca (Tc), 234
troponina cardíaca (Tc), 236
TRPC6 (canal do potencial receptor transitório 6), 114
TRPV1 (potencial receptor transitório), 342
Trypanosoma cruzi, 168
TSC (complexo de esclerose da tuberina), 10
TSH (hormônio estimulador da tireoide), 6, 302, 306
   liberação, 302
   receptor, 302
TSI (imunoglobulina estimuladora da tireoide), 302
TSLP (linfopoietina do estroma tímico), 170
tuberculose, hormônios adrenocorticais, 288
   alergias, 58
   anormalidades de difusão, 74
   hipertensão porta, 184
   hipertensão pulmonar, 228
   LCR (líquido cefalorraquidiano), 378
   pericardite, 244
   reparo tecidual, 55
tuberina, 10, 16
túbulo distal, 106 e seg.
   concentração urinária, 108
   hormônio antidiurético, 282
   potássio, 134
túbulos proximais, 104 e segs.
   acidose, 96
   alcalose, 94
   gestação, 126
   serotonina, 316
   síndrome nefrótica, 114
túbulos seminíferos, 294
tumor cerebral, 18, 226
tumor de Wilms, 16
tumores, 16 e segs.
   acidose, 96
   andrógenos, 294
   barreira hematoencefálica, 378
   cálcio, 138
   cerebelo, 338
   colelitíase, 180
   consciência, 364
   constipação, 168
   defesa imune, 48, 62
   doença de Alzheimer, 370
   doença de Parkinson, 334
   doença pulmonar, 78 e segs.
   edema cerebral, 380
   edemas, 250
   envelhecimento, 20
   epilepsia, 360
   esôfago, 150
   estenose mitral, 208
   fosfato, 140
   gota, 268
   hepatocelular, 270
   hidrocefalia, 378
   hipercinesias, 336
   hipertensão pulmonar, 228
   hipoglicemia, 314
   hipotálamo, 356
   hormônios adrenocorticais, 288
   hormônios sexuais femininos, 296
   icterícia, 182
   inflamação, 52
   intestinal, 170
   má-absorção, 164
   miastenia grave, 326
   morte celular, 14
   nefrite, 116
   olfação, 352
   paladar, 352
   pancreatite, 174
   pseudo-hermafroditismo, 300
   somatotropina, 284
   transmissão de sinal, 7
   vômito, 152
turbulência, 234
TXA2 (ver tromboxana), 318 e seg.

U

ubiquitina, 7
ubiquitina ligase, 7
úlcera, ver úlcera péptica e úlcera de membros inferiores
úlcera péptica, 120
úlceras aftosas, 166
úlceras gástricas, ver úlceras pépticas
úlceras na perna, 258
undulina, 186
unidade motora, 328 e segs.
unidades formadoras de colônias, 36
urato, ver ácido úrico
urease, 116, 158
ureia, ácido-base, 96
   concentração urinária, 108, 282
   edema cerebral, 380
   hipertireoidismo, 304
   insuficiência renal, 120
uremia, 120 e seg.
   choque circulatório, 246
   consciência, 364
   hemostasia, 68
   pericardite, 244
   regulação respiratória, 86
   vômito, 152
ureter, 130
   gestação, 126
   gota, 268
   inflamação, 52
   insuficiência renal, 120
   nefrite, 116
   transporte renal, 102 e segs.
   urolitíase, 130
uretra, 294
urocinase, 256
urocinina, 64
uroguanilina, 100
urolitíase, 100, 110, 130 e segs., 144
   cálcio, 138
   equilíbrio salino, 132
   gota, 268
   hormônio antidiurético, 282
   insuficiência renal, 118
   obesidade, 30
   somatotropina, 284
   tumores, 16
uroporfirina, 276
uroporfirinogênio, 276
urticária, 56 e segs., 316

útero, sistema nervoso autônomo, 354
  crescimento celular, 2 e segs.
  eicosanoides, 318
  histamina, 316
  hormônios sexuais femininos, 298
  intersexualidade, 300
UV-luz (ver radiação), 52

V

vacinação, 58
vagina, 2, 298 e segs.
vago, ver nervos parassimpáticos
vagotomia, colelitíase, 180
  febre, 24
  má-absorção, 164
valva pulmonar (defeitos), 192, 216 e segs.
valva tricúspide, 192, 216 e seg.
  defeitos, 216 e seg.
valvas, 192 e segs., 208 e segs., 238, 246
valvas cardíacas, 192, 208 e segs.
valvas semilunares, 192 e segs.
valvas venosas, 258
valvotomia, 208
vanadato, 100, 120 e segs.
varicoflebite, 258
varicose, 258
varizes esofágicas, 66, 184, 188
vasculites, 154, 166, 258 e seg., 382
vasocongestão, 353
vasoconstrição, hormônio antidiurético, 282
  choque circulatório, 248
  doença cardíaca coronariana, 232 e segs.
  doença pulmonar, 78
  dor, 342
  eicosanoides, 318
  epilepsia, 360
  gestação, 126
  hipertensão, 222
  hipertensão pulmonar, 228
  hipertermia, 28
  insuficiência cardíaca, 240
  insuficiência renal, 118
vasocortina, 290
vasodilatação, acidose, 98
  bradicinina, 316
  circulação coronariana, 230
  dor, 342
  eicosanoides, 318 gastrectomia, 160
  hipertermia, 26
  inflamação, 52
  síndrome hepatorrenal, 128
vasopressina, ver ADH
vasos corioides, 346
vasos retos, 40, 108 e segs., 318
vasos sanguíneos, ver vasodilatação, vasoconstrição
VCAM (molécula de adesão celular vascular), 54
VCM (volume corpuscular médio), 34, 40
VDR (receptor da vitamina D), 142
VE, ver volume de ejeção
VEF1 (volume de expiração forçada), 78 e segs., 84
VEGF (fator de crescimento endotelial vascular), 90, 126, 312, 346
veias, 190 e segs.
veias perfurantes, 258
velocidade do fluxo, 192
venenos de cobra, 44, 49, 68
ventilação, 72 e segs., 86, 306

ventrículo (coração), disfunção diastólica, 236
  disfunção sistólica, 236, 240
  hipertrofia, 240
  prejuízo de ejeção, 238
  relaxamento, 238
ventrículo (coração), ver também coração
ventrículos, cerebrospinal, 378
verapamil, 202
verme, 338
vermelhidão, 52
vermes, 168
vermes, 46
vertigem, 332, 350, 360
vertigem, 352 e seg.
  acidente vascular cerebral, 382
  edema cerebral, 380
  estenose aórtica, 212
  hiperoxia, 90
vesícula biliar, 164, 178 e segs.
vesícula seminal, 294, 354
vesículas, 28
vetor-cardiograma, 198
vHL (proteína de Von Hippel-Lindau), 10, 16, 90
via espinocerebelar, cerebelo, 338 e segs.
via espinotalâmica, 382
via piramidal, 332, 338, 382
via reticuloespinal, 332
via rubroespinal, 332, 338
via vestibuloespinal, 332
via visual, 348 e seg.
vias motoras, 332 e segs.
vibrião colérico, 6, 162
vida, encurtamento, 22
vilos aracnoides, 378
VIP (polipetídeo intestinal vasoativo), constipação, 168
  esôfago, 148 e segs.
  hipertensão porta, 184
  prolactina, 282
  transmissão de sinal, 6
virilização, 18, 290, 294 e segs.
vírion, 62
virus, ver infecção viral
vírus da imunodeficiência humana, 14, 18, 62
vírus da pólio, 328
visão (ver também olho), 346 e segs.
  esclerose múltipla, 324
visão colorida, 346 e seg.
viscosidade sanguínea, 222, 248, 312
vitamina A, 166, 306, 346
vitamina B1, 328
vitamina B12, eritrócitos, 34
  hipotireoidismo, 306
  neuromuscular, 324, 328
  trato gastrintestinal, 146, 166
vitamina B6, 324, 360
vitamina C, 51, 68, 92, 270
vitamina D, 138 e segs.
vitamina E, α-tocoferol, 92
vitamina K, 64 e segs., 186, 188
vitaminas, má-absorção, 164
vitaminas, trato gastrintestinal, 146
VLA-4 (molécula de adesão), 49
VLDL, 264
  doença de Cushing, 290
  hormônios da tireoide, 304 e segs.
  hormônios sexuais femininos, 298
  insulina, 310
VnO_4 (vanadato), 100, 120 e segs.

volume celular, 132 e seg.
　acidente vascular cerebral, 382
　acidose, 98
　consciência, 342
　consciência, 364
　doença de Alzheimer, 370
　edema cerebral, 380
　eicosanoides, 296
　epilepsia, 338
　hipertensão portal, 184
　hormônio antidiurético, 282
　insuficiência renal crônica, 122
　insulina, 310
　morte celular, 12 e segs.
　pancreatite, 158
　transmissão de sinal, 7
volume corpuscular médio, 34, 40
volume corrente, 72
volume de ejeção (VE), 190 e segs., 208 e segs., 238
　hipertensão, 222
　hipotireoidismo, 306
volume de expiração forçada, 78 e segs., 84
volume diastólico final ,192
volume diastólico final (VDF), 192
volume extracelular (VEC), 96, 132 e seg., 140, 222 e segs.
volume plasmático, 126, 132 e seg.
volume residual, coração, 192
volume sanguíneo, 94, 190 e seg.
volume sistólico final, 192, 214
volvo, 168
vômito, 132, 136, 152 e seg.
　ácido-base, 94 e segs.
　alergias, 56
　cálcio, 138
　choque circulatório, 246
　constipação, 168
　doença de Addison, 292
　edema cerebral, 380
　gastrectomia, 160
　gastrite, 154
　hormônio antidiurético (ADH), 282
　magnésio, 136
　porfirias, 276
　sistema vestibular, 352
vômito matutino, 152
von Gierke, 262
voz, 294, 306
VSF (volume sistólico final), 192
vWF (fator de von Willebrand), 64

W

warfarin, 68
windkessel (câmara de compressão), 220
Wnt (fator de crescimento), 10, 110
WPW (síndrome de Wolff-Parkinson-White), 204
WT1, 16

X

xantina, 130, 268
xantina-oxidase, 268
xerostomia, 150
XX, "síndrome masculina", 300

Z

ZDQ (zona de disparo do quimiossensor), 152
zinco, 24, 164
zona de Head, 342
zonas de Looser, 144